XINXUEGUAN NEIKE
XINYISHI SHOUCE

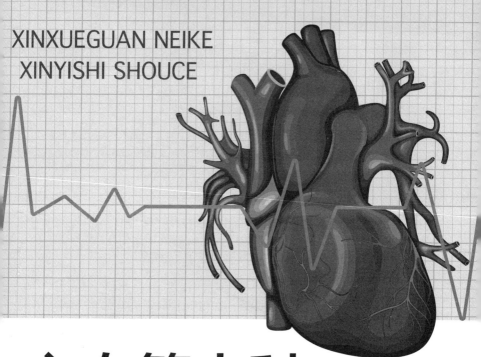

心血管内科
新医师手册 第四版

岳桂华 杨小英 徐先增 主编

U0296358

化学工业出版社
·北京·

内 容 简 介

本书内容主要包括休克、心源性猝死和心肺脑复苏、晕厥、心力衰竭、心律失常、高血压、血脂异常、冠状动脉粥样硬化性心脏病、心脏瓣膜病、心肌病、病毒性心肌炎、心包疾病、感染性心内膜炎、心脏神经官能症、常见先天性心脏病、血管疾病、围 PCI 手术期药物治疗、相关疾病的心血管病变、心血管综合征等疾病的诊疗以及心血管疾病常见症状和体征、心血管疾病诊疗技术等内容。在疾病诊断部分详细阐述了如何询问病史、查体中注意哪些体征、患者需要进一步做哪些检查、如何诊断和鉴别诊断等内容，在治疗部分用药物处方加说明的形式列出不同的药物处方及详细的使用说明和注意事项。本书可供心血管专业临床医师、全科医师、基层医师及实习医师参考阅读。

图书在版编目（CIP）数据

心血管内科新医师手册/岳桂华，杨小英，徐先增主编 . —4 版 . —北京：化学工业出版社，2022.11
ISBN 978-7-122-41940-8

Ⅰ.①心… Ⅱ.①岳…②杨…③徐… Ⅲ.①心脏血管疾病-诊疗-手册 Ⅳ.①R54-62

中国版本图书馆 CIP 数据核字（2022）第 139378 号

责任编辑：赵兰江　　　　　　　　装帧设计：张　辉
责任校对：李雨晴

出版发行：化学工业出版社（北京市东城区青年湖南街 13 号　邮政编码 100011）
印　　刷：北京云浩印刷有限责任公司
印　　装：三河市振勇印装有限公司
850mm×1168mm　1/32　印张 21¾　字数 596 千字
2023 年 1 月北京第 4 版第 1 次印刷

购书咨询：010-64518888　　　　　售后服务：010-64518899
网　　址：http://www.cip.com.cn

凡购买本书，如有缺损质量问题，本社销售中心负责调换。

定　　价：88.00 元

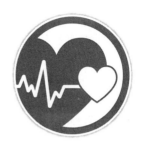

第四版前言

　　本书第三版出版已有 5 年的时间，得到了读者的喜爱。应出版社要求，我们再次根据国内外心血管疾病诊疗最新进展，在第三版基础上编写了本书的第四版。此版我们在第三版注重实用性、基础性和与临床结合的基础上，吸取广大读者的建议，主要更新了心血管疾病最新的诊断标准，强化了对心血管疾病的诊断及鉴别诊断；补充了临床上最新的、常用的心血管药物的使用方法，并增加了如急性冠脉综合征等章节，使读者对临床心血管疾病诊断技术进一步全面了解，从而完善心血管知识整体性和系统性。因此本书特别适合本科生、研究生、实习医生、规培医生、心血管内科住院医生参考使用，也适合其他内科医生阅读使用。

　　第四版虽然经过编写人员多次修改，但医学发展迅速，加之我们掌握的资料有限、水平有限，且患者自身情况各异，再次强调医师参考本书诊疗方案时，一定结合患者的具体情况决定。书中疏漏和不妥之处在所难免，望同仁不吝赐教。

编者
2022 年 6 月

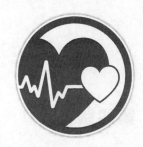

第一版前言

现代医学发展迅速，心血管疾病的诊疗观念和技术不断更新，对于心血管内科的新医师来说，在学校学的一些知识可能不适用于临床工作，所学的医学理论与具体的临床工作难以有效地结合。为帮助新医师尽快完成从学生到医师的转变，为帮助新医师尽快适应和胜任临床工作，我们编写了这本参考书。本书以临床实用性内容为主，按照临床实际诊疗顺序，介绍了新医师接诊患者时，如何问诊、查体以及选择辅助检查，如何诊断疾病以及需要与哪些疾病鉴别，治疗部分以处方的形式列出了药物的用法、用量，并给出了药物治疗的疗程和注意事项等内容，最后还交代了有关出院和随访的内容。

本书对常见心血管疾病，如冠心病、高血压、心力衰竭、心律失常及心血管急症等进行了详细的论述，同时对一些较少见的心血管疾病也进行了简要的介绍。本书参阅了最新公布的国内外心血管疾病诊疗指南和最新进展，并结合目前国内心血管疾病临床诊疗实际，重点介绍了药物治疗原则、药物具体应用，同时又对一些常见的心血管疾病检查、操作技术做了叙述。

由于临床医疗具有较强的实践性，且患者自身情况各不相同，各医院的医疗条件也不尽相同，所以临床医师参考本书诊疗方案时，一定要结合患者的具体情况及医院的医疗条件。

在编写过程中，笔者力求内容实用、系统及阐述简明准确。但由于水平有限，疏漏及不妥之处在所难免，敬请读者予以指正。

编者
2007 年 10 月

目　录

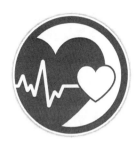

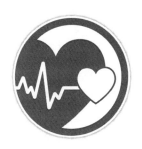

第一章
心血管疾病常见的症状、体征及心脏查体

第一节　常见心血管疾病症状

一、胸痛

胸痛是指颈部与上腹部之间的不适或疼痛，各种化学、物理因素及刺激因子均可刺激胸部的感觉神经纤维产生痛觉冲动，并传至大脑皮层的痛觉中枢引起胸痛。胸痛的程度因个体痛阈的差异而不同，与疾病病情轻重程度不完全一致。如心绞痛时除出现心前区、胸骨后疼痛外也可放射至左肩、左臂内侧或左颈、左侧面颊部。

其原因很多，仅就心脏病而言，情况也比较复杂，因此需要仔细询问病史，以区别哪些胸痛是由心脏原因引起。除心绞痛、心肌梗死、二尖瓣或主动脉瓣病变、急性心包炎、肥厚型心肌病、X综合征等，其他血管性疾病如主动脉夹层、急慢性肺栓塞、肺动脉高压、主动脉透壁性溃疡也可以引起胸痛。

其他非心血管源性胸痛。①胸壁疾病：急性皮炎、皮下蜂窝织炎、带状疱疹、肋间神经炎、肋软骨炎、肋骨骨折、急性白血病等。②肺脏及纵隔疾病：支气管炎、肺炎、胸膜炎、气胸、血胸、胸膜肿瘤、肺癌、纵隔炎、纵隔气肿、纵隔肿瘤等。③消化系统疾病：食管反流、食管炎、食管癌、食管裂孔疝、消化性溃疡、胰腺炎、膈下脓肿、肝脓肿、脾梗死、胆结石、胆囊炎等。④其他肌肉骨骼疾病：椎间盘疾病、外伤和劳损，流行性肌炎、多发性骨髓瘤、白血病对神经的压迫或浸润等。⑤心理疾病：焦虑或抑郁、惊恐发作等。⑥其他：过度通气综合征、痛风等。

实验室检查对胸痛的鉴别固然重要，但仅从病史即可获得重要线索。注意询问发病年龄、疼痛部位、胸痛性质、有无放射、持续时间、诱因及缓解方式、发作频率以及伴随症状等。另外应注意患者描述胸痛部位时的手势，如用拳头大小描述胸骨后疼痛，称为Levine征，很可能表示心绞痛，而仅用一个手指描述疼痛点，则很可能与心绞痛无关。是否心脏性胸痛可参照下列特点初步区分：心脏性疼痛常被描述为压榨性、烧灼样、沉重感等，而不应是刀割样或钝痛、锐痛，且与呼吸无关；就部位而言，心脏性疼痛一般为胸骨后、双肩及上肢尺侧、颈、下颌及面颊，有时可为上腹痛，不应为正中线的左或右一侧痛，也很少表现为左乳头附近痛；心脏性疼痛常以劳累、情绪激动、寒冷、饱餐为诱因，一般在劳累时而非活动后发作，同时与体位无关。

二、呼吸困难

呼吸困难是心血管疾病常见症状之一。患者主观上有空气不足、呼吸费力的感觉，客观上表现为呼吸运动用力，辅助呼吸肌参与呼吸，呼吸的频率、深度和节律发生改变，严重者可有张口呼吸、鼻翼煽动、端坐呼吸、发绀。一个健康人在剧烈运动后，或一些健康但平时不喜欢运动的人在中等量的活动后也会感到憋气，因此通常将呼吸困难规定为：休息时发生，原来不至于引起憋气的活动后发生。很多疾病可致气短，除心肺疾病外，诸如酸中毒、贫血、肥胖、精神性的憋气等。

常见的心血管疾病引起的呼吸困难有先天性心脏病、冠状动脉粥样硬化性心脏病（冠心病）、高血压心脏病、风湿性心脏病、肺源性心脏病、心肌炎、心肌病、严重的心律失常等导致的充血性心力衰竭、心包积液、缩窄性心包炎等。

其他引起呼吸困难的疾病。①呼吸系统疾病：上呼吸道疾病，如咽后壁脓肿、气管内异物等；支气管与肺部疾病，如急性支气管炎、肺炎、肺结核、支气管哮喘、花粉症、肺嗜酸性粒细胞浸润症、变应性肉芽肿性血管炎、淋巴组织样间质性肺气肿、肺不张、肺纤维化、急性肺水肿、肺栓塞、肺癌、成人呼吸窘迫综合征、肺羊水栓塞、矽肺等；胸膜疾病，常见的有气胸、胸腔积液；纵隔疾病，常见的有急性纵隔炎、纵隔肿瘤、纵隔气肿；胸廓及呼吸肌疾病，胸廓畸形、呼吸肌麻痹等。②中毒性呼吸困难：常见的有各种酸中毒（如肾小管性酸中毒、代谢性酸中毒）、化学中毒、毒血症等。③血源性呼吸困难：常见的有重度贫血、大量失血、输血反应、红细胞增多症、高铁血红蛋白血症等。④神经精神系统疾病：常见的有颅内压增高、颅内炎症、颅内肿瘤、骨髓灰质炎、重症肌无力、癔症等。⑤其他疾病：可引起胸廓运动受限的各种疾病，如大量腹水、腹腔内巨大肿瘤、妊娠后期、急性胃扩张。

临床上，突然发生的呼吸困难常提示下列疾病：肺栓塞、自发性气胸、急性肺水肿、肺炎及呼吸道阻塞，当然是否首先以气短为特征，尚需考虑病情轻重。慢性心功能不全、胸腔积液等造成的呼吸困难往往于数周或数月内逐渐加重。

呼吸困难表现形式的不同有重要诊断价值。严重脑疾病及临危患者可有中枢性呼吸困难，呈潮式呼吸，其机制是呼吸中枢衰竭，对缺氧已不敏感，只靠 CO_2 刺激。当有神经肌肉疾病时，如吉兰-巴雷综合征、周期性瘫痪等，则出现周围性呼吸衰竭，表现为呼吸无力，胸部不能抬起，以腹式呼吸为主，甚至呈"点头"呼吸。大脑皮质功能紊乱引起的癔症性呼吸困难，表现为呼吸很快很浅，患者处于十分焦急与恐惧状态，有明显气急而无发绀。由于过度换气引起呼吸性碱中毒，常伴手足发麻、抽搐，予镇静剂或钙剂可使其恢复。糖尿病酮症酸中毒及尿毒症的代谢性酸中毒也可通过末梢感受器或直接刺激呼吸中枢，引起深而大的呼吸，但患者主观上并不感觉呼吸困难。

呼吸循环功能障碍引起的呼吸困难最常见。一切肺实质性病变如肺不张、肺水肿等均可引起弥散功能障碍，此类呼吸困难常伴明显发绀。当异物吸入、肿瘤压迫、喉头水肿时，喉和气管被阻塞，患者呈严重的吸气性呼吸困难伴哨声，并出现三凹征。支气管阻塞主要为呼气性呼吸困难，吸气短促及呼气延长，伴有哮鸣音、干啰音及肺水肿，其主要病理基础为支气管痉挛、管壁水肿肥厚及黏性分泌物等，常见于支气管哮喘、阻塞性肺气肿及左心衰竭。由左心衰竭引起者称为夜间性哮喘，系由于卧位时增加静脉血回流及下肢组织水肿液的回吸，从而加重肺淤血，但入睡时呼吸中枢敏感性降低，无呼吸困难，一旦突然醒来则有发作性呼吸困难。夜间阵发性呼吸困难多于入睡后 2～4h 发作，患者憋醒后被迫坐起，伴咳嗽、哮鸣、大汗及恐惧感，15～30min 后可有所缓解。阻塞性肺病有时也可夜间憋醒，但一般先出现咳嗽后出现呼吸困难，这一点与心源性哮喘不同，同时吸烟史、慢性咳嗽史、用何药可缓解等可资鉴别。部分肺源性哮喘者需坐起且身体显著前倾或除去内衣裤等方可缓解。

三、心悸

心悸是一种自觉心脏跳动的不适感或心慌感，常伴有心前区不适。患者对心悸的描述一般为"心慌""心乱跳""心跳不齐"等，很多心律失常可引起心悸。但并非所有的心悸患者都因疾病所致，健康人在一般剧烈运动、高度紧张或高度兴奋及恐惧、焦虑、害怕、悲伤等不良情绪时才有心悸的感觉。

心悸的病因较多，可为器质性，也可由功能性的因素导致。①心律失常，包括快速型心律失常、缓慢型心律失常、心律不齐型心律失常；②心脏搏动增强，生理性有妊娠，健康人剧烈运动、紧张、兴奋、疲劳及恐惧、焦虑、害怕、悲伤等不良情绪时，饮酒、吸烟等，应用如肾上腺素、阿托品、氨茶碱、甲状腺素等药物。病理搏动增强有发热、贫血、感染、甲状腺功能亢进、高血压、低血糖等疾病；③器质性心脏病，如先天性心脏病，后天获得性心脏病；④心脏神经官能症、更年期综合征、P-受体亢进综合征；⑤其他如胸腔大量积液、高原病、胆心综合征等。

心悸发生的机制目前一般认为与心率、心律、心肌收缩力或心搏量改变、患者的精神状态、注意力是否集中有关。临床询问既往史、个人史、用药史、月经史，心悸发生的诱因、缓急、时间长短、持续性或阵发性，伴随症状等。

心悸逐渐发生者多为窦性心动过速，偶尔为房扑。突然发生者多为阵发性心动过速，室上性者心律十分匀齐，心率多在 160 次/min 以上，患者可清楚描述发作开始和终止时间，往往于情绪激动、突然变换姿势时发作，也有的无任何诱因，首次发作时患者多较紧张。室性阵发性心动过速心律可稍不齐，多见于严重心脏病者，也有一些为功能性的，发作时颈静脉可出现炮波。发生于器质性心脏病患者的，心悸有可能不是患者首诉症状，而被一些更严重的症状（如呼吸困难、剧烈胸痛）所掩盖。阵发性房颤者，常于开始时因心率过快，患者突感心悸而就诊，但极少能确切说出以往发作的终止时间，症状随心室率的减慢而减轻，心脏听诊心律绝对不齐，心音强弱不等，出现短绌脉现象。有时患者主诉"停跳一下""心重击""心悬空"等，可能是期前收缩或二度房室传导阻滞。在心律规整的基础上，突然发生此问题，则为二度传导阻滞。如果在一次提前的心跳后出现一次长间歇，则为期前收缩。区别期前收缩（早搏）的来源一般需要根据心电图。

心肌收缩力改变亦可引起心悸，当然心肌收缩力改变大多伴发于心动过速或不齐，其次为高动力循环状态，如兴奋、运动、高热、甲亢、贫血、低血糖等。心脏神经官能症患者常表现为心悸、无力、胸痛、血压波动等，应注意与器质性疾病相鉴别。

四、晕厥

晕厥是指一过性广泛脑供血不足所致短暂的意识丧失状态。发作时患者因肌张力消失不能保持正常姿势而倒地，一般为突然发作，迅速恢复，很少有后遗症。

晕厥病史对病因鉴别非常关键。一般分为晕厥前期（表现为面色苍白、出汗、恶心、耳鸣、身体摇摆）、晕厥期（患者意识丧失及肌张力丧失，可倒地）、晕厥后期（意识恢复，但仍有面色苍白、全身软弱无力）。

发生晕厥的病因。①血管舒缩障碍：血管抑制性晕厥、体位性低血压（直立性低血压）、颈动脉窦综合征、排尿性晕厥、咳嗽性晕厥、舌咽神经痛性晕厥；其他因素。②心源性晕厥：心脏结构、节律及收缩力改变使心排血量突然减少或心脏停搏，导致脑组织缺氧而发生晕厥。如 Adams-Stokes 综合征。包括心律失常（室上性心动过速、室性心动过速、快速性房颤、心动过速-心动过缓综合征、遗传性 Q-T 间期延长综合征、Brugada 综合征、房室传导阻滞、阿斯综合征、药物诱发的心律失常）；器质性心血管疾病（先天性心脏病、二尖瓣脱垂综合征、左心房黏液瘤及左心房血栓形成、主动脉瓣狭窄、肺动脉瓣狭窄、限制性心包炎或心包填塞、梗阻性肥厚型心肌病、心绞痛与急性心肌梗死、肺动脉高压和肺动脉血栓、主动脉夹层、致心律失常型右心室心肌病）。③脑源性晕厥，脑部血管或主要供应脑部血液的血管发生循环障碍，导致一时性广泛性脑供血不足。包括脑动脉硬化、短暂性脑缺血发作、高血压脑病、基底型偏头痛、主动脉弓综合征、慢性铅中毒脑病、锁骨下动脉盗血综合征、脑干病变。④血液成分异常及代谢综合征所致的晕厥，包括低血糖综合征、通气过度综合征、哭泣性晕厥、重症贫血、高原性晕厥。

临床上首先鉴别是否为真正的晕厥，主要与眩晕、昏迷、休克、癫痫小发作进行鉴别。经常发作的短暂意识丧失常见于：阿-斯综合征、恶性心律失常、癫痫发作，以上三种情况均为突然发作。问诊要注意既往史、家族史、个人史、用药史等，详细询问眩晕发作前的体位（卧位、坐位或站立）、行动（变换体位、咳嗽、吞咽、排尿排便、运动）、环境因素、突然事件（如恐惧、剧痛、颈部运动、出血、精神刺激、情绪变化）、前驱症状（头晕、恶心、面色苍白、出汗等），及晕厥时的表现和晕厥后的症状。

若晕厥发作为逐渐出现者，提示可能为血管神经性晕厥或过度换气所致，有时也见于低血糖。由心脏疾病引起者称为心源性晕厥，发作突然且常无先兆。主动脉狭窄、肥厚性梗阻型心肌病、肺栓塞所致者可由突然用力诱发，晕厥时间也较长。阿-斯综合征的发作与体位无关，其他原因所致晕厥常发作于站立位时。若晕厥易在某种特殊体位下发作，应想到左心房黏液瘤和左心房血栓。

癫痫反复发作者可有一些前驱表现，发作时可摔伤和出现尿失禁。血管神经性晕厥常伴随身心打击及其他恶性刺激，如目睹外伤出血，并常伴一些迷走神经张力增高的表现，如视物模糊、恶心、出汗等。歇斯底里患者发作时血压、脉搏、皮肤颜色等均正常，相当多的情况此时患者意识并未完全丧失。

五、咯血

咯血是指喉及以下呼吸道任何部位的出血，经口腔排出。咯血大部分为呼吸系统和循环系统疾病所致。肺脏有肺动脉和支气管动脉双重血液供应，心血管疾病导致的咯血一般出血来自体循环的支气管动脉系统。引起咯血的心血管疾病有风湿性心脏瓣膜病、原发性及继发性肺动脉高压、肺动静脉瘘、肺血管炎、肺毛细血管扩张症、肺水肿、肺栓塞等。

问诊中首先确定是否为咯血，询问既往史、个人史及咯血的临床表现、患者的年龄、伴随症状、用药史，同时注意咯血的量、颜色、有无痰液、有无发热、咳嗽及胸痛等。

大咯血多见于支气管黏膜下层曲张的静脉破裂，可见于二尖瓣狭窄等心脏疾病；少量的咯血或痰中带血，多为心脏疾病伴肺淤血所致；肺梗死导致的咯血初为鲜红色，数日后暗红色；咯血伴发热见于感染性疾病，如感染性心内膜炎；咯血伴胸痛、呼吸困难，多见于肺梗死；咳粉红色泡沫痰伴呼吸困难应考虑肺水肿。

六、缺血性肢体疼痛

缺血性肢体疼痛是周围动脉疾病的重要临床表现，与心血管有关的缺血性肢体疼痛如果早期得不到明确诊断，可能导致非常严重的后果。

缺血性肢体疼痛的原因。①动脉粥样硬化，影响因素包括年龄、吸烟、高血压、糖尿病、高脂血症、高半胱氨酸血症、高 C 反应蛋白、慢性肾功能不全等；②动脉栓塞，栓子可来源于主动脉或心脏，导致周围动脉闭塞；③多发性大动脉炎，主要累及主动脉弓及分支，可累及肾动脉；④雷诺综合征，冷刺激引起手指血管痉挛，引起暂时性肢体末端缺血，产生疼痛。

对于一个肢体疼痛的患者，问诊应首先了解性别，如血栓性脉管炎主要见于青壮年男性；年龄，如血栓闭塞性脉管炎、大动脉炎多发生于 40 岁以上的患者；吸烟史、受寒史、既往史及发病的诱因；肢体疼痛的特点，疼痛与运动的关系，疼痛与体位的关系，疼痛与温度的关系，疼痛的部位及性质。缺血性疼痛一般在肢体的末端，疼痛剧烈，如冷痛、烧灼性疼痛、刀割样疼痛、针刺样疼痛等。

七、发热

发热也是心血管疾病常见的一种临床症状，进一步查明引起发热的原发性疾病具有重要价值。正常人的体温一般为 36～37℃，发热的原因很多，临床上可分为感染性和非感染性发热。心血管疾病引起的发热一般有风湿热、感染性心内膜炎、病毒性心肌炎、急性心包炎、多发性大动脉炎、嗜铬细胞瘤、急性心肌梗死等。

八、疲乏

疲乏对心血管病诊断特异性较差。任何原因的心功能受损、心排血量的降低，均可导致肌肉无力。一些药物也可引起乏力，如 β 受体阻滞药、大剂量应用利尿药特别是造成低血钾时，极度乏力有时也可作为急性心肌梗死的先兆症状。

九、水肿

水肿系人体组织间隙有过多的液体积聚使组织肿胀。按分布范围有全身性水肿、局部性水肿。依基础疾病情况，全身水肿可分为心源性水肿、肾源性水肿、肝源性水肿、营养不良性水肿、内分泌性水肿、妊娠性水肿，结缔组织病引起的水肿，变态反应性水肿，药物所致的水肿，特发性水肿等。局部水肿常见有炎症性水肿、淋巴结性水肿、静脉淤血性水肿、血管神经性水肿、神经源性水肿、黏液性水肿。心源性水肿常见于充血性心力衰竭，有时也见于缩窄性心包炎。

心力衰竭引起的水肿多表现为下垂部位水肿，全身性或仅表现为面部的水肿者较少。若此时水肿仅表现为面部或下肢，需与上腔静脉综合征、下肢静脉血栓形成、淋巴性水肿、炎症性水肿等鉴别。心力衰竭引起的毛细血管静水压增高及淋巴回流失代偿，是造成下垂部位水肿的主要因素，心力衰竭时毛细血管内静水压随全身静脉压升高而升高，通过增加淋巴回流而代偿，故早期可不出现水肿。但此种代偿有一定限度，随着病情的发展而发生下垂部位水肿。如果遇到全身性或下垂性水肿患者，首先注意有无心脏疾病及颈静脉怒张和肝肿大等心力衰竭的表现。如不存在，需寻找其他原因。

缩窄性心包炎引起的水肿常伴有肝肿大及颈静脉怒张，有时误诊为右心衰竭或门脉性肝硬化。下列各项有助于鉴别：缩窄性心包炎一般有奇脉、舒张早期叩击音、心包钙化、肝大程度远超过水肿程度、颈静脉怒张十分明显、静脉压高于一般的右心衰竭者、经强心利尿静脉压不下降等。发现肝肿大者，应想到缩窄性心包炎可能，根据以上各点不难鉴别。

十、发绀

发绀是血液中还原血红蛋白浓度增高（＞50g/L）或出现高铁血红蛋白（＞30g/L）、硫化血红蛋白（＞5g/L）等异常蛋白，皮肤及黏膜呈弥漫性青紫色，称为发绀。一般分为中心性发绀和周围性发绀，若二者同时存在，则称为混合性发绀。发绀也是心血管系统疾病常见的症状。发绀时询问发绀出现的时间，持续性存在或间歇性出现，诱因，伴随症状，同时注意发绀程度与色泽，发绀的分布等。

中心性发绀是由于动脉血氧饱和度过低所致，一般动脉血氧饱和度低于85％会引起发绀，包括心源性发绀和肺源性发绀：①心源性发绀，包括肺血流减少型，如法洛四联症、法洛三联症、三尖瓣闭锁、肺动脉瓣闭锁、艾森曼综合征等；肺血流增多型，如大血管错位、完全性肺静脉畸形引流、右心室双出口、单心室、肺动静脉瘘、急性左心衰竭等。②肺源性发绀，包括肺血管性疾病，如原发性肺动脉高压症、肺淤血、肺动静脉瘘、结节性多动脉炎等；急性呼吸系统疾病，大叶性肺炎、支气管哮喘、支气管急性梗阻、急性肺动脉栓塞、肺梗死、急性肺水肿、急性呼吸窘迫综合征；慢性呼吸系统疾病，有慢性支气管炎、哮喘、支气管扩张、肺结核、矽肺、尘肺、肺结节病、大量胸腔积液、自发性气胸、肺不张。

心性发绀多自幼出现，活动或啼哭时加重，属全身性发绀，多伴杵状指和红细胞增多，体格矮小及活动后呼吸困难，结合心脏体征及胸片、心电图等检查，可初步诊断，有时需借助心导管检查。肺动-静脉瘘及多发性肺内小分流可发生发绀，但一般不造成血流动力学障碍，心室不大，心电图正常，肺部听诊可能有杂音，胸片可见单个或多个密度增高影。肺性发绀多有明确的相关疾病的病史和体征，动脉血氧饱和度过低，肺功能及血气检查有气体交换障碍等发现；解剖上的分流，各种心血管畸形引起的发绀，有两个基本原因，一为由肺回流到体循环的氧合血减少，一为静脉血向动脉系分流。前者如大血管错位、肺静脉转位，后者如下腔静脉异位进入左心房、Ebstein畸形合并心房水平右向左分流，而法洛四联征的发绀则兼具前述两方面原因。如未氧合血通过未闭动脉导管分流入降主动脉，则足趾发绀或伴杵状趾，而手指正常，称有差别性发绀。

周围性发绀，主要由组织摄氧率增加引起，血液经过组织时血流速度减慢，组织对氧的摄取量更多，使毛细血管内还原血红蛋白增多。见于：

① 全身性疾病，常见的有慢性心力衰竭、缩窄性心包炎、肺

动脉瓣狭窄、三尖瓣狭窄、上腔静脉阻塞综合征、休克、真性红细胞增多症；

② 局部血流障碍疾病，包括雷诺病、动脉栓塞、动脉粥样硬化、血栓闭塞性脉管炎、肢端发绀病、血栓性静脉炎、弥漫性血管内凝血等；

③ 化学性发绀，如先天性家族型高铁血红蛋白血症、药物性高铁血红蛋白血症、硫化血红蛋白血症、肠源性发绀等。

第二节　心血管疾病常见体征

一、血压增高

高血压是指体循环动脉收缩压和或舒张压的持续升高。大约90％的高血压因其原因不明称之为原发性高血压，另5％～10％的患者，高血压是某种疾病的临床表现，称之为继发性高血压。

（1）收缩压增高而舒张压减低，见于运动时、发热、甲亢、动静脉瘘、主动脉瓣关闭不全、主动脉扩张。由于每搏心排血量增高而使收缩压增高，小血管扩张而使舒张压降低。

（2）收缩压增高而舒张压正常，见于主动脉粥样硬化、大动脉炎综合征等。因为大动脉壁弹性减低，失去缓冲作用，使收缩压升高，而末梢血管阻力未增加，故舒张压正常。有时也见于真性红细胞增多症，系由于循环血量增加且黏稠度增高，使收缩压增高而舒张压正常或略高。

（3）收缩压偏低而舒张压增高，见于心包积液或缩窄性心包炎及急性失血时。心室舒张期扩张受限或循环血量减少，致每搏心排血量降低，故收缩压下降；反射性小动脉痉挛，末梢阻抗增高，使舒张压增高，脉压减小。

（4）收缩压和舒张压均增高，是最常见血压增高类型，包括原发性高血压及多数的继发性高血压。维持血压升高的因素都是因为末梢血管阻力增加，所以以收缩压增高为主，相应地舒张压亦增高。

二、低血压

一般成人血压低于 90/60mmHg 时，称为低血压。只要不伴有心、脑、肾等脏器供血不足的症状，即使血压偏低，也不能认为是病理状态。

低血压可分为原发性低血压和继发性低血压。继发性低血压常见的原因有：

① 内分泌性低血压，如原发性慢性肾上腺皮质功能减退症、腺垂体功能减退症、甲状腺功能减退症、甲状旁腺功能减退症；

② 心血管性低血压，见于重度主动脉瓣狭窄、二尖瓣狭窄、缩窄性心包炎、肥厚梗阻型心肌病、多发性大动脉炎、高原低血压；

③ 神经系统疾病，见于单纯自主神经功能障碍、多系统萎缩、多发性神经疾病伴自主神经损害、吉兰-巴雷综合征、脊髓横断损伤、脊髓空洞症、帕金森病和多发性脑梗死等；

④ 肾脏疾病，见于尿毒症性心包积液、慢性间质性肾炎、肾病综合征；

⑤ 血容量不足，包括脱水、腹泻、呕吐等；

⑥ 慢性消耗性疾病，重症肺结核、恶性肿瘤、吸收不良综合征、肝肾综合征、慢性营养不良、低钠综合征等。此外药物、交感神经节切除术后也可以引起低血压。

三、血管体征

观察颈静脉搏动有助于了解右心血流动力学状况，多检查右侧颈内静脉，因为该静脉几乎与上腔静脉在一条直线上，这样可更好反映右心房压力状况。右心衰竭患者采取 45°半卧位时，可见搏动充盈的颈静脉，若充盈高度超过胸骨柄水平，表示静脉压升高。两侧均怒张特别有搏动者，多为右心衰竭，单侧颈静脉怒张可见于该侧静脉回流障碍，如血栓阻塞或肿瘤压迫。三尖瓣关闭不全时除在剑突下见到心搏动外，还伴有颈静脉搏动。如舌下静脉亦怒张，表示静脉压严重升高。有时在右锁骨上窝可闻及柔和的连续性嗡嗡音，多出现于坐位及站立位，吸气时增强，系由于颈静脉血液迅速流向腔静脉所致，可误诊为动脉导管未闭，但当让患者平卧或压住颈静脉后，该杂音消失。胸腹壁静脉曲张是由于显著的侧支循环扩张所引起，常表示大静脉有机械性阻塞。肝硬化脾大明显者，于上腹部可听到静脉嗡嗡音，为侧支静脉的血流声。

主动脉扩张或主动脉瘤在胸骨柄左侧或右侧肋间可见到动脉搏动。颈动脉搏动见于主动脉瓣关闭不全、高血压、甲亢、发热或剧烈运动后。当脉压增大，特别以舒张压降低为主者，周围动脉波的幅度及起落速度增加，称为周围血管征或末梢血管现象，常见于主动脉瓣关闭不全、甲亢、动脉导管未闭、贫血等。包括：

① 毛细血管搏动，实际上是小动脉的扩张和搏动。轻压指甲末端，在指甲中央部可见到与动脉搏动一致而交替出现的红色及白色，红色代表收缩压时的血管充血，白色代表舒张压过低而无充血，用玻片轻压口唇此征更明显；

② 水冲脉，即搏动的骤起骤降。用手掌对着桡动脉握住患者的腕部，在患者手下垂时，不感到或稍感到桡动脉搏动，将手抬高过头，手掌可明显感到动脉搏动，因为手抬高后舒张压降低，使脉压增大；

③ 枪击音，将听诊器膜式胸件放于股动脉上，可听到与动脉搏动一致的响亮枪击音，尚可闻及动脉收缩期杂音。

动脉狭窄时可出现杂音：颈动脉搏动减弱并有杂音，表示颈总动脉狭窄；胸背脊柱左侧动脉杂音，提示主动脉缩窄，并有上肢高血压而下肢血压降低；高血压患者于上腹部或侧腰背部闻及杂音，提示肾动脉狭窄。

四、杵状指（趾）

杵状指（趾）系指端呈鼓槌状增大，甲床呈海绵状增厚，指甲与甲周皮肤间角度增大。此种变化是由于指端水肿、细胞浸润、结缔组织增生、甲床血管增多及血流增加引起。除少数是先天性家族性杵状指外,多数杵状指(趾)提示诸内脏有重要疾病线索。形成杵状指机制尚不明确,有中毒、缺氧、维生素缺乏、肢端动静脉短路等多种学说。

杵状指最常见于心性或肺性中心性发绀。发绀型先天性心脏病的杵状指,指端紫黑,甲弧呈红褐色,甲床血管丰富,指端血流增加,杵状指程度常与红细胞增加相平行。肺性发绀的杵状指指端干燥而苍白,血管丰富不一定显著。肺性骨关节病系慢性增生性骨周围炎,骨膜下长骨干有新骨形成,长骨远端及四肢关节可呈非下凹性痛性水肿,而肺性中心发绀的杵状指是以结缔组织增生为主。

心血管病时杵状指多见于发绀型先天性心脏病,不伴发绀的杵状指见于亚急性细菌性心内膜炎,一般起病后 2~3 周出现,病情控制 2~3 周消失。肺部疾病的杵状指见于肺、纵隔、支气管、胸膜的恶性肿瘤。有长期吸烟史的杵状指患者,应高度警惕支气管肺癌的可能。杵状指亦可见于支气管扩张、肺气肿、肺纤维化及脓胸,肺脓肿 2~3 周也可以出现杵状指。

合并杵状指的其他疾病有:肝脏疾病,如胆汁性肝硬化、肝脓肿;胃肠道疾病,如溃疡性结肠炎、吸收不良综合征等;中毒,如砷、磷、酒精中毒;其他,如高山病、原发性红细胞增多症等。两侧不对称的杵状指可见于分流的未氧合血分布不均匀性疾病,如动脉导管未闭逆分流、锁骨下动静脉瘘等。

第三节　心脏检查

一、心尖搏动

用食指及中指尖端检查心尖搏动,对视诊所见进一步核实,约 1/4 正常人的心尖搏动不能触及。触诊时注意其位置、范围、强度、节律及频率。

(1)心尖搏动移位:应首先检查有无心外原因,如脊柱畸形、腹部膨胀、胸腔积液或气胸、肺不张等对心脏的推移或牵引。右心室增大心尖左移，左心室增大、左心室容量负荷过重使心尖移向左下，先天性右位心心尖搏动在右前下胸。

（2）抬举性心尖搏动：心尖搏动使指端抬举片刻，多表示左心室肥厚。如抬举性搏动位于胸骨左缘，常表示右心室肥厚。

（3）强力搏动：搏动幅度大，忽起忽落而为时较短，提示高动力循环，表示左心室过度充盈及外周血管阻力减低，类似水冲脉。

（4）双收缩搏动：在特发性主动脉瓣狭窄时可触及心尖有两次搏动，该征有一定诊断意义。

（5）收缩期膨出：常于心尖最大搏动点的上内方另有一个膨出，可见于冠心病、新近的心肌梗死及室壁瘤，表示局部室壁丧失收缩能力。在心室收缩时，不但不收缩，反而向外膨隆。

（6）收缩期退缩：常见于三尖瓣关闭不全、缩窄性心包炎及广泛胸膜心包粘连。此体征为收缩晚期心尖向内退缩，紧跟着一个向外的推动，为确定时限可同时听诊，否则可能将舒张期的向外推动误诊为收缩期的心尖搏动。

二、心界改变

心脏叩诊时应采取轻叩手法，以免肺部空气震动过多，叩不出浊音来。叩诊时，板指可与心浊音界平行或垂直，两者各有优缺点，可酌情进行。测量时应测叩得的浊音界与前正中线的直线距离而非弧线距离，标明左锁骨中线距前正中线距离。

（1）只向左扩大：表明右心室扩大，见于二尖瓣狭窄及某些冠心病，心界轮廓呈梨形。

（2）向左下扩大：表示左心室扩大，见于主动脉瓣或二尖瓣关闭不全、高血压左心室肥厚等。

（3）向左上扩大：表示左心房扩大，见于二尖瓣疾病。

（4）向右扩大：表示右心室或右心房增大，见于二尖瓣狭窄、三尖瓣关闭不全、肺心病等。

（5）两侧扩大：见于全心衰竭、心肌病及心包积液。

（6）心界缩小：见于肺气肿、左侧气胸、心包积气等。

（7）移动性浊音：见于心包积液，即坐位时呈烧瓶状，卧位时心底部浊音界变宽，心尖部浊音界变小。

三、心音改变

左右心房室瓣关闭及心肌收缩时引起的振动组成第一心音（S_1），主动脉瓣和肺动脉瓣关闭以及血流冲击主动脉、肺动脉产生的振动为第二心音（S_2），两个成分分记为主动脉瓣部分（A_2）和肺动脉瓣部分（P_2）。舒张早期心房向心室快速血液充盈，使弛缓的心室壁迅速扩张及乳头肌振动产生第三心音（S_3），吸气时较易听到，心房收缩所产生的振动为第四心音（S_4）。

（1）S_1增强：见于收缩力强而充盈不足时，包括运动或情绪激动、心率加快、二尖瓣狭窄。

（2）S_1减弱：见于身体与精神安静；肺气肿或心包积液；急性心肌梗死；心肌病；末梢循环衰竭。

（3）S_1忽强忽弱：见于心律不齐、传导阻滞、心房纤颤。

（4）A_2增强：各种原因的高血压或主动脉硬化。

（5）P_2增强：见于肺循环系统的过度充盈及各种原因引起的肺动脉高压，如二尖瓣狭窄、肺气肿、肺纤维化、左向右分流疾病。

（6）A_2减弱：见于主动脉瓣狭窄或关闭不全、末梢循环衰竭等。

（7）P_2减弱：右心室衰竭、肺动脉瓣狭窄。

（8）钟摆律：急性心肌受损、心动过速或末梢循环衰竭时，心尖部听诊 S_1 与 S_2 近似，有如钟摆"的答"节律。

（9）S_1 分裂：可见于正常人吸气末，尤其体力劳动后。病理原因为右心室衰竭或右束支传导阻滞。

（10）S_2 分裂：生理性 S_2 分裂为非固定性，只在吸气末出现。病理性 S_2 固定分裂可由于一侧心室电激动延迟，一侧心室容量负荷过大及一侧心室流出道狭窄或一侧心排血量减少所致。常见情况有急性右心室过度负荷（如肺梗死）、右束支传导阻滞、房间隔缺损、肺动脉瓣狭窄。

（11）S_2逆分裂：即 P_2 在 A_2 前，表示主动脉瓣关闭延迟，见于左束支传导阻滞、主动脉瓣狭窄、急性心肌梗死、高血压等。

（12）收缩期前奔马律：本质是 S_4 增强伴心动过速，其出现系由于心房过度负荷、用力收缩而使 S_4 增强，反映心室舒张末压升高，左心室顺应性减低及泵功能减低，在心尖或胸骨左缘最响。

（13）舒张期奔马律：本质是 S_1 低钝、S_1～S_2 间距与 S_2～S_3 间距相等及心动过速，标志着左心室严重受损，室壁松弛无力，室腔扩大，舒张末压及左心房压升高。见于冠心病、心肌病及心肌炎。

（14）收缩早期喷射音：当大动脉根部扩张或半月瓣狭窄，在收缩期半月瓣向大动脉撑开时发生较大振动，且血液冲开狭窄口后快速散开，猛力冲击大动脉壁。见于主动脉及肺动脉扩张、高压及瓣膜口狭窄。

（15）收缩中期咯喇音：为二尖瓣脱垂特征性变化，此音后往往跟着收缩期杂音。可见于冠心病引起的二尖瓣乳头肌功能失调、二尖瓣的细菌性心内膜炎等。

（16）收缩晚期咯喇音：单纯的收缩晚期咯喇音可由胸膜心包粘连所引起，在心尖部及胸骨左缘听诊明显。此音若伴有收缩晚期杂音多为二尖瓣脱垂。

（17）二尖瓣拍击音：为舒张早期调高响亮短促的拍击样声音，心尖部第四肋间最响。二尖瓣狭窄时表示瓣膜弹性良好，与 S_1 亢进相一致。

（18）舒张期心包叩击音：出现时间及音响类似拍击音，但发生机制不同。常见于缩窄性心包炎及某些大量心包积液。

四、心脏杂音

听诊时注意杂音的时间、性质、音量、最响部位及传导，并注意与其他因素的关系。收缩期杂音强度可分为 6 级。1 级：集中精力仔细听才能听出；2级：可以立即听出的轻微杂音；3级：中等强度的杂音；4级：响亮的杂音，常伴震颤；5级：响的杂音但仍需听诊器接触胸壁；6级：响的杂音，听诊器稍离开胸壁都能听到。

应区别生理性和病理性杂音。前者一般为收缩期吹风样杂音，易变，呼吸时减弱，卧位时易出现，不传导，不伴心脏扩大等。病理性收缩期杂音既可以为半月瓣狭窄引起的喷射性杂音，也可以为二尖瓣关闭不全或室间隔缺损引起的反流性杂音，依杂音出现时间分为收缩早期、中期、晚期及全收缩期。舒张期杂音几乎都是病理性的，即使不是瓣膜本身病变所引起，亦是在明显血流动力学改变的基础上，根据杂音出现时间，分为舒张早期、中期、晚期杂音。舒张早期杂音大多是半月瓣反流，中期及晚期者多为二尖瓣狭窄。

（1）收缩期喷射性杂音：表示主动脉或肺动脉瓣口狭窄。肺动脉瓣区有时可闻及柔和的收缩期杂音，多为生理性；较响及轻度粗糙者，多由于肺动脉扩张引起肺动脉瓣相对性狭窄，此时一般 S_2 分裂及亢进，表示有肺动脉高血压，常见者为房间隔缺损（杂音非房缺本身产生）。

（2）收缩期反流性杂音：在二尖瓣及三尖瓣区闻及者表示该瓣膜关闭不全，常伴 S_1 减弱但很少伴震颤，三尖瓣关闭不全多属于右心室扩大的相对性关闭不全。在胸骨左缘三、四肋间的收缩期反流性杂音多为室间隔缺损，缺损孔愈小，音调愈高，可遮盖 S_1，但 S_1 不减弱，常伴震颤及 P_2 亢进。高位室间隔缺损杂音最响部位更靠上，应与房间隔缺损、肺动脉狭窄及右心室流出道狭窄相区别，后两者情况 P_2 减弱。

（3）主动脉瓣区舒张期杂音：最常见原因为主动脉瓣关闭不全，少数为由于主动脉硬化、主动脉炎及马方综合征引起的主动脉根部扩张，但前者一般 A_2 减弱，而后者增强。胸骨左缘二、三肋间的舒张期杂音由肺动脉环扩大引起者称为 Graham-Steell 杂音，常见于二尖瓣狭窄，无左心室扩大及末梢血管征象，深吸气时使之增强，而主动脉瓣关闭不全杂音为呼气时增强，且有左心室扩大、脉压增大及相应的外周血管征。

（4）二尖瓣区舒张期杂音：主要为二尖瓣狭窄，如无关闭不全则常伴 S_1 亢进及开放拍击音，一般于舒张晚期杂音增强，但房颤时此增强消失。主动脉瓣关闭不全由于反流血液振动二尖瓣前叶或由于舒张期反流迫使二尖瓣的隔瓣处于半关闭状态及左心室扩大引起的二尖瓣环相对性狭窄，则出现 Austin-Flint 杂音，应与器质性二尖瓣狭窄区别。Austin-Flint 杂音患者左心室扩大及主动脉瓣关闭不全，S_1 减弱，无开放拍击音；器质性狭窄则可有 S_1 亢进及开放性拍击音，常有房颤。

（5）收缩期及舒张期联合杂音：可见于单瓣膜病变两期杂音或联合瓣膜病时。不同情况合并存在时常难鉴别杂音来源，需结合杂音所有特点综合分析。

（6）连续性机器杂音：表示动静脉大血管间有异常通路，可见于下列几种情况。动脉导管未闭，杂音最响处为胸骨左缘第二肋间，沿锁骨向外传导；主肺动脉隔缺损，性质与动脉导管未闭近似，最响部位稍低一些，二者混淆；冠状动脉瘘，杂音最响部位在心前区，范围较大；Valsalva 动脉瘤向右心房或右心室破裂时产生，范围广泛，患者有突然发病史。

（7）心包摩擦音：在心脏实音界内可闻及，前倾及深吸气时明显，心室大量渗液时该音消失。

（8）胸膜心包摩擦音：左侧干性胸膜炎时，心包壁层与胸膜的接触面内有纤维素沉着，随心脏搏动产生杂音，主要部位在心左缘，深吸气时增强，屏气后消失。

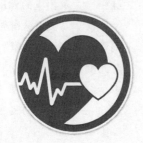

第二章
休克

第一节　休克总论

休克是机体由于各种严重致病因素引起的急性有效循环血量不足导致的以神经-体液因子失调与急性微循环障碍为特征的临床综合征。在这种状态下，全身有效血流量减少，微循环出现障碍，导致重要的生命器官缺血缺氧。即身体器官需氧量与得氧量失调。任何原因引起的心排血量、血容量、血管阻力等因素急剧变化可导致有效循环血容量减少，组织灌注不足。

一、病史采集

（1）现病史：患者意识淡漠或烦躁、头晕、眼花或从卧位改为坐位时出现晕厥，甚至嗜睡、昏睡、最后昏迷；皮肤方面往往出现四肢皮肤苍白或青紫、花纹伴皮温降低、湿冷；呼吸增快，晚期呼吸浅而急促，甚至呼吸困难；尿量减少；脉搏增快。

（2）既往史：有无心血管病史、感染史、创伤史、失血失液史、药物使用和毒物接触史等。

二、查体

（1）血压：血压是休克诊断及治疗中最重要的观察指标之一。休克早期，剧烈的血管收缩可使血压保持或接近正常，以后血压逐渐下降。收缩压<90mmHg（12kPa），脉压<20mmHg（2.66kPa），

是休克存在的依据。高血压患者发生休克的早期，收缩压较基础血压降低 30％以上，但仍＞90mmHg（12kPa）。

（2）脉搏：脉搏增快是休克体征，比血压下降出现早，休克时脉搏＞100 次/min，伴搏动无力；意识改变；

（3）原有的基础病体征：如急性心肌梗死患者出现第一心音减弱、奔马律，室间隔穿孔时出现收缩期杂音；感染性休克可见局部感染征象；过敏性休克局部出现皮肤瘙痒、荨麻疹、皮肤弥漫潮红。

三、辅助检查

（1）血常规：失血性休克红细胞或血红蛋白减少，失液患者红细胞比容增高；感染性休克白细胞及中性粒细胞增多；过敏性休克嗜酸性粒细胞增多；DIC 者，血小板减少，凝血酶原时间（PT）延长，血浆纤维蛋白原（Fib）降低，鱼精蛋白副凝试验（3P）阳性。

（2）心电图：冠状动脉供血不足的心电图表现，或心动过速。

（3）中心静脉压（CVP）：对于需长时间治疗的休克患者来说，中心静脉压测定非常重要。中心静脉压主要受血容量、静脉血管张力、右心排血能力、胸腔和心包内压力及静脉回心血量等因素的影响。中心静脉压正常值为 5～12cmH$_2$O（0.49～1.18kPa）。在低血压的情况下，中心静脉压＜5cmH$_2$O（0.49Pa）时，表示血容量不足；＞15cmH$_2$O（1.49kPa）则表示心功能不全、静脉血管床过度收缩或肺循环阻力增加；＞20cmH$_2$O（1.96kPa）时，提示充血性心力衰竭。

（4）肺动脉楔压：肺动脉楔压有助于了解肺静脉、左心房和左心室舒张末期的压力，以此反映肺循环阻力的情况。肺动脉楔压正常值为 6～15mmHg（0.8～2kPa），增高表示肺循环阻力增高。肺水肿时，肺动脉楔压＞30mmHg（3.99kPa）。当肺动脉楔压已升高，即使中心静脉压虽无增高，也应避免输液过多，以防引起肺水肿。

（5）微循环灌注检查：体表温度与肛温，正常时二者之间相差约 0.5℃，休克时增至 1～3℃，二者相差值愈大，预后愈差；红细胞比容，末梢血比中心静脉血的红细胞比容大 3％以上，提示有周围血管收缩，应动态观察其变化幅度；甲襞微循环，休克时甲襞微循环的变化为小动脉痉挛、毛细血管缺血，甲襞苍白或色暗红。

（6）肾功能监测：休克时，应动态监测尿量、尿比重、血肌酐、血尿素氮、血电解质等。

四、诊断及鉴别诊断

（一）诊断

诊断一般以低血压、微循环灌注不良及交感神经代偿性亢进等方面临床表现为依据。

① 有发生休克的诱发因素；

② 意识障碍；

③ 脉搏细速，＞100 次/min，细或不能触及；

④ 四肢湿冷，胸骨部位皮肤指压阳性（压后再充盈时间＞2s），皮肤花纹，黏膜苍白或发绀，尿量＜30mL/h 或无尿；

⑤ 收缩压＜80mmHg（10.7kPa）；

⑥ 脉压＜20mmHg（2.66kPa）；

⑦ 原有高血压者收缩压较原有水平下降 30％以上。

凡符合①以及②、③、④中的二项，和⑤、⑥、⑦中的一项者，即可成立诊断。

（二）休克分期

1. 休克代偿期（休克早期）

休克刚开始时，人体对血容量减少有一定的代偿能力，这时中枢神经系统的反应是兴奋性提高，患者表现为精神紧张、兴奋或烦躁不安。血容量减少的症状还不是很明显，患者开始出现皮肤苍白、四肢发冷、心跳呼吸加快、尿量减少等症状。如果在休克早期能够及时诊断、治疗，休克很快就会好转，但如果不能及时有效治疗，休克会进一步发展，进入休克期。

2. 休克进展期（休克中期）

休克没有得到及时治疗，就会进入可逆性失代偿期。这时患者的主要临床表现为：

① 血压进行性下降，心脑血管失去自身调节或血液重新分布中的优先保证，冠状动脉和脑血管灌流不足，出现心脑功能障碍，心搏无力，患者意识淡漠甚至转入昏迷；

② 肾血流量长时间严重不足，出现少尿甚至无尿；

③ 皮肤发凉加重、发绀，可出现花斑。

失代偿初期经积极救治仍属可逆，但若持续时间较长则进入休克难治期。

3. 休克难治期（休克晚期）

休克发展的晚期阶段，不可逆性失代偿期。主要临床表现为：

① 血压进行性下降，给予升压药仍难以恢复。脉搏细速，中心静脉压降低，静脉塌陷，出现循环衰竭，可致患者死亡；

② 毛细血管无复流；

③ 由于微循环淤血不断加重和 DIC 的发生，全身微循环灌流严重不足，细胞受损乃至死亡，心脑肺肾等脏器出现功能障碍甚至衰竭。

（三）鉴别诊断

1. 心源性休克的鉴别诊断

心源性休克最常见于急性心肌梗死。根据临床表现、心电图发现和血心肌酶的检查结果，确诊急性心肌梗死一般并无问题。在判断急性心肌梗死所致的心源性休克时需与下列情况鉴别：急性大块肺动脉栓塞；急性心包填塞；主动脉夹层分离；快速性心律失常；急性主动脉瓣或二尖瓣关闭不全等鉴别。

2. 低血容量性休克的鉴别诊断

急性血容量降低所致的休克要鉴别下列情况：

① 出血：胃肠道、呼吸道、泌尿道、生殖道的出血，最后排

出体外，诊断不难；脾破裂、肝破裂、宫外孕破裂、主动脉瘤破裂、肿瘤破裂等，出血在腹腔或胸腔，不易被发现，此时除休克的临床表现外，患者明显贫血，有胸、腹痛和胸、腹腔积血的体征，胸、腹腔或阴道后穹隆穿刺有助于诊断；

② 外科创伤，有创伤和外科手术史诊断一般不难；

③ 糖尿病酮症酸中毒或非酮症性高渗性昏迷；

④ 急性出血性胰腺炎。

3. 感染性休克的鉴别诊断

各种严重的感染都有可能引起休克，常见的为：中毒性细菌性痢疾、肺炎双球菌性肺炎、流行性出血热、暴发型脑膜炎、双球菌败血症、中毒性休克综合征等。

（四）休克的分类

休克在临床上大体可分为以下几种类型：出血性休克、感染中毒性休克、心源性休克、过敏性休克、创伤性休克、神经源性休克、血流阻塞性休克、内分泌性休克。

（五）休克并发症

可发生心力衰竭、急性呼吸衰竭、急性肾功能衰竭、脑功能障碍和急性肝功能衰竭等并发症。

五、治疗

（一）治疗原则和目的

1. 治疗原则

休克是一个严重的、变化多端的动态过程，要取得最好的治疗效果，须注意下列四点：

① 治疗开始越早越好，最好在休克症状尚未充分发展前就给予治疗，力求避免休克发展到晚期难以逆转的地步；

② 对不同类型的休克，在不同阶段要针对当时的病理生理变化给予适当的处理，如补充血容量，增强心肌收缩力，解除或增加

周围血管阻力，消除微循环淤滞及纠正酸中毒等措施；

③ 密切观察患者，特别注意中枢神经系统、心肺和肾功能情况。必要时做中心静脉压、肺楔压测定和放置保留导尿管，对病情进行反复的分析，抓住各个阶段的主要矛盾，按病情的变化随时调整用药以及其他治疗措施；

④ 在紧急处理休克的同时，积极治疗原发病，应迅速通过病史、体征和实验室检查全力找出引起休克的原因，针对病因进行治疗。

2. 治疗的目的

目的在于改善全身组织的血流灌注，恢复及维护患者的正常代谢和脏器功能，而不是单纯地提高血压。

血压只代表心排血量和血管张力的关系，而不能反映心排血量和组织的血流灌注情况。在治疗过程中，有时血压虽不甚高，如在80/50mmHg（10.6/6.7kPa）左右，然而脉压正常、四肢温暖、皮肤红润不紫、尿量正常，说明微循环和组织灌注情况尚好，治疗措施有效。反之，收缩压虽超过90mmHg（12kPa），但脉压很低、四肢冰冷、皮肤苍白、尿量少，说明微循环和组织灌注情况不佳，急需调整抢救措施。

（二）一般紧急处理

1. 体位

各型休克均可采取平卧位，但各有不同。单纯失血失液休克头和躯干抬高20°～30°，下肢抬高15°～20°，如心源性休克同时有心力衰竭的患者，可采用半卧位。注意保暖和安静。尽量不要搬动，如必须搬动则动作要轻。

2. 维持通气功能及氧疗

检查并通畅呼吸道，同时前推下颌角，使舌底离开口咽部，并将头偏向一侧。吸氧和保持呼吸道畅通，鼻导管或面罩给氧。危重患者或根据动脉 PCO_2、PO_2 和血液 pH 值，给予鼻导管或气管内插管给氧，若出现明显的呼吸困难、喘鸣、吸气三凹征，提示存在严重的通气障碍，应及时经口或鼻气管插管，必要时气管切开或环甲膜切开进行机械通气。

3. 建立静脉通道

如果周围静脉萎陷而穿刺有困难时，可考虑做锁骨下或上静脉及其他周围大静脉穿刺插管，亦可做周围静脉切开插管。

4. 尿量观察

尿量是反映生命器官灌注是否足够的最敏感的指标。休克患者宜置入导尿管以测定每小时尿量，如无肾病史，少尿或无尿可能由于心力衰竭或血容量未补足所致的灌注不足，应积极查出原因加以治疗，直到尿量超过 20～30mL/h。

5. 生命体征的检测

监测患者的血压、脉搏、呼吸、尿量、周围循环，有条件监测 CVP、PCWP、CO 等。

（三）扩充血容量

扩充血容量又称扩容治疗或称液体复苏，是抢救休克的基本措施，可补充循环血量。增加回心血量并增加心排量，特别是对失血、失液和创伤性休克更重要。

扩容开始先使用晶体液，输入 1000～2000mL 后，应补充胶体液，晶胶之比一般为 3:1。输液量一般以维持组织血液的良好的灌注为指标。判定补液量是否足够的标准是：收缩压接近正常，CVP 升高 12cmH$_2$O，尿量≥30mL/h，临床休克征象好转。输液的速度一般是先快后慢，失血或创伤性休克首先在 30min 内快速输入 1000～2000mL，然后输入 500mL 胶体液，如不能好转，再快速输入平衡盐液 1000mL。

1. 药物治疗的处方

（1）晶体溶液

① 0.9%氯化钠注射液　250～500mL　iv drip　prn

② 林格乳酸盐　250～500mL　iv drip　prn

③ 5%或10%葡萄糖注射液　250～500mL　iv drip　prn

【说明】 0.9％氯化钠注射液是最常用的晶体液，但含氯较高，比正常的细胞外液高40mmol/L，在肾功能不全时易导致高氯性酸中毒。平衡盐液（林格乳酸盐、林格碳酸氢钠盐）与细胞外液近似。葡萄糖注射液不能作为休克的扩容剂，易引起细胞水肿、脑水肿、肺水肿等。

（2）胶体溶液

① 白蛋白　50mL　iv drip　prn

② 新鲜冰冻血浆　200mL　iv drip　prn

③ 6％羟乙基淀粉（706代血浆）　500mL　iv drip　prn

④ 全血　200～400mL　iv drip　prn

⑤ 低分子右旋糖酐　500mL　iv drip　prn

【说明】 白蛋白是保持血液胶体渗透压的主要物质，适用于大量输入晶体液后或伴低蛋白血症患者；保存1年内的血浆可提高血浆蛋白和凝血因子，但无携氧能力，保存至5年的普通血浆不能补充凝血因子；失血性休克以全血扩容效果最佳，可补充血浆、血细胞及凝血因子等。输入大量库存血注意：可引起体温下降、高血钾和低血钙、代谢性酸中毒、凝血机制障碍。706代血浆具有扩容作用，维持作用24h，不引起凝血机制障碍。低分子右旋糖酐具有扩容、抑制红细胞和血小板聚集的作用，防止微血栓形成，扩容时间为1h，不良反应为凝血机制障碍。

（3）高渗盐溶液

7.5％氯化钠溶液　100mL　iv drip　prn

【说明】 7.5％氯化钠溶液是正常血浆渗透压的8倍，临床上按4mL/kg的量使用，血浆容量可扩充20％，持续30min，有效循环血量迅速增加，心排血量、动脉血压上升。不良反应有低血钾、凝血机制障碍、静脉炎等。建议与胶体溶液配合使用。

（4）体液复苏的几种方法

休克后发生多系统器官衰竭的根本原因是持续性微循环障碍，以及其引起的细胞与器官的功能紊乱，因而主张在抢救危重休克时应给予充分的扩容治疗、合理应用血管活性药物及机械通气治疗，此是保证周围血管血氧供应的必要措施。

① 晶体液与胶体液的应用：快速静脉输入大量晶体液，在血管内的半衰期与胶体液相比，显然短得多，并且需用的液量大，有引起超负荷（特别是心肌）和组织（特别是肺）水肿之虞。因而许多学者主张多用胶体液（如右旋糖酐）。人血清白蛋白最理想，但价格高是其缺点。

② 小容量体液复苏：近年临床观察表明，出血性休克（甚至失血量达50%）时应用小剂量（4mL/kg）的1.22～1.28mmol/L（7.2%～7.5%）高张氯化钠液静脉注射，可使心排血量几乎立刻得到恢复，系统血压明显升高。

小容量体液复苏的作用是：以高张氯化钠溶液［1.22～1.28mmol/L（7.2%～7.5%）］在2～3min内从周围静脉注入，使血浆钠浓度迅速、明显提高，从而形成一个突出的经膜渗透梯度，随着这渗透梯度的产生，血管内容量增加，这即所谓内源性液体瞬间动员。出血性休克（甚至失血量达50%）时应用可使心排血量几乎立刻得到恢复，系统血压明显升高。小容量体液复苏在院前抢救出血性休克可认为是一项短效的权宜疗法，能争取时间进行院内的抗休克治疗。

③ 高张-高渗液的应用：有些学者认为，单用小容量高张盐水复苏效果短暂，因而进一步研究表明，高张盐水与胶体液联合应用，可因后者与水结合能力较强，而使升压效应持续时间延长。近年发现应用较小剂量（4mL/kg）的10%右旋糖酐与1.22mmol/L氯化钠溶液的混合液，对休克的体液复苏有更好的效应。用后心排血量及局部血流得以维持，需液量较单独应用标准胶体液（6%右旋糖酐60）明显减少。这是由于右旋糖酐从血管内渗出的速度相对较慢之故。这一发现表明联合应用少量10%右旋糖酐与1.22mmol/L氯化钠液可以改善微循环，使局部血流灌注得以维持，保证其血氧供应，并且大大减少了感染中毒性休克及其他低血容量性休克时急救复苏的输液量。

（四）血管活性药物

休克经扩容后，血压仍不稳定，应用血管活性药物，目的是收缩或扩张血管，提高血压，改善微循环，改善器官灌注。

1. 血管收缩药物

① 0.9％氯化钠注射液　250mL
　　多巴胺　60～150mg | iv drip　st

② 0.9％氯化钠注射液　250mL
　　间羟胺　20～100mg | iv drip　st

③ 0.9％氯化钠注射液　250mL
　　多巴酚丁胺　40～80mg | iv drip　st

④ 0.9％氯化钠注射液　250mL
　　去甲肾上腺素　1mg | iv drip　st

【说明】　多巴胺：静脉注射开始时每分钟按体重 $1\sim5\mu g/kg$，10min 内以每分钟 $1\sim4\mu g/kg$ 速度递增，以达到最大疗效。如危重病例，先按每分钟 $5\mu g/kg$ 静脉滴注，然后以每分钟 $5\sim10\mu g/kg$ 递增至 $20\sim50\mu g/kg$，以达到满意效应。紧急情况下可直接静脉注射 5mg 后再静脉点滴维持。最大剂量不超过每分钟 $500\mu g$。常见的不良反应有胸痛、呼吸困难、心悸、心律失常、全身软弱无力感；心跳缓慢、头痛、恶心呕吐者少见。长期应用大剂量或小剂量用于外周血管病患者，出现的反应有手足疼痛或手足发凉；外周血管长时期收缩，可能导致局部坏死或坏疽。与硝普钠、异丙肾上腺素、多巴酚丁胺合用，注意心排血量的改变，与单用本品时反应不同；大剂量多巴胺与 α 受体阻滞药如酚苄明、酚妥拉明等同用，后者的扩血管效应可被本品的外周血管的收缩作用拮抗；与 β 受体阻滞药同用，可拮抗多巴胺对心脏的 β_1 受体作用；与硝酸酯类同用，可减弱硝酸酯的抗心绞痛及多巴胺的升压效应；与利尿药同用，一方面由于本品作用于多巴胺受体扩张肾血管，使肾血流量增加，可增加利尿作用；另一方面本品自身还有直接的利尿作用；与三环类抗抑郁药同时应用，可能增加多巴胺的心血管作用，引起心律失常、心动过速、高血压；与单胺氧化酶抑制药同用，可延长及加强多巴胺的效应；已知本品是通过单胺氧化酶代谢，在给予多巴胺前2～3周曾接受单胺氧化酶抑制药的患者，初量至少减到常用剂量的1/10；与苯妥英钠同时静脉注射可产生低血压与心动过缓。在用多巴胺时，如必须用苯妥英钠抗惊厥治疗时，则须考虑两药交替使用。

间羟胺：肌内或皮下注射，2～10mg/次，由于最大效应不是立即显现，在重复用药前对初始量效应至少应观察10min；静脉注射，初量0.5～5mg，继而静脉滴注，用于重症休克；静脉滴注，将间羟胺20～100mg加入注射液中滴注，调节滴速以维持合适的血压。成人极量一次100mg。不良反应有心律失常，升压反应过快过猛可致急性肺水肿、心律失常、心跳停顿，过量的表现为抽搐、严重高血压、严重心律失常，此时应立即停药观察，血压过高者可用5～10mg酚妥拉明静脉注射，必要时可重复，静脉滴注时药液外溢，可引起局部血管严重收缩，导致组织坏死糜烂或红肿硬结形成脓肿。长期使用骤然停药时可能发生低血压。与环丙烷、氟烷或其他卤化烃类麻醉药合用，易致心律失常。与单胺氧化酶抑制药并用，使升压作用增强，引起严重高血压。与洋地黄或其他拟肾上腺素药并用，可致异位心律。不宜与碱性药物共同静脉滴注，因可引起本品分解。

多巴酚丁胺：并不促进去甲肾上腺素释放，而且它的作用也不依赖于蓄积在心脏内的去甲肾上腺素，多巴酚丁胺适用于心脏血液输出量不能满足体循环要求而出现低灌注状态。由于多巴酚丁胺的半衰期短，所以必须以连续静脉输注的方式给药，大约在10min之内血浆多巴酚丁胺的浓度可以达到稳定状态。因此，无需给予负荷剂量或大剂量快速注射。能够使心排血量增加的输注速度范围为2.5～10µg/(kg·min)。要使血流动力学得到适当的改善，剂量常常需要高达20µg/(kg·min)。不良反应有心率加快或动脉血压升高，房室传导加强，室性心动过速，心室充盈受损及心室流出道受阻，过敏等。假如给患者使用β受体阻滞药，盐酸多巴酚丁胺的效能就可能减弱，在这种情况下，未受到抵消的盐酸多巴酚丁胺的α

受体激动剂作用可能就会变得明显，包括外周血管的收缩以及高血压；相反，α受体的阻滞可能会使β_1和β_2的作用明显，从而导致心悸和血管舒张。盐酸多巴酚丁胺与下列药物间无明显的相互作用，这些药物包括洋地黄制剂、呋塞米、螺内酯、利多卡因、硝酸甘油、硝普钠、硝酸异山梨醇、吗啡、阿托品、肝素、鱼精蛋白、氯化钾、叶酸及对乙酰氨基酚。

去甲肾上腺素：成人常用量，开始以每分钟8～12μg速度静脉滴注，调整滴速以达到血压升至理想水平；维持量为每分钟2～4μg。静脉滴注，静脉给药后起效迅速，停止静脉滴注后作用时效维持1～2min。不良反应有甲肾上腺素药液外漏可引起局部组织坏死，本品强烈的血管收缩可以使重要脏器器官血流减少，肾血流锐减后尿量减少，组织供血不足导致缺氧和酸中毒；持久或大量使用时，可使回心血流量减少，外周血管阻力升高；静脉输注时沿静脉径路皮肤发白，注射局部皮肤破溃，皮肤发绀，发红；在缺氧、电解质平衡失调、器质性心脏病患者中或逾量时，可出现心律失常。禁止与含卤素的麻醉剂和其他儿茶酚胺类药合并使用，可卡因中毒及心动过速患者禁用。

2. 血管扩张剂

血管扩张剂可以降低心脏的后负荷，增加心排血量，改善微循环，从而改善休克状态。主要有硝普钠、酚妥拉明、硝酸甘油等。参见相关章节。

3. 肾上腺皮质激素

① 0.9%氯化钠注射液　100mL ｜
　甲泼尼龙　40～80mg　　　｜ iv drip　st 或 iv

② 0.9%氯化钠注射液　100mL ｜
　地塞米松注射液　10～20mg ｜ iv drip　st 或 iv

③ 0.9%氯化钠注射液　100mL ｜
　氢化可的松注射液　100～200mg ｜ iv drip　st 或 iv

【说明】　目前对于应用肾上腺皮质激素还有不同的意见，如要使用，早期大剂量应用，其潜在有益的作用主要是与细胞膜的作用有关。应用原则是早期、短程、足量使用。注意病情恶化的可能，高血压、血栓症、胃与十二指肠溃疡、精神病、电解质代谢异常、心肌梗死、内脏手术、青光眼等患者一般不宜使用。与巴比妥类、苯妥英同用，本品代谢促进作用减弱；与水杨酸类药合用，可增加其毒性；本品可减弱抗凝血剂、降糖药作用。

第二节　心源性休克

心源性休克是一种严重的心血管疾病。广义的心源性休克指由于各种原因所致的心脏功能极度减退，心室充盈或射血障碍，导致心排血量锐减，器官和周围组织灌注不足。心源性休克是指在心排血量下降的同时在血容量充足的情况下存在外周组织缺氧。心源性休克常由 ST 段抬高型急性心肌梗死所引起，是急性心肌梗死的一种严重并发症。急性心肌梗死合并心源性休克，由于其治疗难度大、病死率高，是心血管医生需要面对的最严峻的考验之一。新的定义将心源性休克分为五个阶段：存在心源性休克风险；初始或休克前期（指临床存在低血压或心动过速，但尚无组织低灌注表现）；典型休克期；恶化期；终末期。

一、病史采集

（1）现病史：是否有突然的胸痛，疼痛部位、持续时间、伴随症状，呼吸是否困难；神志是否有改变；尿量是否减少；是否面色苍白、肢体湿冷等。

（2）既往史：过去是否有高血压、冠心病、高血脂、糖尿病等病史；是否有心肌炎、心律失常、心脏瓣膜病等。

二、查体

急性心肌梗死患者出现第一心音减弱，奔马律，室间隔穿孔时出现收缩期杂音等；血压降低。

三、辅助检查

血常规、尿常规和肾功能，血气分析，血清酶学检查，心电图，心脏超声，血流动力学监测。

四、诊断及鉴别诊断

（一）诊断要点

2020 年 ESC 的最新指南明确了心源性休克的诊断标准，包括低血压（a）、组织低灌注（b）、左心室充盈压增高（c）及心脏泵功能受损（d），必须满足上述四个条件，方可诊断心源性休克。

表 2-1　心源性休克的诊断标准

临床症状及体征有如下证据			
低血压＞30min（a）	组织低灌注至少符合以下一个标准（b）	左心室充盈压增高（c）	休克为心脏源性（d）
收缩压＜90mmHg 持续 30min 以上 或 需 要 使用血压加压药物维持血收缩压＞90mmHg	①意识状态改变；②皮肤及肢端湿冷；③少尿，尿量＜30mL/h；④动脉血乳酸水平＞2.0mmol/L	肺淤血具有以下证据：①临床表现（新出现端坐呼吸）或胸部 X 线肺水肿表现。②经肺动脉导管或心脏超声（二尖瓣 E 波减速时间≤130ms）证实肺毛细血管楔压升高，经导管测得左心室舒张末压（LVEDP）＞20mmHg	经左心室造影或心脏超声测得左心室泵功能衰竭，射血分数＜40%。有下列原因导致的机械并发症：①急性重度二尖瓣反流或腱索断裂。②严重的瓣膜疾病（如主动脉瓣狭窄、二尖瓣狭窄、主动脉瓣关闭不全）。③室间隔或游离壁破裂等任何原因所致的右心室严重功能障碍。④心动过速或心动过缓所致的休克

推荐使用 IABP-SHOCK Ⅱ 评分对心肌梗死合并心源性休克的患者进行风险评估,根据评分将患者分为低、中、高危三组,其30天病死率分别为 $20\%\sim30\%$、$40\%\sim60\%$ 以及 $70\%\sim90\%$。具体评分见表 2-2。

表 2-2　IABP-SHOCK Ⅱ 评分及危险分层

指标	分值
年龄>73 岁	1
有卒中史	2
血糖>191mg/dL(>10.6mmol/L)	1
肌酐>1.5mg/dL(>132.6umol/L)	1
动脉乳酸>5mmol/L	2
PCI 后 TIMI 血流<3 级	2
危险分层	分值
低危	0～2
中危	3～4
高危	5～9

(二) 鉴别诊断

1. 急性出血性坏死型胰腺炎

多于病初数小时突然出现休克,既往可有胰腺炎病史,发作时有明显的胃肠道症状和腹膜刺激征;心电图可呈一过性 Q 波和 ST 段异常;血清淀粉酶和脂肪酶明显增高而心肌酶几无改变。

2. 肾上腺危象

系慢性肾上腺皮质功能减退症急骤加重的表现,以严重乏力、低血压为临床特点,甚至可发生休克。肾上腺危象常伴有恶心、呕吐、腹痛、腹泻等消化道症状。实验室检查可见低血糖、低钠血症、高钾血症。一般抗休克治疗效果不佳,大剂量糖皮质激素治疗有效。

3. 糖尿病酮症酸中毒

有糖尿病病史及饮食不当、感染、停用胰岛素等诱因;临床可见呼吸深快，呼气有酮味；脉细速、血压下降；血糖显著升高，常>16.7mmol/L，伴血及尿酮体强阳性；血气分析呈 CO_2CP 下降等酸中毒表现；以胰岛素为主的综合治疗有效。

4. 肺栓塞

有呼吸困难但无肺水肿，严重缺氧与低血压不成比例，胸痛于吸气末加重。超声示右心室大，伴肺动脉压低。

五、治疗

（一）一般治疗

1. 氧疗

吸氧和保持呼吸道通畅，以维持正常或接近正常的动脉氧分压。可用鼻导管或面罩给氧，如气体交换不好，动脉血氧分压仍低而二氧化碳分压仍高时，宜及时做气管插管或气管切开，用人工呼吸器辅助呼吸。但由于呼吸机所产生的胸内正压可使患者的血压和心排血量进一步降低，所以临床上应慎用。

2. 体位、监测

参见休克前述。

3. 再血管化治疗策略（诊断急性心肌梗死患者）

参见冠心病急性心肌梗死章节。

对 STEMI 合并心源性休克患者不论发病时间也不论是否曾溶栓治疗，均应紧急冠状动脉造影，若病变适宜，立即直接 PCI，建议处理所有主要血管的严重病变，达到完全血管重建；对于心源性休克患者合并多支血管病变，急诊 PCI 时选择仅处理罪犯血管的策略，而对于非罪犯血管，建议择期干预。当患者非罪犯血管为次全闭塞且 TIMI 血流减低，或考虑多支血管均为罪犯血管时，也可以考虑完全血运重建策略。

早期的血运重建（PCI 或者 CABG）是心肌梗死 36h 内出现休克并适合血运重建、可以在休克 18h 内完成的 75 岁以下患者或者75 岁以上、休克前功能状态良好的特定患者的黄金标准治疗。所有的急性心肌梗死并发心源性休克的患者，都应服用阿司匹林、氯吡格雷、肝素和糖蛋白（GP）Ⅱb/Ⅲa抑制剂。

4. 其他病因及诱因治疗

如心脏压塞可行心包穿刺或心包切开术，大面积肺栓塞给予溶栓。恶性心律失常应抗心律失常治疗，参见心律失常相关章节。

（二）药物治疗

1. 补充血容量

心源性休克的病因是泵衰竭，扩容主要是为了提高前负荷，所以应该限制补液量和补液速度，成人每日液体量应控制在1500mL左右，输液速度宜慢。胶体一般选低分子右旋糖酐。应在血流动力学监测下补液，如CVP＜10cmH$_2$O，或PAWP＜12mmHg，可于5～10min输入低分子右旋糖酐100mL。一旦CVP和PAWP明显上升则需要严格控制输液速度。

2. 血管活性药物

（1）收缩血管（升压）药的应用：如多巴胺、间羟胺，不能纠正的低血压，可选用去甲基肾上腺素。血管收缩药物的应用参见前文描述。

（2）血管扩张剂的应用：可用硝普钠、硝酸酯类与上述升压药合用。下述为血管扩张药物处方。

① 0.9％氯化钠注射液　50～100mL ｜ iv drip　st
　硝普钠　50mg ｜ 或输液泵泵入

② 0.9％氯化钠注射液　50～100mL ｜
　酚妥拉明　5～10mg ｜ iv drip　st

③ 0.9％氯化钠注射液　250mL ｜
　硝酸甘油　10～20mg ｜ iv drip　st

或　0.9％氯化钠注射液　50mL ｜
　　硝酸甘油　10～20mg ｜ 静脉泵注

【说明】　硝普钠：为一种速效和短时作用的血管扩张药，对动脉和静脉平滑肌均有直接扩张作用，血管扩张使心脏前、后负荷均减低，心排血量改善，故对心力衰竭有益。适用于既有外周阻力增高又有心排血量降低、肺淤血的情况。静脉滴注，开始 $5\sim10\mu g/min$，通常剂量为 $20\sim100\mu g/min$。对光敏感，溶液稳定性较差，静脉滴注溶液应新鲜配制并注意避光，用本品时血二氧化碳分压、pH值、碳酸氢盐浓度可能降低。麻醉中控制降压时突然停用本品，尤其血药浓度较高而突然停药时，可能发生反跳性血压升高。

酚妥拉明：为 α 受体阻滞药，对 α_1 与 α_2 受体均有作用，能拮抗血液循环中肾上腺素和去甲肾上腺素的作用，使血管扩张而降低周围血管阻力，拮抗儿茶酚胺效应，常用于诊治嗜铬细胞瘤，能降低外周血管阻力，使心脏后负荷降低，左心室舒张末期压与肺动脉压下降，心搏出量增加，适用于低心排血量而无严重肺淤血的低排高阻性休克。静脉注射 2min 血药浓度达峰值，作用持续 $15\sim30min$，治疗休克时一般剂量为 $0.1\sim0.3\mu g/min$，最大量为 $1\mu g/min$。

硝酸甘油：比较适合有肺淤血、肺动脉压＞20mmHg 的休克患者，详细用法参见急性心肌梗死章节。

3. 心肌保护药

心肌保护药有能量合剂和极化液，详细用法参见急性心肌梗死章节。

1,6-二磷酸果糖　100mL　iv drip　qd

【说明】　本品是存在于体内的糖代谢中间产物，它通过调节糖代谢中若干酶的活性产生药理作用。外源性1,6-二磷酸果糖可提高细胞内三磷酸腺苷和磷酸肌酸的浓度、促进钾离子内流、增加红细胞内二磷酸甘油酸的含量、抑制氧自由基和组织胺释放等多种药理作用，能减轻机体因缺血、缺氧造成的损害，尤其是对缺血性心脏病有良好的保护作用。静脉滴注，每次 $50\sim100mL$，每日 $1\sim2$ 次，最大量200mL/d，静脉滴注速度为每分钟 $4\sim7mL$。高磷酸血症、肾功能衰竭者禁用，宜单独使用，勿溶入其他药物。

4. 正性肌力药物

建议首选多巴酚丁胺，急性心肌梗死 24h 内不主张使用洋地黄类。参见心力衰竭章节。

（三）其他机械辅助治疗

（1）血运重建：对 STEMI 合并心源性休克患者不论发病时间也不论是否曾溶栓治疗，均应紧急冠状动脉造影，若病变适宜，立即直接 PCI，建议处理所有主要血管的严重病变，达到完全血管重建。

（2）主动脉内球囊反搏术（IABP）：药物治疗后血流动力学不能迅速稳定者应用主动脉内球囊反搏支持。IABP 是心源性休克的一项重要治疗手段。安放 IABP 后在心脏收缩期气囊放气，使外周血管阻力不增加；而在心脏舒张期气囊充气，使冠状动脉灌注压和冠状动脉灌注增加。需很好地设置放气和充气的时相以达到更好的治疗效果。但最新指南仅推荐 IABP 用于合并机械并发症患者使用。

（3）主动经皮机械支持设备：目前临床常用的有 Tandem Heart 以及 Impella，其对于心源性休克的疗效，仍缺乏足够的数据证实。尽管这类设备能够改善患者的血流动力学状况，但增加了出血及股动脉并发症风险。对于接受常规治疗无效的顽固性心源性休克，可使用经皮机械支持设备作为短期循环支持或心脏移植前过渡治疗。

（4）ECMO：对于心源性休克，ECMO 支持通常采用静脉-动脉（VA）模式。尽管 ECMO 能够改善外周组织氧合，但其下肢缺血并发症较高，而且可能增加心脏后负荷。因此，仅推荐在有经验的中心对顽固性心源性休克使用。

（5）左心室辅助设备：左心室辅助设备借助外置的机械设备，暂时地、部分地代替心脏的功能，有助于组织的灌注，等待心功能的恢复，并打断心源性休克时的恶性循环，是心源性休克的重要治疗措施。左心室辅助设备以外科手术方法或导管方法从机体取血。常用的取血部位为左心室和左心房，将血以一定的压力回输到升主动脉。左心室辅助设备常可作为心脏移植的过渡。

第三节　低血容量性休克

低血容量性休克是指各种原因引起的循环容量丢失而导致的有效循环血量与心排血量减少、组织灌注不足、细胞代谢紊乱和功能受损的病理生理过程。病因包括出血性（消化道出血、脾破裂出血、肝破裂出血、大血管破裂出血、支气管或肺大出血、泌尿及生殖系统出血、各种严重外伤或手术损伤大血管等）和非出血性（严重呕吐或腹泻等经胃肠道丢失；烧伤等经皮肤丢失；肾脏丢失：过度利尿、糖尿病等引起的渗透性利尿、尿崩症和失盐性肾病等引起的多尿；容量转移至第三间隙，如肝硬化等引起的大量腹水、大量胸水、腹膜炎、出血坏死性胰腺炎、过敏和肾病综合征等引起的严重水肿）两大类。低血容量性休克的主要死因是组织低灌注以及大出血、感染和再灌注损伤等原因导致的多器官功能障碍综合征（MODS）。

一、病史采集

（一）现病史

有失血失液的临床症状，是否有皮肤苍白、冷汗、虚脱、脉搏细弱、呼吸困难等表现。

（二）既往史

引起休克的相关病史。

二、查体

血压、脉搏、神志等，伴有原发病的体征和失血失液的体征。

三、辅助检查

血常规、血型、血交叉试验、血电解质、肾功能、血气分析，必要时根据情况行胸腹穿刺和床旁 B 超、X 线摄片检查。监测中心静脉压（CVP）和肺动脉楔压（PCWP），心排出血量，血氧饱和度等。

四、诊断及鉴别诊断

（一）诊断

有失血失液的病因、休克的临床表现，诊断并不困难。

低血容量性休克主要继发于体内外急性大量失血或体液丢失，或有液体（水）严重摄入不足者，其临床表现主要取决于失液量、失液持续时间、机体基础代偿能力等。

（1）轻度休克：血容量减少不足20%。失血量800～1200mL。表现为四股发凉、面色苍白、血液再灌注延迟、口干、出汗、脉率加快、脉压缩小、皮表浅静脉塌陷、中心静脉压开始下降。大多数患者平卧位血压仍可在正常低限。

（2）中度休克：血容量减少20%～40%，失血容量在1200～1700mL。四肢发冷、肢端发绀、烦躁不安或淡漠、脉搏细速、收缩压明显下降至60～75mmHg。脉压显著缩小，中心静脉压显著下降，尿量减少。

（3）重度休克：血容量减少40%以上，失血量1700～2000mL。面色极度苍白、口唇及肢端明显发绀、呼吸急促或不规则、四肢冰冷、表情极度淡漠，尿量显著下降。收缩压下降至60mmHg以下，中心静脉压极度下降或为零，心电图可显示心肌缺血的表现，如病理性Q波和ST-T段压低。

（二）鉴别诊断

与其他休克进行鉴别。

五、治疗

（一）病因和对症治疗

（1）保证气道通畅和止血，制止细胞外液继续丢失。

（2）尽快建立2条以上的静脉通道，尽快补液或补血。

（二）液体复苏

1. 补液的速度

原则是先快后慢，第一个半小时输入平衡盐液1000～2000mL，右旋糖酐70 500mL，若血压不回升，可输全血400～800mL，或按4mL/kg输入7.5%氯化钠溶液。

2. 胶体溶液

摄入量一般勿超过1500～2000mL。

胶体溶液用量过大可使组织液过量丢失。对严重休克，应该迅速输入1～2L的等渗平衡盐溶液，随后最好补充经交叉配血试验的血液。

3. 输红细胞、血小板等

（1）浓缩红细胞：为保证组织的氧供，血红蛋白降至70g/L时应考虑输血。对于有活动性出血的患者、老年人以及有心肌梗死风险者，血红蛋白保持在较高水平更为合理。无活动性出血的患者每输注1单位（200mL全血）的红细胞其血红蛋白升高约10g/L，血细胞压积升高约3%。

（2）血小板：血小板输注主要适用于血小板数量减少或功能异常伴有出血倾向的患者。血小板计数<$50×10^9$/L，或确定血小板功能低下，可考虑输注。

（3）新鲜冰冻血浆：多数失血性休克患者在抢救过程中纠正了酸中毒和低体温后，凝血功能仍难以得到纠正。因此，应在早期积极改善凝血功能。新鲜冰冻血浆含有纤维蛋白原及其他凝血因子，输注新鲜冰冻血浆可以补充凝血因子，改善凝血功能。

为了救命，可以输同型的或O型的红细胞。特别是在应用平衡盐溶液后，在恢复容量中，尚不能满足复苏的要求时，应输红细胞，使血红蛋白达到10g/天1以上。但对出血不止的情况，按上述方法补液输血是欠妥的，因为大力进行液体复苏，会冲掉血栓，增加失血，降低存活率。对大量输血后并发凝血异常的患者联合输注血小板和冷冻血浆可显著改善止血效果。

(三) 其他

参见本章第一节。

第四节 感染性休克

感染性休克亦称脓毒性休克，是指由微生物及其毒素等产物激活潜在反应系统所引起的脓毒病综合征伴休克。感染灶中的微生物及其毒素、胞壁产物等侵入血液循环，激活宿主的各种细胞和体液系统，使网状内皮系统功能损害，神经-内分泌系统反应强烈，导致微血管痉挛，微循环障碍，代谢紊乱，重要脏器灌注不足。

感染性休克的常见致病菌为革兰阴性细菌，如肠杆菌科细菌（大肠杆菌、克雷伯菌等）、不发酵杆菌（假单胞菌属、不动杆菌属等）、脑膜炎球菌、类杆菌等。革兰阳性菌，如葡萄球菌、链球菌、肺炎链球菌、梭状芽孢杆菌等也可引起休克。某些病毒性疾病，如流行性出血热，其病程中也易发生休克。某些感染，如革兰阴性细菌败血症、暴发性流脑、肺炎、化脓性胆管炎、腹腔感染、菌痢（幼儿）易并发休克。

一、临床表现

(一) 感染史

常有严重的感染史，尤其是急性感染、近期手术、创伤、有创检查以及传染病流行病史。

(二) 早期表现

局部症状有红肿热痛及功能障碍，除少数高排低阻型休克（暖休克）病例外，多数患者有交感神经兴奋症状。患者神志尚清，但烦躁、焦虑、神情紧张，面色和皮肤苍白，口唇和甲床轻度发绀，肢端湿冷，可有恶心、呕吐，尿量减少，心率增快，呼吸深而快，血压尚正常或偏低、脉压小，眼底和甲襞微循环检查可见动脉痉挛。

（三）中期表现

随着休克发展，患者烦躁或意识不清，呼吸浅速，心音低钝，脉搏细速，按压稍重即消失，表浅静脉萎陷，血压下降，收缩压降低至 80 mmHg（10.6 kPa）以下；原有高血压者，血压较基础水平降低 20%～30%，脉压小；皮肤湿冷、发绀，常明显发花；尿量更少、甚或无尿。

（四）晚期表现

休克晚期可出现 DIC 和重要脏器功能衰竭等。

1. DIC

常有顽固性低血压和广泛出血（皮肤、黏膜和/或内脏、腔道出血）。

2. 多脏器功能衰竭

（1）急性肾功能衰竭：尿量明显减少或无尿。尿比重固定，血尿素氮、肌酐和血钾增高。

（2）急性心功能不全：患者常有呼吸突然增快、发绀，心率加快、心音低钝，可有奔马律、心律失常。若患者心率不快或相对缓脉，但出现面色灰暗、肢端发绀，亦为心功能不全之兆。中心静脉压升高提示右心排血功能降低或血容量过多、肺循环阻力增高；肺动脉楔压升高提示左心排血功能不全。心电图可示心肌损害、心内膜下心肌缺血、心律失常和传导阻滞等改变。

（3）急性肺功能衰竭（ARDS）：表现为进行性呼吸困难和发绀，吸氧亦不能使之缓解，无节律不整。肺底可闻细湿啰音或呼吸音减低。X 线胸片示散在小片状浸润阴暗，逐渐扩展、融合。血气分析示 $PO_2 < 70$ mmHg（9.33 kPa），重者 < 50 mmHg（6.65 kPa）。

（4）脑功能障碍：引起昏迷、一过性抽搐、肢体瘫痪，以及瞳孔、呼吸改变等。

（5）其他：肝功能衰竭引起昏迷、黄疸等。胃肠道功能紊乱表现为腹胀、消化道出血等。

二、辅助检查

白细胞计数大多增高，中性粒细胞增多伴核左移现象。血细胞比容和血红蛋白增高为血液浓缩的标志。病原学检查在抗菌药物治疗前常规进行血（或其他体液、渗出物）和脓液培养（包括厌氧菌培养），分离得致病菌后做药敏试验。尿常规和肾功能检查发生肾功能衰竭时，酸碱平衡的血液生化检查中的二氧化碳结合力（CO_2CP）为临床常测参数。血乳酸含量测定有预后意义。血清电解质测定。有关 DIC 的检查包括消耗性凝血障碍和纤溶亢进两方面，前者有血小板计数、凝血酶原时间、纤维蛋白原、白陶土凝血活酶时间等；后者包括凝血酶时间、纤维蛋白降解产物（FDP）、血浆鱼精蛋白副凝（3P）和乙醇胶试验以及优球蛋白溶解实验等。其他心电图、X 线检查等可按需进行。中心静脉压（CVP）和肺动脉楔压（PAWP）监测血流动力学变化。

三、诊断及鉴别诊断

（一）诊断

感染性休克的诊断标准包括以下特征。

（1）临床上有明确的感染灶。

（2）有全身炎症反应综合征（SIRS）的存在，出现两种或两种以上的下列表现，可以认为 SIRS 的存在：

① 体温＞38℃或＜36℃。

② 心率＞90 次/min。

③ 呼吸频率＞20 次/min，$PaCO_2$＜32mmHg（4.3kPa）。

④ 白细胞＞12×10^9/升或＜4×10^9/L，或幼稚型细胞＞10%。

（3）收缩压＜90mmHg（12kPa），或较原有基础值下降的幅度超过 5.33kPa，至少一小时，或血压依赖输液或药物维持。

（4）有组织灌注不良的表现，少尿超过一小时或有急性神志障碍。

（5）可能发现血培养有致病微生物生长。

（二）鉴别诊断

感染性休克应与低血容量性休克、心源性休克、过敏性休克、神经源性休克等鉴别。低血容量性休克多因大量出血（内出血或外出血）、失水（如呕吐、腹泻、肠梗阻等）、失血浆（如大面积烧伤等）等使血容量突然减少所致。心源性休克系心脏搏血功能低下所致，常继发于急性心肌梗死、急性心包压塞、严重心律失常、各种心肌炎和心肌病、急性肺源性心脏病等。过敏性休克常因机体对某些药物（如青霉素等）或生物制品发生过敏反应所致。神经源性休克可由外伤、剧痛、脑脊髓损伤、麻醉意外等引起，因神经作用使外周血管扩张、有效血液量相对减少所致。

四、治疗

（一）治疗原则

除积极控制感染外，应针对休克的病理生理给予补充血容量、纠正酸中毒、调整血管舒缩功能、消除血细胞聚集以防止微循环淤滞，以及维护重要脏器的功能等。治疗的目的在于恢复全身各脏器组织的血液灌注和正常代谢。在治疗过程中，必须严密观察，充分估计病情的变化，及时加以防治。

（二）病因治疗

抗菌治疗的原则是早期、足量、联合、静脉用药。在病原菌未明确前，可根据原发病灶、临床表现，推测最可能的致病菌，选用强力的、抗菌谱广的杀菌剂进行治疗，在分离得病菌后，宜按药敏试验结果选用药物。剂量宜较大，首次给冲击量，由静脉滴入或缓慢推注。为更好地控制感染，宜联合用药，但一般二联已足。常用者为一种 β-内酰胺类加一种氨基糖苷类抗生素，肾功能减退者慎用或勿用后者。

(三) 扩容治疗

快速扩容，增加心排血量和运氧量。一般除了低蛋白血症或明显贫血，不宜使用血液成分或全血，输入中分子或高分子右旋糖酐不宜超过1000mL，以免加重血管内凝血。

(四) 血管活性药物

暖休克用药多为缩血管药物如多巴胺、去甲肾上腺素、间羟胺等；冷休克多用扩血管药物。

① 0.9%氯化钠注射液　250mL
　酚妥拉明　10～20mg　$\Big|$ iv drip　st

② 0.9%氯化钠注射液　10mL
　山莨菪碱注射液　10～20mg　$\Big|$ iv　st

③ 0.9%氯化钠注射液　10mL
　阿托品注射液　0.5～2mg　$\Big|$ iv　st

【说明】　酚妥拉明以0.2～0.3mg/min静脉点滴。山莨菪碱注射液具有外周抗M胆碱受体作用，能解除乙酰胆碱所致平滑肌痉挛，也能解除微血管痉挛，改善微循环；静脉注射，成人每次10～20mg，必要时每隔10～30min重复给药，也可增加剂量；常见不良反应有口干、面红、视物模糊等，少见的有心跳加快、排尿困难等；颅内压增高、脑出血急性期、青光眼、幽门梗阻、肠梗阻及前列腺肥大者禁用。大剂量阿托品可引起烦躁不安、皮肤潮红、灼热、兴奋、散瞳、心率加速、口干等。

(五) 纠正酸中毒

① 5%碳酸氢钠注射液　100～250mL　iv drip　st

② 5%葡萄糖注射液　250mL
　11.2%乳酸钠　50mL　$\Big|$ iv drip　st

【说明】　碳酸氢钠是临床上最常用碱性药物。应用时注意严重酸中毒时不宜将血pH值纠正到正常，一般先将血pH值纠正至7.20，此时虽然仍呈酸中毒，但心肌收缩力对儿茶酚胺的反应多可恢复，心律失常发生机会亦大为减少。由于严重酸中毒时肺的代偿作用，$PaCO_2$ 大多偏低，因此使 pH 值达到 7.20 所需 $NaHCO_3$ 量往往并不多。例如 1 例 pH 值 7.10、$PCO_2 = 20mmHg$、$[HCO_3^-] = 6mmol/L$ 患者，根据 $[H^+] = 24 \times PaCO_2/[HCO_3^-]$ 的公式，在 pH 值 7.20（即 $[H^+]$ 浓度为 63nmol/L）时，$63 = 24 \times 20/[HCO_3^-]$，$[HCO_3^-] = 7.6mmol/L$。注意过快纠正酸中毒常又可能使肺部代偿性通气过度的情况得到抑制，从而容易使血 $PaCO_2$ 上升。另外，过快纠正酸中毒，可使血红蛋白解离曲线向左移，血红蛋白对 O_2 的亲和力增加，组织供氧情况更为恶化。大量的 $NaHCO_3$ 的补充，可使 Na^+ 大量进入体内，加剧心脏负担；高渗透压的 $NaHCO_3$ 造成的血渗透压过高，又对脑细胞等造成不良后果。

11.2% 乳酸钠在无化验条件时按一次 2～6mL/kg 计算给予，必要时可于 2～4h 后重复应用；已测知 CO_2 结合力者可按公式计算剂量；如有条件测定血酸碱度及血气分析者，可按一般常用碱剩余（BE）计算剂量：$(BE-3) \times 0.3 \times$ 体重(kg) = 应补任何碱性溶液的毫摩尔数（1mmol ≈ 本品 1ml），不论应用何种公式，计算的补充量较大时，则需根据病情分次输给。乳酸钠需经过肝脏分解后才发挥作用，在肝功能不良，如新生儿时期、肝病患者及主要由于乳酸潴留而致的酸中毒时不宜采用，此时碱性药物以选用碳酸氢钠较好。

（六）阿片受体拮抗药

| 0.9% 氯化钠注射液　10mL | iv　st |
| 纳洛酮　0.4～0.8mg | |

后　| 5% 葡萄糖注射液　250mL | iv drip　st |
| 纳洛酮　1.2mg | |

【说明】　感染性休克内啡肽增高，使血管扩张，血压降低，并抑制心肌功能，纳洛酮可以阻断上述反应。完全或部分纠正阿片类物质的中枢抑制效应，如呼吸抑制、镇静和低血压。

（七）其他治疗

如营养治疗、肾上腺激素治疗、维护重要脏器功能，参照其他相关章节。

第五节　过敏性休克

过敏性休克是外界某些抗原性物质进入已致敏的机体后，导致以急性周围循环灌注不足为主的全身性速发变态反应。过敏性休克的表现与程度，依机体反应性、抗原进入量及途径等而有很大差别。通常都突然发生且很剧烈，若不及时处理，常可危及生命。

一、临床表现

过敏性休克有两大特点：一是有休克表现即血压急剧下降到80/50mmHg（10.6/6.6kPa）以下，患者出现意识障碍，轻则朦胧，重则昏迷。二是在休克出现之前或同时，常有一些与过敏相关的症状。

（1）皮肤黏膜表现：往往是过敏性休克最早且最常出现的征兆，包括皮肤潮红、瘙痒，继以广泛的荨麻疹和（或）血管神经性水肿；还可出现喷嚏、水样鼻涕、音哑，甚而影响呼吸。

（2）呼吸道阻塞症状：是本症最多见的表现，也是最主要的死因。由于气道水肿、分泌物增加，加上喉和（或）支气管痉挛，患者出现喉头堵塞感、胸闷、气急、喘鸣、憋气、发绀，以致因窒息而死亡。

（3）循环衰竭表现：患者先有心悸、出汗、面色苍白、脉速而弱；然后发展为肢冷、发绀、血压迅速下降，脉搏消失，乃至测不到血压，最终导致心跳停止。少数原有冠状动脉硬化的患者可并发心肌梗死。

（4）意识方面的改变：往往先出现恐惧感、烦躁不安和头晕；随着脑缺氧和脑水肿加剧，可发生意识不清或完全丧失；甚至出现抽搐、肢体强直等。

（5）其他症状　比较常见的有刺激性咳嗽、连续打喷嚏、恶心、呕吐、腹痛、腹泻，最后可出现大小便失禁。

（6）若是因为进食过敏食物（鱼、虾、螃蟹）或者被昆虫叮咬引起的皮肤过敏有时会伴随短时间的失明状态。

二、诊断及鉴别诊断

（一）诊断

（1）明确的过敏史（接触或服用生物制品、药物或动物性和植物性过敏原）。

（2）具有休克的一般临床表现及上述症状。常伴有喉头水肿、气管痉挛、肺水肿等，以及神经、消化系统症状和体征。

（二）鉴别诊断

（1）迷走血管性昏厥：多发生在注射后，尤其是患者有发热、失水或低血糖倾向时。患者常呈面色苍白、恶心、出冷汗，继而可昏厥，很易被误诊为过敏性休克。但此症无瘙痒或皮疹，昏厥经平卧后立即好转，血压虽低但脉搏缓慢，这些与过敏性休克不同。迷走血管性昏厥可用阿托品类药物治疗。

（2）支气管哮喘：严重的威胁生命的支气管哮喘发作可有明显的哮喘及支气管痉挛，甚至有血压下降，但哮喘发作一般不伴有荨麻疹及血管性水肿，在治疗上虽然两者都与免疫的超敏性有关，但治疗措施不同

（3）遗传性血管性水肿症：这是一种由常染色体遗传的缺乏补体 C_1 酯酶抑制物的疾病。患者可在一些非特异性因素（例如感染、创伤等）刺激下突然发病，表现为皮肤和呼吸道黏膜的血管性水肿。由于气道的阻塞，患者也常有喘鸣、气急和极度呼吸困难等，与过敏性休克颇为相似。但本症起病较慢，不少患者有家族史或自幼发作史，发病时通常无血压下降，也无荨麻疹等，据此可与过敏性休克相鉴别。

（4）低血糖性晕厥：饥饿或糖尿病患者服用降糖药过程中可发生，表现为冷汗、虚脱、面色苍白、四肢发凉。口服糖水或静脉注射葡萄糖后可很快缓解。

三、抢救措施

（1）切断过敏原：立即脱离可疑致敏物质，并迅速给予吸氧、心电监护。

（2）立即平卧，保证呼吸道通畅，要及时清除呼吸道分泌物，如果出现明显的呼吸困难、喉头水肿等表现便需要气管插管，插管有困难的患者可能需要气管切开。

（3）应用肾上腺素

0.1%的肾上腺素 0.3～0.5mL　ih（必时可以重复使用）

【说明】 或可肌内注射，或在原来注射药物处肌内注射，以减少致敏药物的吸收。若症状不缓解可在 5～10min 重复注射，或稀释后缓慢静推。兼有 α 受体和 β 受体激动作用，α 受体激动引起皮肤、黏膜、内脏血管收缩，β 受体激动引起冠状血管扩张、骨骼肌与心肌兴奋、心率增快、支气管平滑肌与胃肠道平滑肌松弛。可迅速缓解药等引起的过敏性休克，因为肾上腺素可舒张支气管、收缩外周血管，减轻水肿，升高血压，是治疗过敏性休克的基础，心脏病、心源性哮喘、高血压、糖尿病、甲状腺功能亢进症、氯仿及洋地黄中毒、外伤或出血所致循环衰竭者禁用或慎用。

（4）建立静脉通路补充血容量，过敏性休克发生时血浆外渗，有效循环血量减少，所以如果出现血压下降、心率增快必须马上补充血容量，如果补液以后血压仍然很低可以考虑使用血管活性药物（参见本章第一节）。

（5）应用抗过敏药物或糖皮质激素，如异丙嗪、地塞米松、氢化可的松等。

① 异丙嗪 25mg　im　st

② 氯雷他定（息斯敏）3mg　po　qd

③ 10%葡萄糖酸钙 10mL　iv　st

【说明】 异丙嗪抗过敏，一次 25mg，必要时 2h 后重复；严重过敏时可用肌内注射 25～50mg，最高量不得超过 100mg，在特殊紧急情况下，可用灭菌注射用水稀释至 0.25%，缓慢静脉注射。异丙嗪是吩噻嗪类抗组胺药，也可用于镇吐、抗晕动以及镇静催眠；下列情况应慎用：急性哮喘、膀胱颈部梗阻、骨髓抑制、心血管疾病、昏迷、闭角型青光眼、肝功能不全、高血压、胃溃疡、前列腺肥大症状明显者、幽门或十二指肠梗阻、呼吸系统疾病、癫痫患者。

氯雷他定（息斯敏）口服，鼻和眼部症状及体征得以迅速缓解。亦适用于缓解慢性荨麻疹、瘙痒性皮肤病及其他过敏性皮肤病的症状及体征。同时服用酮康唑、大环内酯类抗生素、西咪替丁、茶碱等药物，会提高氯雷他定在血浆中的浓度，应慎用。

钙离子能改善细胞膜的通透性，增加毛细管的致密性，使渗出减少，起抗过敏作用。静脉注射可有全身发热，静脉注射过快可产生呕吐、恶心、心律失常甚至心跳停止，禁与氧化剂、枸橼酸盐、可溶性碳酸盐、磷酸盐及硫酸盐配伍。

在抢救过程中需要强调两点，包括迅速识别过敏性休克的发生，要积极治疗特别是抗休克治疗并保证呼吸道通畅。

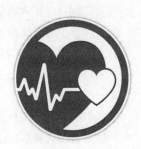

第三章
心源性猝死和心肺脑复苏

第一节　心搏骤停和心源性猝死

心搏骤停（CA）是指心脏射血功能的突然停止，造成全身血液循环中断、呼吸停止和意识丧失。心搏骤停发生后，由于脑血流的突然中断，10s左右会出现意识丧失、呼吸停止等严重后果，甚至出现心源性猝死。如在4～6min黄金时段及时救治，存活概率较高，否则将发生生物学死亡，自发逆转者罕见。发生心搏骤停的直接原因最常见的是心室颤动和室速（快速性致命性心律失常），占80%，其次是缓慢性心律失常或心脏停搏，较少见的是无脉性电活动（PES）（电机械分离）。

猝死是指症状出现后1h以内的突发的死亡，复苏成功的患者称为猝死发作。心源性猝死（SCD）是指急性症状发作后1h内发生的、以意识丧失为特征的、由心脏原因引起的自然死亡。现代心源性猝死的定义：①临床上有心搏骤停的证据；②从突然发作到死亡的时间在1h内；③不明原因的死亡，之前24h内患者情况良好；④不论是否患有已知疾病（如冠心病），死亡的时间和形式不可预料。绝大多数SCD发生在有器质性心脏病的患者。心肌梗死后LVEF降低（<35%）是SCD的主要预测因素。其次，各种心肌病引起SCD的发生率为5%～15%，是冠心病易患年龄前（<35岁）SCD的主要原因。还有，离子通道病如长QT综合征、Brugada综合征。另外，极度的情绪变化、精神刺激既可通过兴奋

交感神经抑制迷走神经导致原发性心搏骤停，也可通过影响呼吸中枢调节，引发呼吸性碱中毒导致呼吸、心跳骤停，还可诱发原有心血管病发作，诱发心搏骤停，如应激性心肌病等。

一、心源性猝死的临床表现

临床过程分为 4 个阶段：前驱期、终末事件期、心搏骤停期、生物学死亡期。

（1）前驱期：在猝死前数天至数月，有些患者可出现胸痛、气促、疲乏、心悸等非特异性症状。但亦可无前驱表现，瞬即发生心搏骤停。

（2）终末事件期：是指心血管状态出现急剧变化到心搏骤停发生前的一段时间，自瞬间至持续 1h 不等。心脏性猝死所定义的 1h，实质上是指终末事件期的时间在 1h 内。由于猝死原因不同，终末事件期的临床表现也各异。典型的表现包括严重胸痛、急性呼吸困难、突发心悸或眩晕等。若心搏骤停瞬间发生，事先无预兆，则绝大部分是心源性。在猝死前数小时或数分钟内常有心电活动的改变，其中心率加快及室性异位搏动增加最为常见。因室颤猝死的患者，常先有室性心动过速。另有少部分患者以循环衰竭发病。

（3）心搏骤停期：心搏骤停后脑血流量急剧减少，可导致意识突然丧失，伴有局部或全身性抽搐。心搏骤停刚发生时脑中尚存少量含氧的血液，可短暂刺激呼吸中枢，出现呼吸断续，呈叹息样或短促痉挛性呼吸，随后呼吸停止。皮肤苍白或发绀，瞳孔散大，由于尿道括约肌和肛门括约肌松弛，可出现二便失禁。

（4）生物学死亡期：从心搏骤停至发生生物学死亡时间的长短取决于原发病的性质，以及心搏骤停至复苏开始的时间。心搏骤停发生后，大部分患者将在 4～6min 内开始发生不可逆脑损害，随后经数分钟过渡到生物学死亡。心搏骤停发生后立即实施心肺复苏和尽早除颤，是避免发生生物学死亡的关键。心脏复苏成功后死亡的最常见的原因是中枢神经系统的损伤，其他常见原因有继发感染、低心排血量及心律失常复发等。

二、心搏骤停的临床表现及诊断、鉴别诊断

（一）临床表现

心搏骤停的症状和体征依次出现如下：①心音消失；②脉搏摸不到、血压测不出；③意识突然丧失或伴有短阵抽搐，抽搐常为全身性，多发生于心脏停搏后 10s 内，有时伴眼球偏斜；④呼吸断续，呈叹息样，以后即停止，多发生在心脏停搏后 20～30s 内；⑤昏迷，多发生于心脏停搏 30s 后；⑥瞳孔散大，多在心脏停搏后 30～60s 出现。

一般心搏骤停 4s 以上，患者可以出现黑蒙，5～10s 引起晕厥，15s 可产生抽搐，多在心跳停止后 45s 出现瞳孔散大，1～2min 瞳孔固定，心跳停止 3～5min 以上，造成中枢神经不可逆损伤。

（二）诊断标准

（1）神志消失。

（2）大动脉（主要是颈动脉或股动脉）摸不到搏动。

具有上述两点即可做出临床诊断，立即进行心肺复苏术。至于听心音，常可受到抢救时外界环境的影响，故不如摸大动脉可靠。

短阵心搏骤停常于几秒或几十秒内发作停止，心跳与呼吸重新出现，意识随即恢复。

（三）鉴别诊断

（1）血管抑制性晕厥：其短暂的突然意识丧失要与心搏骤停鉴别。本病多见于年轻体弱的女性，系各种刺激（思虑、疼痛、紧张）导致外周血管扩张所产生的一时性大脑缺血症状。发作前有头晕、眼花、恶心、呕吐等胆碱能神经兴奋的先驱症状，发作时血压下降，心率减慢，卧位及头低位而自行恢复。

（2）癫痫：大发作时表现为突然意识丧失、全身强直性抽搐伴呼吸停顿，应与心搏骤停鉴别。但此时能听到心音，摸到脉搏，测到血压，能追溯到既往发作病史。脑电图有特征性改变。

（3）非心脏性猝死：发病早期患者的心率、血压存在，猝死由心脏以外的其他基础疾病导致，如严重哮喘、喉头水肿、急性脑血管意外、严重失血等，需结合患者具体情况鉴别。

（4）基础疾病鉴别：心搏骤停发生时，及时有效的 CPR 及紧急救治是第一位的，可边抢救边寻找病因及诱发因素，或在初步抢救成功后，进行相关基础疾病或离子通道疾病的鉴别。

三、辅助检查

心电图：室性心动过速、心室颤动、电-机械分离和心脏停搏。如果有条件可予以生命体征的监测，血气分析、电解质等抽血检查。

四、治疗

心搏骤停发生后 4min 内为抢救的最佳时机。这一时间内，如果给患者实施有效的 CPR 或识别心律失常，尽早除颤，患者极有可能挽回生命。

（一）紧急处理

一旦确定心搏骤停，立即进行心肺复苏（CPR）。抢救心搏骤停的四个紧密相连的具体环节为：早期识别，早期 CPR，早期除颤，早期高级生命支持。

（二）基本程序

快速识别、求救于急救医疗服务系统和实施心肺复苏。见图 3-1。

（1）快速识别：首先需要对患者有无反应、呼吸和循环体征做出准确的判断。施救者位于患者身体右侧，可在患者两侧耳边呼唤，拍患者的肩膀并问"你好吗"，当有反应时，进行其他医疗处理。上述一系列动作越快越好，争取 1～2min 完成。当发现心搏骤停，应立即对患者做 2 次人工呼吸，对专业的急救人员，在给予患者 2 次人工呼吸后仍要求检查脉搏，但需在 10s 内完成。若肯定没

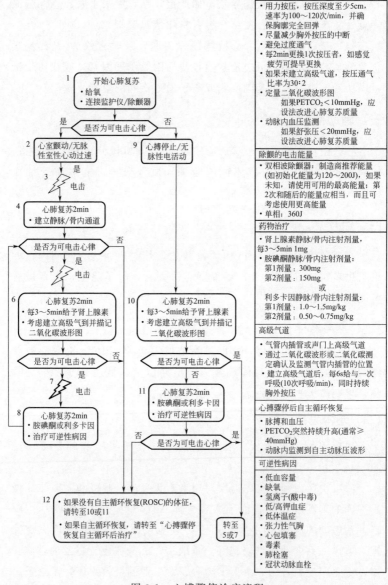

图 3-1　心搏骤停诊疗流程

有脉搏，立即进行心外按压和人工呼吸。

（2）启动急救医疗服务系统（EMS）：如果患者没有意识，应先行呼救，请周围人拨打急救电话。若周围无人，则自己先拨打急救电话，然后立即进行CPR。作为目击者应立即启动EMS，呼叫120，如可能若必要进行除颤。若两人发现患者，一人立即CPR，另一人启动EMS，并准备除颤。

（3）心肺复苏，参见本章第二节。

（三）高级生命支持的药物治疗处方

1. α 受体激动剂

（1）肾上腺素　　1mg

　　0.9%氯化钠注射液　　10mL ｜ iv（3～5min后可以重复）

【说明】　肾上腺素是抢救心搏骤停的首选药，是目前心肺复苏一线药物，应用于对于最初电击治疗无效的室颤及无脉的室性心动过速、心脏停搏、无脉性电生理活动。其可以加快心率，中等程度加强心肌收缩力，并增强周围血管的阻力，有助于增加心肌和脑组织的血流量，并可以改变细室颤为粗室颤，以利电除颤。心肺复苏时静脉应用肾上腺素的方法为每3～5min给药1mg，可逐渐增加剂量（1mg、3mg、5mg），也可以直接使用5mg，每次从周围静脉给药时应稀释，以保证药物能够到达心脏。肾上腺素气管内给药吸收良好，合理给药的剂量尚不清楚，但至少应是静脉给药的2～2.5倍。心内给药可增加发生冠状动脉损伤、心包压塞和气胸的危险，同时也会延误胸外按压和肺通气时间，因此仅在开胸或其他给药方式失败或困难时才考虑使用。也可以连续静脉滴注肾上腺素，其给药剂量应该与标准静脉推注的剂量相似 [1mg/（3～5min）]。亦可以将1mg肾上腺素加入250mL 0.9%氯化钠注射液中，给药速度应从1μg/min开始加至3～4μg/min，但目前不推荐常规使用，只有治疗无效时可以考虑应用。注意的是肾上腺素能增加心肌做功和减少心内膜的血供，大剂量应用时更应权衡。

（2）去甲肾上腺素　　4mg

　　0.9%氯化钠注射液　　250mL ｜ iv drip

【说明】 去甲肾上腺素是一种血管收缩药和正性肌力药。药物产生作用后心排血量可以增高，也可以降低，其结果取决于血管阻力大小、左心功能状况和各种反射的强弱。严重的低血压（收缩压<70mmHg）和周围血管阻力低是其应用的适应证。将去甲肾上腺素4mg加入250mL含盐或不含盐液体中，起始剂量为0.5～1.0μg/min，逐渐调节至有效剂量。顽固性休克需要去甲肾上腺素量为8～30μg/min。需要注意的是给药时不能在同一输液管道内给予碱性液体。

2. 抗心律失常

(1) 利多卡因　　50～100mg

　　0.9%氯化钠注射液　　10mL ｜ iv

(2) 胺碘酮　　150mg

　　0.9%氯化钠注射液　　10mL ｜ iv（10min）

【说明】 心搏骤停时静脉注射利多卡因有利于保持心电的稳定性，提高室颤的阈值，是室颤（VF）、室速（VT）、室早的首选药物。初始剂量为静脉1～1.5mg/kg，快速达到维持有效的浓度，2min后可以重复。顽固性VT/VF，可以酌情再给予0.5～0.75mg/kg的冲击量，3～5min给药完毕。总量不超过3mg/kg。VF或无脉时，除颤或肾上腺素无效，可以给予大剂量的利多卡因。

对于心跳骤停者，如持续室颤或室性心动过速，在除颤和应用肾上腺素无效后，建议使用胺碘酮。静脉使用胺碘酮可作用于钠、钾和钙通道，以及对β受体和α受体有阻滞作用，可用于房性和室性心律失常。给药方法：先静推150mg/10min，后1mg/min持续静脉滴注6h，再减量至0.5mg/min，对再发或持续性心律失常，必要时可重复给药150mg，每日最大剂量不超过2g。对心搏骤停患者如无VF或无脉VT，初始剂量300mg，溶于20～30mL中快速静推。其主要副作用是低血压和心动过缓，预防的方法是减慢给药速度，若已经出现临床症状，可通过补液、升压、临时起搏治疗。

但此两种药物由于证据质量较低，推荐级别均较弱。

3. 抗胆碱能药物

阿托品注射液 0.5～1.0mg　iv（3～5min 可重复）

【说明】　阿托品是急性症状性心动过缓的一线药物，阿托品逆转胆碱能性心动过缓、血管阻力降低和血压下降，可治疗窦性心动过缓，对发生在交界区的房室传导阻滞或室性心脏停搏可能有效，但怀疑为结下部位阻滞时，不用阿托品。治疗心脏停搏和缓慢性无脉的电活动，立即给予 0.5mg，若疑为持续性心脏停搏，应在 3～5min 重复给药，总量 3mg（约 0.04mg/kg）可完全阻断迷走神经，完全阻断迷走神经的剂量可逆转心脏停搏。如剂量＜0.5mg 时，阿托品有拟副交感神经作用并进一步降低心率，阿托品气管内给药也可以很好地吸收。阿托品不适用于发生在浦肯野纤维水平的房室传导阻滞，此时该药很少能加快窦房结心率和房室结的传导。

4. 其他肾上腺素受体药物

（1）多巴胺　100～200mg　｜iv drip 或泵入

　　　0.9%氯化钠注射液　250mL　｜[2～20μg/(kg·min)]

（2）多巴酚丁胺　250mg　｜iv drip 或泵入

　　　5%葡萄糖注射液　250mL　｜[2～20μg/(kg·min)]

【说明】　复苏过程中，由于心动过缓和恢复自主循环后造成的低血压，常选用多巴胺治疗。多巴胺与其他药物合用，尤其和多巴酚丁胺仍然是治疗复苏后休克的一种治疗方案。这些治疗可以纠正和维持体循环的灌注和氧的供给，应注意多巴胺不能与碱性药物混合使用，多巴胺治疗时不能突然停药，而需要逐渐停药。二者常用的剂量范围为 2～20μg/(kg·min)。

5. 碱性药物

建议有条件者在血气或碳酸氢盐浓度监测下使用，初始剂量 1mEq/kg，或在除颤、CPR、通气支持及肾上腺素注射 1 次以上后使用。

5%碳酸氢钠　40～60mL　iv　st

【说明】　由于碳酸氢钠可能通过降低血管阻力减少冠状动脉灌注压，并产生细胞外碱中毒使氧合曲线左移，不利于氧释放，在

CPR 患者中不推荐常规使用碳酸氢钠。但在特殊状态下，如存在明显代谢性酸中毒或高钾血症，可能有益。酸中毒可致心肌收缩力下降，心排血量下降及血管对儿茶芬胺的反应性下降，并降低室颤阈值及除颤成功率，从理论上讲是有益的，但事实上，心肺复苏最初 15min 内主要发生呼吸性酸中毒，而不是代谢性酸中毒，故碳酸氢钠不作为心搏骤停的第一线药物，不增加复苏的成功率。

因为应用良好的通气设施，就有可能有效地保持酸碱平衡，目前认为在复苏的最初 15min 以内，不宜使用，碱性药物不用或晚用的原因为动物试验中未能增加除颤的成功率或提高生存率。

如患者原来有代谢性酸中毒、高钾血症或三环类或苯巴比妥类药物过量、心跳停搏时间较长，可以应用碳酸氢钠治疗。但只有在除颤、心脏胸外按压、气管插管、机械通气和血管收缩药物治疗无效时方可考虑使用。使用时宜小不宜大，宜晚不宜早，宜慢不宜快，使用时，可以 1mmol/kg 作为起始量，如有可能应该据血气分析或实验室检查结果来应用。为减少发生医源性碱中毒的危险，应避免完全纠正碱剩余。

（四）除颤复律和起搏治疗

1. 电除颤

早期除颤对于心搏骤停患者的抢救至关重要，其原因如下：VF 是临床上最常见的导致心搏骤停的心律失常；电除颤是终止 VF 最有效的方法；随着时间的推移，除颤成功率迅速下降。在未同时实施心肺复苏的情况下，从电除颤开始到生命终止，每延迟 1min，VF 致心搏骤停患者的存活率下降 7%～10%；短时间内 VF 即可恶化并导致心脏停搏。

除颤与 CPR：院外目击心搏骤停且现场有 AEDs 可用时，应尽早使用 AEDs 除颤；对于院内心搏骤停患者，应立即进行 CPR，一旦 AEDs 或除颤仪准备就绪，宜立即除颤；而对于院外发生的心搏骤停且持续时间＞4～5min 或无目击者的心搏骤停患者，应立即给予 5 个周期约 2min 的 CPR（一个 CPR 周期包括 30 次胸部按压和 2

次人工呼吸）后再除颤。

除颤波形和能量水平：目前推荐优先使用较低能量双相波除颤（<200J）。因为双相波除颤的成功率相当或高于单相波360J能量除颤，且双相波的有效能量比单相波的有效能量低25%～60%，使用较低能量对心肌的损伤也较小。双相波除颤器首次电击能量可用该仪器标明的值，如未标明可选用150～200J。第二次和随后的除颤用相同或更高的能量。

单相波除颤器的首次除颤成功率低于双相波除颤器。尽管二者的最佳除颤能量尚未确定，但目前认为单相波除颤时首次电击可用360J。如VF再发，仍可用360J进行除颤。

除颤效果的评价：电击后5s内VF终止即为除颤（电击）成功。电击成功后VF再发不应视为除颤失败。电击后5s内心电显示心搏停止或非室颤无电活动均可视为电除颤失败。除颤程序必须争取改善患者的存活状况，而不应仅仅以电击成功为目的。

除颤时电流通过患者的胸壁到达心脏，使心肌细胞除极，从而终止室颤，早期除颤对心搏骤停的存活率极为重要。在心肺复苏过程中，电击除颤是一项非常重要且有效的抢救措施。大多数成人突发非创伤心搏骤停的原因是心室颤动，对这些患者除颤时间的早晚是决定是否存活的关键，应尽可能早期电除颤。对大多数患者，应该在心搏骤停后（3±1）min内给予除颤。

电极位置：一种是标准位置，一个电极放在患者胸骨右缘第2肋间处，另一电极板置于心尖区，两电极相距10cm；另一种是前后，1个电极置于前胸部左缘第4肋间水平，另一个电极置于背部左肩胛下。

电除颤前后中断胸部按压的时间要尽可能短，胸部按压和电击间隔时间越短，除颤成功的可能性越大。因此，应在除颤器准备放电时才停止胸部按压，急救者一旦完成电击，应立即重新开始胸部按压，实施5个周期的CPR后再次检查脉搏或评估心律。

2. 心律转复

房扑和阵发性室上速转复能量一般较低，首次电转复给予

50~100J单相波已足够，若不成功，再逐渐增加能量。室性心动过速（VT）转复能量的大小依赖于室速波形特征和心率快慢。单形性 VT：对首次 100J 单相波转复（同步化）治疗反应良好。如果首次未转复成功，以递增的形式逐步增加电击能量（即 100J、200J、300J、360J）。多形性 VT：类似于室颤，首次应选择 200J 单相波电转复（非同步化），如果首次未转复成功，可逐渐增加电击能量。

对安装有永久性起搏器或 ICD 的患者行电转复或除颤时，电极勿靠近起搏器，否则会造成其功能障碍。患者接受电击后，应对永久起搏器和 ICD 重新程控。

3. 起搏治疗

对心搏骤停患者不推荐使用起搏治疗。当脉搏存在时，推荐对有症状心动过缓患者进行经皮起搏治疗。急救者应针对那些对阿托品（或异丙肾上腺素等二线药物）无反应的患者着手准备起搏治疗。如果患者出现严重症状，尤其当传导阻滞发生在希氏束以下时，应立即施行起搏治疗。若患者对经皮起搏没有反应，则需要进行经静脉起搏。

(五) 辅助呼吸

1. 吸氧

在 SCA 最初数分钟后，组织缺氧逐步进展。CPR 可提供 25%～33% 的心排血量。这种低排血量状态能维持很少量但是非常关键的血流供应心脏和大脑，此时组织缺氧将持续，直到有效的自主循环重新建立。组织缺氧导致无氧代谢和代谢性酸中毒，酸碱失衡常会导致患者对化学治疗和电击反应迟钝。为了改善氧合功能，应在基础生命支持和循环支持过程中吸入 100% 浓度的氧。吸入高浓度氧可使动脉血氧饱和度达到最大值，从而达到最佳的动脉血氧含量，同时这种短期的氧疗方案不会造成氧中毒。

2. 通气

CPR 期间的通气目的在于保持足够的氧合，并使二氧化碳得以充分排出体外。在 CPR 过程中，每 30 次胸部按压之后利用短暂的间歇（3～4s）进行人工呼吸。当高级气道（如气管内插管、食管气管插管或者喉罩气道）建立后，急救者应每分钟给予 8～10 次通气，每次通气维持 1s，同时给予 100 次/min 的胸部按压。对于存在严重的阻塞性肺疾病以及呼气阻力增加的患者，应用低呼吸频率（6～8 次/min）。

对于 VF 导致的持续 SCA 以及窒息缺氧引起的呼吸骤停（包括淹溺、药物过量导致的原发性呼吸骤停），人工通气和胸部按压同等重要。

（1）球囊面罩：球囊面罩由球囊和面罩两部分组成，球囊面罩通气是 CPR 最为基本的人工通气技术，所有的急救者都应熟练掌握其使用。球囊面罩可为复苏开始数分钟内不能及时应用高级气道或应用失败的患者提供通气支持。使用球囊面罩通气时，急救者应抬高患者下颌确保气道开放，并使面罩紧贴其面部以防漏气，通过球囊提供足够的潮气量（6～7mL/kg 或 500～600mL）使得胸廓扩张超过 1s，该通气量可使胃胀气的风险最小化。

（2）口咽、鼻咽通气道：口咽、鼻咽通气道适用于缺乏咳嗽或咽反射的无意识患者，对于经口咽通气道有困难以及意识障碍不深的患者鼻咽通气道更为适用。鼻咽通气道慎用于有严重头面部损伤患者。

① 放置口咽通气管方法：先将导管弯头向上送入口内，沿舌上方插入全长 1/2 时，将导管旋转 180°，向前继续推进至合适部位后予以固定。

② 放置鼻咽通气管方法：先在导管表面涂以润滑剂，取与腭板平行方向插入，越过鼻咽腔转角处后再向前推进到气流最通畅处予以固定。

（3）高级人工气道：相对于球囊面罩以及口咽、鼻咽通气道等，高级气道可保证更加确定的通气效果，并减少并发症的发生，但对于操作技术的要求也较高。在 CPR 过程中，若无法保证气道通畅且无可靠的自主呼吸，应尽快气管插管。当完成插管建立高级气道后可不再间断心外按压，通气速率简化为每6s1次（每分钟10次呼吸），行简易呼吸器或呼吸机辅助呼吸（通气量6～7mL/kg）。若有呼吸器，可与气管插管连接。

① 食管气管导管：食管气管导管相对于球囊面罩的优势在于隔离气道，减少误吸的风险以及提供更为可靠的通气。而与气管内导管相比，食管气管导管的优势主要在于更易于培训和掌握。因此，食管气管导管可以作为气管内导管的替代措施。其最为严重的并发症是管腔位置判断错误，其他并发症包括食管损伤及皮下气肿。

② 喉罩导管：喉罩导管由通气密封罩和通气导管组成，喉罩较面罩密封性好，通气更为可靠，且发生反流和误吸的概率远小于球囊面罩通气。训练置入及使用喉罩气道较气管内插管简单，因为置入喉罩不需要使用喉镜和直视声带。喉罩导管可应用于颈部损伤、不能施行气管内插管以及气管内插管不能达到合适位置的患者。喉罩导管可作为气管插管的备选方案用于CPR的气道管理。

③ 气管内插管：急救者应充分考虑CPR过程建立高级气道的利弊，一般宜在患者对初步的CPR和除颤无反应或自主循环恢复后再实施。气管内插管包括经口气管插管、经鼻气管插管和经环甲膜气管插管。

a. 经口气管插管：主要禁忌证包括喉头水肿、喉头黏膜下血肿或脓肿、主动脉瘤压迫气管、咽喉部烧伤、肿瘤或异物残留、颈椎骨折、头部不能后仰、张口严重受限者。

b. 经鼻气管插管：适合于下颌活动受限、张口困难或头部后仰受限（如颈椎骨折）等情况。患者对经鼻插管较易耐受，长期插管通气时可考虑经鼻插管。经鼻气管插管禁忌证与经口插管基本相同。此外，鼻或颌面严重骨折、凝血功能障碍、鼻或鼻咽部梗阻和颅底骨折的患者也不宜进行经鼻气管插管。

c. 经环甲膜气管插管：又称逆行气管插管，是指先行环甲膜穿刺，将导丝经环甲膜送入气管，通过喉部到达口咽部，由口腔或鼻腔引出，再将气管导管沿导丝插入气管。

经环甲膜气管插管适应证：因上呼吸道解剖因素或病理条件无法暴露声带甚至会厌，不能完成经口或经鼻气管插管；头后仰受限不能经口气管插管。禁忌证包括甲状腺肿大、口腔完全无法张开、穿刺部位感染、凝血功能障碍等。

气管内插管的优点：能长时间维持气道开放；方便抽吸呼吸道分泌物；可进行高浓度供氧和潮气量可调的通气；提供备选的药物输入途径；避免误吸的发生。

紧急气管内插管的指征：意识丧失且球囊面罩不能提供足够的通气；气管失去保护性反射（如昏迷或 SCA 时）；意识清醒但自主清理气管和排出分泌物能力不够；可疑误吸或需长时间通气。

气管插管并发症：包括口咽损伤、较长时间中断胸部按压和通气、气管导管位置错误导致低氧血症等，主要因操作者不熟练以及对导管位置检测不力引起。

气管内插管时应尽可能缩短胸部按压的中断时间。实施胸部按压的急救者一旦停止按压，实施插管的急救者应立即进行气管插管。插管时间限制在 10s 以内，一旦气管导管通过声门，马上开始胸部按压。如果一次插管失败，应先予以通气和按压再进行下一次尝试。

插管后的护理：在建立高级气道并确认导管位置正确后，急救者应立即记录导管的深度，以切牙作为标记，并对导管加以保护和固定。在转运过程中，特别是将患者由一个位置转移到另一个位置时，应对气管内导管的位置做持续监测。

建立高级气道后的注意事项：确定高级通气装置的位置正确；2 个急救者不再轮流实施 CPR，其中一人以 100 次/min 的频率进行持续的胸部按压，另一人以 8～10 次/min 的频率提供通气，2 个急救者每 2min 交换通气和按压的角色，以避免按压疲劳造成按压质量和频率的下降，如有多名急救者在场，应每 2min 轮换实施胸部按压；避免过度通气。

（4）机械通气

① 自动呼吸机（ATV）：无论院内还是院外 SCA，ATV 均可用于已建立人工气道的成年患者，对于未建立人工气道的成年 SCA 患者，可使用不具备呼气末正压（PEEP）功能的 ATV。如果 ATV 潮气量可调，潮气量的设置应使胸廓有明显的起伏（6～7mL/kg 或 500～600mL），且送气时间＞1s。如未建立人工气道，急救者应提供一个渐升渐降的压力以避免胃胀气的发生。一旦建立人工气道，CPR 期间呼吸频率应为 8～10 次/min。ATV 的缺点包括需要氧源和电源。因此，急救者应配备有效的带储氧袋的面罩作为备用。年龄＜5 岁的小儿不宜使用 ATV。

② 手动触发、以氧气为驱动源、流量限制的人工呼吸器：这种呼吸器较之于带储氧袋面罩通气更少发生胃胀气。一般用于 CPR 期间尚未建立人工气道仅以面罩通气时。应避免使用自动模式、以氧气为驱动源、流量限制的人工呼吸器，以免产生持续的 PEEP，减少心排血量。

（六）心搏骤停复苏后后续治疗

要根据患者病情和当地条件，启动高级 CPR 的其他措施，以进一步处理心律失常、血流动力学异常等情况，包括药物及非药物措施。如果当地不具备条件，应在患者自主循环恢复且稳定后尽快转运至最近的上级医院。应使用备有抢救设备的急救车，并配备相应医护人员。也可呼叫急救中心转运，转运前做好病情和治疗交接班。

心搏骤停后患者综合治疗策略的主要目标是在经过培训的多学科环境中持续按照综合计划治疗，以恢复正常或基本正常的功能状态。因此，建议将患者转运至实力较强的上级医院进一步治疗。怀疑患有急性冠脉综合征的患者应分流到具有冠状动脉造影和再灌注介入能力（主要是经皮冠状动脉介入）的机构。后续的治疗应在具备监护多器官功能障碍患者经验的多学科团队，而且可及时开展适当心搏骤停后处理（包括低温治疗）的机构，促进神经及机体功能恢复，预防和治疗多器官功能障碍。

心搏骤停抢救成功后，应提供心肺功能支持，以满足组织灌注，特别是对大脑的灌注，及时将院前心搏骤停的患者转运至医院急诊科或 ICU，明确心搏骤停的原因，完善治疗措施。

第二节 心肺脑复苏

通过采取人工呼吸、胸外按压、电除颤等抢救突然心跳呼吸停止即心肺复苏术（CPR），CPR 的最终目标是保护脑功能完整，使患者恢复正常社会生活能力，所以又称心肺脑复苏（CPCR）。是旨在恢复生命活动和智能的一系列及时、规范、有效的抢救措施。包括基础生命支持、高级心血管生命支持，延续生命支持。

一、心肺复苏的抢救顺序

心肺复苏流程见图 3-2。

（1）普通抢救者

① 单个抢救者应呼叫 EMS 并取来自动除颤器（AED），返回到患者身边开始 CPR，并正确使用 AED；

② 若没有呼吸，抢救者应给予患者 2 次人工呼吸；

③ 人工呼吸后，抢救者应立即开始做 30∶2 的 CPR。

（2）专业抢救者：单个抢救者在确定患者无反应后，应呼叫"120"并取 AED，然后开始 CPR 并正确使用 AED，在呼叫 120 前应该先做 5 个周期的 CPR。

CPR 适用于院外未被目击或院内外不能立即获得除颤器/自动体外除颤器（AED）的心搏骤停。建议按照 2017 年美国 AHA 的《CPR 指南（更新）》的推荐，以 30∶2 的比例进行心外按压与救生呼吸，即迅速进行 30 次按压后紧接着 2 次救生呼吸。每进行 5 个循环周期（5 个 30∶2，约持续 2min）进行评估，观察患者有无

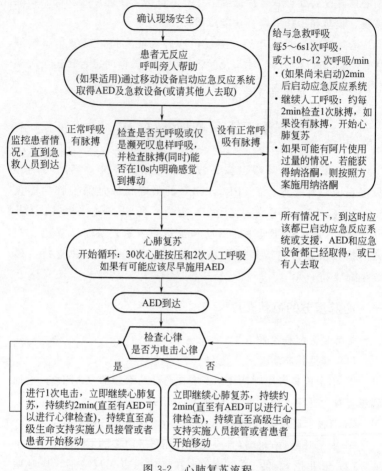

图 3-2　心肺复苏流程

反应。建议每 2min 更换按压者，以免疲劳导致按压频率和深度不够。

二、心肺复苏术

(一) 一般急救措施

将患者放平至较硬平面上（视其所在地点，如硬床或地面上），仰卧于坚固平坦表面，头颈、躯干无扭曲，双臂置于躯干两侧，并解开患者上衣暴露胸部，便于观察和抢救。并清除患者口中异物和呕吐物。

抢救目标是在心脏停搏后 4min 即开始基础生命支持，并在 8min 内给予高级生命支持。传统的基础生命支持采用 ABC 顺序，即开放气道、人工呼吸、心脏按压，近期按 CAB 顺序，即胸外按压、气道开放、人工呼吸。在 CPR 时应尽量使胸外按压与人工呼吸同步进行，如果抢救人员在技术或体力上难以胜任，则可先行单纯胸外按压。电除颤是 CPR 重要措施。

(二) 开放气道

开放气道是 CPR 的首要措施，是保证其他操作的基础。舌根后坠和异物阻塞是造成气道阻塞最常见原因。

开放气道应先去除气道内异物。如无颈部创伤，清除患者口中的异物和呕吐物时，可一手按压开下颌，另一手用食指将固体异物钩出，或用指套或指缠纱布清除口腔中的液体分泌物。

意识丧失的患者由于颈部、下颌及舌肌无力，致使舌根后坠；有自主呼吸的患者，因吸气产生的负压产生"阀门效应"，将舌吸附到咽后壁，导致气道阻塞。此时将头后仰并上抬下颌，可使舌离开咽喉部，即可打开气道。

(1) 仰头-抬颏法（很常用）：即左手手掌放在患者前额部向下压，右手的食指和中指放在患者下颌正中向右侧旁开 2cm 的下颌骨处，提起下颌，使患者头后仰 30°，下颌角与地面垂直，保持气道开通的情况下，实施口对口或使用简易呼吸器进行救生呼吸。向上抬动下颏时，避免用力压迫下颌部软组织，避免人为造成气道阻塞。对于创伤和非创伤的患者，均推荐使用仰头抬颏法开放气道。

(2) 托颌法（使用较少）：将肘部支撑在患者所处的平面上，双手放置在患者头部两侧并握紧下颌角，同时用力向上托起下颌。如果需要进行人工呼吸，则将下颌持续上托，用拇指把口唇分开，用面颊贴紧患者的鼻孔进行口对口呼吸。托颌法因其难以掌握和实施，常常不能有效地开放气道，还可能导致脊髓损伤，因而不建议基础救助者采用。

（三）人工呼吸

开放气道后，将耳朵贴近患者的口鼻附近，感觉有无气流通过，同时观察胸廓有无起伏，最后仔细听有无气流呼出的声音。也可将少许棉絮放在口鼻处，观察有无气流通过致使棉絮飘动。若无上述表现即可确定患者无呼吸，必须在10s内完成呼吸状态的判定。

（1）口对口呼吸：人工呼吸时，要确保气道通畅，捏住患者的鼻孔，防止漏气，急救者用口唇把患者的口全罩住，呈密封状，缓慢吹气，每次吹气应持续1s以上，确保呼吸时胸廓起伏，如第1次呼吸未能使胸廓起伏，应给予第2次通气，无论胸廓起伏与否，不建议尝试两次以上的人工呼吸，应立即进行胸外按压。因为心搏骤停的起初几分钟内，人工呼吸效果不及胸外按压。通气频率应为10～12次/min。口对口呼吸常导致胃肠胀气，并可能伴发严重并发症，如胃内容物反流，致误吸或吸入性肺炎，胃内压升高后，膈肌上抬，限制肺的运动，因而更易发生胃胀气。缓慢吹气，减少吹气量及气道压峰值水平，有助于减低食管内压，减少胃胀气的发生。对大多数成人，规定在1s以上给予6～7mL/kg（500～600mL）潮气量，能观察到胸廓起伏，避免迅速而强力的人工呼吸，吹气量过大，频率过快可导致肺泡破裂，救护者也易疲劳。在人工呼吸时，胸外按压不应停止，同时注意交叉感染的预防。

（2）口对鼻呼吸：在对患者不能经口呼吸时应推荐采用口对鼻呼吸，如牙关紧闭不能开口、口唇创伤、口对口呼吸难以实施，救治溺水者最好应用口对鼻呼吸方法。

（3）球囊面罩装置：使用面罩时，以EC手法按紧面罩，连续挤压球体气囊2次送气，每次1s，送气量占气囊容积1/3左右，间隔1～2s放气，然后再次送气，观察患者有无胸部起伏，注意避免过度通气。球囊面罩装置，使用球囊面罩可提供正压通气，一般球囊充气容量约为 1000mL，足以使肺充分膨胀，但急救中挤压球囊难保不漏气，因此，单人复苏时易出现通气不足，双人复苏时效果较好，双人操作时一人压紧面罩，一人挤压皮囊通气。如果仅单人提供呼吸支持，急救者位于患者头顶，可以使患者头后仰或下垫毛巾或枕头，使之处于嗅闻位，便于打开气道，一手压住面罩，一手挤压球囊，并观察通气是否充分，双人球囊面罩通气效果更好，如有第三人，可通气时压住环状软骨，防止气体充入胃内。成人球囊面罩通气应具有以下特点：

① 有入口阀门，允许最大氧气流量 30L/min；如果有减压阀门，须处于关闭状态；

② 标准的 15mm/22mm 装置；

③ 有氧气存储器，能保证提供高浓度氧；

④ 具有非再呼吸出阀门，而且不能被梗阻；

⑤ 正常环境及高温情况下易于操作，功能良好。

（四）循环支持

专业人员检查循环体征时，要一方面检查颈动脉搏动，一方面观察呼吸、咳嗽和运动情况，专业人员能鉴别正常呼吸、濒死呼吸以及心搏骤停时其他通气形式。在抢救者目击下发生心搏骤停时，可指导患者"咳嗽 CPR"，即让患者在意识尚未丧失时用力咳嗽，使胸腔内压力升高而血液继续向脑部流动，以维持意识清醒。

胸外按压是重建循环最简单和实用的方法，是指对胸骨下段给予一系列有节律的压力。该方法可达到胸泵机制重建血流和直接按压心脏的两个目的，正确的应用方法可使患者收缩压达 60～80mmHg，颈动脉血流量达正常血流量的 1/3，是心肺复苏重建血液循环的重要措施。

（1）体位：患者仰卧平躺在硬质平面上，抢救者跪在患者胸旁。

（2）胸外按压部位：胸部按压的位置在胸骨体中、下 1/3 交界处前正中线；或以剑突为定位标志，将示指、中指横放在剑突上方，手指上方的胸骨正中部为按压区；或用手指按压在靠近急救者一侧患者的胸廓下缘，手指向中线滑动，找到肋骨和胸骨连接处，将另一只手掌放于胸骨下半部紧靠该手指处，此处为按压区。如果是男性患者可简单选择两侧乳头连线中点处。

（3）手法：确定位置后，将一只手的掌根部放在按压部位，另一只手叠放在第一只手上，手指锁住，以掌跟按压。按压时注意肘关节固定，双臂伸直与患者胸壁成 $90°$，手掌根部长轴与胸骨长轴一致，保证手掌全程压在胸骨上，可避免发生肋骨骨折，不要按压剑突。无论手指是伸直，还是交叉在一起，都不应该离开胸壁。肘关节伸直，上肢呈一直线，双肩正对双手，以保证每次按压的方向与胸骨垂直。每次按压后，放松使胸骨恢复到按压前的位置，放松时双手不要离开胸壁，一方面使双手位置保持固定，另一方面，减少直接对胸骨本身的冲击力，以免发生骨折。

（4）按压幅度：对正常形体的患者，按压幅度 $5\sim6cm$，即达胸廓前后径的 $1/3\sim1/2$，为达到有效的按压，可根据形体大小增加或减少按压幅度，最理想的按压效果是可触及颈动脉或股动脉搏动。但按压力量以按压幅度为准，而不仅仅依靠触及脉搏。

（5）按压频率：为 $100\sim120$ 次/min，并保证每次按压后胸廓回弹。

（6）按压/通气比例：目前主张无论单人或双人按压-通气比值 $30:2$。

【说明】 胸外按压的有效指征：有大动脉搏动如颈动脉、股动脉搏动，血压维持在 $60mmHg$ 左右；面色、口唇、甲床及皮肤等色泽由发绀转为红润；扩大的瞳孔再度缩小，睫毛发射恢复；脑复苏迹象包括肌张力增高、自主呼吸、吞咽动作、昏迷变浅及开始挣扎等。若无法行口对口救生呼吸或没有简易呼吸器也可仅做胸部按压。研究发现与不按压相比，单纯按压仍可显著提高成人院外心搏骤停的存活率，且简便易行。

对于成人患者，即使实施正规的胸部按压，也难以避免造成肋骨骨折、胸骨骨折，继发心血管损伤、气胸、血胸、肺挫伤、肝脾撕裂伤、胃内容物反流和脂肪栓塞等。因此在按压过程中，定位要准确，用力要均匀适度，尽可能避免并发症的发生。为减少并发症，挤压时需注意：

① 按压部位不宜过高或过低，也不可偏于左右侧，切勿挤压胸骨下剑突处；

② 在按压间歇的放松期，操作者虽不加任何压力，但仍宜将手置于患者胸骨下半部不离开其胸壁，以免移位；

③ 按压需均匀、有节奏地进行，切忌突然急促地猛击。

（五）其他

亦有人主张在胸外按压前先予心前区捶击复律，方法是从20~25cm高度向胸骨中下 1/3 交界处捶击 1~2 次，心前区捶击虽可使有些室性心动过速中止，但也可能使室速转为室颤，而且对室颤和心搏停顿无效。因此捶击复律应在监护下进行，对于频率极快的心动过速或意识未完全丧失者，不应实施捶击复律，如果患者意识仍清楚，嘱患者用力咳嗽，通过提高胸腔内压，可能终止室速，称为咳嗽复律。

行 5 个按压/通气周期后，再检查循环体征，如仍无循环体征，重新行 CPR。已有循环体征，检查有无呼吸。如有呼吸，将患者置于恢复体位，监护呼吸和循环状态；仍无呼吸，但有循环体征，则继续以 8~10 次/min 频率行人工呼吸，每隔几分钟检测 1 次循环；如无循环体征，继续行 CPR，不得中断。如果恢复充分的自主呼吸，循环体征也存在，则停止人工循环和人工呼吸，此时的生命体征是不稳定的，要努力维持住，直至脱离危险。

三、药物治疗处方

在心脏和呼吸骤停中，基本的 CPR 和尽早除颤是最重要的，药物治疗是次级重要的，在心搏骤停治疗中几乎没有有力的证据支持使用药物。经过初始 CPR 和除颤后，可考虑建立静脉通路，应用药物治疗。

（1）肾上腺素受体激动剂、抗心律失常、抗胆碱能药物

参见本章第一节。

（2）扩容药物

① 羟乙基淀粉　500mL　iv drip　st

② 低分子右旋糖酐　500mL　iv drip　st

【说明】　血液稀释能促进脑的再灌注，可降低血液黏稠度，短期内可以升高血压。

（3）脱水药物

20％甘露醇　125～250mL　iv drip　q12h

【说明】　对自主循环已重建，未能脑复苏者，必须应用，脱水治疗必须在血压正常情况下应用。

（4）其他药物

① 纳洛酮 0.4～0.8mg　iv　st

② 地塞米松 10mg　iv　st

【说明】　在猝死等应激状态下，常有 β-内啡肽释放增加，后者可加重患者的心肺功能障碍，纳洛酮是吗啡受体的拮抗药，可直接作用于中枢神经系统，兴奋呼吸中枢，早期大剂量应用可提高心肺脑复苏的成功率。静脉注射后，15～30min 后可重复应用。肾上腺皮质激素具有减轻脑水肿，稳定血-脑脊液屏障和改善脑缺氧、降低颅内压等多种功能，临床上多用地塞米松和甲泼尼龙，其应用原则是早期、足量、短期应用。

四、其他治疗方法

（1）亚低温疗法：低温对脑缺血具有保护作用，同时又有复苏作用。目前普遍认可的亚低温疗法（34℃左右）对减轻缺血后脑损害有效而不引起严重的副作用，对大脑而言，脑的温度降低 1℃，脑代谢可降低 7％，因此强调以头部降温为重点，应将头部置于冰槽或冰帽。

（2）高压氧疗法：高压氧能快速、大幅度提高组织氧含量和氧储备，增加血氧弥散量及有效弥散距离，对脑水肿条件下的细胞缺

氧有良好的治疗作用。

五、高级生命支持（ACLS）

高级生命支持是指在基本生命支持的基础上，应用辅助设备、特殊技术（高级气道和循环支持、心电监护装置和药物使用）建立更有效的通气和血液循环。

（1）呼吸支持：气囊-面罩通气在复苏的最初几分钟或高级气道建立延误或无法建立时特别有用。气管插管可保证通气和吸入高浓度的氧，便于吸痰，也可以作为一种给药的途径。

（2）循环支持：包括插入性腹部加压 CPR、主动加压-减压 CPR、充气背心 CPR、机械 CPR、同步通气 CPR，可以选择使用。对于有症状的心动过缓患者可以进行起搏治疗，对于血流动力学不稳定的高度房室传导阻滞者也应进行起搏治疗。

六、复苏后的治疗

（一）SCA 和复苏无效患者可逆性病因的确定与处理

在 ACLS 期间，应对 SCA 和复苏无效患者的原因，尤其是可逆性原因进行排查，并给予及时处理。

（二）复苏后监测

对已有冠心病、心肌梗死、各类心肌病、心脏瓣膜病以及心力衰竭的患者要加强管理，全面评价病情，并密切监测，定期行心电图和 24h 心电监测（Holter）检查，发现有室性心律失常及早处理，并告知患者若有黑蒙、晕厥先兆等症状及时就诊。若患者的心功能明显异常，要注意随访，并按照相应指南治疗。

（1）一级预防：加强管理，严格控制心血管危险因素（血压、血脂和血糖），指导患者戒烟、限酒、平衡膳食、适当运动、控制体重，保持健康生活方式，最大限度减少心血管并发症。积极治疗已有基础疾病，如冠状动脉血运重建［经皮冠状动脉介入治疗（PCI）或冠状动脉旁路移植术（CABG）］，改善心肌缺血，纠正心功能不全，维持正常的电解质及酸碱平衡，使用指南推荐的针对心肌梗死、心肌病和心力衰竭的二级预防药物；当发现左心室射血分数（LVEF）≤35％或陈旧心肌梗死患者出现频发室性期前收缩或短阵性、非持续性室性心动过速时，及时转诊上级医院进一步诊治，评价是否有安装埋藏式心律转复除颤器（ICD）的指征。

（2）二级预防：如果患者曾出现过心搏骤停，且抢救成功，或患者在急性心肌梗死48h以后出现持续室性心动过速，则为ICD（或有心脏同步化功能的CRT-D）明确适应证，应转上级医院评价。同时积极治疗原发病，加强抗心律失常药物（如β受体阻滞剂及胺碘酮等）治疗，减少恶性心律失常发生或减少起搏器放电。

（3）康复、护理及出院后随访：心源性心搏骤停复苏成功后，需多学科协作，进行复苏后管理，包括脑复苏及肢体功能恢复，并加强护理，防止并发症。出院后需密切随访，规范基础疾病治疗，控制恶性心律失常发生，逐步进行功能锻炼，恢复自主活动能力，提高生命质量。

（三）随访与评估

随访期间应注意患者的血压、血糖和血脂，了解肝肾功能、电解质、B型利钠肽；复查心电图、超声心动图和24h心电图监测，明确心功能状态和心律失常情况；必要时复查冠状动脉造影，如有血运重建指征应酌情行PCI或CABG治疗。

初始建议每2～4周随访1次，3个月后可1～3个月随访1次。总之，通过定期随访及时发现问题并处理，减少主要心血管不良事件，改善患者预后。

1. 血流动力学评估

（1）冠状动脉灌注压：冠状动脉灌注压（CPP）与心肌血流量和自主循环恢复相关，≥15mmHg是自主循环恢复的前奏。复苏中如有动脉血压监测，应最大限度提高动脉舒张压以提高CPP。

（2）脉搏：胸部按压时能否通过触摸脉搏评价按压的效果尚有争议。颈动脉搏动并不能真实反映CPR中冠状动脉和脑血流的恢复情况。

2. 呼吸功能评估

（1）动脉血气分析：主要用来了解低氧血症的程度和通气是否适当。动脉血 CO_2 分压（$PaCO_2$）是反映通气是否适当的指标，如果通气持续稳定，$PaCO_2$ 升高可能是潜在的灌注改善的标志。

（2）呼气末 CO_2 监测：作为自主循环恢复的指标，可用来指导治疗。与心排血量、CPP、复苏成功等有关。自主循环恢复后，持续或间断监测呼气末 CO_2 浓度，可了解气管导管是否在气管内。

3. 复苏后器官功能支持

（1）循环功能支持：尽早进行心电图、胸部 X 线、超声心动图、电解质和心肌标志物检查及有创压监测；对复苏后伴有心肌顿抑者应进行容量复苏，同时使用血管活性药物；对于急性心肌梗死的治疗参照有关 ACS 指南。

（2）围心搏骤停期心律失常的治疗处方

① 美托洛尔　5mg　iv

② 地尔硫䓬　30mg　tid

③ 腺苷　6mg　iv（弹丸注射，1～3s）

④ 维拉帕米　5～10mg

　　0.9%氯化钠注射液　20mL ┤ iv

⑤ 阿托品　0.5～1mg　iv

⑥ 异丙肾上腺素　1mg

　　0.9%氯化钠注射液　500mL ┤ iv drip（静脉滴注速度为 2～10μg/min，并根据心率和心律的反应进行调节）

【说明】　① 窄 QRS 心动过速：根据患者血流动力学是否稳定及心率和节律采用电复律、物理方法、药物复律和控制心率等不同方法。对于血流动力学不稳定者最好采用电复律。

② 心房纤颤的药物治疗：合并快速心室反应时可选用 β 受体阻滞剂、地尔硫䓬等控制心室率；复律可选用胺碘酮。

③ 规则窄 QRS 心动过速的治疗：血流动力学稳定的窄 QRS 心动过速除房颤和房扑外，阵发性室上性心动过速（PSVT）首选

刺激迷走神经方法（颈动脉窦按摩，Valsalva 动作），但老年人应避免按摩颈动脉窦。若颈动脉窦按摩无效，可选用腺苷、维拉帕米和地尔硫草等钙通道阻滞剂或胺碘酮治疗；血流动力学不稳定的窄QRS 心动过速首选电复律，如果电复律不能立即施行，可快速静脉注射腺苷。

④ 宽 QRS 心动过速：对于血流动力学不稳定者最好采用电复律。血流动力学稳定者可考虑药物治疗。胺碘酮对电复律或其他药物效果不佳的室性心动过速（VT）有效。静脉注射胺碘酮优于利多卡因；普鲁卡因胺终止自发性 VT 优于利多卡因；终止急性持续性 VT 时索他洛尔较利多卡因更有效。因此，终止稳定的持续性VT 目前推荐使用胺碘酮、普鲁卡因胺和索他洛尔。

⑤ 多形性 VT 的治疗：正常 Q-T 间期的多形性 VT 用镁剂和利多卡因无效，胺碘酮可能有效。扭转型室性心动过速（TDP）静脉注射镁剂能有效终止长 Q-T 间期 TDP，异丙肾上腺素或心室起搏能有效终止心动过缓和药物诱导的 Q-T 间期延长相关性 TDP，故推荐镁剂、异丙肾上腺素或心室起搏用于 TDP 的治疗。

⑥ 心动过缓：首先寻找和治疗心动过缓的可逆性病因。在缺乏可逆性病因时应以阿托品作为急性有症状心动过缓的一线治疗药物。二线药物包括多巴胺、肾上腺素、异丙肾上腺素、氨茶碱等。如果阿托品治疗无效，应考虑经静脉起搏。

⑦ 有症状心动过缓的药物治疗：对于多数患者，静脉注射阿托品可提高心率，改善心动过缓相关的症状与体征；对阿托品无反应时，可考虑氨茶碱、胰高血糖素静脉注射；对药物诱导的心动过缓，胰高血糖素治疗有效；心脏移植后应用阿托品可引起高度房室传导阻滞。

（3）呼吸功能支持：部分患者仍需要机械通气和高浓度氧疗，注意避免过度通气。胸部 X 线检查，及时发现与处理复苏后心肺并发症（如气胸、气管导管移位等）。适当镇静，尽量少用肌肉松弛药。

（4）肾功能支持：监测尿量，检查尿常规、血尿素氮和肌酐。

对非肾前性肾功能不全，若血压稳定宜早期血液净化治疗。

（5）控制体温

① 控制高温：所有 SCA 患者均应避免高热。

② 诱导低温：动物实验显示亚低温治疗能够减少神经损害，而且低温治疗开始得越早，再灌注持续时间越长，低温保护作用就越明显越持久。Holzer M 等在对 3 个有关复苏后低温治疗的随机临床试验进行荟萃分析后认为，SCA 后亚低温能改善神经系统预后，且不会产生明显的不良影响。最近的动物实验研究显示，在复苏的开始阶段即给予亚低温治疗，其自主循环恢复率也有明显提高。

③ 适应证：院外室颤（VF）或院内外非 VF 所致的 SCA，以及自主循环恢复后无意识但有满意血压的患者。溺水、低温所致的 SCA 及复苏后低体温患者一般不实施诱导低温。

④ 方法：通过血管内置入冷却导管，膀胱内注入冰 0.9％氯化钠注射液，应用冰毯、冰袋、冰帽等，迅速将患者体温降至 32～34℃，持续 12～24h。

（6）控制血糖：自主循环恢复后 12h 内无需严格控制血糖于正常水平，但 12h 后应用胰岛素控制血糖浓度，注意防止发生低血糖。建议用快速血糖监测仪加强血糖监测，开始至少每小时检测血糖一次，血糖稳定后可适当减少每日监测次数。

（7）中枢神经系统支持：经 CPR 存活的患者中，80％都经历过不同时间的昏迷，其中 40％患者进入持续植物状态，80％患者在一年内死亡，脑功能完全恢复的很少见。因此，复苏后的脑保护治疗显得尤为重要。

目前常用的脑保护措施：对无意识患者维持正常或略高于正常的平均动脉压；控制高热，诱导低温（亚低温治疗），尤其注意保持头部低温；酌情应用脱水剂和神经营养药；积极进行高压氧治疗。不推荐预防性使用抗癫痫药，但一旦出现抽搐应立即采取抗惊厥治疗。另外，中药用于脑保护治疗的研究也取得了进展。动物实验初步表明，川芎嗪、左旋四氢巴马汀对脑缺血再灌注损伤具有保护作用。此外，基因治疗在脑复苏中也可能有应用前景。

七、心搏骤停的预防

心搏骤停的预防迄今仍是一个现代医学中尚未解决的问题。近年来在预防心搏骤停中的主要进展是识别心搏骤停的高危对象。冠心病，尤其是心肌梗死的急性期、康复期及其后的慢性过程中，心搏骤停的危险性较高。在急性心肌梗死的头72h内，心搏骤停的潜在危险可高达15%～20%。在心肌梗死康复期（自第3天起至第8周内）有室速或室颤史者，其心搏骤停的危险性最大，如仅给予一般性治疗措施，在6～12个月内的病死率高达50%～80%，其中50%为猝死。只有积极干预才能改观预后，在18个月内病死率可降至15%～20%以下。

（一）室性心律失常的危险评估

心悸、晕厥先兆、晕厥是室性心律失常最常见的症状，对有上述症状，尤其有SCD家族史的患者，应做进一步检查以明确心律失常类型，评估SCD风险，做出治疗决策。

（1）常规心电图：所有可疑患者均应做常规的静息12导联心电图，虽然对心律失常的检出率可能较低，但能提示许多其他的信息，如陈旧性心肌梗死、心腔扩大、ST-T异常、Q-T间期异常等。有前瞻性研究提示，ST-T异常患者发生SCD的危险性4.4倍于正常者。Q-Tc>440ms的相对危险度为2.2，短Q-Tc（<300ms）是SCD的独立预测因子。

（2）运动负荷试验：对有冠心病危险因素、疑有冠心病或运动导致心律失常的患者，运动负荷心电图检查是必要的，可有助于检出无症状性心肌缺血。

（3）动态心电图：有助于提高心律失常和无症状性心肌缺血的检出率，评价治疗的有效性。

（4）超声心动图：有助于原发疾病的诊断，如对扩张型心肌病、肥厚型心肌病、缺血性心肌病、结构性心脏病诊断，高血压左心室重量指数的测定，均有很高的准确性，也是目前临床测定左心室射血分数最常用的手段。

（5）心内电生理检查：推荐用于陈旧心肌梗死并伴有提示为室性快速型心律失常的临床症状的患者的诊断性评价；冠心病伴机制不明的宽 QRS 心动过速患者的诊断性评价；陈旧性心肌梗死伴非持续性室速，且左心室射血分数<40％的患者进行危险分层；用于怀疑为缓慢或快速心律失常所致的晕厥，但非侵入性诊断手段无法得出确切结论的患者；评估 ICD 植入指征；评估室速消融治疗的指征及疗效。

（二）心肌梗死后 SCD 的预防

急性心肌梗死后的慢性室性期前收缩是心脏性死亡和猝死的危险因素，特别是频发的（24h 动态心电图显示室性期前收缩在 10～30 次/h 或以上）室性期前收缩和短阵性、非持续性室速者。若伴有左心室射血分数明显降低（LVEF≤30％），则年病死率达 20％。LVEF、左心室容积、心率变异度或压力反射敏感度对心肌梗死后 SCD 的危险度分层有帮助，其次是频发室性期前收缩，短阵性、非持续性室速及静息心率。不推荐心肌梗死后常规做心室晚电位及心内电生理检查。

临床试验尚未证明常规的抗心律失常治疗能降低这类患者的病死率。心律失常抑制试验（CAST）显示常用的Ⅰ类抗心律失常药反而使病死率增加。目前临床仅证实 β 受体阻滞剂、胺碘酮可减少约 30％的心肌梗死后猝死的发生。而其他非抗心律失常的药物如血管紧张素转化酶抑制剂（ACEI）、阿司匹林、他汀类调脂药物在心肌梗死后的临床试验中已被证实可减少远期心脏性死亡包括 SCD 的发生。

对心肌梗死后心肌缺血的积极治疗是预防猝死的主要有效措施，对心肌梗死后运动试验阳性、冠状动脉造影显示严重狭窄的患者，积极予以介入治疗或冠状动脉旁路移植术，可有效减少猝死发生。

近年有关 ICD 植入与抗心律失常药物治疗预防 SCD 的临床试验结果表明，心肌梗死后 SCD 高危患者应用 ICD 预防性治疗，与传统的药物治疗相比，可显著降低病死率。MADIT-I 试验对心肌梗死 3 周以上、有非持续性室速发作史、LVEF≤0.35 的患者随机予以 ICD 或传统药物治疗，平均随访 27 个月，药物治疗组总病死率为 39%，ICD 治疗组总病死率为 16%，比药物组降低 54%。

除冠心病急性心肌梗死外，由任何其他原因所致的基本病变以及过去有过心搏骤停者也是 SCD 的高危因素，是重点预防对象。而心搏骤停也可发生于被认为低危的人群中，根本的预防措施应致力于基础心脏病和心搏骤停诱发因素的预防。

复苏后，自身循环恢复时常伴有心血管功能和血流动力学紊乱，包括低血压、心源性休克、全身炎性反应综合征、相关血管扩张休克等。复苏后期的目标是重新建立脏器功能和组织灌注。系统反复评价心血管功能、呼吸功能和神经系统状态。其他如防治肾衰，防治消化道出血等。

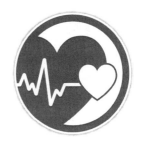

第四章
晕厥

晕厥是由于多种原因导致的一种突然发生的、短暂的、自限性的意识丧失。晕厥是临床常见的综合征，具有致残甚至致死的危险，表现为突然发生的肌肉无力，姿势性肌张力丧失，不能直立及意识丧失。晕厥有一定的发病率，甚至正常人也可能出现。由于发作多呈间断性，存在多种潜在病因，同时缺乏统一的诊疗标准，部分晕厥病例不易诊断且涉及多个科室。

一、病史采集

(一) 现病史

患者最初有无头晕、全身不适、视物模糊、耳鸣、面色苍白和出汗等前驱症状，是否有突然意识丧失、摔倒、抽搐及舌咬破和尿失禁，有无先兆、晕厥时意识障碍的程度和持续时间的长短以及当时是否有脉搏缓慢、低血压、呼吸表浅、尿失禁及肢体抽动等；晕厥常有悲哀、恐惧、焦虑、晕针、见血、创伤、剧痛、闷热、疲劳等刺激因素。排尿、排便、咳嗽、失血、脱水也可为诱因；详细询问发作的次数、发作持续时间、发作后的运动状况等。应了解发作时的体位和头位，由卧位转为立位时常发生直立性低血压晕厥，颈动脉窦过敏性晕厥多发生于头部突然转动时。

(二) 既往史

既往有无类似发作史；有无心律失常史、器质性心脏病或心肺病史；有无血管病病史；有无血管性晕厥、颈动脉窦性晕厥史；口服药物史。

二、查体

要做全面的体格检查，尤其应注意意识状态。对晕厥患者应立即测量脉搏、心率、血压；检查有无脱水、贫血；心脏、血管体征；体位性低血压；直立性心动过速（从卧位站立时，在 5min 内，心率增加＞28 次/min）等；检查有无病理反射及神经系统异常体征。

三、辅助试验或检查

应根据初步诊断做必要的检查。怀疑心源性晕厥者应做心电图、超声心动图、24h 动态心电图检查。怀疑颈动脉过敏者应做激发试验。怀疑脑性晕厥者可做脑电图，必要时做脑血管造影、颅脑 CT 或磁共振、脑脊液检查。怀疑血管迷走神经晕厥可以做倾斜试验诱发。此外，还应检测血糖、血红蛋白等。

（1）直立倾斜试验：对血管迷走性晕厥，可提供诊断依据，其敏感性为 26％～80％，特异性可达 90％左右，重复性为 65％～85％。一般认为下列情况可考虑做直立倾斜试验：

① 反复发作晕厥或虽发作 1 次，但属高危患者（如并发严重外伤），无器质性心脏病，未发现其他引起晕厥的原因；

② 晕厥的原因已确定，直立倾斜试验的结果可能影响治疗方式；

③ 与运动有关的晕厥。

（2）心内电生理检查：对怀疑有器质性心脏病而晕厥原因不明者，应考虑做电生理检查。对晕厥原因明确、电生理检查结果并不影响治疗方式者，不应做电生理检查。

（3）心电图：约 5％的晕厥患者，常规心电图检查可能发现晕厥的原因，如 Q-T 间期延长、预激综合征、急性心肌梗死或急性心肌缺血、Ⅱ度以上房室传导阻滞等。其他心电图改变，如陈旧性心肌梗死、心室肥大、束支传导阻滞、室性期前收缩、右胸导联 T 波倒置和不完全性右束支传导阻滞（提示致心律失常性右心室心肌病）等，对病因的诊断也具有重要意义。动态心电图或遥测心电记录是寻找晕厥原因的常用方法。但由于晕厥发作的偶然性和难以预测性，常规 24h 或 48h 的监测，通常难以肯定或否定心律失常与晕厥的关系。

（4）颅脑计算机断层扫描、磁共振显像、脑电图、经颅多普勒超声及颈动脉超声检查：这类检查在晕厥患者中所能发现的神经系统异常＜5％。怀疑有器质性神经系统病变时，可选择这类实验室检查。

四、诊断及鉴别诊断

（一）晕厥的病因鉴别

1. 神经介导反射

包括血管迷走性神经性晕厥（典型和非典型性晕厥），颈动脉窦晕厥，境遇性晕厥（如急性失血、咳嗽、喷嚏；胃肠道刺激如吞咽、大便，内脏疼痛；排尿后，运动后，膳食后，咽部神经痛等）。

2. 体位性低血压

（1）自主神经障碍：包括原发性自主神经障碍综合征（即完全自主神经系统障碍，伴有自主神经障碍的帕金森病）及继发性自主神经综合征（即糖尿病神经病变、淀粉样变性神经病）。

（2）容量缺失：出血、痢疾及青铜色皮肤病（爱迪生病）。

（3）心律失常：包括窦房结功能不全（如心动过缓/心动过速综合征），房室传导系统病变，发作性室上性心动过速和室性心动过速，长 Q-T 间期综合征，Brugada 综合征，置入器械（起搏器及埋藏式复律除颤器）功能障碍，药物诱导性心律失常。

（4）结构性心脏病或血流动力学异常

① 心脏瓣膜病变：如二尖瓣狭窄、主动脉及主动脉瓣狭窄、肺动脉及肺动脉瓣狭窄；

② 急性心肌梗死和（或）缺血；

③ 肥厚型梗阻性心肌病；

④ 心房黏液瘤；

⑤ 急性主动脉瓣夹层；

⑥ 急性心包填塞；

⑦ 肺动脉栓塞和肺动脉高压。

（5）脑血管病变：血管盗血综合征。

（二）鉴别诊断

晕厥与眩晕、跌倒发作等症状鉴别不难。但癫痫与晕厥都有短暂的意识丧失，在临床上有时易混淆。借助脑电图上有无痫性放电或尖波、棘-慢波可鉴别。若脑电图无异常则诊断较困难，有时目击者的描述很重要。可参考下列临床特征：肢体抽搐发作、伴有出汗和恶心等症状，意识模糊状态。

五、治疗

（一）一般治疗

发现晕厥患者后应置头低位（卧位时使头下垂，坐位时将头置于两腿之间）保证脑部血供，解松衣扣，头转向一侧避免舌阻塞气道。向面部喷少量凉水和额头上置湿凉毛巾刺激可以帮助清醒。注意保暖，不喂食物。清醒后不马上站起。待全身无力好转后逐渐起立行走。血管迷走性晕厥患者教育的目的是让患者了解血管迷走性晕厥的诱发因素，从而避免和预防其发生。例如，环境温度过高、脱水、长时间站立、饮酒，服用血管扩张剂、利尿药及降压药等。

（二）血管迷走性晕厥的治疗

1. 非药物治疗

（1）增加盐和水的摄入量：可增加血容量，以增强对直立体位的耐受性。有一项研究表明，口服补充液体，可使血管迷走性晕厥患者症状改善。

（2）直立训练：靠墙站立 30～40min，1～2 次/日。这种训练对部分血管迷走性晕厥的患者，是一种有效的治疗方法。停止训练，症状可复发。恢复训练后，又能有效预防晕厥的发作。此外还应进行心理治疗。

（3）心脏起搏：对以心脏抑制表现为主的血管迷走性晕厥，晕厥发作时均有明显心动过缓，若此时以较快的频率起搏心脏，对部分患者能有效预防晕厥的发作。

2. 药物治疗

（1）β 受体阻滞药

酒石酸美托洛尔片　12.5～25mg　po　bid

【说明】　其作用机制在于降低心肌收缩力，减慢心率以减轻对心脏机械感受器的刺激，阻断血管迷走性晕厥的触发机制。β 受体阻滞药可使直立倾斜试验结果阴转，晕厥发作次数减少。

（2）盐皮质激素

氟氢可的松　0.1～0.2mg　po　bid

【说明】　氟氢可的松的作用机制在于增加肾脏对钠的重吸收，使血容量增加，此外，它可影响压力感受器的敏感性，增加血管对去甲肾上腺素的收缩反应。不良反应有水肿、高血压和抑郁。

（3）双异丙吡胺

双异丙吡胺　0.1～0.15g　po　tid

【说明】　双异丙吡胺为 Ia 类抗心律失常药，具有负性肌力和抗胆碱能作用。此外，它还具有直接使外周血管收缩的作用。由于该药的致心律失常作用和其他不良反应，所以一般不作为一线药物使用。

（4）α 受体激动剂

米多君　1.25mg　po　qd～tid

【说明】　使周围血管阻力增加，以对抗血管迷走性晕厥过程中的血管扩张。

（5）其他药物：茶碱、抗胆碱能药物、血管紧张素转换酶抑制药、可乐宁等被临床试用，可通过不同的途径对抗或阻断血管迷走性晕厥发作过程中的不同病理生理学环节，其疗效尚需进一步研究证实。

（三）冠心病所致晕厥的治疗

冠心病患者晕厥常见的原因可能是室性心动过速或严重心动过缓，而决定预后的主要因素是心功能障碍的严重程度。对心肌梗死，特别是大面积心肌梗死后的患者，血运重建治疗并不能去除发生室性心律失常的基础。为预防晕厥和猝死的发生，应认真评估发生心脏性猝死的危险性。对左心室射血分数＞0.35的患者，电生理检查若能诱发出持续的室速，应植入心律转复除颤器。如果电生理检查不能诱发，患者仍有晕厥发作，可采用事件记录器，明确晕厥是否与心律失常有关。对左心室射血分数≤0.35的患者，即使无晕厥发作，植入心律转复除颤器也能降低病死率。

（四）心肌病所致晕厥的治疗

扩张型心肌病患者，晕厥发生的原因可能有心动过缓，各种类型的心动过速、体位性低血压、肺栓塞等。

肥厚型心肌病每年猝死发生率为0.6％～1％，而晕厥是一个主要的危险因素。与无晕厥发作的肥厚型心肌病患者比较，有晕厥发作者，猝死的危险性增加5倍。其他的危险因素有猝死家族史、反复出现非持续性室性心动过速及显著的室间隔肥厚。

年龄＜35岁的致心律失常性右心室心肌病（ARVC）患者，心脏性猝死发生率可达20％，患者通常有反复发生的室性期前收缩、室性心动过速和晕厥。植入心律转复除颤器可有效预防晕厥和猝死。

（五）心功能不全所致晕厥的治疗

慢性心力衰竭的常见用药，如血管紧张素转换酶抑制药、β受体阻滞药、利尿药等，可通过扩张血管减少血容量及抑制窦房结功能而参与晕厥的发病过程。对严重心功能障碍的患者，不论电生理检查能否诱发出室性心动过速，植入心律转复除颤器均可减少和预防由室性心动过速导致的晕厥或近乎晕厥，降低病死率。

（六）先天性长 Q-T 间期综合征和 Brugada 综合征晕厥

通常由扭转型室速或多形性室速引起。有晕厥发作史的患者，心脏性猝死的危险性很大。对 Brugada 综合征来说，心脏性猝死 2 年的发生率可达 20%。对高危患者，应植入心律转复除颤器。

第五章
心力衰竭

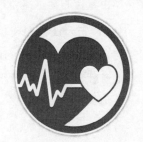

心力衰竭（HF）是各种心脏结构或功能性疾病导致心室充盈和（或）射血能力受损而引起的一组综合征。通常在静脉回流正常的情况下，由于心脏损害而引起心排血量减少，不能满足人体组织代谢需要，器官、组织血液灌注不足，同时出现肺循环和（或）体循环淤血，临床表现主要是呼吸困难和无力而致体力活动受限和水肿。

心力衰竭的类型

1. 按解剖结构分

（1）左心衰竭：左心室代偿功能不全而发生的心力衰竭，以肺循环淤血为特征。

（2）右心衰竭：单纯右心衰竭主要见于肺心病及某些先心病，以体循环淤血为主要表现。

（3）全心衰竭：左心衰竭后肺动脉压力增高，右心衰竭继之出现为全心衰竭。

2. 按发病速度分

（1）急性心力衰竭：因急性的严重心肌损害、心律失常或突然加重的负荷，使心功能正常或处于代偿期的心脏在短时间内发生衰竭或慢性心力衰竭急剧恶化。

（2）慢性心力衰竭：慢性心力衰竭有一个缓慢的发展过程，一般有代偿性心脏扩大或肥厚及其他代偿机制。

3. 按射血分数分

（1）射血分数降低性心力衰竭（HFrEF）：LVEF＜40％者称为射血分数降低性心力衰竭，即传统概念中的收缩性心力衰竭。

（2）射血分数保留性心力衰竭（HFpEF）：LVEF≥50％的心力衰竭称为射血分数保留性心力衰竭，通常存在左心室肥厚或左心房增大等充盈压升高，舒张功能受损的表现，以前称为舒张性心力衰竭。

（3）中间范围射血分数心力衰竭（HFmrEF）：LVEF 在40％～49％之间者称为中间范围射血分数心力衰竭，这些患者通常以轻度收缩功能障碍为主，同时伴有舒张功能不全的特点。

新版共识根据左心室射血分数（LVEF）提出了新的心力衰竭分类。射血分数降低的心力衰竭（HFrEF）：LVEF≤40％；射血分数中间值的心力衰竭（HFmrEF）：LVEF 41％～49％；射血分数保留的心力衰竭（HFpEF）：LVEF≥50％；射血分数改善的心力衰竭（HFimpEF）：基线 LVEF≤40％，第二次测量时 LVEF 比基线增加≥10％，且＞40％。

第一节　急性心力衰竭

急性心力衰竭（心衰）临床上以急性左心衰竭最为常见，急性右心衰竭则较少见。急性左心衰竭指急性发作或加重的左心功能异常所致的心肌收缩力明显降低、心脏负荷加重，造成急性心排血量骤降、肺循环压力突然升高、周围循环阻力增加，引起肺循环充血而出现急性肺淤血、肺水肿并可伴组织器官灌注不足和心源性休克的临床综合征。急性心力衰竭可以突然起病或在原有慢性心力衰竭基础上急性加重，大多数表现为收缩性心力衰竭，也可以表现为舒张性心力衰竭；发病前患者多数合并有器质性心血管疾病。

急性心力衰竭患者中 15％～20％为首诊心力衰竭，大部分则为原有的心力衰竭加重。所有引起慢性心力衰竭的疾病都可导致急性心力衰竭。急性心力衰竭预后很差，住院病死率为 3％，60 天病死率为 9.6%，3 年和 5 年病死率分别高达 30%和 60%。急性心肌梗死所致的急性心力衰竭病死率更高。急性肺水肿患者的院内病死率为 12%，1 年病死率达 30%。

一、病史采集

（1）现病史：是否出现原因不明的疲乏或运动耐力明显减低以及心率增加。是否出现劳力性呼吸困难、夜间阵发性呼吸困难、睡觉需用枕头抬高头部等；或突发的严重呼吸困难、端坐呼吸、喘息不止、烦躁不安并有恐惧感，呼吸频率可达 30～50 次/min；频繁咳嗽并咯出大量粉红色泡沫样血痰；甚至出现低血压，皮肤湿冷、苍白和发绀，意识障碍等。

（2）既往史：基础心血管疾病的病史和表现，大多数患者有各种心血管病的病史，如冠心病、高血压、老年性退行性心瓣膜病、风湿性心瓣膜病、扩张型心肌病、急性重症心肌炎等。诱因可能有慢性心力衰竭药物治疗缺乏依从性；心脏容量超负荷；严重感染尤其肺炎和败血症；严重颅脑损害或剧烈的精神心理紧张与波动；大手术后；肾功能减退；急性心律失常如室性心动过速（室速）、心室颤动（室颤）、心房颤动（房颤）或心房扑动伴快速心室率、室上性心动过速以及严重的心动过缓等；支气管哮喘发作；肺栓塞；高心排血量综合征如甲状腺功能亢进危象、严重贫血等；应用负性肌力药物如维拉帕米、地尔硫䓬、β 受体阻滞药等；应用非甾体类抗炎药；心肌缺血（通常无症状）；老年急性舒张功能减退；嗜铬细胞瘤等。

（3）个人史：是否有吸毒、酗酒等。

（4）家族史：是否有遗传病史，是否有早期心脏病史。

二、查体

检查可发现左心室增大、闻及舒张早期或中期奔马律、P_2 亢进，两肺尤其肺底部有湿啰音，还可有干湿啰音和哮鸣音，提示已有左心功能障碍；急性肺水肿听诊心率快，心尖部常可闻及奔马律，两肺满布湿啰音和哮鸣音；心源性休克有持续低血压、组织低灌注状态、意识障碍等。

三、辅助检查

（1）心电图：能提供许多重要信息，包括心率、心脏节律、传导以及某些病因依据，如心肌缺血性改变、ST 段抬高或非 ST 段抬高心肌梗死以及陈旧性心肌梗死的病理性 Q 波等。还可检测出心肌肥厚、心房或心室扩大、束支传导阻滞、心律失常的类型及其严重程度，如各种房性或室性心律失常（房颤、房扑伴快速性心室率、室速）、Q-T 间期延长等。

（2）胸部 X 线检查：可显示肺淤血的程度和肺水肿，还可根据心影增大及其形态改变，评估基础的或伴发的心脏和（或）肺部疾病以及气胸等。

（3）超声心动图：可用以了解心脏的结构和功能、心瓣膜状况、是否存在心包病变、急性心肌梗死的机械并发症以及室壁运动失调；可测定左心室射血分数，监测急性心力衰竭时的心脏收缩/舒张功能相关的数据。

（4）动脉血气分析：急性左心衰竭常伴低氧血症，肺淤血明显者可影响肺泡氧气交换。应监测动脉氧分压（PaO_2）、二氧化碳分压（$PaCO_2$）和氧饱和度，以评价氧含量（氧合）和肺通气功能。无创测定血氧饱和度可用作长时间、持续和动态监测，由于使用简便，一定程度上可以代替动脉血气分析而得到广泛应用，但不能提供 $PaCO_2$ 和酸碱平衡的信息。

（5）常规实验室检查：包括血常规和血生化检查。研究表明，hs-CRP 对评价急性心力衰竭患者的严重程度和预后有一定的价值。

（6）心力衰竭标志物：B 型利钠肽（BNP）及其 N 末端 B 型利钠肽原（NT-proBNP）的浓度增高已成为公认诊断心力衰竭的客观指标，也是心力衰竭临床诊断上近几年的一个重要进展。BNP/NT-proBNP 检测阴性者几乎可排除急性心力衰竭。

（7）心肌坏死标志物：旨在评价是否存在心肌损伤或坏死

及其严重程度，如心肌肌钙蛋白、肌酸磷酸激酶同工酶、肌红蛋白等。

（8）血流动力学检查：PCWP≥18mmHg，心脏排血指数≤36.7mL/(s·m²)[≤2.2L/(min·m²)]。

四、诊断及鉴别诊断

(一) 诊断

根据典型症状与体征，一般不难作出诊断。临床评估时应尽快明确容量状态、循环灌注状态、急性心力衰竭诱因及合并症情况。疑似患者可行 BNP/NT-proBNP 检测鉴别，阴性者几乎可排除急性心力衰竭的诊断。

（1）急性左心衰竭：可疑的急性左心衰竭患者根据临床表现、病史和辅助检查作出诊断。

（2）急性右心衰竭：应根据基础心血管疾病、诱因、临床表现（病史、症状和体征）以及各种检查（心电图、胸部 X 线检查、超声心动图和 BNP/NT-proBNP）作出心力衰竭的诊断。多见于右心室梗死伴急性右心衰竭，急性大块肺栓塞伴急性右心衰竭，右侧心瓣膜病伴急性右心衰竭。

(二) 鉴别诊断

（1）急性左心衰竭：应与可引起明显呼吸困难的疾病如支气管哮喘和哮喘持续状态、急性大面积肺栓塞、肺炎、严重的慢性阻塞性肺病尤其伴感染等相鉴别。还应与其他原因所致的非心源性肺水肿（如急性呼吸窘迫综合征）以及非心源性休克等疾病相鉴别。

（2）急性右心衰竭：临床上应注意与急性心肌梗死、肺不张、急性呼吸窘迫综合征、主动脉夹层、心脏压塞、心包缩窄等疾病相鉴别。

五、治疗

急性心力衰竭治疗流程见图 5-1。

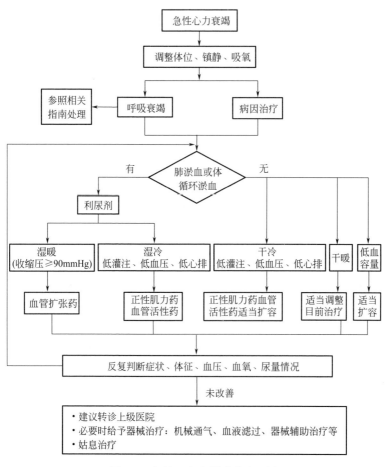

图 5-1　急性心力衰竭治疗流程图

（一）急性左心衰竭的一般处理

（1）体位：静息时明显呼吸困难者应半卧位或端坐位，双腿下垂以减少回心血量，降低心脏前负荷。

（2）四肢交换加压：四肢轮流绑扎止血带或血压计袖带，通常同一时间只绑扎三肢，每隔 15～20min 轮流放松一肢。血压计袖带的充气压力应较舒张压低 10mmHg，使动脉血流可顺利通过，而静脉血回流受阻。此法可降低前负荷，减轻肺淤血和肺水肿。

（3）吸氧：立即高流量鼻管给氧，严重者采用无创呼吸机持续加压（CPAP）或双水平气道正压（BiPAP）给氧，增加肺泡内压，既可加强气体交换，又可对抗组织液向肺泡内渗透。适用于低氧血症和呼吸困难明显（尤其指端血氧饱和度＜90%）的患者。应尽早采用，使患者 $SaO_2 \geqslant 95\%$（伴 COPD 者 $SaO_2 >$ 90%）。可采用不同的方式。鼻导管吸氧，低氧流量（1～2L/min）开始，如仅为低氧血症，动脉血气分析未见 CO_2 潴留，可采用高流量给氧 6～8L/min。酒精吸氧可使肺泡内的泡沫表面张力减低而破裂，改善肺泡的通气。方法是在氧气通过的湿化瓶中加50%～70%乙醇或有机硅消泡剂，用于肺水肿患者。面罩吸氧适用于伴呼吸性碱中毒患者。必要时还可采用无创性或气管插管呼吸机辅助通气治疗。

（4）做好救治的准备工作：至少开放 2 根静脉通道，并保持通畅。必要时可采用深静脉穿刺管，以随时满足用药的需要。血管活性药物一般应用微量泵泵入，以维持稳定的速度和正确的剂量。固定和维护好漂浮导管、深静脉置管、心电监护的电极和导联线、鼻导管或面罩、导尿管以及指端无创血氧仪测定电极等。保持室内适宜的温度、湿度，灯光柔和，环境幽静。

（5）饮食：进易消化食物，避免一次大量进食，不要饱餐。在总量控制下，可少量多餐（6～8 次/天）。应用袢利尿药情况下不要过分限制钠盐摄入量，以避免低钠血症，导致低血压。利尿药应用时间较长的患者要补充多种维生素和微量元素。

（6）出入量管理：肺淤血、体循环淤血及水肿明显者应严格限制饮水量和静脉输液速度，对无明显低血容量因素（大出血、严重脱水、大汗淋漓等）者的每天摄入液体量一般宜在1500mL 以内，不要超过 2000mL。保持每天水出入量负平衡约500mL/天。

(二) 急性左心衰竭的药物治疗

1. 镇静剂

① 吗啡　2.5～5.0mg　iv 或 im　st

必要时 15min 后可重复 1 次，共 2～3 次。老年患者静脉注射每次不宜超过 3mg。

② 哌替啶　25～100mg　im　st

【说明】 吗啡可使肺水肿症状暂时有所缓解。吗啡 3～5mg 静脉注射不仅可以使患者镇静，减少躁动所带来的额外的心脏负担，同时也具有舒张小血管的功能而减轻心脏负荷。本品为纯粹的阿片受体激动剂，有强大的镇痛作用，同时也有明显的镇静作用，并有镇咳作用。有 CO_2 潴留者则不宜应用，可产生呼吸抑制而加重 CO_2 潴留；也不宜应用大剂量，可促使内源性组胺释放，使外周血管扩张导致血压下降。应密切观察疗效和呼吸抑制的不良反应。伴明显和持续低血压、休克、意识障碍、COPD 等患者禁忌使用。老年患者慎用或减量。药液不得与氨茶碱、巴比妥类药钠盐等碱性液同用，以免发生混浊甚至出现沉淀。

哌替啶用于心源性哮喘，有利于肺水肿的消除，极量一次 150mg，一日 600mg。静脉注射成人一次按体重以 0.3mg/kg 为限。室上性心动过速、颅脑损伤、颅内占位性病变、慢性阻塞性肺疾病、支气管哮喘、严重肺功能不全等禁用。严禁与单胺氧化酶抑制剂同用。

2. 支气管解痉剂

① 氨茶碱注射液　0.125～0.25g │ iv（10min），4～6h
　　5% 葡萄糖注射液　20mL　│ 后可重复一次

或　氨茶碱注射液　0.5g │ iv drip
　　5% 葡萄糖注射液　250mL │ [速度 0.25～0.5μg/(kg·h)]

② 二羟丙茶碱注射液　0.25～0.5g │
　　5% 葡萄糖注射液　20mL　　│ iv（速度 25～50mg/h）

【说明】 氨茶碱适用于支气管哮喘、喘息性支气管炎、阻塞性肺气肿等缓解喘息症状，也可用于急性心功能不全和心源性哮喘，并有一定的增强心肌收缩、扩张外周血管作用。成人常用量：静脉注射，一次 0.125～0.25g，一日 0.5～1g，注射时间不得短于 10min。静脉滴注，一次 0.25～0.5g，一日 0.5～1g，以 5%～10% 葡萄糖注射液稀释后缓慢静脉滴注。静脉给药极量：一次 0.5g，一日 1g。常见的不良反应为恶心、胃部不适、呕吐、食欲减退，也可见头痛、烦躁、易激动。当静脉滴注过快或茶碱血浓度超过 20μg/mL，可出现毒性反应，表现为心律失常、心率增快、头晕、血压剧降、肌肉颤动或癫痫。由于胃肠道受刺激，可见血性呕吐物或柏油样便。

茶碱与麻黄碱及其他拟交感胺类支气管扩张药合用疗效增加但毒性亦增强；茶碱与别嘌醇（大剂量）、西咪替丁、普萘洛尔及口服避孕药合用可使茶碱清除率降低，血清浓度增高；对于需用茶碱的患者，最好避免使用非选择性 β 受体阻滞药（如普萘洛尔），因它们的药理作用相互拮抗；茶碱与巴比妥类、卡马西平及其他肝微粒体酶诱导剂合用可加快茶碱的代谢和清除；与克林霉素、林可霉素及某些大环内酯类（红霉素、罗红霉素、克拉霉素）、喹诺酮类抗菌药（伊诺沙星、环丙沙星）合用时，可降低本品在肝脏的清除率，使血药浓度升高，甚至出现毒性反应，应在给药时调整本品的用量。

二羟丙茶碱副作用较少，此类药物不宜用于冠心病如急性心肌梗死或不稳定型心绞痛所致的急性心力衰竭患者，不可用于伴心动过速或心律失常的患者。

3. 利尿药

① 呋塞米 20～40mg iv 4h 后可重复一次

或 继 5～40mg/h 静脉泵入（总剂量在起初 6h 不超过 80mg，起初 24h 不超过 200mg）

② 托拉塞米 10～20mg iv st

③ 依那尼酸 25～50mg iv st

【说明】 利尿药适用于急性心力衰竭伴肺循环和（或）体循环明显淤血以及容量负荷过重的患者。有液体潴留证据的急性心力衰竭患者均应使用利尿药。作用于肾小管亨利袢的利尿药如呋塞米、托拉塞米、布美他尼静脉应用可以在短时间里迅速降低容量负荷，应列为首选。药物种类和用法应以静脉用利尿制剂为首选。首先静脉给予一个负荷量，静脉滴注比单独"弹丸"注射更有效。首选静脉用袢利尿剂，如呋塞米、托拉塞米、布美他尼，应及早应用。常用呋塞米，宜先静脉注射 20～40mg，之后可静脉滴注 5～40mg/h，其总剂量在起初 6h 不超过 80mg，起初 24h 不超过 160mg。亦可应用托拉塞米 10～20mg 静脉注射。如果平时使用袢利尿剂治疗，最初静脉剂量应不小于长期每日所用剂量。

注意事项：伴低血压（收缩压<90mmHg）、严重低钾血症或酸中毒患者不宜应用，且对利尿药反应甚差；大剂量和较长时间的应用可发生低血容量和低钾血症、低钠血症，且增加其他药物如 ACEI、ARB 或血管扩张剂引起低血压的可能性；应用过程中需监测患者症状、尿量、肾功能和电解质，根据患者症状和临床状态调整剂量和疗程，有低灌注表现的患者应在纠正后再使用利尿剂。

利尿剂反应不佳或抵抗的处理：

① 增加袢利尿剂剂量。

② 静脉推注联合持续静脉滴注：静脉持续和多次应用可避免因为袢利尿剂浓度下降引起的钠水重吸收。

③ 2 种及以上利尿剂联合使用。

④ 应用增加肾血流的药物，如小剂量多巴胺或重组人利钠肽。

⑤ 常规利尿剂治疗效果不佳，伴低钠血症可加用托伐普坦。

⑥ 超滤治疗或其他肾脏替代治疗。

4. 血管扩张药物（表 5-1）

收缩压是评估患者是否适宜应用此类药物的重要指标。收缩压>110mmHg 的患者通常可安全使用；收缩压在 90～110mmHg，应谨慎使用；收缩压<90mmHg，禁忌使用。有明显二尖瓣或主动

脉瓣狭窄的患者应慎用。射血分数保留的心力衰竭患者因对容量更加敏感,使用血管扩张药应谨慎。

表 5-1　急性心力衰竭常用血管扩张药及其剂量

药物	剂量	剂量调整与疗程	使用要点
硝酸甘油	初始剂量 5~10μg/min,最大剂量 200μg/min;紧急时舌下含服硝酸甘油片	每 5~10min 增加 5~10μg/min	
硝酸异山梨酯	初始剂量 1mg/h,最大剂量 5~10mg/h	逐渐增加剂量	
硝普钠	初始剂量 0.2~0.3μg/(kg·min),最大剂量 5μg/(kg·min)	每 5~10min 增加 5μg/min,疗程≤72h	适用于严重心力衰竭、后负荷增加以及伴肺淤血或肺水肿的患者,特别是高血压危象、急性主动脉瓣反流、急性二尖瓣反流和急性室间隔穿孔合并急性心力衰竭等需快速减轻后负荷的疾病。使用不应超过 72h,停药应逐渐减量,并加用口服血管扩张药,避免反跳
重组人脑利钠肽	负荷量 1.5~2μg/kg 或不用负荷量,继以 0.0075~0.01μg/(kg·min)维持	疗程一般 3d,根据血压调整剂量	具有多重药理作用,扩张静脉和动脉(包括冠状动脉),兼一定的促进钠排泄、利尿作用

① 硝普钠:起始剂量 10μg/min 静脉泵入,根据血压每 5min 调整用量,使收缩压维持在 100mmHg 左右,原有高血压患者收缩压降低幅度不得超过 80mmHg。

② 硝酸甘油注射液:起始剂量 5~10μg/min 静脉泵入,根据血压每 10min 调整 1 次,每次增加 5~10μg/min,以收缩压维持在 100mmHg 左右为度。维持量多为 50~100μg/min,但该药个体差

异大，故应根据具体情况而定。

【说明】　血管扩张药应用于急性心力衰竭早期阶段。主要作用机制为可降低左、右心室充盈压和全身血管阻力，也使收缩压降低，从而减轻心脏负荷，缓解呼吸困难。如舒张压在 60mmHg 以上，通常冠状动脉血流可维持正常。对于急性心力衰竭，包括合并急性冠状动脉综合征的患者，此类药在缓解肺淤血和肺水肿的同时不会影响心排血量，也不会增加心肌耗氧量。

硝酸酯类的缺点：迅速产生耐药性，其有效性仅维持 16～24h，在实际应用中过高或过低剂量均不满意。

硝普钠适用于严重心力衰竭、原有后负荷增加以及伴心源性休克患者，疗程不要超过 72h。由于其强效降压作用，应用过程中要密切监测血压、根据血压调整合适的维持剂量。停药应逐渐减量，并加用口服血管扩张剂，以避免反跳现象。

③ 重组人脑利钠肽（奈西立肽）：先给予负荷剂量，静脉缓慢推注，继以 $0.0075～0.01\mu g/(kg \cdot min)$ 静脉滴注；也可以不用负荷剂量而直接静脉滴注。疗程一般为 3 日，不超过 7 日。

【说明】　用于患有休息或轻微活动时呼吸困难的急性失代偿心力衰竭患者的静脉治疗。奈西立肽（nesiritide）扩张静脉和动脉，降低前、后负荷，并具有排钠和利尿、抑制 RAAS 和交感神经系统等作用，适用于急性失代偿性心力衰竭。

该药近几年刚应用于临床，属内源性激素物质，与人体内产生的 BNP 完全相同。其主要药理作用是扩张静脉和动脉（包括冠状动脉），从而减低前、后负荷，在无直接正性肌力作用情况下增加心排血量，故将其归类为血管扩张剂。实际该药并非单纯的血管扩张剂，而是一种兼具多重作用的治疗药物。其可以促进钠的排泄，有一定的利尿作用；还可抑制肾素血管紧张素醛固酮系统和较高神经系统，阻滞急性心力衰竭演变中的恶性循环，较硝酸甘油静脉制剂能够显著降低肺毛细血管楔压（PCWP），缓解患者的呼吸困难。

④ 乌拉地尔注射液　10～50mg　iv

继乌拉地尔注射液　　100mg

5%葡萄糖注射液或0.9%氯化钠注射液　　50mL　｜静脉泵入

【说明】　乌拉地尔选择性结合α肾上腺受体，扩张血管，降低外周阻力，减轻心脏后负荷，并降低肺毛细血管压，减轻肺水肿，也有利于改善冠状动脉供血。扩张静脉的作用大于动脉，并能降低肾血管阻力，还可激活中枢5-羟色胺1A受体，降低延髓心血管调节中枢交感神经冲动发放，且对心率无明显影响。

该药具有外周和中枢双重扩血管作用，可有效降低血管阻力，降低后负荷，增加心排血量，但不影响心率，从而减少心肌耗氧量。适用于高血压心脏病、缺血性心肌病（包括急性心肌梗死）和扩张型心肌病引起的急性左心衰竭；可用于心排血量降低、PCWP>18mmHg的患者。通常先缓慢静脉注射10～50mg，后静脉泵入，推荐初始速度为2mg/min，维持速度为9mg/h，以维持血压稳定。并根据血压和临床状况予以调整。

不推荐使用钙通道阻滞药治疗急性心力衰竭，禁忌使用地尔硫䓬、维拉帕米和二氢吡啶类。

5. 正性肌力药物

正性肌力药物适用于症状性低血压（收缩压<90mmHg）伴低心排和（或）组织器官低灌注的患者。

① 毛花苷C　0.2～0.4mg

0.9%氯化钠注射液　10mL　｜iv

【说明】　洋地黄类药物能轻度增加心排血量和降低左心室充盈压，对急性左心衰竭患者的治疗有一定帮助。洋地黄类药物的主要适应证是房颤伴快速心室率（>110次/min）的急性心力衰竭。急性心肌梗死后24h内应尽量避免使用。洋地黄类药物可轻度增加心排血量、降低左心室充盈压、减慢房室结传导和改善症状。

一般应用毛花苷C 0.2～0.4mg缓慢静脉注射，注射后10min起效，0.5～2h作用达高峰，24h总量可达0.8～1.2mg，维持量每天为0.2～0.4mg；也可应用毒毛花苷K 0.125～0.25mg稀释后静脉注射，5min起效，1h达高峰，24h总量可达0.5mg，维持量每

102

天 0.125～0.25mg。

② 非洋地黄类强心药，见表 5-2。

表 5-2　非洋地黄类强心药

类别	药物	剂量	剂量调整与疗程
β 受体激动剂	多巴酚	$<3\mu g/(kg \cdot min)$：激动多巴胺受体，扩张肾动脉； $3～5\mu g/(kg \cdot min)$：激动心脏 β_1 受体，正性肌力作用； $>5\mu g/(kg \cdot min)$：激动心脏 β_1 受体、外周血管 α 受体	小剂量起始，根据病情逐渐调节，最大剂量为 $20\mu g/(kg \cdot min)$，$>10\mu g/(kg \cdot min)$
	多巴酚丁胺	$2.5～10\mu g/(kg \cdot min)$ 维持	一般持续用药时间不超过 $3～7d$
磷酸二酯酶抑制剂	米力农	负荷量 $25～75\mu g/kg$ 静脉推注（$>10min$），继以 $0.375～0.75\mu g/(kg \cdot min)$ 静脉滴注	用药 $3～5d$

【说明】　此类药物适用于低心排血量综合征，如伴有症状性低血压或心排血量降低伴有循环淤血的患者，可缓解组织低灌注所致的症状，保证重要脏器的血流供应。血压较低和对血管扩张药物及利尿药不耐受或反应不佳的患者尤其有效。血压降低伴低心排血量或低灌注时应尽早使用，而当器官灌注恢复和（或）循环淤血减轻时则应尽快停用；药物的剂量和静脉滴注速度应根据患者的临床反应做调整，强调个体化的治疗；此类药可即刻改善急性心力衰竭患者的血流动力学和临床状态，但也有可能促进和诱发一些不良的病理生理反应，甚至导致心肌损伤和靶器官损害，必须警惕；血压正常又无器官和组织灌注不足的急性心力衰竭患者不宜使用。

非洋地黄类强心药包括 β 受体激动剂和磷酸二酯酶抑制药，前者通过兴奋 β_1 受体可增快心率、增加心肌收缩力、扩张冠状动脉，兴奋 β_2 受体可扩张周围动脉；后者通过抑制 cAMP 降解而升高心肌细胞内的 cAMP，升高心肌细胞内钙离子浓度而增加心肌收缩力，同时也有扩张血管作用，短期应用能改善血流动力学。主要适用于难治性心力衰竭、急性失代偿心力衰竭、心脏移植前的终末期心力衰竭。由于缺乏有效的证据，以及考虑到此类药物的毒性，对心力衰竭的患者不主张长期、间歇静脉滴注，因会增加病死率。

多巴胺：小到中等剂量多巴胺可通过降低外周阻力，增加肾血流量，增加心肌收缩力和心排血量而有利于改善症状。但大剂量可增加左心室后负荷和肺动脉压而对患者有害。一般从小剂量开始，逐渐增加剂量，短期应用。

多巴酚丁胺起始剂量同多巴胺，根据尿量和血流动力学监测结果调整，应注意其致心律失常的副作用。多巴酚丁胺短期应用可以缓解症状，但并无临床证据表明对降低病死率有益，使用时注意监测血压，常见不良反应有心律失常、心动过速，偶尔可因加重心肌缺血而出现胸痛。正在应用 β 受体阻滞药的患者不推荐应用多巴酚丁胺和多巴胺。

磷酸二酯酶抑制药米力农兼有正性肌力及降低外周血管阻力的作用，在扩血管利尿的基础上短时间应用米力农可能会取得较好的疗效。常见不良反应有低血压和心律失常。

③ 左西孟旦：0.025mg/mL 输液的配制方法为将 5mL 左西孟旦注射液与 500mL 5％葡萄糖注射液混合。0.05mg/mL 输液的配制方法为将 10mL 左西孟旦注射液与 500mL 5％葡萄糖注射液混合。负荷量 6～12μg/kg，10min 内静脉注射，随后 0.1μg/(kg·min) 静脉滴注，耐受者剂量增加至 0.2μg/(kg·min)。

【说明】 左西孟旦在欧美国家已应用近 10 年，已经被相关指南推荐为慢性心力衰竭急性失代偿和心肌梗死等所致急性心力衰竭的治疗药物。通过结合心肌细胞上的肌钙蛋白 C 而增强心肌收缩，并通过介导腺苷三磷酸敏感的钾通道，扩张冠状动脉和外周血管，改善顿抑心肌的功能，减轻缺血并纠正血流动力学紊乱，适用于无显著低血压或低血压倾向的急性左心衰竭患者。用于传统治疗（利尿剂、血管紧张素转换酶抑制剂和洋地黄类）疗效不佳，并且需要增加心肌收缩力的急性失代偿心力衰竭（ADHF）的短期治疗。在负荷剂量给药时以及持续给药开始 30～60min

内，密切观察患者的反应，如反应过度（低血压、心动过速），应将输注速率减至 $0.05\mu g/(kg \cdot min)$ 或停止给药。如初始剂量耐受性好且需要增强血流动力学效应，则输注速率可增至 $0.2\mu g/(kg \cdot min)$。对处于急性失代偿期的严重慢性心力衰竭患者，持续给药时间通常为24h。临床中最常见的不良反应是头痛、低血压和室性心动过速。

禁忌证：显著影响心室充盈或/和射血功能的机械性阻塞性疾病；严重的肝、肾（肌酸酐清除率＜30mL/min）功能损伤的患者；严重低血压和心动过速患者；有尖端扭转型室性心动过速（TdP）病史的患者。

(三) 急性右心衰竭的治疗

1. 右心室梗死伴急性右心衰竭

① 扩容治疗：如存在心源性休克，在检测中心静脉压的基础上首要治疗是大量补液，可应用706代血浆、低分子右旋糖酐或0.9%氯化钠注射液20mL/min静脉滴注，直至PCWP上升至15～18mmHg，血压回升和低灌注症状改善。24h的输液量3500～5000mL。对于充分扩容而血压仍低者，可给予多巴酚丁胺或多巴胺。如在补液过程中出现左心衰竭，应立即停止补液。此时若动脉血压不低，可小心给予血管扩张药。

② 禁用利尿药、吗啡和硝酸甘油等血管扩张剂，以避免进一步降低右心室充盈压。

③ 如右心室梗死同时合并广泛左心室梗死，则不宜盲目扩容，防止造成急性肺水肿。如存在严重左心室功能障碍和PCWP升高，不宜使用硝普钠，应考虑主动脉内球囊反搏（IABP）治疗。

2. 急性大块肺栓塞所致急性右心衰竭

① 止痛：吗啡或哌替啶。

② 吸氧：鼻导管或面罩给氧6～8L/min。

③ 溶栓治疗：常用尿激酶或人重组组织型纤溶酶原激活剂。停药后应继续肝素治疗。用药期间监测凝血酶原时间，使之延长至

正常对照的 1.5～2.0 倍。持续静脉滴注 5～7 天，停药后改用华法林口服数月。

④ 经内科治疗无效的危重患者（如休克），若经肺动脉造影证实为肺总动脉或其较大分支内栓塞，可做介入治疗，必要时可在体外循环下紧急早期切开肺动脉摘除栓子。

3. 右侧心瓣膜病所致急性右心衰竭

主要应用利尿药，以减轻水肿；但要防止过度利尿造成心排血量减少。此外，对基础心脏病如肺动脉高压、肺动脉狭窄以及合并肺动脉瓣或三尖瓣关闭不全、感染性心内膜炎等，按相应的指南予以治疗。肺源性心脏病合并的心力衰竭属右心衰竭，其急性加重可视为一种特殊类型的急性右心衰竭，亦应按该病的相应指南治疗。

（四）非药物治疗

1. 主动脉内球囊反搏（IABP）

临床研究表明，这是一种有效改善心肌灌注同时又降低心肌耗氧量和增加心排血量的治疗手段。

（1）适应证：急性心肌梗死或严重心肌缺血并发心源性休克，且不能由药物治疗纠正；伴血流动力学障碍的严重冠心病（如急性心肌梗死伴机械并发症）；心肌缺血伴顽固性肺水肿。

（2）禁忌证：存在严重的外周血管疾病；主动脉瘤；主动脉瓣关闭不全；活动性出血或其他抗凝禁忌证；严重血小板缺乏。

绝大多数经股动脉置入：

（1）在无菌操作下，穿刺股动脉，送入导丝，经血管扩张器扩张后送入鞘管。

（2）将气囊导管中心腔穿过导丝，经鞘管缓慢送至左锁骨下动脉开口远端 1～2cm 处（气管隆突水平），撤出导丝。

（3）固定鞘管和气囊导管，经三通接头将导管体外端连接反搏仪，调整各种参数后开始反搏。

（4）采用无鞘气囊导管时，先用血管扩张器扩张血管，再用止血钳扩张皮下组织，经导丝直接送入气囊导管。

IABP泵工作期间需要监测血压、心率、尿量、同侧下肢血运、出凝血时间、红细胞和血小板数量等相关指标。

IABP的撤除：急性心力衰竭患者的血流动力学稳定后可撤除IABP，撤除的参考指征为：心脏排血指数$>2.5L/(min \cdot m^2)$；尿量$>1mL/(kg \cdot h)$；血管活性药物用量逐渐减少，而同时血压恢复较好；呼吸稳定，动脉血气分析各项指标正常；降低反搏频率时，血流动力学参数仍然稳定。

2. 机械通气

急性心力衰竭患者行机械通气的指征：出现心跳呼吸骤停而进行心肺复苏时；合并Ⅰ型或Ⅱ型呼吸衰竭。

机械通气的方式有下列两种：

① 无创呼吸机辅助通气，这是一种无须气管插管、经口/鼻面罩给患者供氧、由患者自主呼吸触发的机械通气治疗。

② 气管插管和人工机械通气应用指征为心肺复苏时、严重呼吸衰竭经常规治疗不能改善者，尤其是出现明显呼吸性和代谢性酸中毒并影响到意识状态的患者。

3. 血液净化治疗

此法不仅可维持水、电解质和酸碱平衡，稳定内环境，还可清除尿毒症毒素（肌酐、尿素、尿酸等）、细胞因子、炎症介质以及心脏抑制因子等。治疗中的物质交换可通过血液滤过（超滤）、血液透析、连续血液净化和血液灌流等来完成。

适应证：本法对急性心力衰竭有益，但并非常规应用的手段。出现下列情况之一可以考虑采用：

① 高容量负荷如肺水肿或严重的外周组织水肿，且对襻利尿药和噻嗪类利尿药抵抗；

② 低钠血症（血钠$<110mmol/L$）且有相应的临床症状如意识障碍、肌张力减退、腱反射减弱或消失、呕吐以及肺水肿等，在上述两种情况应用单纯血液滤过即可；

③ 肾功能进行性减退，血肌酐$>500\mu mol/L$或符合急性血液

透析指征的其他情况。

4. 心室机械辅助装置

急性心力衰竭经常规药物治疗无明显改善时，有条件的可应用此种技术。此类装置有体外模式人工肺氧合器、心室辅助泵（如可置入式电动左心辅助泵、全人工心脏）。根据急性心力衰竭的不同类型，可选择应用心室辅助装置。

5. 体外膜肺氧合（ECMO）

在心脏不能维持全身灌注或肺不能进行充分气体交换时提供体外心肺功能支持。急性心力衰竭时可替代心脏功能，使心脏有充分的时间恢复，可作为心脏移植过渡治疗。

6. 外科手术

冠心病、心瓣膜疾病、急性 A 型主动脉夹层、主动脉窦瘤破裂、心脏内肿瘤或血栓（左心房黏液瘤或血栓以及肺动脉栓塞）等若有适应证或手术指征可以手术。

第二节　慢性心力衰竭

慢性心力衰竭（CHF）是指心脏由于收缩和舒张功能严重低下或负荷过重，使泵血明显减少，不能满足全身代谢需要而产生的临床综合征，包括动脉供血不足和静脉系统淤血甚至水肿，伴有神经内分泌系统激活的表现。CHF 是各种病因所致心脏疾病的终末阶段，也是最主要的死亡原因。随着人口老龄化，CHF 发病率逐年增高，年存活率与恶性肿瘤相仿，已成为主要的公共卫生问题。据推算，中国慢性心力衰竭患者超过 1000 万例。

一、病史采集

（1）现病史：应该重点询问患者是否有呼吸困难，运动受限及运动受限的原因，应仔细询问在日常生活中出现的症状、程度和持续时间。如果患者呼吸困难症状不明显，考虑有右心衰竭的可能时，应多询问体循环淤血的症状，如上腹部是否有胀满、食欲不振、恶心、呕吐、尿少、夜尿等，还应询问患者有无疲劳或肢体沉重等，注意询问患者是否有过下肢水肿，如有则询问患者水肿的出现时间，减轻的时间等情况。

（2）过去史：既往有无类似发作史、高血压、冠心病、心肌炎、心肌病、心包疾病、瓣膜病、先心病、肺动脉高压病史，若有则询问诊治过程。为寻找基础病因提供线索。同时应该寻找肺脏病史，因肺病也可以引起运动耐力的下降。有无药物、食物过敏史等。

（3）个人史：是否有吸烟、饮酒史，若有应询问量和时间。

（4）家族史：家族中有无冠心病、高血压、心肌病患者。

二、查体

（1）左心衰竭

① 视诊：患者活动后出现呼吸增快、发绀；

② 触诊：心尖搏动向下移位，严重时交替脉；

③ 叩诊：心界扩大；

④ 听诊：心尖部可以闻及舒张期奔马律，肺动脉瓣听诊区第二心音亢进，两肺底有不同程度的对称性湿啰音，也可伴有哮鸣音；

⑤ 原发的心脏体征。

（2）右心衰竭

① 视诊：有颈静脉充盈或怒张，出现对称性、凹陷性水肿；

② 触诊：肝肿大和压痛，肝颈静脉反流征阳性，下肢或腰背部凹陷性水肿；

③ 叩诊：心界扩大，可有胸腔积液（多位于右侧）和腹腔积液；

④ 听诊：胸骨左缘第3、4、5肋间或可听到右心室舒张期奔马律，三尖瓣区可有收缩期吹风样杂音，吸气时明显；

⑤ 原发的心脏体征。

（3）全心衰竭：左心衰竭继发右心衰竭而形成全心衰竭。当右心衰竭出现后，肺淤血症状反而减轻，扩张型心肌病等左、右心室同时衰竭者肺淤血征不严重，主要表现为左心衰竭心排血量减少的相关症状和体征。

三、辅助检查

（一）实验室检查

（1）利钠肽：是心力衰竭诊断、患者管理、临床事件风险评估中的重要指标，临床上常用 BNP 及 NT-proBNP。未经治疗者若利钠肽水平正常可基本排除心力衰竭诊断，已接受治疗者利钠肽水平高则提示预后差，但其特异性不高。

（2）肌钙蛋白：严重心力衰竭或心力衰竭代偿期患者肌钙蛋白可轻微升高，但心力衰竭患者检测肌钙蛋白更重要目的是明确是否存在急性冠脉综合征。

（3）常规检查：包括血常规、尿常规、肝肾功能、血糖、血脂、电解质、血气分析等。

（二）心电图

了解是否有心肌的肥厚、心肌劳损等，以及有无心肌缺血、心肌梗死、心律失常等心力衰竭的原因和诱因。

（三）影像学检查

（1）X 线检查：对判断原有的心脏病和心力衰竭的早期诊断和预后都有重要的意义。

（2）心脏彩色超声心动图：更准确的评价心腔大小、瓣膜结构与功能，方便快捷地评估心功能。

① 收缩功能：正常情况下射血分数（EF 值）EF＞50％；

② 舒张功能：正常人 E/A 值＞1.2，舒张功能不全 E/A 值＜1.2。

（3）心脏磁共振（CMR）：能评价左右心室容积、心功能、节段性室壁运动、心肌厚度、心脏肿瘤、瓣膜、先天性畸形及心包疾病等。因其精确度及可重复性而成为评价心室容积、室壁运动的金标准。

（4）冠状动脉造影：对于拟诊冠心病或有心肌缺血症状、心电图或负荷试验有心肌缺血表现者，可行冠脉造影明确病因诊断。

（5）放射性核素检查：判断心腔大小；计算 EF 值；通过记录放射活性-时间曲线计算左心室最大充盈速率反映心脏舒张功能。

（四）有创性血流动力学检查

（1）Swan-Ganz 导管：计算心脏指数（CI）及肺小动脉楔压（PCWP）。

（2）PiCCO：估测血容量、外周血管阻力、全心排血量等指标，指导容量管理。

（五）心-肺运动试验

仅适用于慢性稳定性心力衰竭患者，在评估心功能并判断心脏移植的可行性方面切实有效。

（1）最大耗氧量 $VO_2 max$：正常＞20mL/（min·kg），轻至中度心功能受损时为 16～20mL/（min·kg），中至重度受损时为 10～15mL/（min·kg），极重度受损时＜10mL/（min·kg）。

（2）无氧阈值：即呼气中 CO_2 的增长超过了氧耗量的增长，标志着无氧代谢的出现，以开始出现两者增加不成比例时的氧耗量为代表值，此值越低说明心功能越差。

四、诊断及鉴别诊断

（一）诊断

综合病史、症状、体征及辅助检查作出诊断，包括病因学诊断、判断原发病、心功能评价（图 5-2）。

预后评价：LVEF 降低、NYHA 分级恶化、低钠血症、$VO_2 max$ 降低、血细胞比容下降、QRS 波增宽、持续性低血压、心动过速、肾功能不全、传统治疗不能耐受、顽固性高容量负荷、

BNP明显升高等均为心力衰竭高风险及再入院率、病死率的预测因子。

（二）舒张性与收缩性心力衰竭的鉴别（表5-3）

表5-3 舒张性心力衰竭与收缩性心力衰竭的特点

特点	舒张性心力衰竭	收缩性心力衰竭
临床特点		
症状（如呼吸困难）	有	有
充血状态（如水肿）	有	有
神经内分泌激活	有	有
左心室结构和功能		
射血分数	正常	降低
左心室质量	增加	增加
相对室壁厚度	增加	增加
舒张末容积	正常	增加
舒张末压	增加	增加
左心房	增大	增大
运动		
运动能力	降低	降低
心排出量变化	降低	降低
舒张末压	增加	增加

（三）心功能分级

（1）纽约心脏病协会（NYHA）心功能分级标准

Ⅰ级：体力活动不受限制，日常活动不引起乏力、心悸、呼吸困难或心绞痛发作。

Ⅱ级：体力活动轻度受限，休息时无症状，日常活动即引起乏力、心悸、呼吸困难或心绞痛发作。

Ⅲ级：体力活动明显受限，休息时无症状，轻于日常活动即引起上述症状。

Ⅳ级：不能从事任何体力活动，休息时亦有症状，体力活动后加重。

（2）Killip 分级：只适用 AMI 的心力衰竭（表 5-4）。

表 5-4　Killip 分级

	Killip 分级	临床程度分级
Ⅰ级	无心力衰竭的临床症状与体征	皮肤干暖,肺部无啰音
Ⅱ级	有心力衰竭的临床症状与体征。肺部 50%以下肺野湿性啰音,心脏第三心音奔马律,肺静脉高压,胸片见肺淤血	皮肤湿暖,肺部啰音
Ⅲ级	严重的心力衰竭临床症状与体征。严重肺水肿,肺部 50%以上肺野湿性啰音	皮肤干冷,肺部啰音早期末梢循环障碍组织脏器灌注不足
Ⅳ级	心源性休克	皮肤湿冷,肺部啰音心源性休克或前兆

（3）6min 步行试验

重度心功能不全：6min 步行距离<150m。

中度心功能不全：6min 步行距离 150～450m。

轻度心功能不全：6min 步行距离>450m。

（四）心力衰竭分期

A 期（前心力衰竭阶段）：仅有心力衰竭高危因素。

B 期（前临床心力衰竭阶段）：出现结构改变，无临床症状。

C 期（临床心力衰竭阶段）：出现临床症状。

D 期（难治性终末期心力衰竭阶段）：内科治疗后休息时仍有症状。

（五）鉴别诊断

（1）支气管哮喘：该病以年轻者居多，常有多年病史，查体心脏正常，双肺可以闻及哮鸣音，胸部 X 线肺野清晰、心脏正常。

（2）心包积液、缩窄性心包炎所致肝大、下肢水肿：根据病史、心脏及周围血管体征及超声心动图可以鉴别。

（3）肝硬化腹水伴下肢水肿与右心室衰竭鉴别：基础病有助鉴别，且仅有心源性肝硬化才有颈静脉怒张。

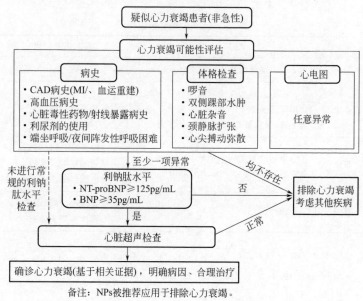

图 5-2　非急性心力衰竭诊断流程

五、治疗

慢性 HFrEF 患者的治疗流程见图 5-3。

（一）治疗目的和一般治疗

在心力衰竭治疗前，首先对患者的心功能应该有一个正确的判断和评价，对患者进行日常生活和其他体力活动能力的初始及进展评估，进行血常规、电解质、血糖、血脂、肾功能的检测及其他相关辅助检查进一步了解病情。对有症状的心力衰竭期患者，治疗的首要目的是逆转和阻止心室重塑的进程，延缓病情发展，其次是提高运动耐量，改善症状，提高生活质量，降低致残率和住院率，降

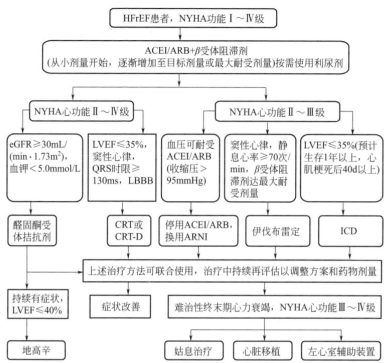

注　HFrEF：射血分数降低的心力衰竭。NYHA：纽约心脏协会。ACEI：血管紧张素转化酶抑制剂。ARB：血管紧张素Ⅱ受体阻滞剂。eGFR：估算的肾小球滤过率。LVEF：左心室射血分数。LBBB：左束支传导阻滞。CRT：心脏再同步治疗。CRT-D：具有心脏转复除颤功能的CRT。ARNI：血管紧张素受体脑啡肽酶抑制剂。ICD：植入式心律转复除颤器；1mmHg=0.133kPa

图 5-3　慢性 HFrEF 患者的治疗流程

低病死率。

通过入院检查发现心力衰竭的基本病因和诱因，给予去除或缓解。改善不良生活方式，低盐低脂饮食，重度心力衰竭者，应该限制入水量，称体重以早期发现液体潴留。应鼓励做动态运动，以避免去适应状态，心力衰竭稳定者，可进行症状限制性有氧运动。

（二）药物治疗处方

慢性 HFrEF 的药物治疗见图 5-4。

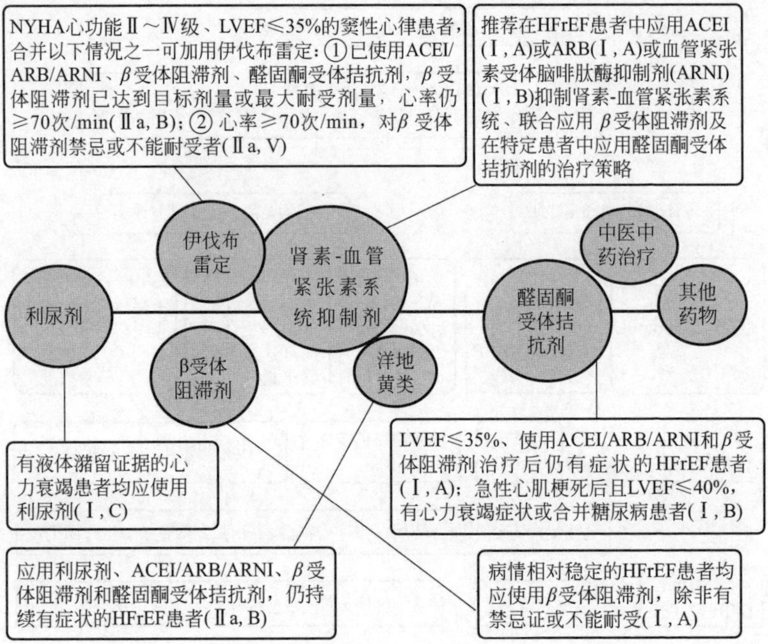
NYHA心功能Ⅱ～Ⅳ级、LVEF≤35%的窦性心律患者，合并以下情况之一可加用伊伐布雷定：①已使用ACEI/ARB/ARNI、β受体阻滞剂、醛固酮受体拮抗剂，β受体阻滞剂已达到目标剂量或最大耐受剂量，心率仍≥70次/min(Ⅱa, B)；②心率≥70次/min，对β受体阻滞剂禁忌或不能耐受者(Ⅱa, V)
推荐在HFrEF患者中应用ACEI(Ⅰ, A)或ARB(Ⅰ, A)或血管紧张素受体脑啡肽酶抑制剂(ARNI)(Ⅰ, B)抑制肾素-血管紧张素系统、联合应用β受体阻滞剂及在特定患者中应用醛固酮受体拮抗剂的治疗策略
伊伐布雷定
肾素-血管紧张素系统抑制剂
中医中药治疗
利尿剂
醛固酮受体拮抗剂
其他药物
β受体阻滞剂
洋地黄类
有液体潴留证据的心力衰竭患者均应使用利尿剂(Ⅰ, C)
LVEF≤35%、使用ACEI/ARB/ARNI和β受体阻滞剂治疗后仍有症状的HFrEF患者(Ⅰ, A)；急性心肌梗死后且LVEF≤40%，有心力衰竭症状或合并糖尿病患者(Ⅰ, B)
应用利尿剂、ACEI/ARB/ARNI、β受体阻滞剂和醛固酮受体拮抗剂，仍持续有症状的HFrEF患者(Ⅱa, B)
病情相对稳定的HFrEF患者均应使用β受体阻滞剂，除非有禁忌证或不能耐受(Ⅰ, A)

图 5-4　慢性 HFrEF 药物治疗

1. 利尿药

① 氢氯噻嗪　12.5～25mg　po　qd 或 bid

② 呋塞米　20～40mg　po　qd

或呋塞米注射液　20～120mg　iv　qd 或 bid

③ 托伐普坦　15mg　qd　po

【说明】 利尿药是有液体潴留心力衰竭患者治疗策略的重要组成部分，所有心力衰竭患者有液体潴留的证据或原先有过液体潴留者，先给予利尿药能更快地缓解心力衰竭的症状，使肺水肿和外周水肿在数小时或数天内消退，相反，洋地黄、ACEI/ARB/ARNI 或 β 受体阻滞剂可能需要数周或数月显效，合理应用利尿药是治疗心力衰竭取得成功的关键之一。因此利尿药应当适用所有体液潴留患者，利尿药应当与 ACEI/ARB/ARNI 或 β 受体阻滞剂合用。

利尿药能减轻或消除体、肺循环淤血或水肿，降低前负荷，适用于有症状的心力衰竭患者，可以减轻症状但不能改善预后，NYHA心功能Ⅰ级、无水肿症状的心力衰竭患者不必应用，以免血容量降低、心排血量减少而激活神经内分泌，亦不能将利尿药作为单一治疗，此外利尿药尽量和ACEI/ARB/ARNI类合用，以免使心力衰竭恶化。利尿药应用的主要目的是控制心力衰竭患者的液体潴留，一旦水肿消退，体重恒定，即可用最小剂量维持，长期维持期间，仍根据液体潴留情况随时调整剂量，每日体重变化是最可靠的监测治疗效果和调整剂量的指标，有明显的液体潴留伴有肾功能受损时宜选用袢利尿药，呋塞米的剂量与效应呈线性关系，故剂量可不受限制，有严重的心力衰竭或晚期心力衰竭患者由于胃肠道淤血水肿，肾血流量和肾功能减退时要静脉给予利尿药，或联合应用。袢利尿药适用大多数心力衰竭患者，而噻嗪类更适用于合并高血压、轻度水钠潴留的心力衰竭患者。

托伐普坦通过结合V2受体减少水的重吸收，不增加排钠，可用于治疗伴有低钠血症的心力衰竭。通常的起始剂量是15mg，每日1次，餐前餐后服药均可。服药至少24h以后，可将服用剂量增加到30mg，每日1次。根据血清钠浓度，最大可增加至60mg，每日1次。在初次服药和增加剂量期间，要经常检测血清电解质和血容量的变化情况，应避免在治疗最初的24h内限制液体摄入。

长期应用利尿药最常见的副作用是电解质的紊乱、低血压、氮质血症、神经内分泌激化等。特别是低血钾，应注意监测，并且合用排钾与保钾利尿药，保钾利尿药和ACEI类亦导致高血钾的发生。

口服利尿药出现抵抗时，常有心力衰竭恶化、肾小球滤过率降低、有效血容量减少，钠重吸收部位的重新分布等，可改用静脉应用，如呋塞米持续静脉滴注（1～5mg/天），或2种或2种以上利尿药合用，也可以应用增加肾血流量的药物，如短期应用小剂量的多巴胺或多巴酚丁胺 $[2\sim5\mu g/(kg\cdot min)]$

2. ACEI 或 ARB 类

① 卡托普利　12.5～50mg　po　tid

② 依那普利　2.5～10mg　po　qd

③ 培哚普利　2～12mg　po　qd

④ 氯沙坦　25～50mg　po　qd

⑤ 坎地沙坦　4～16mg　po　qd

【说明】　随着循证医学的研究进展，创立了以调控神经内分泌紊乱为基础的心力衰竭治疗新模式。ACEI 类通过抑制 RAS 和提高缓激肽水平，扩张小动脉及静脉，抑制醛固酮生成，减轻心脏的前、后负荷，逆转心室肥厚，延缓心室重塑而治疗心力衰竭，所有收缩性心功能不全（LVEF＜40%）的患者均可应用，包括无症状的左心室收缩功能不全亦可应用，以预防和延缓心力衰竭的发生，除非有 ACEI 的禁忌证或不能耐受。其疗效在数周或数月后才出现，即使症状未见改善，仍可降低疾病进展的危险性，适宜慢性心力衰竭的长期治疗，只有长期应用才能降低病死率，不应用于心力衰竭的抢救治疗。

ACEI 类应用的基本原则是从小剂量开始，逐渐增加剂量，一般 3～7 天剂量倍增一次，起始治疗后 1～2 周内应监测肾功能和血钾，直到达目标剂量和最大耐受量，治疗前应该注意使利尿药维持在合适剂量，因液体潴留可以减弱 ACEI 类的疗效，而容量不足又可加剧 ACEI 的不良反应。禁忌证参照高血压的药物治疗。

ARB 类与 ACEI 类同属神经内分泌拮抗药，理论上讲 ARB 能降压、利尿排钠、降低冠状动脉阻力、减轻左心室肥厚、改善内皮功能、减少微蛋白尿，ARB 对缓激肽的代谢无影响，因此不能提高缓激肽浓度发挥可能对心力衰竭有利的作用，但也不会产生可能与之有关的咳嗽、低血压等，应用 ARB 类治疗心力衰竭希望疗效至少等同于 ACEI 类，而不良反应更少，但已应用 ACEI 类和能耐受 ACEI 类的患者不宜用 ARB 取代，可应用于对 ACEI 类不能耐受的患者。使用 ARB 需注意的问题同 ACEI 一样，开始用药 1～2 周复查血压、肾功能和血钾。

对于病情稳定患者，在 ACEI 或 ARB 达到靶剂量前可加 β 受体阻滞药。

3. β 受体阻滞药

① 酒石酸美托洛尔片　12.5～100mg　po　qd 或 bid

　琥珀酸美托洛尔缓释片（47.5mg/片），0.5～4 片　po　qd

② 比索洛尔　1.25～10mg　po　qd

③ 卡维地洛　3.125～50mg　po　qd

【说明】　心力衰竭治疗模式的转变之一是从短期的血流动力学/药理学转为长期的、修复的策略，目的是改变衰竭心脏的生物学性质，β 受体阻滞药成功地应用于慢性心力衰竭的治疗，从心力衰竭的禁忌证转而成为常规治疗的一部分。β 受体阻滞药可减轻儿茶酚胺对心肌的毒性，上调 β 受体数量，增加心肌收缩反应性，改善舒张功能；减少心肌细胞 Ca^{2+} 内流，减少心肌耗氧量；减慢心率、控制心律失常；延缓和逆转肾上腺素介导的心肌重塑。所有 NYHA 心功能Ⅱ、Ⅲ级患者，LVEF＜40％，病情稳定者，均必须应用 β 受体阻滞药，除非有禁忌证。症状改善常在治疗后 2～3 月才出现，即使症状改善不明显，亦能防治疾病的进程，不良反应常发生于疾病的早期，一般不妨碍长期用药，不能应用抢救心力衰竭患者。

应用时从低剂量开始，如果患者能耐受，可每隔 2～4 周将剂量加倍；起始治疗和治疗期间患者体重恒定，无明显液体潴留，利尿药已经维持在最合适的剂量；治疗应该个体化，清醒时心率不宜＜55 次/min；治疗心力衰竭的剂量，并不按患者治疗的反应来定，应增加到事先设定的靶剂量或达到最大耐受量；一旦达到目标剂量或最大耐受量后，长期维持，避免突然撤药，防病情恶化；如果在应用期间，心力衰竭轻或中度加重，首先调整利尿药和 ACEI 剂量，以达到临床稳定；如需静脉应用正性肌力药物时，磷酸二酯酶抑制药较 β 受体激动剂更为合适，因为后者的作用可被 β 受体阻滞药所拮抗。长期使用 β 受体阻滞药患者可以出现体液潴留，可以通过增加利尿药而继续使用。

应用时注意如下事项：

① 低血压：一般在首剂或加量的 24～48h 内发生。可将 ACEI 减量或血管扩张剂减量或与 β 受体阻滞药在每日不同时间应用，一般情况下不主张将利尿药减量，因恐引起液体潴留，除非上述措施无效。

② 液体潴留与心力衰竭恶化：常在起始治疗 3～5 天后体重增加，如不处理，1～2 周后常致心力衰竭恶化，因此应该了解患者体重，如果增加，应立即增加利尿药用量，直至恢复到治疗前水平。

美托洛尔的副作用有心率减慢、传导阻滞、血压降低、心力衰竭加重、外周血管痉挛导致的四肢冰冷或脉搏不能触及、雷诺症。疲乏和眩晕占 10%，抑郁占 5%，其他有头痛、多梦、失眠等；偶见幻觉；恶心、胃痛、便秘＜1%，腹泻占 5%，但不严重，很少影响用药。气急、关节痛、瘙痒、腹膜后腔纤维变性、听觉障碍、眼痛等。禁忌证：在休克、房室传导障碍（二度和三度房室传导阻滞）、病窦综合征、窦房传导阻滞、心动过缓（50/分以下）、血压过低、支气管哮喘及外周循环障碍晚期禁用。若患者同时还使用交感神经节阻断剂、其他 β 受体阻滞药（如滴眼剂）或单胺氧化酶（MAO）抑制药，则必须严密监视患者情况。若计划终止与可乐定的联合用药，必须注意 β 受体阻滞药的撤除应比可乐定的撤除提前几天。美托洛尔与维拉帕米和二氢吡啶类钙通道阻滞药合用，可能会增加负性变力和变时作用，服用 β 受体阻滞药的患者，不可静脉注射维拉帕米类的钙通道阻滞药。β 受体阻滞药会增加抗心律失常药（奎尼丁类和胺碘酮）的负性变力和负性变传导作用。利福平会降低美托洛尔的血药浓度，西咪替丁、乙醇、肼屈嗪和选择性的 5-羟色胺重摄取抑制药（SSRIs），如帕罗西汀、氟西汀和舍曲林会升高美托洛尔的血药浓度。在某些情况下，使用 β 受体阻滞药的患者使用肾上腺素，心脏选择性 β 受体阻滞药对血压控制的影响比非选择的 β 受体阻滞药小很多。接受 β 受体阻滞药治疗的患者，其口服降糖药的剂量必须调整。

比索洛尔在休克、房室传导障碍（二度和三度房室传导阻滞）、病窦综合征、窦房传导阻滞、心动过缓（50/分以下）、血压过低、支气管哮喘及外周循环障碍晚期禁用。有肾上腺瘤（嗜铬细胞瘤）时，仅在使用 α-受体阻滞剂后方能服用本品。本品与利血平、甲基多巴、氯压定或氯苯醋胺咪联用可减慢心率。与利血平联用时，需在本药停用几天之后才能停用利血平。与心痛定联用能增强本品的抗高血压效果。与异搏停或硫氮酮类钙通道阻滞药或其他抗心律失常药共同使用时，需对患者监护，因可致低血压、心动过缓及其他。

临床研究表明卡维地洛可显著降低慢性心力衰竭患者的总病死率、猝死率及心血管事件病死率，且耐受性良好，此外该药可改善糖耐量，降低胰岛素水平，增加胰岛素的敏感性，降低甘油三酯和 LDL-C 及增加 HDL-C 水平，减少蛋白尿和增加肾血流量等，故推荐为治疗慢性心力衰竭和高血压的一线药物。

4. 血管扩张剂

① 硝酸异山梨酯　5～10mg　po　tid

② 单硝酸异山梨酯　20mg　po　bid

③ 哌唑嗪　1～6mg　po　tid

【说明】　血管扩张剂通过减轻前或（和）后负荷来改善心力衰竭患者血流动力学，减轻淤血症状，改善心功能，但同时激活交感神经系统和 RAS，长期应用可以加重心室重塑，因此不宜在慢性心力衰竭中常规长期应用，主要应用于慢性心力衰竭急性失代偿期和急性心力衰竭的治疗，尤其合并心绞痛和高血压患者。

硝酸盐类药物治疗可以减少夜间和劳力性呼吸困难，改善运动耐量。共同副作用是头痛和低血压，注意在停用静脉用药时，增加口服剂量。静脉用药参见本章第一节。

哌唑嗪为选择性突触后 α_1 受体阻滞药，可松弛血管平滑肌，扩张周围血管，降低周围血管阻力，降低血压，扩张动脉和静脉，降低心脏前负荷与后负荷，使左心室舒张末压下降，改善心功能，治疗心力衰竭起效快，1h 达高峰，持续 6h。本品可引起晕厥，如果将首次剂量改为 0.5mg，临睡前服用，可防止或减轻这种不良反应；在给本药前一天停止使用利尿药，也可减轻"首次现象"。眩晕和嗜睡可发生在首次服药后，其他不良反应如下：呕吐、腹泻、便秘、水肿、体位性低血压、晕厥、头晕、抑郁、易激动、皮疹、瘙痒、尿频、视物模糊、巩膜充血、鼻塞、鼻出血等。与钙通道阻滞药同用，降压作用加强，剂量须适当调整。与其他降压药或利尿药同用，也须同样注意。与噻嗪类利尿药或 β 阻滞药合用，使降压作用加强而水钠潴留可能减轻，合用时应调节剂量以求每一种药物的最小有效剂量。与非甾体类抗炎镇痛药同用，尤其与吲哚美辛同用，可使本品的降压作用减弱。与拟交感类药物同用，本品的降压作用减弱。

其他如 CCB 类一般不主张用于收缩性心力衰竭患者，考虑到用药的安全性，即使用于治疗心绞痛或高血压，大多数的心力衰竭患者应避免用大多数的钙通道阻滞药，但是长效的非洛地平和氨氯地平是安全的，可以应用于心绞痛伴心力衰竭者。

5. 洋地黄类正性肌力药物

洋地黄类正性肌力药物用法见表 5-5。

表 5-5　洋地黄类正性肌力药物用法及用量

药物种类	口服	静脉
地高辛	常规：0.125～0.25mg/天 小剂量：0.0625mg/天或者 0.125mg 隔日用药	0.25mg，5％葡萄糖注射液稀释后缓慢注射，每日不超过 1mg
毛花苷 C	—	0.2～0.4mg 缓慢静脉注射，2～4h 后可再用 0.2mg，每日总量 0.8～1.2mg
洋地黄毒苷	每日 0.05～0.1mg	—
毒毛花苷 K	—	首剂 0.125～0.25mg，2h 后可再用 0.125～0.25mg，总量每天 0.25～0.5mg

【说明】　正性肌力药物可以增加心肌收缩力，提高心排血量，

122

分为洋地黄类和非强心苷类，洋地黄是传统的正性肌力药物，正性肌力虽弱，但不产生耐药性，是正性肌力药中的能保持 LVEF 持续增加的药物。慢性心力衰竭使用的洋地黄类多为地高辛，其是一种有效、安全、方便的治疗药物，能改善收缩性心力衰竭的临床状况，且不增加心力衰竭患者的病死率。

使用方法：可采用开始即给予维持量给药方法，即维持量疗法，地高辛每天 0.125～0.25mg，常用 0.25mg，5～7 天后可达稳定的治疗浓度，病情较重者可先用速效药物静脉注射，以后改为口服维持，70 岁以上或肾功能减退者减量应用或隔日一次，对已经开始 ACEI 或 β 受体阻滞药治疗，但症状改善欠佳，应该尽早使用地高辛，如果使用 ACEI 或 β 受体阻滞药治疗反应良好，并足以控制症状，此时可以停用地高辛。治疗慢性心力衰竭时很少需要大剂量使用地高辛，不需要在起始治疗时使用负荷量。对慢性心力衰竭急性加重、有快速心室率的心房纤颤患者，可以毛花苷 C 稀释后静脉注射。

适应证：适用于中、重度收缩性心力衰竭，对轻度者疗效不肯定，对伴有心房纤颤而心室率快速的患者特别有效；在利尿药、ACEI（或 ARB）和 β 受体阻滞药治疗过程中持续有心力衰竭症状的患者考虑加用地高辛，在心力衰竭合并慢性房颤患者中，常规服用地高辛。

临床研究表明，经 1～3 个月的地高辛治疗，可改善心力衰竭患者的症状，提高生活质量，增强心功能和运动耐量，无论是窦性心律还是心房颤动，缺血性还是非缺血性心肌病，是否合并使用 ACEI 剂，均可受益。

禁忌证：窦房传导阻滞、二度或高度房室传导阻滞无永久性起搏保护者、预激综合征、肥厚梗阻型心肌病者禁用。此外对窦性心律的单纯二尖瓣狭窄不用，伴心房纤颤者可以应用，对心包缩窄所致的心力衰竭无效，肺心病合并快速心房颤动或感染已经控制的心力衰竭可慎用，急性心肌梗死发生后的 24h 内不用洋地黄。与抑制窦房结或房室结功能的药物如胺碘酮、β 受体阻滞药合用时，需谨慎。

低钾、低镁、高钙、酸中毒、心肌缺氧、肾功能减低、严重心肌病、甲状腺功能减退和老年患者均易诱发洋地黄中毒。洋地黄中毒临床表现：厌食、恶心、呕吐等中枢性胃肠道症状；出现各种心律失常，最常见的是多源性室早，二、三联律，房速伴房室传导阻滞及心房纤颤伴加速性交接区心律；头痛、头晕、乏力、烦躁、失眠及黄绿视等神经系统症状。洋地黄中毒应依据临床表现、用药情况及血药浓度（地高辛浓度＞2.0ng/mL）综合分析，应用洋地黄后出现鱼钩样 ST-T 改变，称为洋地黄作用，在应用洋地黄的过程中，原有心力衰竭一度好转而有突然或缓慢加重，应该注意洋地黄中毒。

洋地黄中毒治疗：早期诊断及时停药，并予钾盐静脉滴注，但有房室传导阻滞者禁用钾盐；如果出现快速性心律失常，可用苯妥英钠或利多卡因，苯妥英钠用量为 100mg 溶入 0.9％氯化钠注射液 20mL 中，每 5～10min 缓慢注射一次，直至心律失常控制，总量不超过 300mg，或利多卡因 50～100mg 溶入 5％葡萄糖注射液 20mL 中，每 10min 缓慢静脉注射一次，总量不超过 300mg，以后以 1～4mg/min 的速度静脉滴注维持，适用于室性心律失常。电复律治疗一般属禁忌，因为可致心室颤动。出现缓慢性心律失常者，可用阿托品 0.5～1mg 静脉注射，如无血流动力学障碍（心源性晕厥、低血压等），一般不需要临时人工心脏起搏治疗。

6. 非洋地黄类正性肌力药

β 受体兴奋剂如多巴胺、多巴酚丁胺；磷酸二酯酶抑制剂如氨力农、米力农等，详见本章第一节。

7. 醛固酮拮抗药

① 螺内酯　20mg　po　qd 或 bid

② 依普利酮　50mg　po　qd

【说明】　螺内酯除了有弱利尿作用外，每日 20mg 服用可以显著抑制心血管的重塑、改善心力衰竭患者的远期预后。心力衰竭患者短期应用 ACEI 类时，可以降低血醛固酮水平，但长期应用，血中的醛固酮却不能保持稳定、持续的降低，即"醛固酮逃逸现象"。虽然短期使用 ACEI 和 ARB 均可以降低循环醛固酮水平，但长期用药这种抑制并不能持续。对有中重度心力衰竭症状以及近期失代偿的患者或心肌梗死早期左心室功能异常的患者可以加用小剂量的醛固酮受体拮抗药。主要的副作用是高血钾，尤其是肾功能不全患者。螺内酯一般起始量为 12.5～25mg/天，偶尔可隔日给予。

依普利酮为选择性醛固酮受体阻滞剂，可显著降低轻度心力衰竭患者心血管事件的发生风险、减少住院率、降低心血管病死率，且尤其适用于老龄、糖尿病和肾功能不全患者。

8. 血管紧张素受体脑啡肽酶抑制药（ARNI）

沙库巴曲缬沙坦钠　100mg　po　bid

【说明】　ARNI 有 ARB 和脑啡肽酶抑制药的作用，后者可升高利钠肽、缓激肽和肾上腺髓质素及其他内源性血管活性肽的水平。通过沙库巴曲代谢产物 LBQ657 抑制脑啡肽酶，同时通过缬沙坦阻断血管紧张素受体 1，抑制血管收缩，改善心肌重构，显著降低心力衰竭住院和心血管死亡风险，改善心力衰竭症状和生活质量，推荐用于 HFrEF 患者。PARADIGM-HF 试验显示，与依那普利相比，沙库巴曲缬沙坦钠使主要复合终点（心血管死亡和心力衰竭住院）风险降低 20%，包括心脏性猝死减少 20%。

适应证：用于射血分数降低的慢性心力衰竭（NYHA Ⅱ～Ⅳ级，LVEF≤40%）成人患者，降低心血管死亡和心力衰竭住院的风险。沙库巴曲缬沙坦钠片可代替血管紧张素转化酶抑制剂（ACEI）或血管紧张素Ⅱ受体阻滞剂（ARB），与其他心力衰竭治疗药物合用。

禁忌证：禁用于对活性成分（沙库巴曲、缬沙坦）或任何辅料过敏者。禁止与 ACEI 合用。必须在停止 ACEI 治疗 36h 之后才能服用。禁用于已知存在 ACEI 或 ARB 治疗相关的血管性水肿既往病史的患者。禁用于遗传性或特发性血管性水肿患者。在 2 型糖尿病患者中，禁止与阿利吉仑合用。禁用于中期和晚期妊娠患者。以下情况者须慎用：血肌酐＞221μmol/L（2.5mg/dL）或 eGFR＜

$30mL/(min \cdot 1.73m^2)$；血钾＞5.4mmol/L；症状性低血压（收缩压＜95mmHg）。

应用方法：患者由服用 ACEI/ARB 转为 ARNI 前血压需稳定，并停用 ACEI 36h，因为脑啡肽酶抑制药和 ACEI 联用会增加血管神经性水肿的风险。小剂量开始，每2～4周剂量加倍，逐渐滴定至目标剂量。中度肝损伤（Child-Pugh 分级 B 级）、≥75 岁患者起始剂量要小。起始治疗和剂量调整后应监测血压、肾功能和血钾。

不良反应：主要是低血压、肾功能恶化、高钾血症和血管神经性水肿。相关处理同 ACEI。

推荐起始剂量为每次 100mg，每天两次。在目前未服用 ACEI 或血管紧张素Ⅱ受体阻滞药（ARB）的患者或服用低剂量上述药物的患者中，用药经验有限，推荐的起始剂量为 50mg，每天两次。根据患者耐受情况，本品剂量应该每2～4周倍增一次，直至达到每次 200mg、每天两次的目标维持剂量。由于与 ACEI 合用时存在血管性水肿的潜在风险，禁止与 ACEI 合用。如果从 ACEI 转换成沙库巴曲缬沙坦钠片，必须在停止 ACEI 治疗至少 36h 之后才能开始应用。且因其具有拮抗血管紧张素Ⅱ受体的活性，故不应与 ARB 合用。禁用于遗传性或特发性血管性水肿患者。在 2 型糖尿病患者中，禁止与阿利吉仑合用。禁用于重度肝功能损害、胆汁性肝硬化和胆汁淤积及中期和晚期妊娠患者。

9. 窦房结 If 电流特异性抑制药

伊伐布雷定　5mg　bid　po

【说明】　伊伐布雷定为选择性特异性窦房结 If 电流抑制药，减慢窦性心律，延长舒张期。用于窦性心律且心率≥75 次/min、伴有心脏收缩功能障碍的 NYHA Ⅱ～Ⅳ级慢性心力衰竭患者，与标准治疗 β 受体阻滞药联合用药，或者用于禁忌或不能耐受 β 受体阻滞药者的治疗。通常推荐的起始剂量为 5mg，一日两次。治疗 2 周后，如果患者的静息心率持续高于 60 次/min，将剂量增加至 7.5mg，一日两次；如果患者的静息心率持续低于 50 次/min 或出现与心动过缓有关的症状，例如头晕、疲劳或低血压，应将剂量下调至 2.5mg（规格：5mg/片，半片），一日两次；如果患者的心率在 50～60 次/min 之间，应维持 5mg，一日两次。如果患者的心率持续＜50 次/min 或者心动过缓症状持续存在，则必须停药。最常见的不良反应为闪光现象（光幻视）和心动过慢，为剂量依赖性。禁忌证：治疗前静息心率＜70 次/min；心源性休克；急性心肌梗死；重度低血压（＜90/50mmHg）；重度肝功能不全；病窦综合征；窦房传导阻滞；不稳定或急性心力衰竭；依赖起搏器起搏者（心率完全由起搏器控制）；不稳定型心绞痛；三度房室传导阻滞。

10. 钠-葡萄糖协同转运蛋白 2（SGLT2）抑制药

达格列净　10mg　po　qd

【说明】 达格列净可改善血流动力学效应，降低心脏前、后负荷，防止肾功能恶化，预防心力衰竭。此外，与利尿剂相比还具有极少诱发电解质紊乱、神经激素激活和肾功能下降的优点。可能对心肌能量代谢产生直接影响，并降低心肌氧化应激。

11. 中药处方

① 通心络胶囊 4 粒　　tid　po

② 复方丹参注射液　　16mL
　　5％葡萄糖注射液　　250mL ┃ iv drip　qd

③ 生脉注射液　60～100mL
　　5％葡萄糖注射液　250mL ┃ iv drip　qd

④ 参附注射液　60～100mL
　　5％葡萄糖注射液　250mL ┃ iv drip　qd

⑤ 参麦注射液　60～100mL
　　5％葡萄糖注射液　250mL ┃ iv drip　qd

【说明】 通心络是由人参、水蛭、赤芍等组成的，其功能为益气活血、通络止痛，能改善心肌供血，对心肌收缩力有一定的增强作用；复方丹参注射液是由丹参和降香组成的，常用治疗心绞痛和心肌梗死等，抗心力衰竭的机制是多方面的，扩张冠状动脉，增强心肌收缩力，调整心率，改善微循环，抑制红细胞及血小板聚集，抑制凝血，降低血液黏稠度等；其他药物说明参见心肌梗死。

（三）其他治疗

1. 心脏再同步化治疗（CRT）

近年来研究显示心脏失同步的 CHF 患者常规药物治疗往往效果欠佳，对于此类患者心脏再同步化治疗（CRT）取得重要进展，不仅提高 CHF 患者生活质量、增加日常生活能力，缓解临床症状，而且使 CHF 患者住院率、病死率明显下降。

心脏再同步化治疗的工作原理：心力衰竭时由于心肌收缩及舒张功能障碍致心腔内压力升高，心腔扩大，加之心腔内缺血缺氧，心肌细胞凋亡、坏死，心房及心室肌纤维化形成，引起房室、室间和（或）室内传导异常，导致其运动不同步。CRT 是在传统右心房、右心室双心腔起搏的基础上增加左心室起搏，以恢复房室、室间和室内运动的同步性。

心脏再同步化治疗的适应证：

Ⅰ类：已接受最佳药物治疗仍持续存在心力衰竭症状的窦性心律患者；NYHA 分级Ⅱ-Ⅳ级、LVEF≤35%、QRS 波呈 CLBBB 图形、QRS 间期＞130ms；对于有高度房室传导阻滞和心室起搏指征的射血分数减低的心力衰竭患者，无论 NYHA 分级如何，均推荐使用 CRT，包括房颤患者。

Ⅱa类：已接受最佳药物治疗仍持续存在心力衰竭症状的窦性心律患者；NYHA 分级Ⅱ-Ⅳ级、LVEF≤35%、QRS 波呈非 CLBBB 图形、QRS 间期＞150ms。

但部分患者对 CRT 治疗反应不佳，完全性左束支传导阻滞是 CRT 有反应的最重要预测指标。

近年来，可以用左束支起搏的方式达到 CRT 的目的，一些观察性数据发现左束支起搏方式手术时间短、经济花费低、治疗效果更好，但目前相比经典的三腔治疗尚缺乏大规模临床数据的支持和指南的推荐。

2. 左心室辅助装置（LAVD）

LAVD 是将人工制造的机械装置植入体内，从左心房或左心室引出血液，通过植入的机械装置升压后将血液泵入主动脉系统，起到部分或全部替代心脏泵血功能，以维持全身组织、器官血液供应；此外LAVD免除左心室负荷，可改善心力衰竭患者症状；同时通过正常化心室压力-容积，使肥大的心室逐渐缩小，发挥逆转左心室重塑、降低病死率的作用。

LAVD适用于：心脏手术后心功能不全恢复前辅助治疗；心脏移植术前临时支持；终末期心力衰竭长久支持。

3. 植入式心脏复律除颤器（ICD）

中至重度心力衰竭患者逾半数死于恶性心律失常所致的心脏性猝死，ICD可用于LVEF$\leqslant$35%，优化药物治疗3个月以上NYHA仍为Ⅱ或Ⅲ级患者的一级预防，也可用于HFrEF心脏停搏幸存者或伴血流动力学不稳定持续性室性心律失常患者的二级预防。

4. 心脏移植

治疗顽固性心力衰竭的最终治疗方法。

5. 基因治疗

当前采用的药物治疗虽能控制心力衰竭症状，减轻左心室扩张，改善功能，延缓死亡，但不能使其治愈。随着心血管疾病发生机制的分子生物学深入研究，认识到心力衰竭的实质是心肌细胞基因异常表达，造成心肌细胞膜上受体、细胞内信号传导系统、钙离子（Ca^{2+}）调节及细胞生长和凋亡调控机制等发生一系列改变，从而出现以心肌舒缩功能不全为特征的临床综合征，最终导致心肌储备能力耗竭。基因治疗通过对引起心力衰竭的相关基因进行调整和修补，从而达到获得、替代或放大目标蛋白组、改善心功能目的。但目前基因治疗尚没有令人信服的阳性结果，仍有很大的研究空间。

6. 其他非药物治疗新进展

如经导管二尖瓣修复术、经皮左心室室壁瘤减容术、心血管再生等，可能将为心力衰竭治疗提供新方法。

7. 常见合并症和妊娠期的推荐意见（表 5-6、表 5-7）

表 5-6　常见合并症及推荐意见

常见合并症	推荐意见
心律失常	心力衰竭并发不同类型的心律失常,首先要治疗基础疾病,改善心功能
冠心病	推荐无创影像学技术明确是否存在冠心病(I,C)。合并冠心病的慢性心力衰竭患者应进行冠心病二级预防。经优化药物治疗仍存在心绞痛的患者应行冠状动脉血运重建(I,A),应遵循《中国经皮冠状动脉介入治疗指南(2016)》
高血压	应遵循《高血压防治指南》,优化合并高血压的心力衰竭患者的血压控制,高血压合并 HFrEF 建议将血压降到 130/80mmHg(I,C);降压药物优先选用 ACEI/ARB 和 β 受体阻滞剂,血压仍不达标可联合利尿剂和(或)醛固酮受体阻滞剂(I,C)
心脏瓣膜病	对于瓣膜本身的损害药物治疗均无效,也无证据表明其可改善此类患者的生存率。对有症状的瓣膜病伴慢性心力衰竭以及瓣膜病伴急性心力衰竭的患者,有充分的证据表明其可从手术治疗中获益。建议由心内科、心外科、影像学科、重症监护医生以及麻醉师等共同决策,包括诊断、评估严重程度和预后、制定治疗方案、选择干预治疗的适应证等
糖尿病	对心力衰竭合并糖尿病的患者应逐渐、适度控制血糖,目标应个体化(一般糖化血红蛋白应<8%),尽量避免低血糖事件。建议二甲双胍作为糖尿病合并慢性心力衰竭患者一线用药(IIa,C),禁用于有严重肝肾功能损害的患者
贫血与铁缺乏症	对于 NYHA 心功能 II ~ III 级的 HFrEF 且铁缺乏(铁蛋白<100μg/L 或转铁蛋白饱和度<20% 时铁蛋白为 100 ~ 300μg/L)的患者,静脉补充铁剂有助于改善活动耐力和生活质量(IIb,B);对于心力衰竭伴贫血的患者,使用促红细胞生成素刺激因子不能降低心力衰竭病死率,反而增加血栓栓塞的风险(III,B)
肾功能不全	心力衰竭与慢性肾病常合并存在时,治疗应同时兼顾心脏和肾脏

130

続表

常见合并症	推荐意见
肺部疾病	建议肺功能检查在心力衰竭患者病情和容量状态稳定 3 个月后进行,以避免肺淤血引起肺泡和支气管外部阻塞对检测指标的影响
睡眠呼吸暂停	心力衰竭怀疑存在睡眠呼吸障碍或白天嗜睡的患者,需进行睡眠呼吸监测,并鉴别阻塞性与中枢性睡眠呼吸暂停(Ⅱa,C);对于伴有心血管病的阻塞性睡眠呼吸暂停患者,持续气道正压通气治疗有助于改善睡眠质量和白天嗜睡情况(Ⅱb,B);NYHA 心功能Ⅱ～Ⅳ级的 HFrEF 患者伴有中枢性睡眠呼吸暂停时,给予伺服通气会增加患者的病死率,不推荐用于 HFrEF 伴中枢性睡眠呼吸暂停的患者(Ⅲ,B)
高原心脏病	治疗措施包括转移到低海拔地区、坐位、吸氧(使 $SpO_2 >$ 90%)。如果无条件转运,可使用便携式高压氧仓,给予药物治疗

表 5-7 妊娠期用药意见

	推荐意见
妊娠期禁用	ACEI、ARB、ARNI、醛固酮受体阻滞剂、阿替洛尔
可酌情使用	β 受体阻滞剂、地高辛、利尿剂、硝酸酯类和肼苯哒嗪;利尿剂可引起胎盘血流量下降,如无肺淤血表现应避免妊娠期应用
β 受体阻滞剂的使用	妊娠前已应用 β 受体阻滞剂的 HFrEF 患者推荐继续应用,妊娠期间出现用药适应证的 HFrEF 患者也推荐在密切监测下应用 β 受体阻滞剂(I,C),并逐渐增加至最大耐受剂量
溴隐亭的使用	在标准心力衰竭治疗基础上加用溴隐亭可改善围生期心肌病患者的左心室功能和预后,围生期心肌病的患者可考虑溴隐亭治疗,以停止泌乳、促进左心室功能恢复(Ⅱb,B),但溴隐亭应与预防性或治疗性抗凝药物联用使用(Ⅱa,C)
抗凝治疗	有体循环栓塞或心内血栓的患者推荐抗凝治疗(I,A),LVEF 明显降低的围生期心肌病患者需考虑预防性抗凝治疗,抗凝药物需依据妊娠阶段和患者情况选择

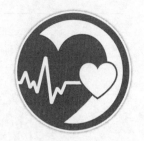

第六章
心律失常

心律失常是指由于各种原因导致心脏激动的起源、频率、节律及激动传导速度与顺序的异常。

心律失常的诊断主要内容包括：病史（详细采集病史）、症状（心慌、黑蒙、晕厥）、体征（心率、节律、心音）、心电图（最基本的检查，可发现大多数心律失常）、动态心电图、运动试验、经食管心房调搏、心脏电生理检查（诊断、治疗、判断预后）、基因检测。

心律失常紧急处理的总体原则：首先识别和纠正血流动力学障碍，衡量获益与风险，治疗与预防兼顾，对心律失常本身的处理。

在血流动力学不稳定时不应苛求完美的诊断流程，而应追求抢救治疗的效率。血流动力学相对稳定者，根据临床症状、心律失常性质，选用适当治疗策略，必要时可观察。所选药物以安全为主，即使不起效，也不要加重病情或使病情复杂化。

基础疾病和诱因的纠正和处理。心脏的基础状态不同，心律失常的处理策略也有所不同。病因明确者，在紧急纠正心律失常同时应兼顾基础疾病治疗；病因不明者或无明显基础疾病者，也应改善患者的整体状况，消除患者紧张情绪，如适当采用 β 受体阻滞剂。应用抗心律失常药物要注意安全性，警惕促心律失常作用的发生。

对危及生命的心律失常应采取积极措施加以控制，追求抗心律失常治疗的有效性，挽救生命；对非威胁生命的心律失常，需要更多考虑治疗措施的安全性，过度治疗反而可导致新的风险。

要尽快了解心律失常病史，在血流动力学允许的情况下快速完成心电图记录，终止心律失常，改善症状。心律失常易复发，在纠正后应采取预防措施，尽量减少复发。

第一节　窦性心动过速

成人窦性心律的频率范围在 60～100 次/min，故成人窦性心律频率超过 100 次/min 则为窦性心动过速，简称窦速。频率多在 100～160 次/min 之间，很少超过 200 次/min。

一、心电图诊断

P 波在Ⅰ、Ⅱ、aVF 导联直立，aVR 导联倒置。P-R 间期 0.12～0.20s；窦性心律的频率超过 100 次/min。窦性心动过速的范围常在 100～160 次/min 之间，心率达 150 次/min 左右时，窦性 P 波可与前面的 T 波重叠，分析时应加以识别。见图 6-1。

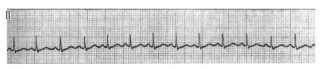

图 6-1　窦性心动过速

二、治疗

（1）一般治疗：一般不需要特殊治疗，去除诱因，休息，必要时给予镇静处理。

（2）药物治疗处方

① β 受体阻滞剂

酒石酸美托洛尔片　12.5～100mg　po　bid

琥珀酸美托洛尔缓释片　47.5～190mg　po　qd

比索洛尔片　2.5～10mg　po　qd

或　美托洛尔注射液　1～2mg/min　iv（用量可达 5mg）。

艾司洛尔注射液　1mg/kg　iv（30s 内），继　iv drip 0.15mg/(kg·min)

② 非二氢吡啶类钙离子拮抗剂

维拉帕米　40~120mg　po　tid

地尔硫䓬　30~120mg　po　tid

③ 窦房结 If 电流特异性抑制剂

伊伐布雷定　5mg　po　bid

【说明】　窦速频率过快（如超过 150 次/min）时，心电图 P 波可与前一心跳的 T 波融合而不易辨别，易误为室上性心动过速或房速，窦速常表现为心率逐渐增快和减慢，在心率减慢时可暴露出 P 波，有助于鉴别。寻找并去除引起窦速的原因，针对病因治疗是根本措施。要积极纠正存在的心力衰竭、心肌缺血、贫血、低氧血症、发热、血容量不足等情况。控制窦速建议使用对基础疾病以及窦速均有作用的药物，如心肌缺血时使用 β 受体阻滞剂等。不推荐使用与原发疾病救治完全无关的减慢心率的药物。

在窦速的原因没有根本纠正之前，不应追求将心率降至正常范围，适度降低即可。单纯或过分强调降低心率，反而可能带来严重的不良后果。无明显诱因或病因的窦速，伴有明显症状时，可适当应用控制心率的药物，如 β 受体阻滞剂。

对少见的不适当窦速，如窦房结折返性心动过速，可考虑射频消融治疗。窦性心动过速是一种生理性反应，多数都是有病因的，试图采用药物的方法减慢心率可能对患者有害。

病理情况下的窦性心动过速主要是针对病因治疗，非病理情况的窦性心动过速往往通过休息、适当镇静即可缓解。少数症状明显者首选一种 β 受体阻滞药治疗。若需迅速控制心率，可选用静脉制剂，不能使用 β 受体阻滞药时，可选用维拉帕米。

第二节　窦性心动过缓

成人窦性心律的频率<60 次/min 者称为窦性动过缓，简称窦

缓。窦性节律快慢不齐者称窦性心律不齐（不同 PP 之间的差距＞0.12s），它常与呼吸周期有关，称呼吸性窦性心律不齐。

一、心电图诊断

窦房结发放的频率低于 60 次/min；P 波在 QRS 波前且形态正常；无房室传导阻滞时的 P-R 间期固定且超过 120ms；窦性心动过缓常伴有窦性心律不齐。见图 6-2。

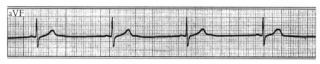

图 6-2　窦性心动过缓

二、治疗

（1）治疗原则：无症状者通常不用治疗；查清病因，针对病因治疗；如因心率过慢低于 40 次/min，伴心绞痛、心功能不全或中枢神经系统功能障碍，或伴有快速心律失常、影响心排出量不足的症状，可应用提高心率的药物；长期对症治疗效果不佳，确诊病态窦房结综合征者考虑心脏起搏治疗。

（2）药物治疗处方

① 阿托品　0.3～0.6mg　po　tid

　　　或　0.5～1mg　iv　st

② 麻黄素 15～30mg　po　tid

③ 异丙肾上腺素 5mg　po　tid

④ 异丙肾上腺素　1mg

　5%葡萄糖注射液　500mL ｜ iv drip（1～4μg/min）

【说明】　首先停用可能导致心动过缓的药物，无症状一般不需要治疗，有症状者可以阿托品、麻黄素、异丙肾上腺素等治疗。

阿托品为抗胆碱药，能竞争性对抗乙酰胆碱对 M 胆碱受体的兴奋作用，解除迷走神经对心脏的抑制作用，增快心率，改善心房内房室传导，缩短窦房结恢复时间，大剂量可解除血管痉挛，扩张外周与内脏血管，增加器官血流量。不良反应有口干、视物模糊、皮肤潮红、腹胀、排尿困难，青光眼和前列腺肥大者禁用。

麻黄素为拟肾上腺素药，能提高心率，增强心肌收缩力。除口服外，可皮下注射或肌内注射，每次 15～30mg，不良反应有心悸、震颤、尿少等，高血压、冠心病、甲状腺功能亢进者忌用。

异丙肾上腺素为 β 受体兴奋剂，能加速房室传导速度，增加窦房结、房室结及心室肌的自律性，增加心肌收缩力，并能扩张周围血管，降低外周阻力，舒张支气管平滑肌，除口服和静脉滴注外亦可 10mg 舌下含服，每 2～6h1 次，不良反应有心悸、头痛、震颤、心绞痛加重，甚者有室性期前收缩、室性心动过速等。

（3）其他治疗：心率＜40 次/min，伴有严重的低血压、晕厥、治疗无效者给临时或永久心脏起搏治疗。

附　窦性停搏或窦性静止、窦房传导阻滞

1. 窦性停搏或窦性静止

是指窦房结不能产生冲动。心电图表现为在较正常 PP 间期显著长的间期内无 P 波发生，或 P 波与 QRS 波均不出现，长的 PP 间期与基本的窦性 PP 间期无倍数关系。见图 6-3。

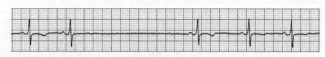

图 6-3　窦性停搏

（Ⅱ导联中第 2 个与第 3 个 P 波间歇长达 2.8s）

治疗可参照病态窦房结综合征。

2. 窦房传导阻滞（SAB）

简称窦房阻滞，指窦房结冲动传导至心房时发生延缓或阻滞。见图 6-4。

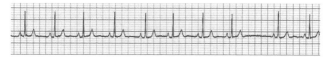

图 6-4 窦房传导阻滞

[Ⅱ导联可见窦性 PP 间期逐渐缩短，直至出现一次长 PP 间期，
长的 PP 间期（1.47s）短于基本 PP 间期（0.95s）的两倍]

窦房传导阻滞的病因及治疗参见病态窦房结综合征。

第三节 病态窦房结综合征

病态窦房结综合征简称病窦综合征，是由窦房结病变导致功能减退，产生多种心律失常的综合表现。患者可在不同时间出现一种以上的心律失常，常同时合并心房自律性异常，部分患者同时有房室传导功能障碍。

一、病史采集

患者是否出现与心动过缓有关的心、脑等的供血不足的症状，如发作性头晕、黑蒙、乏力等，甚至发生晕厥；心动过速可出现心悸、胸痛等。

询问患者是否有冠心病、甲状腺功能减退症、心肌病、结缔组织病、感染、迷走张力增高等病史。

二、心电图诊断

心电图上具有下列一项或一项以上者可明显确诊为病态窦房结综合征。见图 6-5、图 6-6、图 6-7。

① 非药物引起的持续而显著的窦性心动过缓（50 次/min 以下）；

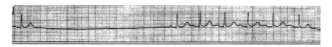

图 6-5 窦性停搏

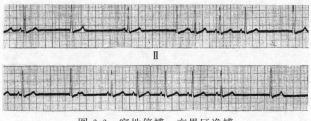

图 6-6　窦性停搏、交界区逸搏

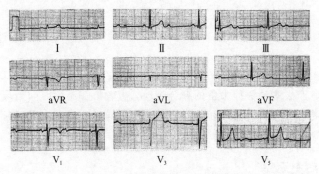

图 6-7　Ⅱ度Ⅱ型房室传导阻滞

② 窦性停搏或窦性静止与窦房传导阻滞；

③ 窦房传导阻滞与房室传导阻滞同时并存；

④ 心动过缓-心动过速综合征（bradycardia-tachycardia syndrome），简称慢-快综合征，是指心动过缓与房性快速性心律失常（心房扑动、心房颤动或房性心动过速）交替发作。

三、窦房结功能的评定

（1）固有心率测试：测定固有心率时先静脉注射普萘洛尔 10mg（10min），10min 后给予阿托品 2mg（2min），3～5min 后测窦性心率，此即为固有心率。病态窦房结综合征患者固有心率低于正常值 [公式：118－（0.57×年龄）]。

（2）激发试验：包括药物激发试验与运动激发试验。药物激发试验是给予阿托品 2mg 或异丙肾上腺素 1～2μg/min 静脉滴注，观察 20min 内的心率。如激发试验的心率在原有心率的基础上增加<25%，结果为阳性。

（3）窦房结恢复时间测定：经食管或心腔内测定窦房结恢复时间（SNRT），成人 SNRT 一般不超过 1700ms。校正的窦房结恢复时间（cSNRT）一般不超过 525ms。

窦房传导时间（SACT）测试：可经心内或食管用 Strars 或 Narula 法间接测定，也可用窦房结电图直接测定。SACT>200ms 为阳性，但 SACT 的重复性、敏感性及特异性均较差，对诊断仅有辅助意义。

四、治疗

（一）治疗原则

其治疗原则是去除病因、对症治疗，改善症状。

病因治疗：心肌缺血、电解质紊乱、药物因素等。

心率缓慢影响血流动力学，无起搏条件时可选用阿托品、异丙肾上腺素等药物临时处理。对于有症状的病窦综合征患者，应首选起搏器治疗。

慢-快综合征患者发作心动过速时，单独应用抗心律失常药物治疗可能加重心动过缓，亦应接受起搏治疗。部分慢-快综合征患者，快速心律失常（如心房扑动、心房颤动和房性心动过速）终止后出现的窦性心动过缓和窦性停搏，在导管消融治疗快速心律失常后，其缓慢心律失常通常得以好转，不再需要永久起搏治疗。

（二）药物治疗

1. 缓慢性心律失常

① 阿托品　0.3～0.6mg　po　tid

　　　　 或　0.5～1mg　iv　st

② 麻黄素　15～30mg　po　tid

③ 异丙肾上腺素　5～10mg　po　tid

④ 氨茶碱　0.1g　po　tid

⑤ 环磷腺苷葡胺　180～240mg $\left.\begin{array}{l}\\\\\end{array}\right|$ iv drip　qd
　5%葡萄糖注射液　250mL

⑥ 异丙肾上腺素　1mg $\left.\begin{array}{l}\\\\\end{array}\right|$ iv drip（1～4μg/min）
　5%葡萄糖注射液　500mL

【说明】　对无症状、心率＞50次/min患者，无需特殊治疗；对不伴快速性心律失常的患者，可试用阿托品、异丙肾上腺素以提高心率。氨茶碱有提高窦房结自律性和加速房室传导的作用，可口服或静脉滴注。

2. 快速性心律失常

① 毛花苷丙　0.2mg $\left.\begin{array}{l}\\\\\end{array}\right|$ iv
　50%葡萄糖注射液　20mL

② 美托洛尔 6.25～25mg　po　bid

【说明】　当出现快速心律失常时可针对心律失常的类型短期应用洋地黄制剂，尤其合并心功能不全的患者；无心功能不全，可短期应用β受体阻滞药及钙通道阻滞药，但由于病态窦房结综合征多见于老人，且可能存在窦房结的功能不全，故用量宜小，最好在心电监护下使用。慢-快综合征者避免使用抗快速心律失常药物，否则加重缓慢心律失常出现危险。禁用可能减慢心率的药物如强心药、β受体阻滞剂及钙通道阻断剂等。心房颤动或心房扑动发作时，不宜进行电复律。

特别需要指出病态窦房结综合征合并快速心律失常时，在没有安装起搏器情况下应用减慢心率药物有很大风险。

3. 中药处方

① 心宝　300mg　po　tid

② 参附注射液　60～100mL $\left.\begin{array}{l}\\\\\end{array}\right|$ iv drip　qd
　5%葡萄糖注射液　250mL

【说明】　心宝由鹿茸、肉桂、附子、洋金花组成，具有兴奋窦房结、增加左心室搏出量，提高心功能，改善心肌缺血，适用于慢性心功能不全和窦房结功能不全的心动过缓、病窦综合征等；参附含有人参、附子成分，含有去甲乌头碱，是β受体激动剂，能加速传导、加快心率等。

（三）其他治疗

安装人工起搏器，其适应证为：窦性心动过缓，<40 次/min，窦房阻滞或窦性停搏，药物治疗无效；频繁晕厥、黑蒙及阿-斯综合征发作；心房扑动、心房颤动伴有缓慢心室率及心力衰竭不能控制者；有明显症状的心动过缓-心动过速综合征者。

第四节　房性期前收缩

房性期前收缩，即房性早搏，指起源于窦房结以外心房的任何部位的期前收缩，是最常见的心律失常之一，其发生率仅次于窦性心律失常。

一、病史采集

房性期前收缩除病因相关表现外，多无明显症状，部分患者可有心悸、胸闷、恶心等不适，尤其以频繁发作者较著。

心脏听诊时期前收缩的第 1 心音增强，第 2 心音减弱或消失，其后有一较长的间歇期。

二、心电图诊断

① P 波提前出现，提前出现一个变异的 P'波，与窦性 P 波形态不同（图 6-8）；

② P-R 间期>0.12s；

③ QRS 波一般正常，部分可有室内差异性传导；P'波后的 QRS 波有时会增宽变形，多似右束支传导阻滞，称为房性期前收缩伴室内差异传导。

④ 代偿间期常不完全，如发生在舒张早期，适逢房室结尚未脱离前次搏动的不应期，可产生传导中断，无 QRS 波发生（被称为阻滞的或未下传的房性期前收缩）或缓慢传导（下传的 P'-R 间

期延长）现象。

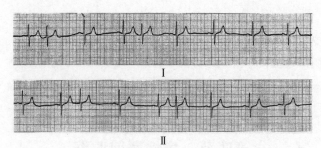

I

II

图 6-8　频发性多源性房性期前收缩

三、治疗

（一）一般治疗

　　宜尽快找出期前收缩发作的病因和诱因，消除诱因，同时正确识别其潜在致命可能，积极治疗病因和对症治疗；有明显症状或因房性期前收缩触发室上性心动过速、心房扑动和心房颤动时则需要治疗；吸烟、饮酒与咖啡均可诱发房性期前收缩，应劝导患者戒除或减量。

（二）药物治疗

　　1. 常用药物治疗处方

　　① β 受体阻滞剂

　　酒石酸美托洛尔片　12.5～100mg　po　bid

　　琥珀酸美托洛尔缓释片　47.5～190mg　po　qd

　　比索洛尔片　2.5～10mg　po　qd

　　② 维拉帕米　40～80mg　po　tid

　　③ 胺碘酮　0.2g　po　tid（一般口服一周后逐渐减量，维持量0.2g　qod，强调不宜长期服用）

　　【说明】　在积极治疗病因基础上，可给予 β 受体阻滞药，也可以使用洋地黄或钙通道阻滞药、胺碘酮等。

2. 中药处方

① 稳心颗粒冲剂 9g　po　tid

② 振源胶囊 50mg　po　tid

【说明】　稳心颗粒由党参、黄精、三七、琥珀、甘松等组成，具有益气养阴、宁心复脉、活血化瘀、安神作用，对房性期前收缩、窦性心动过速、结性期前收缩、房颤、室性期前收缩等冠心病引起的心律失常有较好的疗效；振源胶囊成分为人参果总皂苷，多用于快速性心律失常。

第五节　心房颤动

心房颤动简称房颤，是临床上最常见持续性室上性的心律失常，大多发生于器质性心脏患者，少数患者可无器质性心脏病，但其发生率随年龄增高。房颤是发生脑卒中的独立危险因素，约 15% 的脑卒中发生于房颤患者。

一、病史采集

（1）现病史：问诊注意房颤本身引起的症状、原发病症状及并发症等，大多数房颤患者有心悸症状，但头晕、疲乏、气短和晕厥前症状（黑蒙）也不少见。若心室率不快，患者可没有症状。此外应该仔细询问有症状房颤的发作频率和持续时间、第一次发作的日期、当前发作或最后一次发作的持续时间；以往的药物治疗，包括剂量和应用的时间长短，药物的效果，以及症状复发的频度等。如果患者主诉心绞痛，则应仔细地辨别心绞痛是否仅在房颤发作时发生，或与某些心律失常无关，后者强烈提示冠心病的存在。有些患者有左心室功能不全的症状，可能继发于房颤时持续的快速心室率。

（2）既往史：应该详细询问病史，了解病史和引起房颤的原因。患者往往有瓣膜性心脏病（尤其二尖瓣病变）、原发性高血压（尤其发生了左心室肥厚）、冠心病、肥厚型或扩张型心肌病、先天性心脏病等。

（3）个人史：是否有吸烟、饮酒史，若有应询问量和时间。

（4）家族史：家族中有无冠心病史、先天性心脏病史。

二、体格检查

房颤时心脏听诊的典型体征常被描述为"三个绝对不等"，即心律快慢绝对不等（不齐）、心音强弱绝对不等、心率与脉率绝对不等，查体时注意原发病的检查。

三、辅助检查

做心电图检查，做动态心电图明确诊断，做心脏超声检查以明确心腔中是否有血栓形成，胸片对于评价肺实质病变和肺血流情况有价值，甲状腺功能、电解质等检查也较重要。

四、诊断及分类

（一）心电图诊断

心电图上 P 波消失，代之以小而不规则的基线波动，形态与振幅均变化不定，称为 f 波。

心室率极不规则，QRS 波形态通常正常，如伴有差异性传导、束支传导阻滞或 WPW 时可增宽。

（二）房颤的分类

（1）初发房颤：首次发现的房颤，不论其有无症状和能否自行转复。

（2）阵发性房颤：持续时间＜7d 的房颤，一般＜48h，多为自限性。

（3）持续性房颤：持续时间＞7d 的房颤，可以是心律失常的首发表现，也可以由阵发性房颤反复发作发展为持续性房颤。持续性房颤一般不能自行转复，药物转复的成功率较低，需电复律。

（4）永久性房颤：为转复失败的或转复后 24h 内又复发的房

颤。可以是房颤的首发表现或由反复发作的房颤发展而来。对于持续时间较长、不适合转复或患者不愿意转复的房颤也归于此类。

临床上常根据心室率的快慢分类，心室率＞100 次/min 的房颤称快速房颤（图 6-9），＜100 次/min 的房颤称为非快速房颤（图 6-10）。

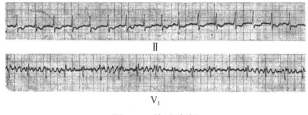

图 6-9　快速房颤

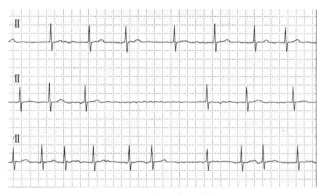

图 6-10　慢室率型房颤

五、治疗

（一）一般治疗和策略

房颤的治疗需要综合管理。

对新近发现的房颤，至少应描记 12 导联心电图，测定血清 T_3、T_4 和电解质水平。通过体格检查等，确定有无基础心脏病，并行超声心动图检查评定左心室功能、左心房大小以及有无心腔内血栓。对有些病例需要做 24h 动态心电图或运动试验来确定有无房颤，这些试验也助于评定房颤开始时自主神经系统的作用。

除了对基础病和病因治疗外，房颤的治疗有三个主要策略：控制心室率、转复和维持窦性心律、预防栓塞性事件。每项治疗措施的益处和风险，必须针对具体患者进行具体考虑，另外较好地了解房颤发生的机制对采用适当治疗措施也十分重要。

(二) 药物治疗

1. 转复房颤为窦性心律药物

① 奎尼丁　0.1g　q2h×5

若无效次日奎尼丁　0.2g　q2h×5

② 胺碘酮　0.2～0.4g　po　tid

或　胺碘酮　150mg

0.9%氯化钠注射液　10mL　| iv　st

③ 普罗帕酮　450～600mg　po　st

或　普罗帕酮注射液　35～70mg

0.9%氯化钠注射液　10mL　| iv　st

④ 伊布利特注射液　1mg

0.9%氯化钠注射液　10mL　| iv　st

【说明】　ⅠA（奎尼丁、普鲁卡因胺）、ⅠC（普罗帕酮）或Ⅲ类（胺碘酮、伊布利特）抗心律失常药物均可能转复房颤，成功率 60% 左右。ⅠA 类药现在较少应用，ⅠC 类药可致室性心律失常，严重器质性心脏病患者不宜使用。在维持窦性心律的药物中，胺碘酮致心律失常发生率最低，是目前常用的维持窦性心律药物，特别适用于合并器质性心脏病的患者。临床上使用中药稳心颗粒或参松养心胶囊对维持窦律也有一定效果。

抗心律失常药物转复心律，依房颤发作后病程时间长短不同，口服或静脉使用。药物治疗仍然是持续性房颤的主要治疗措施，在电复律前先使用药物转复作为一种常规手段。研究表明房颤发作在 7 天以内的患者药物复律的效果最好，不少患者发作后 24～48h 可以自行转复，房颤时间较长的患者很少能自行转复，持续性房颤患者药物转复的成功率也大大减少。复律前要对患者的情况进行全面评价，房颤时间＞1年、年龄＞60岁、左心房直径＞55mm、风湿性心瓣膜病、心功能低下要慎用复律。复律的禁忌证有预后差（如晚期恶性肿瘤）、麻醉高危、伴其他严重的器官功能障碍、房颤时间长、左心房直径＞60mm。

对于血流动力学稳定但症状明显的患者可以使用药物复律。复律的主要目的是改善患者的症状。药物复律前必须评价患者有无器质性心脏病，据此来确定复律的药物选择，选择药物时将用药安全性置于首位。对于新发房颤，无器质性心脏病者，可首选Ⅰ类药，静脉应用或口服普罗帕酮是有效和安全的，推荐普罗帕酮2mg/kg稀释后静脉推注＞10min，无效可在15min后重复，最大量280mg。

新发房颤患者，无器质性心脏病，不伴有低血压或充血性心力衰竭症状，血电解质和Q-Tc间期正常，可以考虑使用伊布利特1mg稀释后静脉推注（＞10min），无效10min可重复同样剂量，最大累积剂量2mg。无论转复成功与否，在开始给药至给药后4h必须持续严密心电图监护，防止发生药物所致的尖端扭转型室速。

有器质性心脏病的新发房颤患者，如伴有缺血性心脏病、左心室EF降低、心功能不全的患者首选胺碘酮，心力衰竭伴严重传导障碍的患者，应该避免用ⅠC类药物来转复心律，推荐静脉应用胺碘酮5mg/kg，静脉输注1h，继之50mg/h静脉泵入。可以持续使用至转复，一般静脉用药24～48h。若短时间内未能转复，拟择期转复，可考虑加用口服胺碘酮（200mg/次，每日3次），直至累积剂量已达10g。

没有明显器质性心脏病的新发房颤患者，可考虑单次口服大剂量的普罗帕酮（450～600mg），这种策略应在医疗监护的条件下并能确保安全的情况下进行。

药物转复常用ⅠA、ⅠC及Ⅲ类抗心律失常药，包括胺碘酮、普罗帕酮、莫雷西嗪、普鲁卡因胺、奎尼丁、丙比胺、索他洛尔等，一般用分次口服的方法。静脉给普罗帕酮、依布利特、多非利特、胺碘酮终止房颤也有效。不推荐洋地黄类药物、维拉帕米、索他洛尔、美托洛尔用于房颤患者的转复。

少数患者（1%～4%）可能并发尖端扭转型室性心动过速，因此在住院期间进行心律转复较为妥当。药物转复应在医院内进行，应注意观察并处理所使用的药物可能出现的不良反应。需对转复后的患者进行一段时间的观察并确定稳定后才可离院。

奎尼丁转复成功率为50%～89%，但该药有一定程度的促心律失常作用，故目前有被胺碘酮和普罗帕酮逐渐取代的趋势，用奎尼丁前应测血压和Q-T间期，一旦复律成功，以有效单剂量作为维持量，每6～8h给药一次（0.2g），在用奎尼丁复律前，先用地高辛或β受体阻滞剂减慢房室传导，给奎尼丁后应停用地高辛。奎尼丁晕厥或诱发扭转型室速多发生在服药的最初3天内，因此复律应在医院进行，复律成功后奎尼丁服用多长时间，应视患者具体情况而定。现在较少应用。

胺碘酮复律成功率在20%～80%，其转复和预防阵发性房颤疗效肯定，且不良反应少，对心功能基本无影响，尤其适用于心肌梗死后心房纤颤的转复和复发，同β受体阻滞剂一样，不增加急性心肌梗死后的患者的病死率，长期口服需要观察其所致的肺、眼、甲状腺等不良反应及致心律失常作用。住院患者建议口服用量为1.2～1.8g/天，分次口服，直至总量达10g，然后用0.2～0.4g/天维持。静脉用药为30～60min内静脉注射5～7mg/kg，然后1.2～1.8g/天静脉滴注，直至总量达10g，然后用0.2～0.4g/天维持。胺碘酮用于房颤的转复对象应首选器质性心脏病、左心室肥大、心肌梗死、心功能不全者。国内多数把胺碘酮用于同步直流电复律前的准备。用法：胺碘酮0.2g/次，1～3次/天，连用7天。7天后仍未转复心律者，再使用同步直流电复律，此时用电复律效果较好，且所需的电能量较小（25～60J），在服胺碘酮过程中，出现Q-T间期延长是正常现象，但若Q-Tc增加25%时，应予重视。转复后仍用胺碘酮维持，剂量每日0.2g，每周口服5～7次。

普罗帕酮 450～600mg 一次口服，用于房颤发作后持续时间不超过 7 日患者，服药后观察 6～8h，转复成功率为 50%～60%；亦可静脉注射 35mg/次，无效者每隔半小时再注射 35mg，直至转复成功或总量达 210mg。复律成功后继续口服，150mg/次，tid，以维持窦性心律，本药不能用于年龄 75 岁以上的老年人、心力衰竭、病窦、束支传导阻滞、QRS≥0.12s、不稳定心绞痛、6 个月以内有心肌梗死、Ⅱ度以上 AVB 等。

伊布利特用于转复心房颤动和心房扑动的Ⅲ类抗心律失常药物。也可用于慢性房扑、房颤患者。对体重＞60kg 的患者，推荐剂量为 1mg，在 10min 内静脉滴注完。如无效，相隔 10min 后再以相同剂量静脉滴注。对体重＜60kg 患者，二次剂量均应为 0.01mg/kg。对本品成分有过敏史者禁用。

2. 控制心室率

① 地高辛　0.125～0.25mg　po　qd

或　地高辛注射液　0.125～0.25mg　⎫
　　0.9%氯化钠注射液　10mL　　　⎭ iv

② 毛花苷 C　0.2～0.4mg　　　　　⎫
　　0.9%氯化钠注射液　10mL　　⎭ iv

③ 美托洛尔　12.5～50mg　po　bid

④ 维拉帕米　40～80mg　po　tid

⑤ 地尔硫䓬　5～10mg　iv　st

⑥ 美托洛尔注射液 5mg　iv，每 5min 重复，总量 15mg（注意每次测心率，血压）

⑦ 艾司洛尔注射液 0.5mg/kg　iv，继以 50μg/(kg·min)　iv drip [最大 300μg/(kg·min)]

【说明】　若无房室传导障碍也未用影响房室传导的药物，房颤时的心室反应（心室率）是快速而不规则的。房颤时最常见的症状几乎都是由于快速和不规则的心室率所引起。一般认为，控制心室率肯定会减轻或消除症状。与心律转复相比，控制心室率较容易达到，且很少或不会引起致室性心律失常作用。从许多临床试验结果看，控制心室率的疗效至少等同于复律和维持窦性心律。故在下列情况下，控制心室率可作为房颤患者的一线治疗：

① 无特殊理由必须转复为窦性心律的无症状者；

② 有证据表明房颤已持续几年的患者，即使转复为窦性心律后，也很难维持窦性心律，尽管应用了抗心律失常药物治疗；

③ 用抗心律失常药物转复心律的风险大于房颤症状本身风险的患者，例如，由房颤引起的症状轻微但伴有充血性心力衰竭，而心力衰竭使得抗心律失常药物易发生致室性心律失常作用，并且限制了抗心律失常药物的选择。

房颤时快速心室率对心功能有不良作用，可致心动过速性心肌病，心室率得到控制后，可以逆转。因此，控制房颤时的心室率既可减轻症状和改善血流动力学，也可预防心动过速引起的心肌病。所有快速房颤患者都需要适当的心室率控制。由于快速心室率限制了运动能力和影响心功能，有必要控制静息时和运动时的心室率。

关于房颤时心室率的控制标准，目前尚未有统一的明确的标准。一般是根据患者的临床症状和心电图来考虑。对于症状性房颤，建议控制静息心室率<80 次/min；对于无症状的房颤，且左心室收缩功能正常，控制静息心室率<110 次/min。控制心室率药物包括 β 受体阻滞剂、非二氢吡啶类钙离子拮抗剂、洋地黄类、胺碘酮，但应注意这些药物的禁忌证。伴预激综合征的房颤患者，出现血流动力学不稳定，需立即直流电复律；β 受体阻滞剂、非二氢吡啶类钙离子拮抗剂、洋地黄可加快心室率反应，可增加室颤风险，应避免使用。对于房颤伴快速心室率、药物治疗无效者，可施行房室结阻断消融术，并同时安置心室按需或双腔起搏器。对于心室率较慢的房颤患者，最长 RR 间歇>5s 或症状显著者，可考虑置入起搏器治疗。

但应清楚，虽减慢了心室率，但心室率仍不规则，因此在不少患者仍有症状；快速心室率被控制（减慢）后，血流动力学状态肯定得到改善，但不规则心室率的血流动力学状态肯定不如正常窦律时心室率的好；少数患者为维持适当心室率所需用的药物，可能引起很慢的心室率，而需永久性起搏器植入；因房颤持续存在，有脑卒中高危险患者仍需华法林抗凝治疗。

洋地黄类药物的优点是减慢心室率的同时，有正性变力性作用，因此用于心功能不全的房颤患者安全。但洋地黄类药物的主要局限性是其疗效往往不满意。洋地黄类药物减慢心室率的机制是通过兴奋迷走神经，间接作用于房室结，延长房室结的不应期，增加其隐匿性传导。因此洋地黄能满意控制睡眠与静息时房颤的心室率，急重病症时静脉推注毛花苷 C，非急重症时口服地高辛；而在活动时交感神经占优势或在危重急症如肺心病、哮喘、心力衰竭、围手术期等情况下，交感神经高度兴奋时，洋地黄疗效有限。

β 受体阻滞药通过拮抗交感神经、非二氢吡啶类钙通道阻滞药维拉帕米和地尔硫䓬通过阻断钙通道减少房室传导，减慢心室率，不但在睡眠或静息状态，而且在运动时，均可有效控制心室率。这两类药物的主要缺点是负性变力性作用，应用不当，可能恶化加重心力衰竭。对于无明显器质性心脏病或心功能良好的患者应首选 β 受体阻滞药或钙通道阻滞药治疗。对于心功能不全的房颤患者应首先使用洋地黄类药物，同时合理使用利尿药、血管紧张素转换酶抑制药和醛固酮拮抗药（螺内酯），控制心力衰竭。在心力衰竭控制后，心室率仍不能满意控制，或因心室率未满意控制成为心力衰竭难以控制的主要因素时，应联合使用 β 受体阻滞药。

非二氢吡啶类钙通道阻滞药是唯一可改善患者生活质量及运动耐量的药物，长期使用钙通道阻滞药可能优于 β 受体阻滞药。地尔硫䓬静脉注射剂（10mg/支）控制房颤的心室率疗效好，并且起作用快，在无明显心力衰竭的房颤患者用药安全，尤其适用于危急重症时，如高度二尖瓣狭窄，因房颤的快心室率，舒张期缩短的急性肺水肿患者，围手术期毛花苷 C 难以控制的房颤的快心室率时，静脉注射地尔硫䓬可有效迅速地控制心室率，即使在有明显心力衰竭的患者，如已充分使用抗心力衰竭的措施，毛花苷 C 无效，病情危重，仍可试用静脉滴注地尔硫䓬，起始剂量可减半，调整剂量可缓慢渐进。病情稳定后应改用口服 β 受体阻滞药，因为 β 受体阻滞药不仅减慢患者的心室率，而且显著改善患者的预后。无临床试验显示长期口服地尔硫䓬对心力衰竭患者的预后有利。

有些患者需要地高辛、钙通道阻滞药和 β 受体阻滞药联合治疗。对伴有房室旁路前传的患者，上述各种能抑制房室结传导功能的药物（例如钙通道阻滞药、洋地黄和 β 受体阻滞药）都是禁忌的，尤其是洋地黄。对有房室旁路前传并伴有血流动力学恶化的患者，直流电转复心律是首选治疗。对血流动力学异常不明显的患者，也可考虑静脉注射普罗帕酮、普鲁卡因胺或胺碘酮等。

(三) 预防血栓栓塞并发症

1. 房颤抗凝治疗的基本原则

CHA2DS2-VASc 评分≥2 分者，需抗凝治疗；评分 1 分者，根据获益与风险权衡，优选抗凝治疗；评分为 0 分者，无需抗凝治疗。见表 6-1。

表 6-1　非瓣膜病性房颤卒中危险 CHA2DS2-VASc 积分

危险因素	积分
(C)充血性心力衰竭/左心室功能障碍	1
(H)高血压	1
(A)年龄≥75 岁	2
(D)糖尿病	1
(S)卒中/TIA/血栓栓塞病史	2
(V)血管疾病	1
(A)年龄 65～74 岁	1
(Sc)性别(女性)	1
总积分	9

注：TIA＝短暂性脑缺血

房颤患者抗凝治疗前需进行抗凝出血的风险评估，目前临床上采用 HAS-BLED 评分系统进行出血风险评估。见表 6-2。

表 6-2　HAS-BLED 评分表

危险因素	分值（分）
高血压（H）	1
肾功能异常（A）	1
肝功能异常（A）	1
脑卒中病史（S）	1
大出血病史或出血性倾向（B）	1
INR 在治疗范围内的时间＜60％（L）	1
老年＞65 岁（E）	1
抗血小板药物或非类固醇类药物应用（D）	1
过度饮酒（D）	1
总分	9

HAS-BLED 评分≥3 分为出血高风险。对于高出血风险患者应积极纠正可逆的出血因素，不应将 HAS-BLED 评分增高视为抗凝治疗的禁忌证。

对于 CHA2DS2-VASc 评分≥2 的非瓣膜性房颤，且不适合长期抗凝治疗或长期规范抗凝治疗基础上仍发生卒中或栓塞事件、HAS-BLED 评分≥3 分的患者，可考虑经皮左心耳封堵术。

2. 急性期的抗凝治疗

评价血栓栓塞的风险并给予抗凝治疗是急性房颤患者治疗的一项首要和重要措施。

（1）对所有急性房颤患者都应评价血栓栓塞的风险。

（2）急性房颤需要抗凝治疗的患者包括：准备进行复律及可能自行转律（如新发房颤或阵发房颤）的患者；使用有转复作用的药物（如胺碘酮，普罗帕酮等）；瓣膜病房颤；具有血栓栓塞危险因素的非瓣膜病患者（见表 6-1）；有其他抗凝指征的房颤患者，如合并体循环栓塞、肺栓塞等。

（3）对于急性期试图转律或有转律可能的患者，无论房颤持续时间长短，无论采取电复律还是药物复律，均应抗凝治疗。若患者已经口服华法林且 INR 在 2～3 之间，可以继续延续华法林治疗。若患者未使用口服抗凝药，应在急性期应用普通肝素或低分子肝素抗凝。普通肝素应用方法：70U/kg 静脉注射，之后以 15U/(kg·h)输注，将 APTT 延长至用药前的 1.5～2.0 倍，根据 APTT 调整肝素用量。或应用固定剂量的方法：普通肝素 5000U 静脉注射，继之 1000U/h 静点。

（4）新近发生的房颤<48h，若有急性转复指征，在应用肝素或低分子肝素前提下，立即行电转复或抗心律失常药物转复。转复后，有栓塞危险因素者，需要长期使用维生素 K 拮抗剂华法林抗凝。无危险因素者，不需要长期抗凝。

（5）对于房颤发作时间>48h 或持续时间不明的患者，若无急性转复指征，在复律前应该使用华法林（将 INR 控制在 2.0～3.0）抗凝治疗，至少三周。转复后继续抗凝至少四周，以后根据危险分层确定是否长期抗凝。

（6）对于房颤发作时间>48h 或持续时间不明的患者，若有急性转复指征，在应用肝素或低分子肝素前提下进行转复，然后衔接华法林治疗至少 4 周（INR2～3），以后根据危险分层确定是否长期抗凝。

（7）若有食管超声检查条件且未发现心房血栓，可在肝素或低分子量肝素抗凝的前提下提前转复，以后根据上述原则确定是否要长期抗凝。

（8）使用肝素或低分子量肝素抗凝的患者若有使用华法林的指征，应尽早取血查基础 INR，转复后保持使用肝素或低分子量肝素并开始服用华法林（一般 3mg/天）。复查 INR 并调整华法林剂量。当达到 2～3 的目标范围后可立即停止肝素或低分子量肝素（无须减量后停止）。以后按照华法林抗凝常规进行监测和治疗。

（9）对于所有瓣膜病房颤患者或有卒中危险因素的非瓣膜病房颤患者，无论是否试图转复或是否转为窦律，均应长期抗凝。对非瓣膜病房颤患者，应根据房颤的栓塞危险因素评估（CHADS2 评分）决定抗凝治疗。评分≥2 分应给予华法林抗凝治疗，评分为 1 分者可以用华法林或阿司匹林片治疗（最好用华法林），评分为 0 分，可暂时不用抗凝。

154

（10）房颤伴有急性缺血性脑卒中的患者，不应在急性期开始行房颤的抗凝治疗。2周后视情况并请神经科会诊后确定抗凝治疗的策略。

（11）抗凝治疗之前，应根据有关房颤指南进行出血风险的评估。在抗凝过程中，应严密监测出血的风险。一旦发生出血，应视情况确定是否继续抗凝治疗。

（12）房颤患者发生急性冠脉综合征，抗凝治疗的方案根据有关房颤治疗指南进行。

3. 抗凝药物的使用

① 华法林　　1.25～5mg　po　qd

② 利伐沙班片　15～20mg　po　qd

③ 阿哌沙班片　2.5mg　po　bid

④ 达比加群酯　150mg　po　bid

⑤ 吲哚布芬　100～200mg　po　bid

【说明】 房颤预防栓塞性事件主要措施是抗凝治疗，目前被公认和常用的药物是华法林和阿司匹林，已证明慢性房颤患者坚持使用华法林治疗，可明显降低血栓栓塞的并发症。如可显著降低缺血性脑卒中的发生率，但增高出血性事件的危险。因此，用药前，应当对每例患者进行评估风险-效益。有短暂性脑缺血或栓塞性事件的患者有较高的复发危险，应当给予抗凝治疗。发现左心室内有血栓或左心房内自发的超声密度增加（"云雾"），是抗凝治疗的另一个适应证。对于有1项以上中危因素（年龄＞75岁、高血压、心力衰竭、左心室收缩功能受损和糖尿病）的房颤患者使用华法林。总之，除孤立性房颤或有禁忌证外，房颤患者均应抗栓治疗以预防血栓栓塞。对于低危患者或口服抗凝药物有禁忌证者，建议使用阿司匹林。

使用华法林应监测国际标准化比值（INR）。对非风湿性房颤的靶点 INR 为 2.0～3.0。对有脑梗死高危的患者，诸如风湿性瓣膜病或人工瓣膜，可能需要较高的 INR（3.0～4.0）。我国房颤患者华法林抗凝的目标 INR 尚无统一。国内大多数医院即使用华法林，剂量也过于保守，甚至外科机械瓣置换术后，将INR保持在1.5～2.0，显然不能有效减少血栓栓塞并发症。换瓣术后未能系统检测INR可能是影响患者远期预后的一个重要因素。INR的监测在治疗初期应每周1次，稳定后每月1次。对经评估为无或仅有低度出血风险的手术，且患者无相关出血危险因素（3个月内有大出血或颅内出血史，血小板质量或数量异常，有桥接出血史或接受类似手术出血史等），可不中断华法林使用，但术前应严密监测INR，确定其位于治疗靶目标水平（2.0～3.0）。对手术有中、高度出血风险和（或）患者存在相关出血危险因素，术前应中断华法林治疗。围术期中断华法林的时间主要取决于手术的要求和患者当前的INR值，所有患者应在术前5～7天测定INR，若手术要求INR值完全在正常范围，当INR在1.5～1.9时，术前停用华法林3～4天；当INR在2.0～3.0及INR>3.0时，术前停用华法林至少5天。INR持续增高者，应尽可能推迟手术日期，直至INR恢复正常。

非维生素K拮抗剂类口服抗凝药（NOACs），又称为直接口服抗凝药（DOAC）或者新型口服抗凝药，与华法林在预防卒中方面的效果类似，但是在颅内出血风险方面，利伐沙班等NOACs更加安全，颅内出血的风险更低。达比加群酯、利伐沙班、阿哌沙班、依杜沙班均可以用于房颤患者。不用监测，不受食物的影响，使用方便。

但也有劣势，如价格昂贵，患者经济负担重；半衰期显著缩短，停药或漏服会增加血栓栓塞事件风险。对于无出血风险及出血容易控制的手术，不建议中断药物治疗。建议最后一次服用NOACs后的12～24h行手术治疗。

NOACs停药时间依具体手术操作的出血风险、肌酐清除率和所使用的药物种类而定。出血风险低危的手术，术后24h后可重启抗凝治疗；出血风险高危的手术，可于术后48～72h重启抗凝治疗。围术期可以不考虑使用低分子肝素或普通肝素桥接的情况有：CHA2DS2-VASc评分≤4分，既往无缺血性卒中、TIA或外周动脉栓塞；CHA2DS2-VASc 评分 5～6 分或既往有缺血性卒中、TIA 或 3 个月前发生外周动脉栓塞，经评估患者出血风险较高。

常规不推荐接受 NOACs 治疗的患者术前给予桥接治疗。NOACs 桥接治疗仅限于术后需推迟重启抗凝的情况，包括需要再次手术和（或）患者对口服抗凝药不耐受。

遵循 NOACs 减量原则非常重要，因为在不符合减低剂量的情况下降低剂量使用，不仅没有降低卒中、体循环栓塞和死亡的风险，还会增加出血风险。

我国广泛应用较小剂量阿司匹林作为房颤患者血栓栓塞并发症的预防用药，这远远不够，阿司匹林对房颤患者脑卒中的预防只提供轻度保护作用，阿司匹林可能对高血压或糖尿病的房颤患者和对于减少非心源性血栓栓塞比心源性血栓栓塞更为有效，因此阿司匹林预防非致残性脑卒中的效果更好。在非瓣膜性器质性心脏病合并慢性房颤的患者，单用阿司匹林不能充分有效预防血栓栓塞并发症，而应使用华法林。部分医师认为心脏瓣膜病的房颤不必用华法林，这一认识是错误而危险的。用阿司匹林的试验结果与剂量明显有关，325mg/天有明显的抗凝作用。因此，推荐阿司匹林可作为房颤抗凝的药物，可用于对华法林有禁忌证、脑卒中的危险性低的房颤患者，例如<60 岁且无器质性心脏病证据的房颤患者。

如果房颤男性 2 分以下，女性 3 分以下，不愿意使用华法林或新型抗凝药，可以考虑吲哚布芬 100mg bid，房颤合并冠心病 200mg bid，饭后口服（若不愿意使用抗血小板＋抗凝药，可以考虑单用吲哚布芬 200mg bid；若出血风险仍较高，可减至 100mg bid）

联合口服抗凝剂和抗血小板抑制药与调节剂量的抗凝剂单用相比并未显示降低出血风险或增强疗效，对于大多数稳定的冠心病房颤患者，单用华法林抗凝对于预防脑和心肌缺血事件的发生均能提供满意效果，对于冠脉介入后合并的房颤，氯吡格雷、阿司匹林与抗凝剂合用可能风险大于益处。

(四) 维持房颤转复后处方

① 索他洛尔　40~160mg　po　bid
② 胺碘酮片　0.2g　po　qd

【说明】　房颤经转复心律后，设法维持窦性心律、防止房颤复发，对保护心功能、减少并发症和改善生活质量有重要意义。此时继续使用各有效药物的维持量。成功转复后维持治疗用Ⅰ类抗心律失常药物，特别是奎尼丁，但应充分认识到这些药物的致心律失常作用。索他洛尔是一种Ⅲ类抗心律失常药物并兼有 β 受体阻滞药的作用，与奎尼丁同样有效，而且耐受性好，不具有心脏的选择性，也无内在拟交感活性，其 β 受体阻滞作用仅为普萘洛尔的 1/3，能明显延长心肌复极时间作用。同时可以服用胺碘酮片。

偶发的房颤不需维持用药。较频繁的阵发性房颤可以在发作时开始治疗，也可以在发作间歇期开始用药。判断疗效要看是否有效地预防了房颤的发作。如果患者有基础心脏病存在，心功能受损较明显，房颤发作时有血流动力学恶化的倾向，或虽在药物预防性治疗下房颤复发次数较多且每次发作持续时间较长，可考虑采用非药物方法来防止房颤复发。

六、其他非药物治疗

(一) 直流电转复心律

体外直流电击技术对房颤转复为窦性心律十分有效简便，只要操作适当也是安全的。房颤伴心肌缺血、症状性低血压、心绞痛或心力衰竭者，药物治疗无效者建议立即实施 R 波同步直流电转复。伴有经房室旁路前传并有血流动力学恶化的房颤患者，体外直流电复律常作为一线治疗措施。低能量心内直流电击技术，不但心脏介入性诊断或治疗过程发生的房颤可立即成功地转复为窦性心律，也可为植入型心房除颤器治疗做预试验。持续时间＞48h 或持续时间不明的患者，必须有抗凝治疗的准备，并于恢复窦性心律后继续抗凝治疗 4 周。

阵发性房颤发作时，往往心室率过快，还可能引起血压降低甚至晕厥，应该紧急处理，对于预激综合征经旁路前传的房颤或任何引起血压下降的房颤，立即施行电复律。对持续性（不能自行转复的）房颤和经选择的慢性房颤患者，转复为窦性心律是所希望的终点。如果没有暂时性禁忌证存在，诸如洋地黄毒性反应、低钾血症、急性感染或炎性疾病以及失代偿的心力衰竭等，体外电转复是首选的治疗措施。体外电转复需要全身麻醉，对全身麻醉有禁忌证的患者不宜进行。经食管超声心动图未发现心房血栓，静脉注射肝素后进行心律转复，转复后继续用肝素和华法林抗凝。

（二）植入型心房除颤器

植入型心房除颤器对于维持窦性心律没有证据。

（三）外科手术治疗

外科手术治疗是预防房颤复发的有效治疗手段，其中以 Cox 迷宫术的疗效较好、安全，围术期主随访期内的并发症和病死率较低，较长的随访期内仍保持窦性心律的百分率较高，以及术后左、右心房收缩功能恢复，左心室功能有较明显改善。对药物治疗失败的房颤，尤其器质性心脏病患者进行心脏病外科手术治疗的同时进行迷宫术是适宜的，特别是那些需要人工心脏瓣膜置换术的患者。

（四）心脏起搏预防房颤

右心房双部位起搏和双心房起搏预防房颤复发缺乏适应证。

（五）房颤的导管消融治疗

导管消融治疗房颤的目的有：改变可能产生房颤的心房肌异常的电生理基质；消除触发因素；既改变基质又消除触发因素。Cox 迷宫术和根据迷宫术原则而设计的导管射频线性消融术针对的是前者，主要用于治疗持续性房颤；肺静脉隔离术是针对触发因素，主要用于治疗阵发性房颤。

第六节　心房扑动

心房扑动，简称房扑，临床上不如房颤常见，房扑大多为阵发出现，很少呈持续性，不如房颤稳定持久，可转为房颤或恢复窦性心律，房扑临床上可分为典型房扑及非典型房扑或不纯性房扑。房扑多由房性冲动在右心房内环形折返所致，少数房扑也可由房性异位灶自律性增高所引起。

一、临床表现

症状决定于有无器质性心脏病、心功能及心室率的快慢，若无则少有症状。或有心悸、气促等不适，甚至发生心绞痛、心力衰竭、低血压等。

心脏听诊心室率可规则或不规则，颈静脉搏动次数常为心室率的数倍。按摩颈动脉时，心室率可突然明显减慢或不规则。

二、心电图诊断

窦性 P 波消失，代之以振幅、间距相同的有规律的锯齿状扑动波，称为 F 波，扑动波之间的等电线消失，频率常为 250～350 次/min。

心室率规则或不规则，取决于房室传导比例是否恒定，房扑波多以 2∶1 及 4∶1 交替下传（图 6-11）。

QRS 波形态正常，当出现室内差异传导、原先有束支传导阻滞或经房室旁路下传时，QRS 波增宽、形态异常。

三、治疗

房扑的总体治疗原则和措施与房颤相同。

（1）治疗目的：房扑治疗的目的包括控制房扑时的心室率、终止房扑和终止房扑后的窦律维持。

（2）药物复律处方

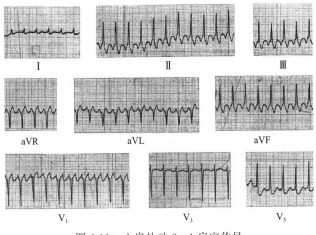

图 6-11　心房扑动 2∶1 房室传导

① 普罗帕酮注射液　70mg ｜ iv（不少于 10min，可
　0.9％氯化钠注射液　10mL ｜ 每 5～10min 重复 35mg）
② 胺碘酮注射液　150mg ｜ iv（不少于 10min）
　0.9％氯化钠注射液　10mL ｜

【说明】 以上药物适用于阵发性房扑无明显血流动力学障碍者。随着新的心律失常药物的问世，药物转复在临床上越来越受到重视。胺碘酮，适用于普罗帕酮复律无效者，并可作为预激综合征合并房扑药物复律的首选药物。可用 5mg/kg 稀释后静脉注射，15min 后可重复半量，30min 内不超过 10mg/kg。药物其他说明参见房颤。

多年来心房扑动标准治疗方法是静脉用洋地黄制剂，常用毛花苷 C，目的是控制房扑时的心室率或转复为窦性心律，然而这种方法虽可以接受，但不是首选，因为很少能将房扑转复成窦性心律的；钙通道阻滞药和 β 受体阻滞药可以很容易达到控制心室率的目的。尽管用药物难以直接转复为窦性心律，但除非房扑伴血流动力学不稳定时，选择直流电电复律或快速心房起搏方法终止，否则首先应使用抗心律失常药物，主要是基于下述考虑：减慢心室率，多

用 β 受体阻滞药、钙通道阻滞药或地高辛；提高快速心房起搏转复的疗效，主要用奎尼丁、普鲁卡因酰胺、丙吡胺。

（3）控制心室率、抗凝治疗：参见房颤。

（4）其他治疗

① 食管快速心房调搏：食管起搏一定注意起搏部位，是近心房而不是心室，否则快速的心室刺激有引起心室颤动危险。

② 心内快速心房起搏终止房扑：心内快速心房起搏能有效终止房扑，但一般只在电生理检查过程中采用，起搏部位选择高位右心房，起搏频率从快于心房频率 10～20 次/min 开始，并逐渐增加至 400 次/min，当起搏至心房夺获后突然终止起搏，或突然降低心房起搏频率，常可有效转复为窦性心律。

③ 直流电转复：直流电转复房扑主要适用于房扑时心室率很快，伴有血流动力学紊乱或伴胸痛、心功能不全等严重症状时。直流电转复房扑具有很高的成功率。经胸直流电转复房扑与转复房颤相比，具有能量低、成功率高、速度快的特点，一般推荐能量是50J。无效时可加大电击能量至于 100～200J。

④ 导管消融：反复发作、症状明显、药物效果差的心房扑动可考虑行导管消融。

第七节　阵发性室上性心动过速

阵发性室上性心动过速（PSVT）简称室上速。大多数心电图表现为 QRS 波群形态正常、R-R 间期规则的快速心律。大部分室上速由折返机制引起，折返可发生在窦房结、房室结、心房与房室交界区，分别称为窦房折返性心动过速、房室结内折返性心动过速、心房折返性心动过速及房室折返性心动过速。房室折返性心动过速大部分是利用隐匿性房室旁路逆传、房室结前传所致，实际上参与折返的范围已超过房室交界区，但习惯上亦归属室上速的范畴，因此，阵发性室上性心动过速这一名称，包含属于不同发病机制、解剖上并非局限于房室结及其以上部位不同类别的心动过速，因目前尚无被一致接受的命名代替，因此，一直沿用至今。在全部室上速病例中，房室结内折返性心动过速与利用隐匿性房室旁路的房室折返性心动过速约占90％以上。

一、临床表现

室上速多见于无器质性心脏病的中青年，易反复发作。症状突发突止，持续时间长短不一，可有心悸、胸闷、焦虑不安、头晕，或有心绞痛、心力衰竭与休克等。

心尖区第1听诊区强度恒定，心律绝对规则。

心电生理检查，在大多数患者能证实存在房室结双路径。

二、心电图诊断

心电图心室率150～250次/min，节律规则；QRS波正常，当伴室内差异性传导阻滞时，QRS波增宽；P波呈逆传型，可位于QRS波之前、之中或之后，P波与QRS波有恒定关系；ST-T有继发性改变（图6-12）。通常由一个房性期前收缩触发，其下传的P-R间期显著延长，随之引起心动过速发作。典型心电图表现多为规则的窄QRS心动过速。老年或有严重器质性心脏病患者出现窄QRS心动过速，在诊断室上速前应注意和其他心律失常鉴别。

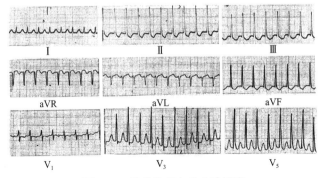

图 6-12　阵发性室上性心动过速

三、心电生理检查

心电生理检查可明确室上速类型，房室结内折返性心动过速可见房室结双径路传导，常在跳跃现象后诱发出室上速，根据房室结慢快传导顺序，可分为慢-快型、快-慢型、慢-慢型，其中以慢-快型最为常见，占房室结内折返性心动过速的 90% 左右。房室结双径路是指 β（快）路径传导速度快而不应期长、α（慢）路径传导速度缓慢而不应期短。正常时窦性冲动沿快路径下传，P-R 间期正常。最常见的房室结内折返性心动过速类型是通过慢路径下传，快路径逆传，即慢-快型。其发生机制如下：当房性期前收缩发生于适当时间，下传时受阻于快路径（因不应期较长），遂经慢路径前向传导至心室，由于传导缓慢，使原先处于不应期的快路径获得足够时间恢复兴奋性，冲动经快路径返回心房，产生单次心房回波，若反复折返，便可形成心动过速。房室折返性心动过速，大部分是利用隐匿性房室旁路逆传、房室结前传所致，而隐匿性房室旁路大多数是左侧旁路，所谓隐匿性房室旁路即只能室房逆传，不能房室前传，在心电生理检查时，行心室刺激观察室房逆传顺序可见呈偏心传导。

四、治疗

(一) 一般治疗

如果患者一般状态良好，发作时可先试用刺激迷走神经的方法。

(1) 刺激腭垂诱发恶心、呕吐。

(2) 深吸气后屏气，再用力做呼气动作（Valsalva）或深呼气后屏气，再用力做吸气动作（Muller 法）。

(3) 颈动脉窦按摩，按摩前应听颈动脉，如有杂音不宜按摩。患者取仰卧位以免发生昏厥。先按摩右侧约 10min，如无效则按摩左侧，且不可两侧同时按摩，以免引起脑缺血。颈动脉窦按摩的同时，做 Valsalva 动作可能提高疗效。

（4）将面部浸没于冷水中。

（二）药物治疗

1. 终止发作处方

① 腺苷　6～12mg
   0.9％氯化钠注射液　10mL ｜ iv

② 维拉帕米注射液　5～10mg
   0.9％氯化钠注射液　20mL ｜ iv（缓慢）

③ 地尔硫䓬注射液　15～20mg
   0.9％氯化钠注射液　10mL ｜ iv（缓慢）

④ 普罗帕酮　70mg
   0.9％氯化钠注射液　10mL ｜ iv

⑤ ATP　10～20mg
   0.9％氯化钠注射液　10mL ｜ iv

⑥ 毛花苷 C　0.2～0.4mg
   0.9％氯化钠注射液　10mL ｜ iv

【说明】　腺苷对窦房结和房室结传导有很强的抑制作用，可出现窦性停搏，房室传导阻滞等缓慢性心律失常。但因持续时间短，仅数十秒，不需特殊处理。对有冠心病患者、严重支气管哮喘、预激综合征不宜选用。腺苷 6mg 加入 5％葡萄糖注射液 2～5mL 中快速静脉注射，无效可在数分钟后给予 12mg 快速静脉注射。

维拉帕米 0.15～0.2mg/kg（一般可用 5mg）稀释到 20mL 后 10min 内缓慢静脉注射。无效者 15～30min 后可再注射一次。室上速终止后即停止注射，一般总量不超过 15mg。或普罗帕酮 1.0～1.5mg/kg（一般可用 70mg），稀释到 20mL 后 10min 内缓慢静脉注射，无效者 10～15min 后可重复一次，总量不宜超过 210mg，室上速终止后即停止注射。

有心力衰竭者首选毛花苷 C，首剂 0.4mg，稀释后缓慢静脉注射，无效时 2h 后追加 0.2mg，24h 总量不超过 1.2mg，因起效慢，目前已少用。盐酸地尔硫䓬15～20mg用5mL以上的0.9%氯化钠注射液或葡萄糖注射液溶解，约3min缓慢静脉注射。无效者15min后可重复一次。快速静脉注射ATP 20mg可终止室上性心动过速，但哮喘、高龄、冠心患者禁用或慎用。

上述方法无效或伴有器质性心脏病应用上述药物存在禁忌证时可应用胺碘酮。胺碘酮150mg加入20mL葡萄糖注射液中，10min内静脉注射，若无效，10～15min后可重复静脉注射150mg。完成第一次静脉推注后即刻以1mg/min的量静脉滴注，维持6h；随后以0.5mg/min的量静脉滴注维持18h。第一个24h内用药一般为1200mg。最高不超过2000mg。终止后即停止用药。

静脉用β受体阻滞剂、洋地黄类药物在其他药物无效的情况下可以用。静脉用美托洛尔可以1～2mg/min的速度静脉给药，用量可达5mg。间隔5min，可再给5mg，直到取得满意的效果，总剂量不超过10～15mg。毛花苷C首次剂量0.4～0.6mg，用葡萄糖注射液稀释后缓慢注射；2～4h后可再给予0.2～0.4mg。总量可达1.0～1.2mg。

特殊情况下室上速的治疗：

(1) 伴明显低血压和严重心功能不全者：原则上应首选同步直流电复律或食管心房调搏；药物可选毛花苷C注射液，未口服用洋地黄者0.4mg稀释后缓慢静脉推注，无效可在20～30min后再给0.2～0.4mg，最大1.2mg。若已经口服地高辛，第一剂一般给0.2mg，以后酌情是否再追加。

(2) 伴窦房结功能障碍的室上速：宜首先考虑使用食管心房快速刺激。也可与药物共同使用。但应注意药物的安全性。当药物将室上速的频率降下来后但未能终止，此时食管刺激效果较好。

(3) 伴有慢性阻塞性肺部疾病者，应避免使用影响呼吸功能的药物，钙拮抗剂比较安全，列为首选，维拉帕米或地尔硫䓬用法见上述。

(4) 孕妇：当孕妇面临的风险＞胎儿时应该进行治疗。尽量避免静脉用药，宜用刺激迷走神经法或食管心房快速刺激终止室上速。血流动力学不稳定时可行电转复。当其他措施无效或不能应用时，可应用药物治疗，选择药时需兼顾孕妇和胎儿的近期和长期安全，可首选腺苷静脉注射，美托洛尔也可应用。

对于典型的房室结折返性心动过速的急性发作，最为简单的方法是静脉给予腺苷，由于腺苷的半衰期仅 10s，所以常见的副作用如气促、面部潮红等很快消失。无效时可静脉使用维拉帕米。对于房室折返性心动过速，由于腺苷对房室旁路传导无影响，对室性心动过速无不良反应，所以急性发作亦为首选。维拉帕米、地高辛等会加重房室旁道传导速度，可能引起心率加快。

2. 预防药物处方

① 维拉帕米　40～80mg　po　tid

② 普罗帕酮　100～200mg　po　tid

③ 地高辛　0.125～0.25mg　po　tid

【说明】　也可用美托洛尔。发作不频繁者不必长年服药。

（三）其他治疗

（1）直流电复律：药物无效者或心动过速合并严重心绞痛、低血压、心力衰竭表现者应进行同步直流电复律，能量在 100～200J 为宜，但洋地黄中毒所致的心动过速及有低血钾患者不宜用电复律治疗。

（2）经导管射频消融：目前导管消融技术（RFCA）已十分成熟，能安全、有效根治心动过速，故为首选治疗方法，不主张药物预防室上速，但射频消融术价格较昂贵，对于经济困难者且发作频繁及发作时引起严重症状或血流动力学改变者可考虑选择药物预防复发。

（3）食管心房调搏终止心动过速：常能很有效地终止室上速发作，无论房室结双径路还是房室旁路，成功率较高，除了个别患者因咽反射过于明显，无法插入食管电极，而无法实施经食管心房调搏。

（4）外科消融治疗：少数射频消融无效的心外膜旁路可以考虑

外科消融，一般很少应用。

第八节　室性期前收缩

室性期前收缩，亦称室性早搏，是起源于心室的期前收缩，是最常见的一种心律失常。正常人和有心脏病的人均可发生。

一、临床表现

患者可感心悸，类似电梯快速升降的失重感，或代偿后有力的心脏搏动。

听诊时，室性期前收缩后出现较长的停歇，室性期前收缩前第2心音强度减弱，仅能听到第1心音，桡动脉搏动减弱或消失。

二、心电图诊断

心电图 QRS 波群提前出现，时限常＞0.12s，ST 段及 T 波的方向与 QRS 主波方向相反；提前出现的 QRS 波群与前面的窦性搏动之间常有固定的间期；代偿间歇完全。

三、分类

（1）期前收缩与期前 QRS 波群之间的配对间期互不相等，且形态各异，称为多源性室性期前收缩。见图 6-13。

（2）二联律是指每个窦性搏动后出现一个室性期前收缩；三联律是指每两个窦性搏动后跟随一个室性期前收缩；依此类推。见图 6-14。

（3）连续出现两个室性期前收缩者称成对室性期前收缩。

（4）若室性期前收缩插入两个窦性搏动之间，称为间位性室性期前收缩。

（5）若室性期前收缩落在前一个心搏的 T 波上，称 R-on-T 现象。

（6）低危室性期前收缩指室性期前收缩＜5 次/min，单源、配对间期相等，无器质性心脏病的室性期前收缩。

（7）高危室性期前收缩指室性期前收缩＞5次/min，或成对发生，或多源性，或并行型，或室性期前收缩有R-on-T现象。

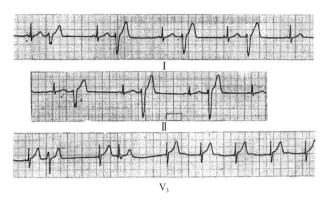

图6-13 多源性室性期前收缩

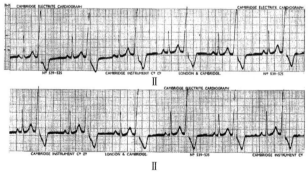

图6-14 室性期前收缩二联律

四、治疗

（一）低危室性期前收缩一般治疗

室性期前收缩不会增加无器质性心脏病的危险性，通常无需使用抗心律失常药物治疗，应向患者说明这种心律失常预后良好，解除患者的紧张和恐惧心理，消除顾虑，必要时给予镇静治疗。对确有症状且影响生活、工作或学习的患者，可以选择药物治疗，治疗的效果以患者的症状是否减轻或消失为标准，而不应以做动态心电图比较期前收缩是否减少为依据，因为动态心电图判断期前收缩是否减少有很大的局限性。

(二) 高危室性期前收缩常规治疗

伴有器质性心脏病患者的室性期前收缩，特别是复杂（多形、成对、成串）室性期前收缩伴有心功能不全者预后较差，应该根据病史、室性期前收缩的复杂程度、左心室射血分数，并参照信号平均心电图和心率变异性分析进行危险分层。越是高危的患者越要加强治疗。首先应治疗原发疾病，控制促发因素。维持血钾在 4.5mmol/L 左右非常重要。

(三) 低危室性期前收缩药物治疗

① 美托洛尔　25～50mg　po　bid
② 普罗帕酮　0.1～0.15g　po　tid

【说明】　不伴有器质性心脏病室性期前收缩，即使在 24h 动态心电图检测中有属于频繁发作或少数多形、成对、成串的，预后一般良好，从危险-效益角度不支持常规抗心律失常治疗，可以使用少量的镇静剂或小剂量的 β 受体阻滞剂，其治疗终点是缓解症状，而非室性期前收缩数目的明显减少，对某些患者可考虑短时间使用 ⅠB 或 ⅠC 类抗心律失常药（美西律或普罗帕酮），不宜选用可能对人体有害或有不良反应的药物，如奎尼丁、索他洛尔等药物。

普罗帕酮是 ⅠC 类抗心律失常的药物，对控制室性心律失常效果显著，可以用来治疗室性期前收缩、室性心动过速，也可以用于室上性心律失常、预激综合征，还可以用于对复发性房颤的预防，在非心肌梗死的器质性心脏病患者中是有效且较安全的，但在美国仅批准用于致命性室性心律失常如持续性室性心动过速，本品用药需个体化，口服一般一次 150～200mg tid，最大量 200mg qid，静脉用药 1～2mg/kg 缓慢静脉注射，单次最大量 140mg。该药心脏毒性主要有 P-R 间期和 QRS 间期延长、传导阻滞、窦性心动过缓、血压下降，有 5％患者可诱发充血性心力衰竭，心外反应包括胃肠道不适、口干、眩晕、头痛、过敏等。故禁用于严重的充血性心力衰竭、心源性休克、严重的心动过速、室内传导阻滞、病窦综合征及严重的哮喘、电解质紊乱、低血压患者。

（四）高危室性期前收缩药物治疗

① 利多卡因 50～100mg iv

后 利多卡因 500mg$\left.\begin{array}{l}\\ \\\end{array}\right|$ iv drip（1～4mg/min）
5％葡萄糖注射液 250mL

② 胺碘酮 150mg$\left.\begin{array}{l}\\ \\\end{array}\right|$ iv
25％葡萄糖注射液 20mL

后 胺碘酮 150～300mg$\left.\begin{array}{l}\\ \\\end{array}\right|$ iv drip（0.5～1mg/min）
5％葡萄糖注射液 250mL

③ 美托洛尔 25～50mg po bid

④ 胺碘酮 0.2g po bid 或 tid

⑤ 美西律 100～150mg po tid 或 qid

【说明】 主要目的是预防室性心动过速、心室颤动和猝死的发生，对于室性期前收缩的处理要根据不同患者的情况分别对待，避免动辄应用静脉抗心律失常药物的做法。

对室性期前收缩的患者，应详细询问病史并进行体检，了解有无器质性心脏病，有无诱发因素，并询问既往心律失常的发生和治疗情况。应进行相应检查（如心电图、超声心动图、心肌标志物、电解质、血气等），判断室性期前收缩是否合并器质性心脏病，是否合并心肌缺血、心功能不全、呼吸衰竭、低血氧、酸碱失衡或电解质紊乱等情况；判断室性期前收缩是否可诱发其他严重心律失常；合并器质性心脏病，特别是心肌缺血或心功能不全者，首先要按照相应指南规范化治疗基础疾病，应纠正其他内环境紊乱，尤其是低血钾；合并器质性心脏病的室性期前收缩，若非多形室性期前收缩，无血流动力学影响，不诱发其他严重心律失常，在处理基础疾病和诱因的前提下可以监护观察,不做特殊处理;不伴有器质性心脏病的室性期前收缩,预后一般良好,不支持常规抗心律失常药物治疗,更不应静脉应用抗心律失常药。恰当的解释,打消其顾虑,减轻心理压力。对有精神紧张和焦虑者可使用镇静剂或小剂量 β 受体阻滞剂口服(美托洛尔 25mg～50mg,口服,每日 2 次;或阿替洛尔 12.5mg～25mg,口服,每日 2 次;或比索洛尔 2.5mg～5mg,口服,每日 1 次;或心得安 10mg,口服,每日 3 次)。如症状明显,治疗仅以消除症状为目的,可考虑短时间使用美西律 150mg～200mg/次,口服,每日 3 次;或普罗帕酮 150mg～200mg/次,口服,每日 3 次;或莫雷西嗪 150mg～200mg/次口服每日 3 次),不应使用胺碘酮。

有潜在致命危险的室性期前收缩常需紧急静脉给药,以ⅠB类药物为首选。在急性心肌梗死患者,频繁室性期前收缩,尤其是多形性、成对或 R-on-T 室性期前收缩有可能引起心室颤动,利多卡因预防性应用可防止致命性室性心律失常。但预防性应用利多卡因并未能明显降低急性心肌梗死的病死率,心肌梗死后若无禁忌,则常用 β 受体阻滞剂治疗。目前认为,在下列情况下的室性期前收缩应给予紧急治疗:急性心肌梗死、急性心肌缺血、严重心力衰竭、心肺复苏后存在的室性期前收缩、正处于持续室速频繁发作时期的室性期前收缩、各种原因造成的 Q-T 间期延长产生的室性期前收缩及其他危急情况,如严重呼吸衰竭伴低氧血症、严重酸碱平衡紊乱等。

原发或继发性 Q-T 间期延长综合征患者,禁用Ⅲ类药,原发性 Q-T 间期延长综合征患者可选用 β 受体阻滞药、苯妥英钠或卡马西平。室性心律失常用普罗帕酮、莫雷西嗪、美西律治疗,具有一定疗效,未发现严重心脏事件,但用药过程中仍需密切随访,监测其效果及可能产生的不良反应,对有心功能不全者尤需谨慎。

对洋地黄中毒引起的室性期前收缩,除停药外,静脉注射苯妥英钠或静脉滴注氯化钾常常有效。低钾引起的期前收缩,应积极除去原因,纠正低血钾。补钾以口服较安全,常用氯化钾 3～6g/天,病情重或不能口服时则静脉滴注氯化钾，5％葡萄糖液 1000mL 中加入 10％氯化钾 20～30mL。每小时尿量少于 30mL 者，补钾应慎重或暂不补钾。

美西律主要用于室性心律失常，其可以口服，疗效与奎尼丁相仿，基本无血流动力学抑制作用，无 Q-T 间期延长作用，无迷走神经阻滞作用，口服 100～150mg，每 6～8h 1 次，每日最大量 900mg，有效血浓度与毒性血浓度接近，因此剂量不宜过大；静脉注射，100mg 加入 50％葡萄糖注射液 20mL 中，缓慢注射，如无效 5～10min 可重复 1 次，然后以每分钟 1～2mg 静脉滴注；不良反应有动作颤抖、复视、共济失调、恶心、呕吐等，禁忌与利多卡因合用。

胺碘酮是属于Ⅲ类抗心律失常药，为广谱抗心律失常药，本品被认为是迄今为止最有效的抗心律失常药物，对预防致命性室性心动过速、房扑、房颤、阵发性室上性心动过速、预激综合征伴发的快速性心律失常均有效，临床上用于治疗转复持续性房颤及其他抗心律失常药物不能控制的难治性心律失常，对预激综合征伴发的顽固性心律失常可作为首选药物，急性心肌梗死后可预防猝死，是目前证实唯一与 β 受体阻滞剂治疗急性心肌梗死后疗效相当的药物，对于左心室功能不良者相对安全，致心律失常作用少。口服，通常 200mg，每日 3 次，共 5～7 天；200mg，每日 2 次，5～7 天；维持量 200mg，每日 1 次；长期治疗可每周 5 天（每服用 2 天，停服 1 天），以减少副作用。静脉注射 3～5mg/kg，20min 内注射完毕，然后静脉滴注，24h 最大量一般不超过 1200mg，最大量 2200mg，维持量通常为 600～800mg/天，连续几天，从静脉滴注的第一天起口服，最后改口服维持，15min 内严禁静脉重复用药；不良反应有恶心、呕吐、腹胀、头痛、运动失调、感觉异常、肌无力、末梢神经病、日光敏感性皮炎；心脏毒性包括窦性心动过缓、窦性停搏、心脏传导阻滞，阿托品不能抵抗，停用可恢复，如果窦性心率＜50 次/min，应减量或停药，Q-T 间期延长一般不是停药的指征。长期大量应用可出现角膜微粒沉淀，3％～5％患者发生甲状腺功能低下或亢进，老年人易发生黏液性水肿、肺间质纤维化。与洋地黄、β受体阻滞剂联用要谨慎，不要和维拉帕米、奎尼丁等合用。禁用于显著的窦性心动过缓、心脏传导阻滞、甲状腺功能障碍及碘过敏患者。

（五）室性期前收缩的射频消融治疗

一般来说，导管消融术比药物治疗室性期前收缩更有效，尤其是单形性室性期前收缩，成功率80%～95%。多个指南均推荐药物或导管消融作为室早的一线治疗。如果患者不耐受、无效或不愿意药物治疗，室早被作为导管消融的一级适应证。

第九节　室性心动过速

室性心动过速简称室速，是指发生于希氏束分叉以下的快速连续性室性异位激动。自发性异位激动需连续>3个，程序电刺激诱发者需连续>6个且频率>100次/min。常发生于各种器质性心脏病患者，最为严重的演变为心室颤动，导致心搏骤停、猝死。

一、临床表现

症状因发作时心室率、持续时间、基础心脏病和心功能状况不同而表现各异。非持续性室速的患者通常没有症状，持续性室速常有血流动力学障碍，有低血压、少尿、晕厥、气促、心绞痛等。

听诊心律轻度不规则，第1、2心音分裂，收缩期血压可随心脏的搏动而变化，若心室激动逆行并夺获心房，则心房与心室几乎同时发生收缩，颈静脉呈现规律而巨大的a波。

二、心电图诊断

① 宽而畸形的QRS波连续出现>3次，基本规则，常超过0.12s。ST-T与主波方向相反。

② 心室率为100～250次/min，节律规则或略不规则。

③ P 波与 QRS 波群无固定关系，形成房室分离，房率＜室率（室房分离）。

④ 心室夺获与室性融合波，确诊室速的重要依据。窦性冲动与异位冲动同时激动心室时表现为部分夺获，图形介于室性与窦性之间，称室性融合波。

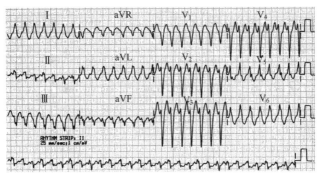

图 6-15　阵发性室性心动过速

三、鉴别诊断

室上性心动过速合并束支传导阻滞而呈宽 QRS 波时需要与室速相鉴别（表 6-3）。

表 6-3　宽 QRS 波心动过速鉴别诊断

支持室速诊断的依据	支持室上速诊断的依据
(1)房室分离	(1)宽 QRS 波前的 P 波或其后有 P 波，R-P＜110ms
(2)心室夺获、室性融合波	(2)原已有确诊的室上性期收缩伴差传，其 QRS 波形与心动过速发作时 QRS 波一致
(3)QRS 电轴位于－90°～－180°	(3)原已有确诊的束支阻滞或预激，其 QRS 波形与心动过速发作时 QRS 波一致
(4)$V_1 \sim V_6$ 都出现正向或负向 QRS 波	(4)心动过速时伴有房室传导阻滞

支持室速诊断的依据	支持室上速诊断的依据
(5)RBBB 图形伴以下之一 ①QRS 波宽>0.14s; ②V₁ 导联呈单向或双向波,伴 R>R′ 或电轴左偏及 V₆ 导联 R/S<1	(5)RBBB 图形伴以下表现 ①V₁ 呈 rSR′型; ②起始向量与窦性律时一致; ③V₆ 导联有小 q 波; ④QRS 波宽<0.12s
(6)LBBB 伴以下之一 ①QRS 波宽>0.16s; ②V₁ 导联 R 波 0.03s; ③V₆ 导联出现任何 Q 波; ④QRS 波起点至 S 波尖底部>0.06s; ⑤V₁ 或 V₂ 导联 S 波下降支出现切迹; ⑥电轴右偏	(6)符合长-短周期规律
(7)QRS 波形态与窦律时室早一致	(7)LBBB 图形伴 QRS<0.14s
—	(8)迷走神经刺激心率减慢或心动过速终止

四、分类

（1）根据室速的 QRS 波形态分为单形性和多形性室速。

（2）根据室速的持续时间分为非持续性和持续性室速，前者为室速的持续时间短于 30s；后者为室速的持续时间超过 30s 或室速虽未达 30s，但由于血流动力学障碍需要立即终止发作者。

（3）根据有无心脏病变分为器质性心脏病室速和特发性室速。

五、几种特殊类型的室速

（1）特发性室速：包括特发性左心室室速和特发性右心室室速。特发性左心室室速又称为分支型室速，绝大多数为持续单形性室速，产生机制可能主要与折返有关，QRS 时间常在 0.12～0.14s，频率多数在 150～180 次/min，一般无明显血流动力学改变。室速的 QRS 波呈右束支传导阻滞型，多数电轴左偏，少数电轴右偏。维拉帕米可有效终止其发作,故又称其为维拉帕米敏感性室速。普罗帕酮对部分患者有效,射频消融成功率高。这类室速的预后一般良好。特发性右心室室速多在青壮年起病,为单形性,室速发作间歇常有与室速形态相同的室性期前收缩。体力活动或情绪激动可诱发。心电图 QRS 波呈右束支传导阻滞,Ⅱ、Ⅲ、aVF 导联主波向上,室速频率 130~210 次/min。此类室速普罗帕酮治疗有效,对维拉帕米、索他洛尔、β 受体阻滞药部分敏感,射频消融的成功率高达 95% 以上。患者大多无器质性心脏病,预后一般良好。

(2) 扭转型室速:为一种特殊的多形性室速,其发作常反复,也可能恶化为心室颤动。多见于 Q-T 间期延长者。Q-T 延长综合征可以是先天的,也可是后天获得性的。此类室速发作前常有长间歇,长间歇后的 Q-T 进一步延长,T 波或 U 波增宽,当室性期前收缩落在其前延长的 T 波终末部,即可引起室速的发作,临床上以反复发作性晕厥为特征,可进展为心室颤动而猝死。见图 6-16。

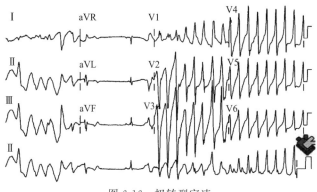

图 6-16　扭转型室速

(3) 加速性室性自主节律:加速性室性自主节律为一种缓慢型异位心律,其发生机制与心室异位兴奋点的自律性增加有关。心率通常为 60~110 次/min,偶可超过 160 次/min。心动过速的开始与终止呈渐进性,它可发生在期前收缩后,或当心室起搏点加速超过窦性频率时出现。由于窦房结和心室异位起搏点均有控制心室节律可能，因此常会触发融合波或心室夺获。

（4）Brugada 综合征：患者主要症状为晕厥或猝死，多在夜间睡眠中发生。心电图表现为右束支传导阻滞图形和 $V_1 \sim V_3$ 导联 ST 段马鞍形抬高，或仅有 $V_1 \sim V_3$ 导联 ST 段抬高，出现类似终末 R' 波，Q-T 间期正常，患者反复出现多源性室早、多形性室速或室颤，室速呈短联律间期。心脏超声等检查无异常。

（5）极短联律间期的室速：维拉帕米能有效地终止并预防其发作，对反复发作的高危患者应安置 ICD。

（6）双向性室速：双向性室速很少见，与洋地黄中毒密切相关，尤其合并低血钾和严重心肌病病变者。心电图上其 QRS 波向上或向下交替出现。

六、治疗

（一）常规治疗和紧急终止

发生于器质性心脏病患者的非持续性室速很可能是恶性室性心律失常的先兆，应该认真评价预后并积极寻找可能存在的诱因。积极治疗器质性心脏病和纠正如心力衰竭、电解质紊乱、洋地黄中毒等诱因，进行心电、血压监测，必要时吸氧、告知病重，应用 β 受体阻滞剂有助于改善症状和预后。当患者意识丧失或出现严重的低血压时，应进行同步直流电复律，对清醒患者，心脏复律前建议使用镇静剂。

（二）终止发作药物处方

① 利多卡因　100mg

　　10％葡萄糖注射液　20mL ｜ iv

后　利多卡因　500～1000mg

　　10％葡萄糖注射液　250mL ｜ iv drip（1～4mg/min）

② 普罗帕酮　70mg

　　10％葡萄糖注射液　20mL ｜ iv

③ 胺碘酮　　150mg　　　　　　　　｜
　10%葡萄糖注射液　　20mL　　　｜ iv

后　胺碘酮　　300～450mg　　　｜
　　10%葡萄糖注射液　　250mL　｜ iv drip 或泵入

【说明】 利多卡因特别适用于心肌梗死患者；胺碘酮起效慢，特别适用于伴有心功能受损的患者；普罗帕酮静脉注射，对室性心动过速有较好的效果，但有比较明显的负性肌力作用和负性传导作用，应避免用于心功能不全和有冠心病的患者；苯妥英钠150～250mg溶于注射用水20mL中缓慢静脉注射，必要时5～10min后再给予100mg，适用于洋地黄中毒所致者；β受体阻滞剂对运动或窦律快速伴有交感张力过高状况时易发的室性心动过速可控制其发作，常用β受体阻滞剂有美托洛尔、阿替洛尔等。

利多卡因不宜口服，至今仍是室性心律失常的最常应用药物，可以用于急性心肌梗死和心脏手术时发生的血流动力学稳定的室性心律失常，对于器质性心脏病的持续性室速复律效果欠佳。常用量100～200mg静脉注射后，继以1～4mg/min静脉滴注，连续应用24～48h后半衰期延长，应减少维持量；不良反应是嗜睡、麻木、言语困难、恐惧等，严重者可以有精神病、呼吸抑制和惊厥，剂量过大时可引起心跳呼吸骤停。本品严禁应用于严重的房室传导阻滞、癫痫发作、肝功能不全及休克患者。

胺碘酮：血流动力学稳定的单形室速也可首先使用抗心律失常药。首选胺碘酮150mg加入20mL葡萄糖，10min内静脉注射，若无效间隔10～15min可重复静脉注射150mg。完成第一次静脉注射后即刻使用1mg/min静脉滴注，维持6h；随后以0.5mg/min静脉滴注，维持18h。第一个24h内用药一般为1200mg。最高不超过2000mg。静脉胺碘酮应用的剂量、持续时间因人因病情而异。静脉胺碘酮应用时间一般为3～4天，病情稳定后可逐渐减量。但在减量过程中，若室速复发，常为胺碘酮累积剂量不足所致，可给予再负荷，包括再次予以胺碘酮75～150mg稀释后10min静脉注射，适当增加维持剂量。

静脉胺碘酮起效的时间因人而异。即使室速的发作没有控制，需要反复电复律，若无副作用，也应坚持使用，胺碘酮充分发挥电生理效应需要数小时甚至数天的时间。若有口服胺碘酮的指征，在患者可以口服的情况下可于静脉使用的当天开始，胺碘酮起始剂量200mg/次，每日 3 次。为准备胺碘酮口服，在静脉使用的早期，就应事先取血查甲状腺功能、肝功能、拍摄胸片，以除外胺碘酮应用的禁忌证，并为长期口服的观察留下对比资料。应使用表格记录胺碘酮每日静脉剂量、口服剂量、日总量（静脉加口服）和累积量（至统计时每日相加总量）。胺碘酮输注可选择较大外周静脉，应用套管针，以减少对外周血管刺激。最好使用中心静脉。使用小静脉易造成静脉炎。注意监测静脉胺碘酮的副作用。静脉推注避免过快，以减少低血压的发生。在使用静脉胺碘酮的第二天起应该每日复查肝功能，以防出现肝脏损害。一旦出现明显的肝功能改变，应减量或停药，并给予保肝治疗。

（三）预防复发药物治疗处方

① 胺碘酮　0.2g　po　tid 或 bid
② 索他洛尔　40～80mg　po　tid

【说明】　美西律对室速的预防效果较差，尤其是器质性心脏病引起的室速。普罗帕酮较美西律有效。胺碘酮和索他洛尔较其他药物更有效，因此常被作为终末选择药物。心功能不全时，应避免应用索他洛尔、氟卡尼；心肌梗死后的患者不宜用莫雷西嗪、氟卡尼和恩卡尼等。单一药物无效时可考虑联合应用，但需注意采用不同类型和作用机制的抗心律失常药物联合，联合用药时各自剂量应偏小。

（四）其他治疗

（1）直流电复律：如室速伴低血压或休克、心绞痛、充血性心力衰竭甚至脑血流灌注不足等症状时，应立即行电击复律。洋地黄中毒引起的室速不宜用电复律。

（2）射频消融治疗：对各种抗心律失常治疗无效的持续性单形

性室速可采用导管射频消融治疗。该治疗的前提条件是室速必须经心室电刺激诱发，且室速发作时血流动力学稳定，因为室速的消融靶点需在心动过速时标测。

（3）植入性心律复律除颤器（ICD）：ICD为近年来治疗恶性室性心律失常的一项重要手段，该植入装置具有抗心动过速起搏功能，室速发作时，ICD有脉冲发生器发放抗心动过速脉冲，以终止心动过速。

（4）外科手术治疗：心肌梗死后室壁瘤、肥厚型梗阻性心肌病或右心室发育不全等所致的室速，可切除室壁瘤、局部肥厚或病变的心肌治疗心动过速。

第十节 心室扑动和室颤

心室扑动和颤动是最严重的致命性心律失常。心室扑动时，心室率极快但收缩无效；心室颤动时，心室率不仅快且不规则。因此，这两种情况下心脏病实际上丧失了射血功能，体内血液循环中断。

一、临床表现

意识丧失、抽搐、呼吸停止甚至死亡。心音和大血管搏动消失，血压无法测出。

二、心电图诊断

心室扑动与颤动时QRS波群与T波难以分辨。心室扑动时心室波大而规则，频率在200～300次/min（图6-17）。

三、治疗

（一）紧急处理

心室扑动和颤动的诊断一旦确立，应立即行非同步直流电复

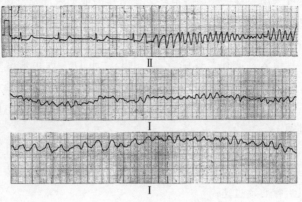

图 6-17　心室扑动、心室颤动

律，后者能量常选择 200～300J，无效时增加到 360J。初次或再次
电除颤失败提示预后不良，但不应放弃复苏的尝试，在改善通气和
纠正血液生化指标异常的同时，应继续行电除颤。同时进行心电监
测、完善相关检查。

（二）药物治疗处方

① 利多卡因　50～100mg

　　0.9%氯化钠注射液　10mL ｜ iv

② 胺碘酮　150mg

　　0.9%氯化钠注射液　10mL ｜ iv（10min）

③ 肾上腺素　1mg

　　0.9%氯化钠注射液　10mL ｜ iv

【说明】　利多卡因、胺碘酮应用参见室速。肾上腺素与电除颤
同时应用，可以提高电除颤的成功率。

（三）其他治疗

见心肺复苏部分。

四、室速/室颤风暴

室速风暴是指24h内自发的室速/室颤≥2次，并需要紧急治

疗的临床症候群。患者表现为反复发作性晕厥，可伴交感神经兴奋性增高的表现，如血压增高、呼吸加快、心率加速、焦虑等。心电监测记录到反复发作的室速/室颤。室速风暴可见于各种类型的室速和室颤。治疗如下：

① 纠正诱因、加强病因治疗。病因治疗是及时终止和预防室速风暴再发的基础，如急性心肌梗死患者伴室速风暴，及时再灌注治疗是控制心律失常的基础，必要时应考虑行主动脉内球囊反搏。

② 电复律：在室速风暴发作期，必须尽快对每一次有血流动力学障碍的室颤/室速发作进行电复律，其中对于室颤、无脉搏型室速、多形性室速等患者更为重要。在转复心律后，必须进行合理的心肺脑复苏后治疗。

③ 抗心律失常药物：首选胺碘酮，用法见持续室速一节。室速风暴时，胺碘酮可终止心律失常发作，更重要的是预防复发。但胺碘酮充分发挥预防作用需要数小时甚至数天时间。

④ β 受体阻滞剂：在抗心律失常药的基础上联合使用 β 受体阻滞剂可发挥协同作用。若无禁忌证，可用美托洛尔，负荷量首剂 5mg，稀释至 10mL，1mg/min 静脉注射。间隔 5～15min 再次静脉注射，最多可使用 3 次，总量不超过 0.2mg/kg。15min 后改为口服维持。艾司洛尔静脉滴注，负荷量 0.5mg/kg，维持量 $50\mu g/(kg \cdot min)$，必要时可逐渐增加，最大剂量为 $300\mu g/(kg \cdot min)$。

⑤ 抗心律失常药物联合治疗：可以联合使用胺碘酮和利多卡因。每种药物的剂量可按单独使用时应用。在心律失常控制后，首先减利多卡因，胺碘酮可逐渐过渡到口服治疗。

⑥ 对持续单形室速，频率<180 次/min 且血流动力学相对稳定者，可置入心室临时起搏电极，在发作时进行快速刺激终止。

⑦ 应给予镇静，应用抗焦虑等药物，必要时行冬眠疗法。

⑧ 若患者已安装 ICD，调整 ICD 的参数，以便能更好地识别和终止心律失常发作。必要时评价射频消融的可能性。

第十一节　房室传导阻滞

房室传导阻滞（AVB）是指房室交界区脱离了生理不应期后，心房冲动传导延迟或不能传导到心室。房室传导阻滞可发生于房室结、希氏束以及束支等不同的部位。

一、临床表现

一度房室传导阻滞通常无症状。二度房室传导阻滞可以引起心悸与心搏脱漏，三度房室传导阻滞可有疲倦、乏力、头晕、晕厥、心绞痛、心力衰竭等。

一度房室传导阻滞听诊第一心音强度减弱；二度Ⅰ型房室传导阻滞的第一心音强度逐渐减弱并有心搏脱漏；二度Ⅱ型房室传导阻滞时，第一心音强度恒定，有间歇性心搏脱漏；三度房室传导阻滞的第一心音强度经常变化，可闻及大炮音。

二、心电图诊断

（1）一度房室传导阻滞：窦性P波规律出现；P-R间期延长＞0.20s；每个窦性P波后均有QRS波。见图6-18。

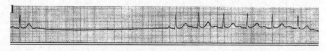

图6-18　窦性停搏并一度房室传导阻滞

（2）二度Ⅰ型房室传导阻滞：又称莫氏Ⅰ型或文氏型。见图6-19。

① 窦性P波规律出现；

② P-R间期逐渐延长，直至P波后脱落QRS波。

③ R-R间期逐渐缩短，直至P波受阻。包含受阻P波在内的R-R间期＜正常窦性P-P间期的两倍。

④ 最常见的房室传导比例为3：2和5：4。

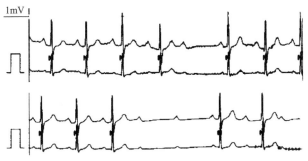

图 6-19　二度Ⅰ型房室传导阻滞

（3）二度Ⅱ型房室传导阻滞：窦性 P 波规律出现；间有 P 波后 QRS 波的脱落，形成 3∶2、2∶1 等房室传导；P-R 间期保持固定（正常或延长）。见图 6-20。

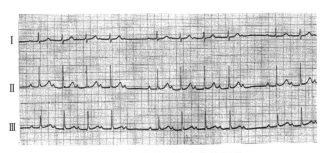

图 6-20　二度Ⅱ型房室传导阻滞

（4）三度房室传导阻滞：P 波与 QRS 波各自有自身的节律，互不相关；房率和室率匀齐，房率＞室率，心室率常＜60 次/min；心室起搏点在阻滞部位下方，QRS 可正常或畸形。见图 6-21。

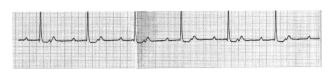

图 6-21　三度房室传导阻滞

三、治疗

（一）常规治疗

一度、二度Ⅰ型是由于迷走神经功能亢进引起的，无器质性心脏病、无明显血流动力学改变者可不治疗。

二度Ⅱ型与三度房室传导阻滞如心室率显著缓慢，伴有明显症状或血流动力学障碍，应给予起搏治疗。二度Ⅱ型 AVB 和三度 AVB：心室率慢者，无起搏器治疗条件，除积极进行病因治疗外，应该积极治疗，可以给予阿托品、异丙肾上腺素试用，预防阿-斯综合征发作。

（二）药物治疗处方

1. 常用西药

① 阿托品　0.3～0.6mg　po　　tid 或 qid

或　阿托品　1mg　iv　st

② 异丙肾上腺素　10mg　po　　tid

或　异丙肾上腺素　1mg

　　5％葡萄糖注射液　500mL｜iv drip（1～3μg/min）

【说明】　阿托品紧急情况下可以静脉注射或静脉滴注，慢性者可口服，适用三度房室传导阻滞属于结上阻滞者，对希氏-蒲肯野纤维系统阻滞无效，二度Ⅱ型房室传导阻滞者慎用，因阿托品可加速心房率，使二度房室传导阻滞加重。

异丙肾上腺素作用时间短暂，需连续静脉滴注，每分钟 1～3μg，紧急情况下可静脉注射，慢性者可舌下含服，能够加速房室传导速度，但由于其使冠状动脉灌注压下降，不利于心肺复苏，近年来不主张用于心搏骤停及电机械分离，急性心肌梗死及心力衰竭者慎用。

此外，肾上腺糖皮质激素，适用于急性心肌炎、急性心肌梗死、心脏直视手术后等出现的二度Ⅱ型以上的房室传导阻滞，常用地塞米松 10～20mg 加入 5％葡萄糖注射液 250mL 中静脉滴注，连用 5～7 天，或口服泼尼松 10～20mg，每天 3 次；碳酸氢钠适用于高血钾、酸中毒所致的房室传导阻滞。

2. 中药处方

① 心宝　300mg　po　tid

② 参附注射液　60～100mL ⎫
　 5％葡萄糖注射液　250mL ⎭ iv drip　qd

（三）其他治疗

（1）临时起搏治疗适应证：阿-斯综合征发作；急性下壁心肌梗死并发高度房室传导阻滞；急性前壁心肌梗死并发二度以上房室传导阻滞或双束支传导阻滞；心脏术后出现二度以上房室传导阻滞；三度以上房室传导阻滞进行一般手术治疗。

（2）永久性起搏治疗适应证：二度Ⅱ型以上房室传导阻滞伴顽固性心力衰竭或反复发生晕厥、阿-斯综合征；完全性结上传导阻滞，心室率＜40 次/min，完全性结下阻滞，且发生过晕厥者。

第十二节　室内传导阻滞

室内传导阻滞是指希氏束分界以下部位的传导阻滞。包括右束支传导阻滞、左束支传导阻滞、左前分支传导阻滞和左后分支传导阻滞。除病因表现外多无明显症状，严重的三支和双支传导阻滞可有疲倦、乏力、头晕、晕厥、心绞痛等。

一、心电图诊断

（1）右束支传导阻滞：QRS 波时限≥0.12s，V_1、V_2 导联呈 rsR′（M 型）；V_5、V_6 导联呈 qRS 型或 RS，S 波增宽。T 波与 QRS 主波方向相反。见图 6-22。

（2）左束支传导阻滞：QRS 波时限≥0.12s，V_1、V_2 导联呈宽的 QS 或 rS 型，V_5、V_6 导联 R 波增宽、顶部有切迹或粗钝，T 波与 QRS 主波方向相反。图 6-23。

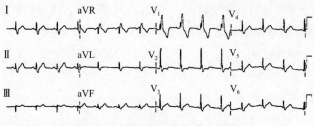

图 6-22　完全性右束支传导阻滞

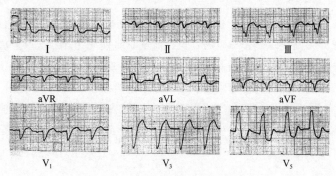

图 6-23　完全性左束支传导阻滞

（3）左前分支传导阻滞：QRS 波时限＜0.12s，Ⅰ、aVL 导联呈 qR 型，$R_{aVL} > R_{I}$；Ⅱ、Ⅲ、aVF 导联呈 rS 型，$S_{Ⅲ} > S_{Ⅱ}$，电轴左偏。见图 6-24。

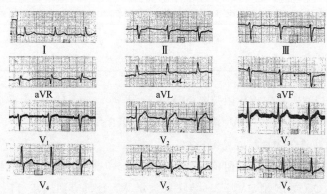

图 6-24　左前分支传导阻滞

（4）左后分支传导阻滞：QRS 波时限<0.12s，Ⅰ、aVL 导联呈 rS 型，S_{aVL}>S_I；Ⅱ、Ⅲ、aVF 导联呈 qR 型，$R_Ⅲ$>$R_Ⅱ$，电轴右偏。见图 6-25。

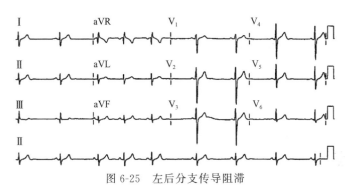

图 6-25 左后分支传导阻滞

（5）双分支传导阻滞与三分支传导阻滞：前者指三分支中的任何两分支同时发生传导阻滞，后者指三分支同时发生传导阻滞。

二、治疗

完善相关检查，积极寻找病因，慢性单侧束支传导阻滞的患者如无症状，无需治疗。双分支与不完全性三分支传导阻滞者动态观察，不必常规施行预防性起搏器治疗。完全性三分支传导阻滞且有晕厥者应立即考虑心脏起搏器治疗。

第十三节 预激综合征

预激是一种异常房室传导的现象，是指心房冲动经附加通道下传，提前激动心室的一部分或全部，或心室冲动经附加通道逆传，提前激动心房的一部分或全部。有预激现象者称为预激综合征或 Wolff-Parkinsoon-White 综合征（WPW 综合征），常合并室上性阵发性心动过速发作。

预激本身不引起症状，具有预激心电图表现者，心动过速的发生率为 1.8%，并随年龄增长而增加。其中大约 80% 心动过速发作为房室折返性心动过速，15%～30% 为心房颤动，5% 为心房扑动。频率过快的心动过速（特别是持续发作心房颤动）可导致充血性心力衰竭、低血压甚至死亡。

一、心电图诊断

P-R 间期<0.12s；QRS>0.11s；QRS 波群起始部粗钝，与其余部分形成顿挫，即所谓的预激波或 δ 波；继发性 ST-T 波改变。

上述心电图改变可分为 A、B 两型。A 型的预激波和 QRS 波群主波在 V_1 导联均向上，而 B 型 V_1 导联的预激波和 QRS 波群的主波则均向下。见图 6-26、图 6-27。

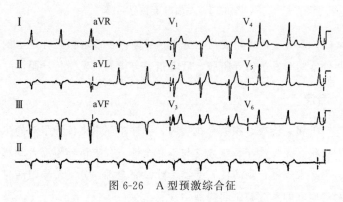

图 6-26 A 型预激综合征

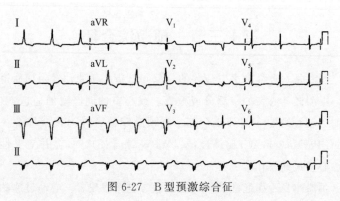

图 6-27 B 型预激综合征

二、治疗

（一）一般治疗

一般无并发症的预激综合征不需特殊治疗。如并发房室折返心动过速时可采取兴奋迷走神经方法，如猛然变换体位，压迫眼球，按压颈动脉窦，以及呼气捏鼻法（Valsalva 法）等，可引起一过性房室传导系统阻滞，从而中断折返。

（二）药物治疗

1. 并发快速性心律失常的药物治疗处方

① 普罗帕酮　70mg

　　10%葡萄糖注射液　20mL　｜ iv

② 胺碘酮　150mg

　　10%葡萄糖注射液　20mL　｜ iv

【说明】　并发房室折返性心动过速时可选用维拉帕米、腺苷、普罗帕酮、胺碘酮、普萘洛尔等。如并发房颤及房扑，忌用洋地黄、维拉帕米等只抑制房室传导而相对或绝对促进旁道传导的药物。可选用普罗帕酮、胺碘酮、普鲁卡因胺等。当心室率很快，或伴有晕厥、低血压时，应立即施行直流电复律。

2. 预防心动过速复发处方

① 胺碘酮　0.2g　po　bid 或 tid

② 索他洛尔　40～80mg　po　tid

【说明】　为了有效预防心动过速的复发，应选用两种药物同时抑制折返回路的前向与逆向传导，例如奎尼丁与普萘洛尔或普鲁卡因胺与维拉帕米合用。此外，Ⅰc 类药物、胺碘酮或索他洛尔延长旁路与房室结的不应期，能有效预防心动过速发作。

（三）其他治疗

（1）外科手术治疗：在手术开始时首先要做心外膜的电生理标测图，了解心室电活动的开始点，以便判断附加束的准确部位。当附加束的部位确定后，便在体外循环下切开预测的附加束所附着部位，切断附加束，随之局部电灼，然后关闭心脏，复查心外膜电标测图。

（2）导管射频消融：其主要机制是射频电流造成心内膜凝固性坏死灶，从而破坏旁路的前向和逆向传导，根治心动过速。与外科手术相比，该技术创伤小且可反复消融，成功率高，并发症少。射频消融治疗可考虑在较早期应用，并最终取代大多数药物治疗及手术治疗。

第十四节　心律失常的介入治疗

近年来，心脏电生理监测技术飞跃发展，特别是采用射频导管消融技术治疗快速心律失常成为介入心脏病学发展的又一里程碑。它使心脏电生理导管介入技术从单纯诊断进入到诊断与治疗融合于一体的高新科技时代。许多临床上长期以来难以解决的心律失常诊断和治疗问题已经取得可喜的突破，已成为与药物、外科手术并驾齐驱的治疗手段。同时，从射频消融治疗中获得的大量新的电生理资料又极大地丰富和发展了电生理学和心律失常的知识，促使大量的新概念、新技术、新方法、新器械不断涌现。

一、心脏起搏器治疗

(一) 起搏治疗的目的

正常的心脏节律是维持人体功能活动的最基本因素。如果心率过缓，会导致以脑缺血为首发症状的各主要脏器的供血不足的临床综合征。过缓的心律失常也可并发或引发快速性心律失常，如慢-快综合征的房颤及严重心动过缓，Q-T间期延长导致多形性室速、室颤等，可危及患者的生命。部分患者可能由于反复交替发生窦性停搏和快速房性或室性心律失常（慢-快综合征），给药物治疗带来困难。

起搏治疗的主要目的就是通过不同的起搏方式纠正心率和节律的异常，以及左右心室的协调收缩，提高患者的生存质量，减少病死率。

（二）起搏治疗的适应证

植入永久性心脏起搏器的适应证为：

① 伴有临床症状的任何水平的完全或高度房室传导阻滞；

② 束支-分支水平阻滞，间歇发生二度Ⅱ型房室传导阻滞，有症状者；在观察过程中阻滞程度进展、H-V间期＞100ms者，虽无症状，也是植入起搏器的适应证；

③ 病窦综合征或房室传导阻滞，心室率经常＜50次/min，有明确的临床症状，或清醒状态下间歇发生心室率＜40次/min；或有长达3s的R-R间隔，虽无症状，也应考虑植入起搏器；

④ 由于颈动脉窦过敏引起的心率减慢，心率或R-R间隔达到上述标准，伴有明确症状者，起搏器治疗有效；但血管反应所致的血压降低，起搏器不能防治；

⑤ 有窦房结功能障碍及/或房室传导阻滞的患者，因其他情况必须采用具有减慢心率的药物治疗时，为了保证适当的心室率，应植入起搏器。

随着起搏新技术的不断研究和开发，起搏器治疗的应用已经不局限于单纯治疗缓慢性心律失常，现已经扩展到其他心血管疾病的治疗，如抗心动过速功能的起搏器、改善心脏功能的心力衰竭起搏器（心脏再同步化治疗）等。

（三）起搏器的功能及类型

临床工作中常根据电极导线植入的部位分为：

① 单腔起搏器：常见的有VVI起搏器（电极导线放置在右心室心尖部）和AAI起搏器（电极导线放置在右心耳）。根据室率或房率的需要进行心室或心房适时的起搏；

② 双腔起搏器：植入的两支电极导线常分别放置在右心耳（右心房）和右心室心尖部（心室），进行房室顺序起搏；

③ 三腔起搏器：是近年来开始使用的起搏器，目前主要分为双心房＋右心室三腔起搏器和右心房＋双室三腔心脏起搏。前者应用于存在房间传导阻滞合并阵发房颤的患者，以预防和治疗心房颤动，后者主要适用于某些扩张型心肌病、顽固性心力衰竭协调房室及（或）室间的活动，改善心功能。

（四）生理性起搏的概念

生理性起搏是起搏器模仿正常心脏自身电信号的发放和传导的起搏方式，也是一个动态发展的概念。早期的生理性起搏是指房室顺序性起搏和变时性起搏，之后发现右心室心尖部起搏会因左右心室除极不同步导致心力衰竭加重，因此医生手术时希望心室电极的放置趋于生理化。右心室间隔部起搏时左右心室除极相对同步，但后来研究发现长期随访结果仍不理想。目前心室电极的放置在希氏束或者左束支区域，会使起搏脉冲直接兴奋心脏传导系统，左右心室同步除极，目前希氏束起搏和左束支区域起搏已成为生理性起搏的热点。

二、导管射频消融治疗快速型心律失常

射频电能是一种低电压高频（30kHz～1.5MHz）电能。射频消融仪通过导管头端的电极释放射频电能，在导管头端与局部心肌内膜之间电能转化为热能，达到一定温度（46～90℃）后，使特定的局部心肌细胞脱水、变性、坏死（损伤直径7～8mm，深度3～5mm），自律性和传导性能均发生改变，从而使心律失常得以根治。操作过程不需全身麻醉。

（一）射频消融的适应证

根据我国导管射频消融术（RFCA）治疗快速型心律失常指南，RFCA的明确适应证为：

① 预激综合征合并阵发性心房颤动和快速心室率；

② 房室折返性心动过速、房室结折返性心动过速、房速和无器质性心脏病证据的室性心动过速（特发性室速）呈反复发作性，

或合并有心动过速心肌病，或者血流动力学不稳定者；

③ 发作频繁、心室率不易控制的典型房扑；

④ 发作频繁、心室率不易控制的非典型房扑；

⑤ 发作频繁，症状明显的心房颤动（主要是阵发性房颤）；

⑥ 不适当窦速合并心动过速心肌病；

⑦ 发作频繁和（或）症状重、药物预防发作效果差的心肌梗死后室速。

（二）射频消融的进展

射频消融的进展包括适应证、手术条件、手术器械、手术方法、消融能量等各个方面。以往射频消融主要包括旁路或者房室结双径路引起的阵发性室上性心动过速以及特发性室性心动过速等少数病种，目前消融治疗的疾病谱趋于复杂，包括频发的室性期前收缩、房性心动过速、心房扑动、阵发性心房颤动，一些大的心脏中心尝试射频消融治疗持续性心房颤动甚至心室颤动。以往手术仅限于X线透视下二维操作，手术时间长，射线损伤大，成功率低，现在多数心脏中心普遍采用CARTO或者ENSITE三维标测系统，手术直观，成功率高，射线损伤小，并发症减少。手术器械方面，压力敏感导管使消融导管与心脏接触力的大小和方向可视化，大大降低了心脏穿孔的风险。手术方法方面，心外膜病灶通过穿刺静脉实施心内膜消融效果不佳，或容易复发，现在可以通过穿刺心包进行心外膜消融。消融能量方面除射频外，尚有冰冻、激光、超声、微波等方式，其中冰冻消融大量用于阵发性心房颤动的肺静脉电隔离术，相比射频消融，冰冻消融快速、简便，手术成功率两者则相仿。

（三）射频消融方法

（1）首先明确心律失常的诊断。

（2）经心内电生理检查在进一步明确心律失常的基础上确定准确的消融靶点。

（3）根据不同的靶点位置，经股静脉或股动脉置入消融导管，并使之到达靶点。

（4）依消融部位及心律失常类型不同放电消融，能量 5～30w，时间持续或间断 10～60s。

（5）检测是否已达到消融成功标准，如旁路逆传是否已不存在，原有心律失常用各种方法不再能诱发等。

（四）射频消融的并发症

导管射频消融可能出现的并发症为误伤希氏束，造成二度或三度房室传导阻滞；心脏穿孔致心脏压塞等，但发生率极低。

三、埋藏式心脏复律除颤器（ICD）

在所有自然死亡中，猝死占 12%～13%，其中 75%～88% 为心源性猝死，而致命性室性心律失常（室性心动过速、心室颤动）是后者的主要原因。20 世纪 80 年代初，世界上第一台埋藏式心律转复除颤器（ICD）应用于临床，为致命性室性心律失常的治疗开辟了新的领域。由于 ICD 可在恶性室性心律失常发生的 10～20s 内做出识别并进行反应，通过释放电脉冲对心律失常进行及时分层干预，必要时可以进行不同能量的心内电击，终止心动过速发作，从而在最大程度上争取宝贵的抢救时间，挽救患者的生命，防止心源性猝死的发生。是目前防治心源性猝死的最有效方法。此项技术的开展反映了心律失常的现代治疗水平。ICD 对于心源性猝死的预防作用已被充分肯定，明显优于常规抗心律失常药物，已成为致命性室性心律失常患者的首选治疗方法。

ICD 的明确适应证如下：

① 非一过性或可逆性原因引起的室性心动过速（简称室速）或心室颤动（简称室颤）所致的心搏骤停，自发的持续性室速。

② 原因不明的晕厥，在电生理检查时能诱发有血流动力学障碍显著临床表现的持续性室速或室颤，药物治疗无效、不能耐受、或不可取。

③ 伴发于冠心病、陈旧性心肌梗死和左心室功能不良的非持

续性室速，在电生理检查时可诱发持续性室速或室颤，不能被Ⅰ类抗心律失常药物所抑制。

ICD 的随访：植入 ICD 的患者必须经常随诊，术后第一年每2～3个月随诊一次，此后可半年随诊一次。随诊时，有关 ICD 的工作状态的测试及有关功能及参数的设置，技术性要求很高，应由相关的专科医生接诊。

四、心脏再同步化治疗（CRT）慢性充血性心力衰竭

长期以来，慢性充血性心力衰竭一直是困扰心血管病学界的一个难题，其五年存活率与恶性肿瘤相似。有相当一部分患者即使应用最佳的药物治疗仍不能阻止心力衰竭的进行性加重。CRT（即植入三腔起搏器）是近十余年来心力衰竭非药物治疗领域的重要进展，因为慢性充血性心力衰竭通常因完全性左束支传导阻滞导致左右心室之间和心室内部之间收缩不同步，CRT 除放置右心室心尖部位电极，还要通过冠状窦静脉放置电极起搏左心室的侧壁，使左右心室除极再次相对同步，进而改善心室功能。多项新的随机、对照临床研究表明，CRT 可以改善心力衰竭患者心功能和症状，提高运动耐量和生活质量，降低心力衰竭恶化住院率、进行性心力衰竭病死率及全因病死率。CRT 的适应证包括：在药物治疗的基础上，仍有心功能不全症状，纽约心功能分级Ⅱ～Ⅳ级；心脏超声或心脏磁共振检查提示，射血分数低下；心电图中 QRS 波时限增宽。该手术创伤小、技术成熟、疗效可靠，已成为顽固性心力衰竭患者新的有效治疗手段。近年来 CRT 的概念也有一定的进展，生理性的希氏束起搏或者左束支区域起搏可使完全性左束支传导阻滞消失，实现真正的左右心室再同步，相比传统的三腔起搏器有一定的优势。

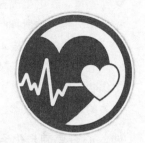

第七章
高血压

第一节　原发性高血压

　　高血压是以体循环动脉压升高为主要临床表现的临床综合征，可分为原发性高血压及继发性高血压两大类。对于绝大多数高血压患者，目前病因和发病机制原因不明，称之为原发性高血压。高血压是一种常见病、多发病，是心脑血管病最重要的独立的危险因素。我国成人高血压的患病率持续增长，我国成人高血压患病率达23.2％，正确认识高血压，不但可以有效降低高血压，而且可以减少心脑血管疾病的发病风险，将人群血压水平控制于理想水平则可以预防80％的脑卒中事件和37％的冠心病事件，从而有效地保护人们的健康。但我国高血压现实状况存在着"三高三低"现象，"三高"即高血压的发病率、致残率和病死率高，"三低"即高血压的知晓率、治疗率、控制率低，知晓率为42.6.％、治疗率为34.1.％、控制率为9.3％。因此高血压的防治工作仍然任重道远。

一、病史采集

1. 现病史

　　（1）症状：高血压一般缺乏特殊的临床表现，常规询问患者是否有头晕、头痛、心慌、失眠、手足发麻、胸闷等非特异性症状，也可出现视物模糊、鼻出血等较重症状，典型的高血压头痛在血压下降后即可消失。约1/5患者无症状。

（2）有无向心性水肿、肌无力、周期性瘫痪、乏力、面色苍白等以排除继发性高血压，同时询问心、脑、肾等靶器官并发症的表现。

（3）应详细询问发现高血压时间、血压水平和既往水平以助高血压的诊断、分类，询问是否接受降高血压药物的治疗及其疗效和副作用如何。

2. 既往史

既往是否有心脑血管病、肾脏病、糖尿病、视网膜病变、血脂异常、外血管病、痛风等病史，如有病史，诊治过程如何。有无口服避孕药、固醇类抗炎药、甘草、糖皮质激素等使用药物史。有无降压药物的不良反应史。

3. 个人史

是否有饮酒史、吸烟史；若有应询问量和时间；饮食习惯如何，如膳食中的脂肪、盐的摄入量不均衡，或多或少；有无缺乏运动、体重增加；情绪是否容易激动；工作生活环境外界因素的影响，以上均为高血压常见的危险因素。同时了解影响高血压病程及疗效的个人心理、社会和环境因素。

4. 家族史

家族中是否有高血压、糖尿病、心脑血管等疾病患者。

二、查体

早期可无阳性体征，查体血压增高，听诊有主动脉瓣第二心音亢进、主动脉收缩早期喷射音、有时可闻及第四心音，这些均为左心室肥厚的征象。

眼底检查用于评价高血压。Ⅰ级：视网膜动脉变细、反光增强；Ⅱ级：视网膜动脉狭窄、动静脉交叉压迫；Ⅲ级：在上述血管基础上有眼底出血、棉絮状渗出；Ⅳ级：在上述血管病变基础上出现视神经乳头水肿。

随着病情的发展可出现心、脑、肾等靶器官损害及其并发症的表现。见表7-1。

表 7-1　高血压的并发症

靶器官	与加速的动脉硬化有关	与高血压本身有关
心脏	心绞痛,心肌梗死	心力衰竭
脑	TIA,脑血栓形成	脑溢血,高血压脑病
肾	肾血管病	肾小动脉硬化,肾功能衰竭
动脉	阻塞性病变	主动脉夹层分离

三、辅助检查

(一) 血压测量

1. 诊室血压测量

诊室血压是指由医护人员在标准状态下测量得到的血压,是目前诊断、治疗、评估高血压常用的标准方法,准确性好。正确的诊室血压测量规范如下:测定前患者应坐位休息 3～5min;至少测定两次,间隔 1～2min,如果两次测量数值相差很大,应增加测量次数;合并心律失常,尤其是心房颤动的患者,应重复测量以改善精确度;使用标准气囊(宽 12～13cm,长 35cm),上臂围＞32cm 应使用大号袖带,上臂较瘦的应使用小号的袖带;无论患者体位如何,袖带应与心脏同水平;采用听诊法时,使用柯氏第Ⅰ音和第Ⅴ音(消失音)分别作为收缩压和舒张压。第一次应测量双侧上臂血压以发现不同,以后测量血压较高一侧;在老年人、合并糖尿病或其他可能易发生体位性低血压者第一次测量血压时,应测定站立后 1min 和 3min 的血压。

2. 诊室外血压测量

诊室外血压通常指动态血压监测或家庭自测血压。诊室外血压是传统诊室血压的重要补充,最大的优势在于提供大量医疗环境以外的血压值,较诊室血压代表更真实的血压。

(1) 家庭自测血压:可监测常态下白天血压,获得短期和长期血压信息。用于评估血压变化和降压疗效。适用于老年人、妊娠妇女、糖尿病、可疑白大衣性高血压、隐蔽性高血压和难治性高血压等；有助于提高患者治疗的依从性。

测量方法：目前推荐国际标准认证的上臂式电子血压计，一般不推荐指式、手腕式电子血压计，肥胖患者或寒冷地区可用手腕式电子血压计。测量方法为每天早晨和晚上检测血压，测量后马上将结果记录在标准的日记上，至少连续3~4天，最好连续监测7天，在医生的指导下，剔除第1天监测的血压值后，取其他读数的平均值解读结果。

（2）24h动态血压：可监测日常生活状态下全天血压，获得多个血压参数，不仅可用于评估血压升高程度、血压晨峰、短时血压变异和昼夜节律，还有助于评估降压疗效，鉴别白大衣性高血压和隐蔽性高血压，识别真性或假性顽固性高血压等。患者可通过佩戴动态血压计进行动态血压监测，通常佩戴在非优势臂上，持续24~25h，以获得白天活动时和夜间睡眠时的血压值。医生指导患者动态血压测量方法及注意事项，设置定时测量，日间一般每15~30min测1次，夜间睡眠时30~60min测1次。袖带充气时，患者尽量保持安静，尤其佩带袖带的上肢。嘱咐患者提供日常活动的日记，除了服药时间，还包括饮食以及夜间睡眠的时间和质量。

（二）常规检查

（1）尿常规、血脂、血糖、肾功、血尿酸、心电图、X线片等有助于发现危险因素和靶器官损伤。

（2）心脏超声可以进一步发现高血压的心脏损害；大血管彩超等检查，了解其他心血管危险因素及高血压并发症情况。

（3）脉搏波传导速度：大动脉变硬以及波反射现象已被确认为是单纯收缩性高血压和老龄化脉压增加的最重要病理生理影响因素。颈动脉-股动脉脉搏波传导速度（PWV）是检查主动脉僵硬度的"金标准"，主动脉僵硬对高血压患者的致死性和非致死性心血管事件具有独立预测价值。

（4）踝肱指数：可采用自动化设备或连续波多普勒超声和血压测量计测量。踝肱指数低（即 W≤0.9）可提示外周动脉疾病，是影响高血压患者心血管预后的重要因素。

四、诊断及鉴别诊断

（一）诊断

（1）高血压患者的诊断应包括：确定高血压的诊断；排除继发性高血压的原因；根据患者心血管危险因素、靶器官损害和伴随的临床情况评估患者的心血管风险。

（2）高血压的诊断标准：在未使用降压药物的情况下，连续多次测量血压，测得收缩压≥140mmHg 或和舒张压≥90mmHg。只有一次诊室血压高，不能诊断高血压，通常需要 1～4 周内，连续 2～3 次测量血压。

（3）不同测定方法的高血压诊断标准（表 7-2）

表 7-2　根据不同测量方法定义高血压的血压阈值

项目	收缩压/SBP(mmHg)	舒张压/DBP(mmHg)
诊室血压	140	90
24h 动态血压	130	80
白昼	135	85
夜间	120	70
家测血压	135	85

（二）鉴别诊断

（1）肾实质性高血压：有单侧或双侧肾实质疾病所引起的高血压，统称为肾实质性高血压，引起血压增高的有原发性肾小球肾炎、糖尿病肾病、慢性肾盂肾炎、结缔组织病、多囊肾、肾结核、肾肿瘤、肾结石等。

（2）肾血管性高血压：是指一侧或双侧肾动脉及其分支阻塞、狭窄导致肾缺血，而致使血压升高。老年患者原因多是粥样硬化斑块形成、青年患者多为大动脉炎、纤维肌性发育不良。

（3）嗜铬细胞瘤：阵发型或持续性高血压患者，伴有头痛、心悸、多汗、面色苍白、胸腹疼痛、紧张焦虑等症状；血、尿儿茶酚胺及其代谢产物升高。肾上腺 CT、B 超、MRI 可以明确病变部位。

（4）妊娠所致高血压：指妊娠 20 周后孕妇发生高血压、蛋白尿及水肿。

（5）恶性高血压：血压升高明显（DBP≥130mmHg），眼底病变为出血、渗血及视神经乳头水肿，肾脏损害进展迅速，未及时进行有效治疗患者可死于严重的肾功能不全及心脑并发症。

（6）其他：原发性醛固酮增多症，柯氏综合征等。

（三）高血压分类

ISH2020 国际高血压实践指南最新高血压分级：正常血压为 135/85mmHg 以下；正常高值为（130～135）/（85～89）mmHg；1 级高血压（140～150）/（90～99）mmHg；2 级高血压为 160/100mmHg 以上。见表 7-3。

表 7-3　基于诊室血压的高血压分类

类别	收缩压（mmHg）	舒张压（mmHg）
正常	<130	和<85
正常高值血压	130～139	和（或）85～89
高血压	≥140	和（或）≥90
1 级高血压	140～159	和（或）90～99
2 级高血压	≥160	和（或）≥100
单纯收缩期高血压	≥140	和<90

注：当患者的收缩压和舒张压分属不同分类时，应该用较高的分类。单纯收缩期高血压也可按照收缩压水平分为 1、2 级。

（四）影响高血压患者心血管预后的重要因素

见表 7-4。

表 7-4　心血管预后的重要因素

心血管危险因素	靶器官损害	伴随临床疾病
• 高血压（1～3 级） • 年龄：＞55 岁（男性） 　　　　＞65 岁（女性） • 吸烟 • 糖耐量受损和（或）空腹血糖受损 • 血脂异常：TC ≥5.7mmol/L（220mg/dL）或 LDL-C＞3.3mmol/L（130mg/dL）或 HDL-C＜1.0mmol/L（40mg/dL） • 早发心血管病家族史（一级亲属发病年龄男性＜55 岁，女性＜65 岁） • 腹型肥胖（腰围男性≥90cm，女性≥85cm）或肥胖（BMI≥28kg/m²） • 血同型半胱氨酸升高（≥10μmol/L）	• 左心室肥厚 心电图：Sokolow（S_{V1}＋R_{V5}）＞38mm 或 Cornell（R_{aVL}＋S_{V3}）＞2440mm・ms；超声心动 LVMI：男性≥125g/m²，女性≥120g/m² • 颈动脉超声 IMT≥0.9mm 或动脉粥样硬化斑块 • 颈股动脉 PWV＞12m/s • ABI＜0.9 • eGFR＜60mL/（min・1.73m²）或血肌酐轻度升高 115～133μmol/L（1.3～1.5mg/dL，男性）107～124μmol/L（1.2～1.4mg/dL，女性） • 尿微量白蛋白 30～300mg/24h 或白蛋白/肌酐≥30mg/g	• 脑血管病：脑出血，缺血性脑卒中，短暂性脑缺血发作 • 心脏疾病：心肌梗死，心绞痛，冠状动脉血运重建，慢性心力衰竭 • 肾脏疾病：糖尿病肾病，肾功能受损，男性肌酐≥133μmol/L（1.5mg/dL），女性≥124μmol/L（1.4mg/dL），尿蛋白≥300mg/24h • 周围血管病 • 视网膜病变：出血或渗出，视神经乳头水肿 • 糖尿病

五、预后危险分层

　　主张应根据患者高血压的分级及患者的危险因素，是否有亚临床器官损害、糖尿病、心血管疾病和肾病等对患者进行风险分层。

　　心血管疾病风险分层的指标有：高血压患者心血管风险水平及血压级别，分为低危、中危和高危 3 个级别。基于其他危险因素、靶器官损害（HMOD）、疾病史评估高血压患者心血管风险分类。见表 7-5。

表 7-5　高血压预后危险分层

其他危险因素和病史	血压		
	1级高血压	2级高血压	3级高血压
无	低危	中危	高危
1～2个其他危险因素	中危	中危	很高危
≥3个其他危险因素，或靶器官损害	高危	高危	很高危
临床并发症或合并糖尿病	很高危	很高危	很高危

注　危险分层（10年中发生主要心脑血管事件的危险性）：低危组低于15%，中危组15%～20%、高危组20%～30%、极高危组30%以上。

六、治疗

（一）治疗目标和策略

1. 治疗目标

高血压治疗的目的是最大限度地降低心血管疾病的长期总体危险，将血压控制在理想水平、逆转靶器官的损害、提高生活质量。2020年5月，国际高血压学会（ISH）最新发布了全球通用的《高血压实践指南》，修订各种情况的血压目标：

① 单一高血压的降压目标：3个月内血压下降≥20/10mmHg，最好＜140/90mmHg；理想情况下，年龄＜65岁患者，120/70mmHg≤目标血压＜130/80mmHg；年龄≥65岁患者，目标血压＜140/90mmHg。

② 合并冠心病：目标血压值＜130/80mmHg，老年患者＜140/80mmHg。

③ 合并脑卒中：目标血压值＜130/80mmHg，老年患者＜140/80mmHg。

④ 合并心力衰竭：目标血压值＜130/80mmHg，但应＞120/70mmHg。

⑤ 合并慢性肾病：目标血压值＜130/80mmHg，老年患者＜

140/90mmHg。

⑥ 合并慢性阻塞性肺疾病：目标血压值＜130/80mmHg，老年患者＜140/90mmHg。

⑦ 合并糖尿病：目标血压值＜130/80mmHg，老年患者＜140/90mmHg。

2. 高血压治疗的策略

治疗方案应根据患者初始危险水平确定，高危和极高危患者必须立即开始治疗，中低危患者可先行观察血压与其他危险因素，酌情决定药物治疗。中危患者至少监测血压与其他危险因素 3～6 个月，低危患者检测期延长至 6～12 个月，再决定药物应用。治疗方法一般分为改变生活方式和药物治疗两大类。治疗策略见表 7-6。

表 7-6　抗高血压初始治疗策略

危险因素（RF）	血压				
	正常	正常高限	Ⅰ级	Ⅱ级	Ⅲ级
无其他 RF	N	N	1+3	1+2	1+4
1～2RF	1	1	1+2	1+2	1+4
＞3 个 RF、代谢综合征或靶器官损害	1	1+5	1+4	1+4	1+4
糖尿病	1	1+4	1+4	1+4	1+4
已有心血管或肾脏疾病	1+4	1+4	1+4	1+4	1+4

注　N：无需干预；1：改变生活方式；2：数周后开始药物治疗；3：数月后开始药物治疗；4：立即开始药物治疗；5：可考虑给予药物治疗。

3. 降压的益处

血压在（120～139）/（80～89）mmHg 之间时，已对人体构成危险。血压从 115/75mmHg 起，每增加 20/10mmHg，心血管病的危险性增加 1 倍。大量研究表明抗高血压治疗可使脑卒中的发病率平均下降 35%～40%，心肌梗死的发病率下降 20%～25%，心力衰竭的发病率下降＞50%。

（二）非药物治疗

抗高血压治疗不能局限于血压的控制，而必须将患者作为一个整体看待，督促患者改变不良生活方式。非药物治疗包括健康的生活方式，消除不利于心理和身体健康的行为和习惯，减少高血压及其心血管病危险因素的发病危险。非药物治疗是最安全、有效又经济的方法，是降压治疗的基石，是高血压治疗不可或缺的组成部分。

（1）规律运动，控制体重：定期进行有氧运动和抗阻运动对预防和治疗高血压都很有益，每周运动5～7天，每次进行30min中等强度的有氧运动或高强度间歇训练。控制体重避免肥胖，尤其注意控制腹部肥胖。BMI要求降至24以下，减少总热量摄入与增加体育锻炼为基本方法。研究表明，肥胖者体重下降10%，收缩压可降低6.6mmHg，合理的定期有氧运动可以降低舒张压10mmHg，而且血压下降独立于体重减轻，每日中等量的运动30～45min，5次/周，就可以降低血压。

（2）合理膳食：低盐饮食，增加健康食品的摄入量，富含水果、蔬菜、低盐、低胆固醇及低饱和脂肪酸的饮食对降低血压是有益的，严格的控制饮食可以使收缩压下降8～14mmHg，高血压患者的每天食盐摄入量应该少于4～6g，减少脂肪摄入，并减少糖、饱和脂肪酸和反式脂肪酸含量高的食物摄入。适当增加钾、钙、镁的摄入，低钠高钾高钙饮食又可使收缩压下降2～8mmHg。

（3）控制饮酒量：饮酒量与血压成U型曲线关系，并存在阈值反应，大量饮酒是高血压的重要危险因素，可影响抗高血压的疗效，男性每日饮酒的乙醇量应少于20～30g，女性少于10～15g。通过控制饮酒量可以降低收缩压2～4mmHg。

（4）戒烟：吸烟对血管内皮有损伤，加速了动脉硬化和血栓形成过程。

（5）减轻精神压力，保持良好的心态。长期的精神紧张和心理障碍，既是高血压诱因或危险因素，也是高血压引起的并发症。

(三) 药物治疗

降压药物治疗是治疗高血压的主要措施，降压能明显带来益处，血压降低 1mmHg，则心肌梗死的发病率将会降低 2%，血压降低 2mmHg，则脑梗死或短暂性脑缺血发作的概率降低 15%。

1. 药物治疗的理念

对于低危的 1 级高血压，可以采用单药治疗，推荐选用普利类、沙坦类、地平类和利尿剂，排除了以前指南推荐的洛尔类药物，这是因为与其他四种降压药相比，洛尔类的单药降压效果比较弱，且它的优势在于心律失常、心力衰竭患者的治疗，因此不作为普通高血压患者的首选。不过合并心力衰竭、心绞痛的患者治疗时，洛尔类药物还是有着不可替代的地位的。

对于应用单药治疗 2～4 周血压控制仍不理想的患者，可以选用单片复方制剂，这也属于联合用药，但对比传统的联合用药方案，单片复方制剂购买更加方便，服用更加便利，单片复方制剂作为起始降压治疗较单药加量或者自由联合用药，血压达标率提高 20%。因此将单片复方制剂作为降压的第二选择。当单药治疗和单片复方制剂治疗效果都不达标时，才建议联合用药，推荐小剂量普利/沙坦类＋地平类、全剂量普利/沙坦类＋地平类、普利/沙坦类＋地平类＋利尿药、普利/沙坦类＋地平类＋利尿药＋螺内酯这四种联合用药方案。另外，首先推荐选用噻嗪样利尿药（如吲达帕胺），其次才考虑噻嗪型利尿药（比如氢氯噻嗪），前者的降压幅度优于后者，且有保护心血管的效果。

2. 个体化选择抗高血压药物和主要降压药物选择

见表 7-7、表 7-8。

表 7-7　根据临床个体特点选择抗高血压药物的建议

出现以下亚临床靶器官损害	选择药物
左心室肥厚	ACEI、CCB、ARB
无症状冠状动脉粥样硬化	CCB、ACEI
微量白蛋白尿	ACEI、ARB

出现以下亚临床靶器官损害	选择药物
肾功能不全	ACEI、ARB

发生过以下临床事件

脑卒中	任何降压药物
心肌梗死	BB、ACEI、ARB
心绞痛	BB、CCB
心力衰竭	利尿药、BB、ACEI、ARB、醛固酮拮抗药
复发性房颤	ARB、ACEI
持续性房颤	BB、非二氢吡啶 CCB
终末期肾功能不全/蛋白尿	ACEI、ARB、袢利尿药
周围血管病变	CCB

特殊临床情况

老年单纯收缩期高血压	利尿药、CCB
合并代谢综合征	ACEI、ARB、CCB
合并糖尿病	ACEI
妊娠	CCB、BB、甲基多巴

表 7-8　主要降压药物选用的临床参考

药物类别	适应证	禁忌证	
		强制性	可能
利尿药（噻嗪类）	充血性心力衰竭、老年高血压、单纯收缩期高血压	痛风	妊娠
利尿药（袢利尿药）	肾功能不全、充血性心力衰竭	—	—
利尿药（抗醛固酮药）	充血性心力衰竭、心肌梗死后	肾功能衰竭、高血钾	—
β受体阻滞药	心绞痛、心肌梗死后、快速心律失常、充血性心力衰竭、妊娠	二至三度房室传导阻滞、哮喘、慢性阻塞性肺气肿	周围血管病、糖耐量减低、经常运动者

药物类别	适应证	禁忌证	
		强制性	可能
钙通道阻滞药（二氢吡啶）	老年高血压、周围血管病、妊娠、单纯收缩期高血压、心绞痛、颈动脉粥样硬化	—	—
钙通道阻滞药（非二氢吡啶）	心绞痛、颈动脉粥样硬化、室上性心动过速	二至三度房室传导阻滞、充血性心力衰竭	快速心律失常、充血性心力衰竭
血管紧张素转换酶抑制药	充血性心力衰竭、心肌梗死后左心室功能不全、非糖尿病肾病、1型糖尿病肾病、蛋白尿	妊娠、高血钾、双侧肾动脉狭窄	—
血管紧张素Ⅱ受体拮抗药	2型糖尿病肾病、蛋白尿、左心室肥厚、血管紧张素转化酶抑制药所致的咳嗽	妊娠、高血钾、双侧肾动脉狭窄	—
α受体阻滞药	前列腺增生、高血脂	体位性低血压	充血性心力衰竭

3. 药物治疗处方

（1）利尿药的治疗处方

① 吲达帕胺（寿比山） 1.25～2.5mg po qd

② 氢氯噻嗪 25mg～50mg po qd～bid

③ 呋塞米 20～80mg po bid

【说明】 近50%的患者用利尿药有效，利尿药的单药治疗使血压下降的幅度与其他主要降压药物无明显差异，利尿药治疗老年单纯收缩性高血压可使卒中相对危险减少36%，各种原因的病死率减少13%，主要心血管事件下降32%。

吲达帕胺：具有利尿作用和钙拮抗作用，降压肯定，主要是使血管扩张引起降压，利尿作用较弱，并可逆转左心室肥厚，适用轻、中度高血压，特别是老年高血压以及伴有糖尿病、血脂代谢异常与心功能不全的患者。对磺胺过敏、严重肾功能不全、肝性脑病、低血钾者禁用。维持量每次 2.5mg，隔日 1 次，缓释片每次 1.5mg，每日 1 次，加大剂量不能提高本品抗高血压疗效，只能增强利尿作用。与其他降压药物合用作用增强，应减少给药剂量；与洋地黄类药物合用，可因为低血钾而致中毒；与奎尼丁、胺碘酮、索他洛尔、阿司咪唑、红霉素等药物合用，可引起扭转型室速；与二甲双胍合用易出现乳酸性酸中毒。

氢氯噻嗪：治疗高血压，每日 $25\sim100$mg，分 $1\sim2$ 次，每日用药 1 次时，应在早晨用药，以免夜间排尿次数增多。主要使用于轻、中度高血压，收缩性高血压，高血压合并心力衰竭的患者。早期降压机制与减少循环血容量有关，晚期与减少血管壁细胞内钠的浓度有关。小剂量的利尿药氢氯噻嗪可从 6.25mg 始，通常不发生低血钾，对糖、脂代谢无不良影响，痛风者禁用，慎用于肝肾功能衰竭者，孕妇及哺乳期妇女不宜使用。常见的不良反应有低血钾、高血糖症及高尿酸血症、氮质血症等。服用该药时应逐渐减量，突然停药可能引起钠、氯及水的潴留。与其他降压药物合用作用增强；与多巴胺合用利尿作用增强；与巴比妥类、血管紧张素抑制药合用可引起直立性低血压；可降低抗凝药的抗凝作用；该药引起的低血钾可增强洋地黄类、胺碘酮等的毒性。

呋塞米：能增加水、钠、氯、钾、钙、镁、磷等的排泄。与噻嗪类利尿药不同，呋塞米等袢利尿药存在明显的剂量-效应关系。随着剂量加大，利尿效果明显增强，且药物剂量范围较大。本类药物主要通过抑制肾小管髓袢厚壁段对 NaCl 的主动重吸收，肾小管浓缩功能下降，从而导致水、NaCl 排泄增多。由于 Na^+ 重吸收减少，远端小管 Na^+ 浓度升高，促进 Na^+-K^+ 和 Na^+-H^+ 交换增加，K^+ 和 H^+ 排出增多。同时能抑制前列腺素分解酶的活性，使前列腺素 E2 含量升高，从而具有扩张血管作用。一般不作为治疗原发性高血压的首选药物，但当噻嗪类药物疗效不佳，尤其当伴有肾功能不全或出现高血压危象时，本类药物尤为适用。治疗高血压，起始每日 40～80mg，分 2 次服用，并酌情调整剂量。常见不良反应与水、电解质紊乱有关，尤其是大剂量或长期应用时，如体位性低血压、休克、低钾血症、低氯血症、低氯性碱中毒、低钠血症、低钙血症以及与此有关的口渴、乏力、肌肉酸痛、心律失常等。

（2）β 受体阻滞药治疗处方

① 美托洛尔（倍他乐克）　25～50mg　po　bid

② 比索洛尔（康忻，博苏）　2.5～10mg　po　qd

③ 普萘洛尔（心得安）　10mg　po　tid

④ 美托洛尔缓释片（倍他乐克）　47.5～190mg　po　qd

【说明】　大量的研究表明，β 受体阻滞药在降压和降低心血管事件方面同样有效，故各国高血压治疗指南均将该类药物列为主要降压药物。近 50%～60% 患者用 β 受体阻滞药治疗有效，它通过减慢心率、抑制心脏收缩、降低心排血量、抑制肾素而降压。除降低血压外，还可以降低患者的总病死率和心血管事件的发生率。研究显示美托洛尔与利尿药相比较，在降压程度相似的基础上，美托洛尔的总病死率比利尿药组降低 22%。适用于青年或合并心绞痛、心肌梗死后、高动力性高血压，或伴有偏头痛、青光眼、窦性心动过速者。临床上哮喘、肺气肿、过敏性鼻炎、缓慢型心律失常、血脂异常慎用或禁用。应用后可以引起神经系统紊乱、阳痿等。使用任何一种 β 受体阻滞药治疗，都应从小剂量开始，逐渐增加用药剂量直至达到理想的治疗效果，然后改为维持量口服，对于长期使用者，不宜骤然停药，以防停药综合征。

美托洛尔为选择性 β_1 受体阻滞药，无膜稳定作用。β 受体阻滞剂主要适用于高交感神经活性的中青年高血压患者，在这些患者中，β 受体阻滞剂的降压疗效有可能优于其他类别降压药。β 受体阻滞剂尤其适用于有心率增快等交感活性增高表现的无合并症的高血压患者。治疗高血压普通片每次 25～50mg，每日 2～3 次，缓释片每次 47.5～95mg，每日 1 次，口服，最好在早晨服用，可掰开服用，但不能咀嚼或压碎，服用时应该用至少半杯液体送服。同时摄入食物不影响其生物利用度。缓释片服用 95mg 无效的患者可合用其他抗高血压药，最好是利尿药和二氢吡啶类的钙拮抗药，或者增加剂量。剂量应个体化，以避免心动过缓的发生。对于高血压患者，琥珀酸美托洛尔缓释片可明显降低直立位、平卧位及运动时的血压，作用持续24h以上。美托洛尔治疗开始时可观察到外周血管阻力的增加，然而，长期治疗获得的血压下降可能是由于外周血管阻力下降而心排出量不变。对于男性中/重度高血压患者，美托洛尔可降低心血管病死亡的危险。美托洛尔不会引起电解质紊乱。

利福平可以加快美托洛尔代谢，降低疗效；西咪替丁可以增加本品的浓度；与地高辛合用可导致房室传导时间延长，升高地高辛浓度。与碘呋酮合用，可出现明显的心动过缓和窦性停搏。与地尔硫草合用可增强美托洛尔的药理作用，对心功能正常患者有利，但合用后也有引起低血压、左心室衰竭和房室传导阻滞的报道。与非甾体类抗炎药合用，可使血压升高，合用时应检测血压并相应调整本品的剂量。与维拉帕米合用时，密切监测血压、心率和心功能。芬太尼麻醉时使用本品可以引起严重的低血压。美托洛尔除通常的使用禁忌外，心肌梗死患者出现心率低于45次/min、P-R间期＞0.24s、收缩压＜100mmHg（13.33kPa）禁用。

比索洛尔为选择性 β_1 为受体阻滞药，无内在拟交感活性及膜稳定作用，治疗高血压最大剂量可至20mg，每日1次。首次用药4h内观察患者的耐受情况，孕妇不宜使用本品。与奎尼丁、胺碘酮合用可延长心房传导时间，增强负性肌力效应，引起明显的心动过缓和窦性停搏；与地尔硫草合用应密切检测心功能；与地高辛合用可导致房室传导时间延长，地高辛浓度升高，酌情调整用量；与维拉帕米合用可能引起低血压、心动过缓、充血性心力衰竭和传导障碍。与二氢吡啶类钙通道阻滞药合用治疗心绞痛，但也可以引起严重的低血压或心力储备下降。

普萘洛尔是非选择 β 受体阻滞药，治疗高血压，口服每次5mg，每日4次，在严密观察下可逐渐增至每日总量100mg，或开始每次10mg，每日3～4次，每日最大剂量为200mg。直至血压得到控制，用药前后应定期检测血常规、血压、心肝肾功能，定期检测血糖，长期禁食后慎用。

（3）钙通道阻滞药（CCB）处方

① 氨氯地平（络活喜、安内真）　5mg　po　qd

② 非洛地平缓释片（波依定）　5mg　po　qd

③ 硝苯地平控释片（拜新同）　30mg　po　qd

④ 尼群地平　10mg　po　bid

⑤ 地尔硫䓬（恬尔心）　90mg　po　qd

⑥ 左旋氨氯地平　2.5～5mg　po　qd

⑦ 拉西地平　4～6mg　po　qd

⑧ 乐卡地平　10～20mg　po　qd

⑨ 贝尼地平片　2～4mg　早饭后口服

【说明】　所有人对钙通道阻滞药耐受性好，单用有效率达60％～70％，该药降压机制是血管扩张作用，此外CCB类具有良好的抗动脉硬化作用、对血管的保护作用，CCB类适用于各种类型的高血压降压，尤其是老年以及合并冠心病与外周血管疾病者，高血压合并糖耐量异常及肾病者，高血压并有脑卒中者的二级预防。CCB降压起效快，降压幅度大，安全有效，不影响血糖与血脂，具有明显的靶器官保护作用，特别是降低高血压脑卒中的病死率与发生率方面，优于其他一线降压药物。但短效制剂不作为常规降压药物。

二氢吡啶类的主要副作用有心动过速、下肢水肿、头昏、面潮红、心悸不适等。所以心力衰竭和急性心肌梗死者一般不宜服用，非二氢吡啶类有减慢心率和降低排血量作用，心率慢、心力衰竭者慎用；其他副作用有便秘、厌食、牙龈增生、视觉异常等。

氨氯地平：治疗高血压，5mg每日1次，最大剂量不超过10mg，每日1次，药物调整期应不少于7～14天，非甾体类抗炎药可以减弱氨氯地平的降压作用；与其他扩血管药物合用应慎用，特别是严重的主动脉瓣狭窄患者。

非洛地平：治疗高血压最大剂量为每日20mg，本品缓释片需整个吞服，不能咀嚼、分散和压碎服用。西咪替丁可以引起该药血药浓度升高；与地高辛合用血药浓度升高；因可以进一步抑制窦性心律或加重房室传导阻滞，应该避免合用胺碘酮；卡马西平、苯妥英钠可以降低该药的疗效。

硝苯地平：普通制剂每次 10mg，每日 3 次，控释剂每次 30～60mg，每日 1 次。与硝酸酯类合用控制心绞痛发作有较好的耐受性，与 β 受体阻滞药合用有较好的耐受性和疗效；可以增加洋地黄血药浓度，合用时注意检测洋地黄的浓度；西咪替丁可以引起该药血药浓度升高；应该避免合用胺碘酮。

左旋氨氯地平：治疗高血压和心绞痛的初始剂量为 2.5mg，一日 1 次；根据患者的临床反应，可将剂量增加，最大可增至 5mg，一日 1 次。本品与噻嗪类利尿剂、β 受体阻滞剂和血管紧张素转换酶抑制剂合用时不需调剂量。较少见的副反应是头痛、水肿、疲劳、失眠、恶心、腹痛、面红、心悸和头晕；极少见的副反应为瘙痒、皮疹、呼吸困难、无力、肌肉痉挛和消化不良；与其他钙拮抗剂相似，极少有心肌梗死和胸痛的不良反应报道，而且这些不良反应不能与患者本身的基础疾病明确区分。

拉西地平：属于第三代高亲脂性二氢吡啶类钙离子拮抗剂，可扩张周围动脉，减少外周血管阻力从而降低血压。拉西地平与其他降压药物如利尿剂、β 阻滞剂并用，降血压作用可以加强。作为高血压的治疗药物，可单独应用或与其他降血压药物合用，如与 β 阻滞剂和利尿剂合用。建议开始用量为每次 4mg，每日 1 次，应在每天的同一时间服用，在早晨服用较好。饭前、饭后均可。应维持 4mg 剂量不少于 3～4 周，再根据疗效可增加至 6mg。最常见的不良反应有头痛、皮肤潮红、水肿、眩晕和心悸。通常症状短暂，并随着相同剂量的继续用药而逐渐消失。

乐卡地平：是第三代二氢吡啶类钙通道阻滞剂，具有选择性扩张血管、抗动脉粥样硬化及保护终末器官等作用，适用于治疗各型高血压。该药亲脂性较高，起效较慢，但作用持续时间较长。其作用机制为可逆地阻滞血管平滑肌细胞膜 L 型钙通道的 Ca^{2+} 内流，扩张外周血管而降低血压。最常见不良反应有头痛、面红、无力、疲劳、心悸及踝关节水肿。对二氢吡啶类过敏者禁用；左心室传出通道阻滞、未经治疗的充血性心力衰竭、不稳定型心绞痛、有严重肾脏或肝脏疾病，以及在一个月内发生过心肌梗死的患者禁用；妊娠和哺乳期妇女，未采取任何避孕措施的高龄妇女、18岁以下患者不得服用。每日一次，餐前15min口服。推荐剂量为每次10mg，根据患者的个体反应可增至每次20mg。

盐酸贝尼地平：属于钙离子拮抗剂的一种，是一种二氢吡啶类钙拮抗剂，与细胞膜电位依赖性钙通道的磷酸氢二钾（DHP）结合部位相结合，抑制钙离子内流，从而扩张冠状动脉和外周血管。盐酸贝尼地平片还可阻断N型钙通道，从而扩张肾脏传出小动脉，保护肾脏，并通过阻断N型钙通道减少反射交感神经的兴奋。另外，盐酸贝尼地平片在细胞膜的分布较多，主要是进入细胞内与DHP结合部位相结合。它的主要作用是通过扩张血管，起到降血压的作用，因此，主要应用于高血压患者的降压治疗。它和所有的钙离子拮抗剂一样，都是通过扩张动脉而降血压，它的副反应也和大部分钙离子拮抗剂一样，有些患者可能会出现头痛、脸红、脚肿等。盐酸贝尼地平还有另外一个作用，因为它扩张动脉，也会扩张心脏的冠状动脉，起到预防冠状动脉收缩、痉挛的作用。在一些特殊的冠心病，也就是冠状动脉痉挛、变异性心绞痛的患者中，盐酸贝尼地平还可以作为抗冠状动脉痉挛从而治疗心绞痛的药物，但是临床上最常见的用途还是作为一种降压药物。

（4）血管紧张素转化酶抑制药（ACEI）

① 卡托普利　25mg　po　tid

② 福辛普利（蒙诺）　10mg　po　qd

③ 赖诺普利（捷赐瑞）　10mg　po　qd

④ 培垛普利（雅施达）　4mg　po　qd

⑤ 贝那普利（洛汀新）　10mg　po　qd

⑥ 依那普利　5～40mg　po　qd或bid

【说明】　该类药物单用有效率达40%～50%，与小剂量利尿药、β受体阻滞药、钙通道阻滞药联合应用控制血压的有效率可达

80%。其作用是抑制紧张素Ⅱ生成、增加缓激肽而发挥降压作用；同时减少醛固酮分泌和钠潴留及神经末梢肾上腺素的释放。ACEI主要用于高血压、左心室肥厚和/或糖尿病肾病等的治疗，是他们的一线治疗用药，近年来已扩大至AMI的二级预防，动脉硬化、下肢缺血防治及血管内皮功能的保护。禁用于妊娠、肾动脉狭窄、高血钾、血液或骨髓疾病及严重肾功能衰竭者（血肌酐＞265mmol/L或3mg/dL）。

卡托普利：治疗高血压每次12.5mg，每日2～3次，按需要1～2周内增至50mg，每日2～3次。与利尿药、其他降压药物合用作用加强，应从小剂量开始；与螺内酯、氨苯蝶啶合用可能会引起高血钾；吲哚美辛可使该药作用下降；因胃中食物可使本品吸收减少30%～40%，故宜在餐前1h服用。肾功能差的应采用小剂量或减少给药次数，缓慢递增，肾功能衰竭者禁用。若用后出现蛋白尿或白细胞减少者应停药。

福辛普利：治疗高血压每日10mg，以后按需要可递增至每日20～40mg，1～2次给药，最大剂量每日80mg。与利尿药合用降压作用增大，与保钾利尿药合用可能引起血钾升高，非甾体类抗炎药可使本品的降压作用减弱。

赖诺普利：治疗高血压每日1次，常用量为10～40mg，初始剂量10mg，早餐后服用。最大剂量为80mg。应用利尿药或心力衰竭、脱水、钠消耗及对本品敏感，以上患者需从小剂量开始，本品应用期间应定期检测白细胞、尿常规，肾功能损害患者应测血钾、尿素氮及肌酐等。

培垛普利：初始剂量2mg，每日1次，清晨顿服，以后递增，最大剂量8mg，每日1次。

贝那普利：与利尿药合用时应减少剂量，维持量可达每天20～40mg。与其他降压药物合用时降压作用加强，与保钾利尿药合用易引起血钾升高。非甾体类抗炎药使该药作用减弱。

依那普利：在肝内水解为依那普利拉，成为一种竞争性血管紧张素转换酶抑制剂，使血管紧张素Ⅰ不能转换为血管紧张素Ⅱ，结果血浆肾素活性增高，醛固酮分泌减少，血管阻力减低。依那普利拉还干扰缓激肽的降解，同样使血管阻力降低。其虽被认为主要通过抑制肾素-血管紧张素-醛固酮系统而降低血压，但对低肾素活性的高血压也有效。用于各种程度高血压、肾血管性高血压及糖尿病合并高血压患者的治疗；口服一次 5mg，每日一次，以后随血压反应调整剂量至每日 10～40mg，分 2～3 次服，如疗效仍不满意，可加用利尿药。在肾功能损害时，肌酐清除率在每分钟 30～80mL 时，初始剂量为 5mg，如肌酐清除率每分钟＜30mL，初始剂量为 2.5mg；在透析患者，透析日剂量为 2.5mg。血钾过高，用该药物有加重的危险，双侧肾动脉狭窄者忌用；孕妇、哺乳期妇女及儿童及肝、肾功能严重减退者慎用。

（5）血管紧张素受体阻滞药（ARB）

① 缬沙坦胶囊（代文）　80mg　po　qd

② 氯沙坦钾（科素亚）　50～100mg　po　qd

③ 坎地沙坦　8mg　po　qd

④ 厄贝沙坦　0.15～0.3g　po　qd

⑤ 替米沙坦　20～80mg　po　qd

⑥ 奥美沙坦酯　20～40mg　po　qd

⑦ 阿利沙坦酯　240mg　po　qd

【说明】　单用该类药物降压疗效可达 48%～55%，对靶器官和糖尿病防治有较好的疗效。该药通过选择性的阻断血管紧张素Ⅱ（AngⅡ）与 AT1 受体的结合，使 AngⅡ的作用受到抑制，达到降压目的。其降压疗效似 ACEI，但极少引起咳嗽，目前除了应用于高血压，ARB 类降压药物还可减少心力衰竭发生率，尤其是糖尿病患者，是高血压老年患者、肾功能不全、脑卒中、冠心病、房颤、代谢综合征等人群优先选择用药。禁用于对本品过敏者、妊娠及哺乳期妇女。

氯沙坦钾：与利尿药合用增强降压作用，与保钾利尿药、补钾药合用，可使血钾升高。通常初始剂量和维持剂量为每天 1 次 50mg，治疗 3～6 周达到最大的降压效果，对老年患者或肾损害患者，不必调整剂量。对肝功能损害的患者可考虑较低剂量。

缬沙坦：可单独或与其他抗高血压药物或利尿药合用应用，抗高血压作用通常在服药 2 周内出现，4 周达到最大疗效。严重肾衰患者慎用。

坎地沙坦：与保钾和补钾药合用时，可出现血钾升高，与呋塞米、氢氯噻嗪有协同降压作用。与格列苯脲合用可增加本品的血药浓度。

厄贝沙坦：片起始剂量为 0.15g，一日 1 次。根据病情可增至 0.3g，一日 1 次。可单独使用，也可与其他抗高血压药物合用。对重度高血压及药物增量后血压下降仍不满意时，可加用小剂量的利尿药（如噻嗪类）或其他降压药物。常见不良反应为头痛、眩晕、心悸等，偶有咳嗽，一般程度都是轻微的，呈一过性，多数患者继续服药都能耐受。

替米沙坦片：常用初始剂量为每次 40mg，每日一次。在 20～80mg 的剂量范围内，替米沙坦的降压疗效与剂量有关。若用药后未达到理想血压可加大剂量，最大剂量为 80mg 每日次。对本品活性成分及任种赋形剂成分过敏者、妊娠中末期及哺乳者、胆道阻塞性疾病患者、严重肝肾功能不全患者禁用。

奥美沙坦酯：是一种前体药物，经胃肠道吸收水解为奥美沙坦。奥美沙坦酯为选择性血管紧张素Ⅱ1型受体（AT1）拮抗剂，通过选择性阻断血管紧张素Ⅱ与血管平滑肌 AT1 受体的结合而阻断血管紧张素Ⅱ的收缩血管作用，因此它的作用独立于 AngⅡ合成途径之外。作为单一治疗的药物，通常推荐起始剂量为 20mg，每日一次，对经 2 周治疗后仍需进一步降低血压的患者，剂量可增至 40mg。

阿利沙坦酯片：选择性 AT1 受体阻滞剂，抑制血管紧张素Ⅱ收缩血管及醛固酮释放的作用，从而达到降血压的效果。当 AT1 受体受到拮抗，反馈引起血浆中肾素水平升高，血管紧张素Ⅱ水平升高，激活 AT2 受体，使血管舒张，减轻心脏后负荷，达到心血管保护作用。阿利沙坦酯经酯酶代谢产生与氯沙坦钾经肝脏代谢产生相同的活性代谢产物，该产物能与AT1受体选择性结合，阻断任何来源和任何途径合成的AngⅡ所产生的相应的生理作用。使用这个药物治疗高血压的人群，应该避免使用含麻黄的制剂，因为麻黄、麻黄碱和伪麻黄碱可以降低抗高血压药物的疗效。在与能够使血钾升高药物合用的时候，可以导致血钾的升高，所以在用药的时候要监测一下血钾水平。药物有一定的不良反应，比如可以引起全身的发热、乏力、心率加快，还会造成恶心、腹痛、腹泻、咳嗽、打喷嚏等上呼吸道感染的表现。阿利沙坦酯片相比于传统的降血压药物，比如血管紧张素转移酶抑制剂（ACEI）、β受体阻滞剂、钙通道阻滞剂（CCB）和利尿药等，其最大的优势是可以减轻对肾脏的损害，同时由于其副作用较少，具有较好的耐受性。采用阿利沙坦酯片治疗高血压合并高尿酸血症临床疗效确切，可明显降低尿酸。

（6）ARNI（血管紧张素受体脑啡肽酶抑制剂）

沙库巴曲缬沙坦钠　100～200mg　po　bid

【说明】　ARNI有ARB和脑啡肽酶抑制剂的作用，后者可升高利钠肽、缓激肽和肾上腺髓质素及其他内源性血管活性肽的水平。ARNI的代表药物是沙库巴曲缬沙坦钠。PARADIGM-HF试验显示，与依那普利相比，沙库巴曲缬沙坦钠使主要复合终点（心血管死亡和心力衰竭住院）风险降低20%，包括心脏性猝死减少20%。高血压合并心力衰竭起始剂量100mg　bid，目标剂量200mg　bid，可以与食物同服，或空腹服用；高血压合并左心室肥厚、单纯高血压患者起始剂量200mg　qd或100mg　bid，可以与食物同服，或空腹服用，目标剂量400mg　qd或200mg　bid。

适应证：用于射血分数降低的慢性心力衰竭（NYHA Ⅱ～Ⅳ级，LVEF≤40%）成人患者，降低心血管死亡和心力衰竭住院的风险。沙库巴曲缬沙坦钠片可代替血管紧张素转化酶抑制剂（ACEI）或血管紧张素Ⅱ受体阻滞剂（ARB），与其他心力衰竭治疗药物合用。

禁忌证：禁用于对活性成分（沙库巴曲、缬沙坦）或任何辅料

220

过敏者。禁止与 ACEI 合用，必须在停止 ACEI 治疗 36h 之后才能服用。禁用于已知存在 ACEI 或 ARB 治疗相关的血管性水肿既往病史的患者。禁用于遗传性或特发性血管性水肿患者。在 2 型糖尿病患者中，禁止与阿利吉仑合用。禁用于重度肝功能损害、胆汁性肝硬化和胆汁淤积。禁用于中期和晚期妊娠患者。

以下情况者须慎用：血肌酐＞221μmol/L（2.5mg/dL）或 eGFR＜30mL/（min·1.73m^2）；血钾＞5.4mmol/L；症状性低血压（收缩压＜95mmHg）。

应用方法：患者由服用 ACEI/ARB 转为 ARNI 前血压需稳定，并停用 ACEI 36h，因为脑啡肽酶抑制剂和 ACEI 联用会增加血管神经性水肿的风险。小剂量开始，每 2～4 周剂量加倍，逐渐调整至目标剂量。中度肝损伤（Child-Pugh 分级 B 级）、≥75 岁患者起始剂量要小。起始治疗和剂量调整后应监测血压、肾功能和血钾。

不良反应：主要是低血压、肾功能恶化、高钾血症和血管神经性水肿。相关处理同 ACEI。

2020 ISH 国际高血压指南：对于高血压人群，沙库巴曲缬沙坦可替代 ACEI 或 ARB 用于高血压人群中 HFrEF 和 HFpEF 的患者。

2018 欧洲高血压指南：沙库巴曲缬沙坦可降低血压，也被证明可改善 HFrEF 患者的预后，并可作为 ACEI 或 ARB 替代治疗 HFrEF。

（7）α_1 受体阻滞药

① 哌唑嗪　1mg　po　qd～bid

② 特拉唑嗪　1mg　po　qd

【说明】　通过选择性阻断突触后 α_1 受体，从而引起周围血管阻力下降，产生降压效果。降压疗效肯定，起效快，作用强，改善胰岛素抵抗，对血脂异常的患者有利，主要应用于高血压并前列腺肥大、糖耐量异常、血脂异常、心动过缓患者。目前尚无 α 受体阻滞药靶器官保护作用方面的循证医学证据，因此通常不会将其作为第一选择。主要的副作用是体位性低血压尤其是首剂效应，卧位休息能减轻首剂效应，此外有心悸、头痛等不适。

哌唑嗪：适用于轻、中度高血压，初始剂量0.5～1mg，睡前服，按疗效逐渐调整为每日6～15mg，分2～3次服用，日剂量超过20mg后，疗效一般不进一步增加。该药尤其适用于高血压合并高血脂，常作为二线用药；嗜铬细胞瘤患者手术前亦可用本品控制血压。与β受体阻滞药、钙通道阻滞药或利尿药合用时因降压作用加强需要调整剂量；与非甾体类抗炎药物合用时降压作用减弱。服用本品期间，不宜驾车和操作机械，剂量需个体化，以降压反应为准，首剂给药及以后加大剂量时，均建议卧床给药，不做快速起立动作，以免发生直立性低血压反应。

特拉唑嗪首剂1mg，以后剂量逐渐增至每次1～5mg，每日1次，最多不超过20mg，除首剂量睡前服用外，其他剂量均在清晨服用。与其他降压药物合用作用增强。严重肝肾功能不全、胃肠道出血、孕妇、哺乳期妇女、儿童禁用。服用首剂及增加剂量后12h，应避免驾驶及操作机器。

（8）中枢神经系统作用的药物

① 甲基多巴　250mg　po　bid～tid

② 可乐定　0.075mg　po　bid～tid

【说明】该类药物是通过刺激中枢α_1受体从而产生抑制外周交感神经传导作用，可产生中度降压作用。

甲基多巴：用于中度、妊娠或肾性高血压，每次250mg，每日2～3次，每2天调整剂量1次，至达到疗效。维持量1天0.5～2g，分2～4次，但不宜超过1天3g。该药可以增强口服抗凝药的抗凝作用，可增强中枢神经抑制药作用；三环类抗抑郁药、非甾体抗炎药可减弱该药的降压作用；与利尿药合用时无需减少利尿药的用量，服药2～3个月后可以引起水钠潴留，但给予利尿药后疗效可恢复；有活动性肝病者禁用。

可乐定：治疗高血压常用量每次0.075～0.15mg，每日3次，逐渐增加剂量，通常维持量为每日0.2～0.8mg，极量每次0.6mg。脑血管病、冠心病、精神抑郁者慎用。与乙醇或中枢神经抑制药合用可使中枢作用增强，与 β 受体阻滞药同用后停药，可使可乐定的撤药综合征危象发生危险增大，故宜先停用 β 受体阻滞药，再停可乐定。三环类抗抑郁药、非甾体抗炎药可减弱该药的降压作用。

（9）中药

① 六味地黄丸　30 粒　po　tid

② 牛黄降压丸　3 片　po　qd

③ 天麻钩藤冲剂　1 包　po　tid

④ 复方罗布麻片　1～2 片　po　tid

【说明】　高血压中医病证多分为肝火上亢证、肝风内动证、阴虚阳亢证、痰浊内阻证等，六味地黄丸对肝肾阴虚证有一定疗效。牛黄降压丸适用于阴虚阳亢证高血压患者、长期服用无不良反应；天麻钩藤冲剂具有平肝息风、清热活血、补益肝肾等功能，对肝阳偏盛的高血压有较好的疗效；复方罗布麻片具有平肝潜阳、息风活血、通络止痛等功能，适用于肝阳偏亢者、瘀血阻络者，每片含氢氯噻嗪 1.36～1.84mg。

（四）高血压的联合用药

1. 联合用药的益处

两种药物均使用小剂量，避免应用单药全剂量出现的不良反应；对于血压非常高的患者，联合治疗可以避免寻找有效单药治疗的徒劳；提高抗高血压治疗的降压达标率。

单独使用一种降压药物的有效率为 50%～60%，有 40%～50% 的患者需要两种或更多的药物，HOT 研究，大约 70% 的患者需要进行联合治疗以达到最佳血压调节。联合用药可以使疗效相加、用药剂量减少和减轻不良反应。

2. 联合用药的原则

选择药代动力学和药效学可以互补的药物；避免联合使用降压原理相近的药物；较单药治疗提高疗效，加强靶器官保护；减少不良反应；长效和长效联用，服用方便。

3. 临床试验结果支持的联合用药

（1）利尿药＋β受体阻滞药：β受体阻滞药通过减少心排血量降压，利尿药可以减少血容量，两者有协同作用，β受体阻滞药还可以抵消利尿药引起的 RAAS 系统和交感神经兴奋。二者合用引发新发糖尿病所带来的风险须经 10～15 年之久才显现出来。

（2）利尿药＋ACEI（或 ARB）：ACEI（或 ARB）通过抑制RAAS 使外周阻力下降，利尿药可以减少血容量，有良好的协同作用。同时利尿药可以延长 ACEI（或 ARB）作用时间，从而使降压更平稳。利尿药引起的副作用可以被 ACEI（或 ARB）减轻或抵消。

（3）CCB 剂＋ACEI（或 ARB）：两者都可以使外周血管阻力减少，有协同作用。CCB 引起的交感神经活性增加及踝部水肿可被 ACEI（或 ARB）抵消。这两类药物联合应用非常广泛。

（4）CCB 剂＋β受体阻滞药：二者合用疗效互补，而且 CCB可抵消 β受体阻滞药引起的外周血管阻力增加，β受体阻滞药可抵消 CCB 引起的交感神经兴奋的副作用。同时二者都可以抗心肌缺血，所以对稳定型心绞痛患者，疗效也有增加。

（5）CCB 剂＋利尿药：CCB 主要减少外周血管阻力及排钠，与利尿药的排钠减少血容量作用可达到疗效互补。但二氢吡啶类CCB 和利尿药在一定程度上激活交感神经及 RAAS，因而不是最好的联合方案。非二氢吡啶类不会激活交感神经系统，更适合与利尿药联合应用。

（6）ACEI＋ARB：不推荐。

（五）高血压合并临床情况时降压的选择

（1）糖尿病合并高血压的治疗：糖病患者中血压高的患者比例非常高，而高血压患者在 5 年内发展为糖尿病的可能是非高血压患者的 2.5 倍。研究发现收缩压每下降 10mmHg，与糖尿病相关的病死率下降 15％。对大多数患者 ACEI 作为首选的一线降压药物，凡有临床肾病或微量蛋白尿者，ACEI 与 ARB 均可作为防止肾病产生和进展的一线降压药物。通常 1 型糖尿病常规使用 ACEI，2 型糖尿病常规使用 ARB；利尿药、β 受体阻滞药亦可应用。而二氢吡啶类 CCB 由于在减少糖尿病患者的冠状动脉事件、延缓肾病进展方面效果较差，被认为只能作为二线用药。

（2）高血压伴左心室肥厚：治疗首选 ACEI 与 ARB，可联合利尿药或 CCB，β 受体阻滞药效果差。

（3）高血压伴冠心病或心肌梗死：治疗首选 β 受体阻滞药、ACEI 或 CCB。

（4）高血压伴心力衰竭：ACEI、β 受体阻滞药、ARB、醛固酮拮抗药和利尿药是治疗心力衰竭的基石，目前临床研究结果表明 CCB 类对心力衰竭患者无益。

（5）高血压合并高血脂：降压首选 ACEI（或 ARB）联合 CCB 的方案，同时联合他汀类降脂药物治疗。

（6）高血压合并脑血管病：脑卒中后大多数患者血压升高，脑出血时则血压升高更明显，约 10 天血压自发性下降，约 2/3 缺血性卒中的患者血压可降至正常，因此，主张发病后 2 周降压治疗，除非舒张压超过 120mmHg。降压要慎重，选择药物要考虑对颅内压、脑血流等的影响，注意平均动脉压下降不宜超过 16%。静脉使用硝普钠或硝酸甘油，一般先把血压控制在 160/100mmHg 左右，急性期发作后，继续降压治疗，可减少再次发生脑卒中的危险性，研究表明 CCB 可减少脑卒中的发生率，ACEI 和利尿药联合应用，可减少脑卒中的复发率。

（7）慢性肾疾病：肾实质性高血压的降压目标仍有争论。传统的观点认为将血压降至 140/90mmHg 即可，血压过度降低会减少心、脑、肾的血流灌注，影响这些脏器功能。但患者的蛋白尿超过 1g/天，则平均动脉压必须严格控制达 92mmHg，才能有效延缓肾脏损害的进程。在将血压降至目标的前提下，选择那些有效保护肾脏的降压药物，同时要注意保护心、脑等重要脏器。常选用 ACEI、ARB、CCB。目前循证医学证明，在降压以外，ACEI、

ARB 是保护肾脏最有效的药物。

(8) 老年人高血压：研究表明老年高血压患者经过有效降压显著减少心脑血管疾病的发生率和病死率。推荐老年人的降压目标 $140\sim150\mathrm{mmHg}$，舒张压 $<90\mathrm{mmHg}$，但不低于 $60\sim70\mathrm{mmHg}$。治疗时应注意降压速度不宜太快，降压药应从小剂量开始应用，逐渐增加剂量，多需要两种或更多降压药物联合应用，要求每天 24h 降压，最好选长效制剂，药物观察期要长，随诊时间要短。ACEI、CCB 在降低老年收缩压期高血压中的效果最好。CCB 类降低周围血管阻力，起到降压作用，不会引起血糖、血脂代谢紊乱，对老年高血压患者特别有效，可作为一线降压药物。ACEI 和 ARB，在降压同时能增强动脉弹性。老年人高血压以容量性高血压多见，因此可选用利尿剂控制血压，并肾衰竭时可应用呋塞米。需要重视的是单药降压在老年人收缩期高血压的达标率仅为 $50\%\sim70\%$，需联合应用，以更好的降压和减少药物的不良反应；用药过程中，注意心、脑、肾等重要脏器的治疗反应，如心功能、肾功能和脑功能情况。

(9) 精神紧张性高血压：治疗原则同一般原发性高血压，但在选用抗高血压药物时应注意，药物除降压外，必须降低交感神经兴奋性和血浆去甲肾上腺素水平。维拉帕米可使血浆去甲肾上腺素和精神紧张时血管收缩降低，改善冠状动脉血流，减少血小板聚集，增强左心室舒张功能，因此非二氢吡啶类 CCB 更适合治疗精神紧张性或心率加快的高血压患者。

(10) 妊娠合并高血压的治疗：妊娠高血压治疗的根本目的是预防孕妇出现脑出血、高血压脑病和心力衰竭等危及生命的并发症，控制好血压使胎儿正常和成熟，防止母儿发生意外，确保母儿平安。大多数妊娠期慢性高血压的孕妇当收缩压在 $140\sim169\mathrm{mmHg}$，舒张压在 $90\sim109\mathrm{mmHg}$ 时，发生心血管并发症的危险性较低，如肾功能正常，大多数母儿结局良好，可不用药物降压治疗。若孕妇于怀孕前已有高血压且伴有靶器官损害，则妊娠后仍要继续使用降压药物治疗，在早期妊娠（孕 3 个月内）时，应该尽可能避免使用降压药物。ACEI 和 ARB 可引起胎儿发育迟缓、羊水减少、新生儿死亡等，故对准备妊娠和已妊娠的患者停用，若患者有蛋白尿或有高血压史或靶器官损害，血压为 140/90mmHg 就应给予药物治疗。治疗首选甲基多巴，次选拉贝洛尔或其他 β 受体阻滞剂，药物治疗的处方如下：

① 甲基多巴　250mg　po　tid

【说明】　应从小剂量开始，本药无致畸作用，对孕妇和胎儿都是最是安全的，是孕妇合并高血压的一线用药。

② 拉贝洛尔　100mg　po　bid

或　拉贝洛尔注射液　20mg

0.9%氯化钠注射液　10mL　⎪ iv　st

【说明】　拉贝洛尔兼有 β 受体和 α 受体阻断作用，对血流动力学的影响与传统 β 受体阻滞剂不同，静脉给药即可有血压和外周阻力明显下降，心排血量和每搏排血量保持不变，对血脂无明显影响。适用于妊娠高血压和重症高血压患者，静脉应用时首先在 2min 之内缓慢静脉注射 20mg，如果效果不佳可于 10min 后再静脉注射 40mg，之后每隔 10min 静脉注射 80mg，共 2 次，最大量 220mg。口服起始量为 100mg，每天 2 次，以后每 2～3 天增加 100mg 直至达满意的效果，常用维持量是 200～400mg，每天 2 次。如果仍未达到目标血压，应换其他药物。哮喘和严重的心力衰竭患者禁用。β 受体阻滞剂在早期应用可引起胎儿发育迟缓、体重下降、胎儿血流减少，故多主张中晚期使用。

③ 肼屈嗪　10mg　po　bid

或　肼屈嗪注射液　10mg　iv 或 im

【说明】　肼屈嗪直接作用于血管平滑肌，扩张小动脉，降低血压并以舒张压为主，并增加心排血量、肾血流量和子宫胎盘血流量，为常用的治疗重度妊娠高血压的降压药物，一般开始静脉注射 5mg 或肌内注射 10mg，效果不佳时 20min 后重复一次。口服每次 10～20mg，每天 2～3 次。

可使普萘洛尔作用增强，非甾体类抗炎药物可使降压作用降低。本品不宜单独使用，老年患者、合并冠心病者慎用。口服时宜在餐后服用。

④ 硝普钠 0.25～10μg/(kg·min) iv drip

【说明】 硝普钠主要用于高血压危象和合并心力衰竭者，应用时应严密监测血压、心率及胎心情况，连续静脉滴注不超过 4h，以防其代谢产物氰化物对胎儿的毒性作用，是否用硝酸甘油代替硝普钠尚无定论。注意事项见心力衰竭。

⑤ 25%硫酸镁注射液 10mL ⎤
    25%葡萄糖注射液 20mL ⎦ iv（慢）

或 25%硫酸镁注射液 5g im

【说明】 有人认为血清镁浓度达 2～2.5mmol/L 时才有预防和抗抽搐作用，开始时给负荷量 3～4g 缓慢静脉注射，以后按 1g/h 持续静脉滴注，或肌内注射硫酸镁 5g，每 4～6h 一次。由于硫酸镁的中毒量和治疗量接近，因此使用时应严防中毒，为防止大量使用硫酸镁中毒，注意观察膝腱反射、呼吸频率、尿量等。

⑥ 硝苯地平 10mg po tid

【说明】 硝苯地平特点是降压迅速，近年来广泛用于治疗妊娠高血压综合征（简称妊高征），由于其对胎儿发育无改善，故主张仅用于中度妊高征。合并急性左心衰竭禁用。

(11) 顽固性高血压：凡三种以上降压药物治疗 1 个月以上而血压仍达中、重度水平者即为此型。多与缺乏依从性、急进型高血压、"白大衣高血压"、药物剂量不够、联合用药不恰当、血容量扩张以及继发性高血压未根治病因等有关。治疗前给予纠正病因，ACEI 加 CCB，必要时加利尿药，同时注意心理治疗。

(六) 高血压随访

开始抗高血压治疗，应每月随诊，以便调整用药直到达到目标血压，2 级高血压或有合并症的患者，应每 1～2 月查一次电解质和肾功能，如果患者达目标血压，可每 3～6 月随访一次。

第二节　继发性高血压

大动脉炎性高血压

大动脉炎是指主动脉及其分支以及肺动脉的慢性进行性非特异性的炎性疾病，受累动脉表现为狭窄或闭塞。本病多发于年轻的女性。

一、病史采集

患者常无特异性临床表现，问诊时应予注意，其中可有全身不适、疲劳、食欲不振、恶心、出汗、体重下降、肌痛、关节炎和结节红斑；局部可以出现头晕、晕厥、视力减退，肢体易疲劳。

二、体格检查

根据受累血管不同，有动脉搏动减弱或消失，颈部、锁骨上下区、肾区等部位可以闻及血管杂音，双上肢收缩压差＞10mmHg。

三、辅助检查

彩色多普勒超声检查可探及受累血管血流异常，血管造影、数字减影造影、CT或磁共振图像重建摄影最有意义，能明确血管狭窄的部位、程度等。

四、诊断和鉴别诊断

（一）诊断

发病年龄≤40岁；肢体间歇性跛行；肱动脉搏动减弱；双上肢收缩压差＞10mmHg；锁骨下动脉与主动脉连接区血管杂音；动脉造影异常。

符合上述6项中的3项者可以诊断本病。

（二）鉴别诊断

（1）先天性主动脉缩窄：多见于男性，血管杂音位置较高，限于心前区及背部，全身无炎症活动表现，胸主动脉见特定部位（婴儿在主动脉峡部，成人型位于动脉导管相接处）狭窄。

（2）动脉粥样硬化：常在50岁后发病，伴动脉硬化的其他临床表现，数字及血管造影有助于鉴别。

（3）肾动脉纤维肌结构不良：多见于女性，肾动脉造影显示其远端2/3及分支狭窄，无大动脉炎的表现。

（4）血栓闭塞性脉管炎：好发于吸烟史的年轻男性，为周围慢性血管闭塞性炎症。主要累及四肢中小动脉和静脉，下肢较常见。表现为肢体缺血、剧痛、间歇性跛行、足背动脉搏动减弱或消失、游走性表浅动脉炎，重症可有肢端溃疡或坏死等，与大动脉炎鉴别一般并不困难。

（5）结节性多动脉炎：主要累及内脏中小动脉。与大动脉炎表现不同。

（6）胸廓出口综合征：可有桡动脉搏动减弱，随头颈及上肢活动其搏动有变化，并常有上肢静脉血流滞留现象及臂丛神经受压引起的神经病，颈部X线相示颈肋骨畸形。

五、治疗

（一）常规治疗

部分患者是自限性的，在发现时疾病已稳定，对这类患者如无合并症可随访观察。对发病早期有上呼吸道、肺部或其他脏器感染因素存在者，应有效地控制感染。高度怀疑有结核菌感染者，应同时抗结核治疗。

（二）抗高血压药物治疗

（1）钙通道阻滞药（CCB）

① 硝苯地平缓释片　20mg　po　bid或tid

② 氨氯地平　5～10mg　po　qd

（2）β 受体阻滞药

① 美托洛尔　12.5～50mg　po　bid

② 阿替洛尔　25～100mg　po　bid

（3）血管紧张素转化酶抑制药（ACEI）

① 卡托普利　12.5～25mg　po　bid 或 tid

② 贝那普利　5～20mg　po　qd

【说明】　血压升高可以首选 CCB 类，可以合用 β 受体阻滞药，如果没有双侧肾动脉狭窄或单功能肾者，可以应用 ACEI 或 ARB 类。

（三）免疫抑制剂

① 泼尼松 30～60mg　po　qd（早晨）

② 环磷酰胺注射液 500～1000mg/m²　｜iv（每周 1 次，连
　 0.9%氯化钠注射液　20～30mL　｜用 2 次，休息
　　　　　　　　　　　　　　　　　　｜1～2 周重复）

③ 硫唑嘌呤　1.5～4mg/kg　po　qd

【说明】　激素是本病活动期主要的治疗药物，及时用药可有效改善症状，缓解病情。一般口服泼尼松每日 1mg/kg，早晨顿服或分次服用，维持 3～4 周后逐渐减量，每 10～15 天减总量的 5%～10%，以血沉和 C 反应蛋白下降趋于正常为减量的指标，剂量减至每日 5～10mg 时，应长期维持一段时间。如用常规剂量泼尼松无效，可改用其他剂型，危重者甚至可大剂量静脉冲击治疗，但要注意激素引起的库欣综合征、易感染、继发高血压、糖尿病、精神症状和胃肠道出血等不良反应，长期使用要防止骨质疏松。

单纯肾上腺皮质激素疗效欠佳或为增加疗效和减少激素用量可用免疫抑制剂，最常用的药物为环磷酰胺、硫唑嘌呤和甲氨蝶呤。环磷酰胺不良反应有：骨髓抑制，可引起白细胞下降；出血性膀胱炎，本品的代谢产物，特别是在大剂量注射时，可引起膀胱刺激症状，如尿频、尿急、尿痛、镜下血尿或肉眼血尿、尿少、蛋白尿

等；肝功能损害，一般较轻，停药可恢复；胃肠反应，食欲减退、恶心或呕吐多不严重，停药后 2～3 天可消失；其他如脱发、免疫抑制，偶有大剂量环磷酰胺引起水中毒。凡有骨髓抑制、感染、肝肾功能损害者禁用或慎用；对本品过敏者禁用；妊娠及哺乳期妇女禁用。应用时应注意：应鼓励患者多饮水，必要时输液，保证足够的输入量和尿量，大剂量环磷酰胺宜同时给予美司钠，以预防和减少尿路并发症；用药期间应监测血象、尿常规、肝肾功能；肝病患者慎用；本药配成溶液后不稳定，应于 2～3h 内输入体内。

硫唑嘌呤片不良反应：可致骨髓抑制、肝功能损害、畸胎，亦可发生皮疹，偶见肌萎缩。对硫唑嘌呤片高度过敏的患者禁用；肝功能差者忌用；孕妇忌用。用药期间应严格检查血象、肝功能等。

(四) 其他治疗方法

经皮腔内血管成形和支架植入术为大动脉炎的治疗开辟了一条新的途径，目前已应用治疗肾动脉狭窄及腹主动脉、锁骨下动脉狭窄等，获得较好的疗效。介入治疗前大动脉炎需得到药物有效控制。手术目的主要是解决肾血管性高血压及脑缺血。

(五) 随访

本病为慢性进行性血管病变，大多数预后良好，预后主要取决于高血压的程度及脑和冠状动脉供血的情况。应该按以上方案控制血压。

肾实质性高血压

由单侧或双侧肾实质疾病所引起的高血压，统称为肾实质性高血压，引起高血压的疾病有原发性肾小球肾炎、糖尿病肾病、慢性肾盂肾炎、结缔组织病、多囊肾、先天性肾发育不良、肾结核、肾肿瘤、肾结石等。

一、诊断要点

肾实质性高血压的诊断依赖于：肾脏病史；蛋白尿、血尿；肾功能异常；eGFR 降低；肾脏大小、形态异常；必要时行肾脏病理活检。同时需与高血压引起的肾脏损害相鉴别，前者肾脏病变的发生常先于高血压或与其同时出现；血压较高且难以控制；蛋白尿/血尿发生早、程度重、肾脏功能受损明显。据发病原因不同可有不同的表现，应该详细询问有无相关的肾脏病史及相关症状，肾小球肾炎有水肿、蛋白尿、血尿、高血压、氮质血症，多见于儿童；间质性肾炎有长期口服止痛药病史；多囊肾有明确的家族史；肾盂积水多由于结石、肿瘤、炎症、结核引起。长期高血压可以引起肾的损害，需仔细询问病史，以鉴别。

有肾实质疾病病史，血压升高，即可诊断。

二、鉴别诊断

(一) 肾血管性高血压

如具有以下临床特征之高血压应疑有本病：发生于 30 岁之下或 50 岁以上，患者无高血压家族史；高血压病程短、进展快，多数呈现恶性高血压表现；视网膜可有出血、渗出、视神经乳头水肿等；头颈、上腹及（或）腰背部脊角区可闻及血管杂音；X 线及 B 超检查显示双肾大小、密度有差别；肾静脉血检验患侧肾素活性增高，卡托普利（巯甲丙脯酸）核素肾图检查呈阳性。行腹主动脉或选择性肾动脉造影有血管狭窄，可以确定诊断。

(二) 高血压性肾脏病

肾实质性高血压与原发性高血压继发肾损害相鉴别，病史对其鉴别非常重要。是高血压在先还是蛋白尿在先，对鉴别诊断起关键作用，后者诊断要点如下：中年以上多见，可有高血压家族史；出现肾损害之前已有 10 年以上持续性高血压；病情进展缓慢，肾小管功能损害（尿浓缩功能减退，出现夜尿增多）早于肾小球功能损害；尿改变轻微（尿蛋白轻，尿镜检有形成分少）；常伴随高血压视网膜病变、心和脑并发症；诊断本病尚需除外各种原发、继发肾脏疾病。临床诊断确有困难时可行肾穿刺活检，肾组织病理检查对鉴别诊断有帮助。

三、治疗

(一) 一般治疗原则

对于慢性肾病患者原则上必须有效降压，以保护靶器官。在积极治疗原发病基础上，有效降压。降压包括非药物治疗和药物治疗，同时控制心血管其他危险因素。

肾实质性高血压患者应予低盐饮食（NaCl＜6.0g/天，Na＜2.3g/天）。肾功能不全者，宜选择高生物价优质蛋白 [0.3～0.6g/(kg·d)]，保证足够能量摄入，配合 α-酮酸治疗；目标血压 130/80mmHg；有蛋白尿的患者首选 ACEI 或 ARB 作为降压药物；长效 CCB、利尿剂、β 受体阻滞药、α 受体阻滞剂均可作为联合治疗的药物。

(二) 抗高血压治疗药物

1. ACEI 或 ARB

① 卡托普利　12.5～25mg　po　bid

② 贝那普利　5～20mg　po　qd

③ 厄贝沙坦　150～300mg　po　qd

【说明】　ACEI 或 ARB 药物对肾脏有保护作用，对有大量的蛋白尿的肾脏及糖尿病肾病，能延缓肾损害的进展。但双肾动脉狭窄、高血钾、严重的肾功能障碍者禁用。

2. 利尿药

① 氢氯噻嗪　12.5～25mg　po　qd 或 bid

② 吲达帕胺　2.5～5mg　po　qd

③ 呋塞米片　20～40mg　po　qd 或 bid

【说明】　对慢性肾脏疾病患者，利尿药仍是最有价值的抗高血压药物之一，它可以减轻水钠潴留、降低血压、增强 ACEI 或 ARB 的降压疗效。噻嗪类、祥利尿药和保钾利尿药视血钾、肾功能、血脂及糖耐量情况而定。对高血钾和肾功能不全的患者主要选用祥利尿药，可口服或静脉给药。

3. 钙通道阻滞药（CCB）

① 硝苯地平缓释片　20mg　po　bid

② 氨氯地平　5～10mg　po　qd

【说明】　CCB治疗各种原因所致的急性肾衰的作用已经得到充分肯定，该类药物可以使入球小动脉扩张从而使肾小球滤过滤上升，从而起到预防及治疗急性肾衰作用。对慢性肾衰可以降低血压，对糖代谢有中性或有益作用，从而保护肾功能。

4. β 受体阻滞药

① 比索洛尔　5mg　po　qd

② 美托洛尔　12.5～50mg　po　bid

【说明】　对于肾实质性高血压患者主要应用 β_1 受体阻滞药。和其他降压药联合应用，具有良好的降压效果。

肾血管性高血压

肾血管性高血压是指一侧或双侧肾动脉及其分支阻塞、狭窄导致肾缺血致使血压升高。常起病隐匿，进展快，预后差。老年患者病因多是粥样硬化斑块形成，青年患者多为大动脉炎、纤维肌性发育不良。

一、诊断要点

有下列特征之一者应警惕肾血管病变引起的高血压：青年发病＜30岁，老年发病常＞50岁，常没有高血压家族史；在上腹部正中、脐两侧2～3cm范围或肋脊角处可闻及收缩期杂音；但杂音的强弱与肾动脉狭窄无平行关系；长期稳定的高血压骤然加重；高血压发作突然、病程短或发展迅速；不明原因的氮质血症而尿常规正常，特别是老年人；抗高血压治疗出现肾功能恶化，特别是使用ACEI或ARB后；单侧肾脏缩小；伴发周围血管病或反复发作的肺水肿。

肾血管超声检查、肾血管的CTA、血管造影可以明确肾血管狭窄情况。一般情况下，一侧或双侧肾动脉及其分支阻塞、狭窄的程度＞50％，狭窄远端收缩压差＞30mmHg，是肾血管性高血压的诊断标准。

二、治疗

（一）治疗原则

寻找狭窄的原因，积极治疗原发病。

（二）降压药物治疗

1. β受体阻滞药

① 美托洛尔　12.5～50mg　po　bid

② 阿替洛尔　25～100mg　po　bid

2. CCB 类

① 硝苯地平缓释片　20mg　po　bid

② 氨氯地平　5～10mg　po　qd

3. ACEI 或 ARB

① 卡托普利　12.5～25mg　po　bid

② 贝那普利　5～20mg　po　qd

③ 厄贝沙坦　150～300mg　po　qd

【说明】　药物治疗的适应证：手术或肾动脉成形术前控制血压，或有手术禁忌证，或者不愿意手术者，术后血压仍不能控制者。大多数患者肾素活性、血管紧张素Ⅱ及醛固酮浓度增高，血压常很高，对一般降压药物不敏感，而常选用β受体阻滞药治疗或（和）ACEI 或 ARB，但双侧肾动脉狭窄者严禁使用 ACEI 或 ARB 剂。利尿药可刺激肾素-血管紧张素系统，对高肾素性高血压不宜选用。肾血管性高血压不宜降得太低，否则可以导致肾功能的严重损害。

（三）其他治疗方法

1. 经皮肾动脉球囊扩张术和肾动脉支架术

手术指征：肾动脉狭窄＞50％，同时有明显临床表现即高血压、肾功能不全、心脏功能紊乱综合征。

2. 外科手术治疗

手术指征：肾动脉完全阻塞；肾完全萎缩；不能纠正的肾血管损害如动脉瘤、肾动脉弥漫性病变。

原发性醛固酮增多症

原发性醛固酮增多症（简称原醛症）是以高血压、低血钾、低血浆肾素及高血浆醛固酮水平为主要特征的临床综合征，又称 Conn 综合征。是由于肾上腺皮质肿瘤或增生，分泌过多的醛固酮所致。原醛症占高血压患者的 $0.5\% \sim 2\%$，发病年龄高峰为 $30 \sim 50$ 岁。

一、临床表现和诊断

（一）临床表现

不论何种病因或类型的原醛症，其临床表现均是由过量分泌醛固酮所致，原醛症的发展可分为三个阶段。

① 早期：仅有高血压期，此期无低血钾症状，醛固酮分泌增多及肾素系统活性受抑制，导致血浆醛固酮/肾素比值上升；

② 高血压，轻度钾缺乏期：血钾轻度下降或呈间歇性低血钾或在某种诱因下（如用利尿药或腹泻）出现低血钾；

③ 高血压，严重钾缺乏期：出现肌麻痹。

1. 高血压

是原醛症最常见的首发症状，临床表现有头痛、头晕、乏力、耳鸣、弱视等，大多数表现为缓慢发展的良性高血压过程，呈轻至中度高血压 $[(150 \sim 170)/(90 \sim 109) \text{mmHg}]$。随着病程、病情的进展，大多数患者有舒张期高血压和头痛，有的患者舒张压可高达 $120 \sim 150 \text{mmHg}$，少数表现为恶性进展，严重患者可高达 210/130 mmHg，对降压药物常无明显疗效，眼底病变常与高血压程度不相平行，可引起心、脑、肾等靶器官损害，如左心室肥厚、心绞痛、左心功能不全、冠状动脉瘤和主动脉夹层、一过性脑缺血发作或脑卒中、视网膜出血、肾功能不全等。

2. 低血钾

在高血压病例中伴有自发性低血钾，且不明原因尿钾异常增高者，应首先考虑原醛症的诊断，血钾在疾病早期可正常或持续在正常低限，临床无低钾症状，随着病情进展，病程延长，血钾持续下降，可以导致以下临床症状发生。

（1）神经肌肉功能障碍：低血钾可使神经肌肉兴奋性降低，表现为肌无力和周期性瘫痪，常突然发生，初发有麻木感、蚁走感，继而多在清晨起床时忽感双下肢不能自主移动，重则可累及双上肢，甚至发生呼吸肌麻痹，引起呼吸及吞咽困难。低血钾可使胃肠平滑肌呈弛缓状态，患者有食欲不振、腹胀、嗳气。部分患者可有肢端麻木、手足搐搦及肌肉痉挛，亦可与阵发麻痹交替出现。

（2）肾脏表现：由于长期大量失钾，细胞内低钾、高钠和酸中毒，可形成失钾性肾病，肾小管浓缩功能减退，引起多尿，夜尿增多；原醛症患者因醛固酮过多使尿钙及尿酸排泄增多，易发生肾结石及泌尿系感染、肾盂肾炎、肾间质瘢痕形成，由于长期继发性高血压可导致肾动脉硬化、蛋白尿、肾功能不全。

（3）心血管系统表现

① 心肌肥厚：原醛症患者较原发性高血压患者更易引起左心室肥厚，而且发生早于其他靶器官损害；

② 心律失常：低血钾引起心律失常如室性期前收缩或阵发性室上性心动过速，严重者可发生心室颤动，心电图主要为低血钾改变，如 Q-T 间期延长，T 波增宽、低平或倒置，U 波明显，T-U 波融合成双峰；

③ 心肌纤维化和心力衰竭：醛固酮能引起心肌纤维化、心脏扩大和心力衰竭。

（4）糖耐量异常：低血钾可抑制胰岛 B 细胞释放胰岛素，表现为葡萄糖耐量低减，少数可出现糖尿。

（5）儿童原醛症：可因长期缺钾而出现生长发育障碍，患儿瘦小，肌力差，一般高血压较为严重，病情往往呈恶性发展，除视网膜血管病变外，还可有视神经乳头水肿。

（二）诊断标准

以下情况应疑有原醛症的可能，须做进一步的检查予以确诊或排除：年龄<30岁的年轻高血压患者大多为继发性高血压；高血压患者如用一般降压药物效果不佳，伴有多饮、多尿，特别是伴有自发性低血钾及周期性瘫痪；高血压患者用排钾利尿药易诱发低血钾者。原醛症的诊断，应首先确定原醛症是否存在，然后再确定原醛症的病因类型。

1. 确诊条件

如能证实患者具备下述三个条件，则原醛症可以确诊。

（1）低血钾及不适当的尿钾排泄增多：常采用平衡餐试验、高钠试验、低钠试验、螺内酯（安体舒通）试验。

（2）醛固酮分泌增高及不受抑制：常采用抑制醛固酮分泌的方法，如高钠抑制试验、盐水滴注抑制试验、9α-氟氢可的松试验、卡托普利抑制试验。

（3）血浆肾素活性降低及不受兴奋：常采用体位刺激试验、低钠试验。

2. 病因诊断

目前尚无单一特异的方法，须综合分析多种检查结果以提高诊断的正确率，包括整体病情评估、体位试验、血浆中18-羟皮质酮测定、赛庚啶试验、地塞米松抑制试验，此外，还有肾上腺CT检查及MRI检查。

二、鉴别诊断

（一）原发性高血压

本病使用排钾利尿药，又未及时补钾，或因腹泻、呕吐等病因出现低血钾，但原发性高血压患者，血、尿醛固酮不高，普通降压药治疗有效，由利尿药引起低血钾，停药后血钾可恢复正常，必要时结合上述一些检查不难鉴别。

(二) 继发性醛固酮增多症

是指由于肾素-血管紧张素系统激活所致的醛固酮增多，并出现低血钾，应与原醛症相鉴别的主要有：

(1) 肾动脉狭窄及恶性高血压：此类患者一般血压比原醛症更高，病情进展快，常伴有明显的视网膜损害，恶性高血压患者往往于短期内发展为肾功能不全，肾动脉狭窄的患者约 1/3 在上腹正中、脐两侧或肋脊角区可听到肾血管杂音，相关检查可显示病侧肾功能减退，肾脏缩小，肾动脉造影可证实狭窄部位、程度和性质，另外，患者肾素-血管紧张素系统活性增高，可与原醛症相鉴别。

(2) 失盐性肾炎或肾盂肾炎晚期：常有高血压伴低血钾，有时与本症不易区别，尤其是原醛症后期有上述并发症者，但肾炎或肾盂肾炎晚期往往肾功能损害严重，伴酸中毒和低血钠，低钠试验不能减少尿钾，血钾不升，血压不降，螺内酯试验不能纠正失钾与高血压，血浆肾素活性增高可证实为继发性醛固酮增多症。

三、治疗

1. 降压药物治疗处方

(1) 利尿药

螺内酯（安体舒通）　20～100mg　po　tid

(2) CCB 类

① 硝苯地平缓释片　10～20mg　po　bid

② 氨氯地平　5～10mg　po　qd

(3) ACEI

① 依那普利　5～10mg　po　bid

② 卡托普利　12.5～25mg　po　tid

【说明】　药物治疗为手术前控制血压或不能进行手术治疗的患者。如果患者不能耐受螺内酯（安体舒通）时，可以改用氨苯蝶啶。糖皮质激素可抑制性醛固酮增多症患者，需长期使用外源性糖皮质激素，可以用地塞米松 2mg/天，睡前服 1.5mg，起床后服 0.5mg。

2. 其他治疗方法

（1）介入治疗：在 CT 或 B 超定位下可以经皮穿刺注射无水乙醇治疗腺瘤。

（2）手术治疗：原醛症的治疗取决于病因。醛固酮腺瘤（APA）应及早手术治疗，术后大部分患者可治愈。原发性肾上腺增生（PAH）单侧或次全切除术亦有效，但术后部分患者症状复发，故近年来，多有采用药物治疗的趋向。肾上腺皮质腺癌（APC）早期发现、病变局限、无转移者，手术可望提高生存率。特发性醛固酮增多症（IHA）及糖皮质激素可抑制性醛固酮增多症（GRA）宜采用药物治疗。如临床难以确定是腺瘤还是增生，可行手术探查，亦可药物治疗。

嗜铬细胞瘤

嗜铬细胞瘤引起的高血压是一种比较少见的继发性高血压，患者可因高血压造成严重的心、脑、肾血管损害。可发生在任何年龄，其发病高峰为 20～50 岁，来源于肾上腺髓质或交感神经的嗜铬组织。约 90% 发生在肾上腺髓质。

一、诊断要点

（一）临床表现

本病呈"10% 规则"，即约 10% 在肾上腺外，10% 呈恶性，10% 为家族性，10% 出现于儿童，10% 瘤体在双侧，10% 为多发性。临床表现个体差异较大，可无症状和体征，也可突然发生恶性高血压、心力衰竭或脑出血等。其常见症状和体征如下。

1. 心血管系统

（1）高血压：为本症的主要和特征性表现，可呈间歇性或持续性发作。典型的阵发性发作常表现为血压突然升高，可达（200～300)/(130～180)mmHg，伴剧烈头痛、全身大汗淋漓、心悸、心动过速、心律失常，心前区和上腹部紧迫感、疼痛感，焦虑，恐惧或有濒死感，皮肤苍白、恶心、呕吐、腹痛或胸痛、视物模糊、复视，严重者可致急性左心衰竭或心脑血管意外，发作终止后，可出现面部及全身皮肤潮红、发热、流涎、瞳孔缩小等迷走神经兴奋症状和尿量增多，阵发性发作可由情绪激动、体位改变、创伤、灌肠、大小便、腹部触诊、术前麻醉或某些药物如组胺、胍乙啶、胰高糖素、多巴胺拮抗剂等触发，发作持续时间不一，短至数秒或长至数小时以上；发作频率不一，多者1天数次，少者数月1次，随病程进展发作渐频渐长；常用的降压药效果不佳，但对 α 受体阻滞剂、钙通道阻滞剂有效。

（2）低血压，休克：本病也可发生低血压或体位性低血压，甚至休克或高血压和低血压交替出现。

（3）心脏：大量儿茶酚胺可致儿茶酚胺性心脏病，可出现心律失常如期前收缩、阵发性心动过速、心室颤动，部分病例可致心肌退行性变、坏死、炎性改变等心肌损害而发生心力衰竭，长期持续的高血压可致左心室肥厚、心脏扩大和心力衰竭。

2. 代谢紊乱

基础代谢率增高可致发热、消瘦，肝糖原分解加速及胰岛素分泌受抑制而使糖耐量减退，血糖升高及出现尿糖，大量儿茶酚胺又可加速脂肪分解，使血游离脂肪酸增高而致血脂异常，大量儿茶酚胺也可促使血钾进入细胞内，肾素和醛固酮分泌增加，排钾过多，少数可出现低钾血症，也可因肿瘤分泌甲状旁腺激素相关肽而致高钙血症。

3. 其他表现

过多的儿茶酚胺使肠蠕动及张力减弱，故可致便秘、肠扩张、胃肠壁内血管发生增殖性或闭塞性动脉内膜炎，致肠坏死、出血或穿孔；胆囊收缩减弱，可致胆汁潴留、胆结石，病情严重而病程长者可致肾衰竭。

(二) 诊断标准

1. 定性诊断

如有以下情况则应进行诊断性检查：有类似嗜铬细胞瘤的典型的发作性症状，而且伴有高血压；高血压对常规降压药反应不好；恶性高血压或急进性高血压（视网膜渗出性改变或伴有视神经乳头水肿）；服用降压药引起高血压发作，尤其是在应用 β 受体阻滞剂后；在运动、手术诱导麻醉、插管、牵拉腹部脏器、分娩或应用造影剂时引起发作性高血压；家族成员有嗜铬细胞瘤或有家族性多发性内分泌腺瘤（MEN）；血压变化很大（如高血压-低血压交替）；自发性的体位性低血压；影像学检查发现肾上腺意外瘤。

2. 定位诊断

利用如 B 超、CT、MRI 等影像学检查可协助对嗜铬细胞瘤进行定位，来指导治疗。

二、鉴别诊断

（1）原发性高血压：某些原发性高血压患者呈现高交感神经兴奋性，表现为心悸、多汗、焦虑、心排血量增加，但患者的尿儿茶酚胺是正常的，尤其是在焦虑发作时留尿测定儿茶酚胺更有助于除外嗜铬细胞瘤。

（2）颅内疾病：在颅内疾病合并有高颅压时，可以出现类似嗜铬细胞瘤的剧烈头痛等症状，患者通常会有其他神经系统损害的体征来支持原发病，但也应警惕嗜铬细胞瘤并发脑出血等情况。

（3）神经精神障碍：在焦虑发作尤其是伴有过度通气时易与嗜铬细胞瘤发作相混淆，但是焦虑发作时通常血压是正常的；癫痫发作时也类似嗜铬细胞瘤，有时血儿茶酚胺也可升高，但尿儿茶酚胺是正常的，癫痫发作前有先兆、脑电图异常、抗癫痫治疗有效等以助除外嗜铬细胞瘤。

（4）绝经综合征：处于绝经过渡期的妇女会出现多种雌激素缺乏导致的症状，如潮热、出汗、急躁、情绪波动难以控制等，类似于嗜铬细胞瘤发作，通过了解月经史，进行性激素及 CA 的测定可有助于鉴别。

三、治疗

1. 降压药物治疗

术前应该常规给予药物治疗，以控制血压和临床症状，保证手术成功。

（1）α 受体阻滞药

① 酚妥拉明注射液　5mg　iv（可作为诊断或紧急时应用）

或　5％葡萄糖注射液　250mL | iv drip（视血压

酚妥拉明　10～20mg | 情况调整用量）

② 酚苄明　10～40mg　po　bid

③ 哌唑嗪　1～2mg　po　tid

④ 特拉唑嗪　0.5～6mg　po　qd

⑤ 乌拉地尔　30～60mg　po　bid

或　5％葡萄糖注射液 500mL | iv drip（血压下降后 2mg/min）

乌拉地尔　250mg |

【说明】　酚妥拉明是一种短效、非选择性 α 受体阻滞药，其作用迅速，半衰期短，静脉注射作用时间 15～30min，故需要反复静脉注射或持续静脉滴注，常用于诊断试验、高血压危象发作、手术中控制血压。注意由于该药所致的低血压不能应用肾上腺素治疗。

酚苄明也是一种非选择性 α 受体阻滞药，但 α_1 受体的作用强于对 α_2 受体的作用，作用时间长，控制血压平稳，常用于术前准备。服用后的不良反应有鼻塞、心动过速、直立性低血压。

哌唑嗪、特拉唑嗪是选择性 α 受体阻滞药，宜注意体位性低血压的发生，尤其是首剂口服后。乌拉地尔也是一种 α 受体阻滞药，但它还有降低延髓心血管调节中枢的交感反馈作用，在降压的同时，对心率没有影响，开始时滴速 6mg/min，血压下降后，改用维持量，孕妇、主动脉狭窄或动静脉分流的患者禁用。

（2）β受体阻滞药

① 美托洛尔　12.5～50mg　po　bid

② 阿替洛尔　25～100mg　po　bid

【说明】 用α受体阻滞药治疗后，由于α受体被部分阻断，而β受体能相对增强可致心动过速、心肌收缩力增强，故临床上常选用β受体阻滞药治疗。注意的是β受体阻滞药应在α受体阻滞药使用后才可以应用，否则可能导致严重的肺水肿、心力衰竭或诱发高血压危象。

（3）CCB类

① 硝苯地平缓释片　20mg　po　bid

② 氨氯地平　5～10mg　po　qd

【说明】 CCB类特别适用于伴有冠心病或儿茶酚胺心肌病的患者，或与α、β受体阻滞药联合用进行长期的治疗。

（4）ACEI类

① 卡托普利　12.5～25mg　po　tid

② 贝那普利　5～20mg　po　qd

【说明】 嗜铬细胞瘤由于血中去甲肾上腺素水平增高，低血容量或直立性低血压刺激肾素水平升高，因此 ACEI 通过抑制肾素而降低血压，可作为术前联合降压的选择。

2. 其他治疗方法

手术治疗：大多数嗜铬细胞瘤为良性，手术可以根治，术后2/3患者血压可以正常，所以诊断明确应尽早手术治疗。

库欣综合征

库欣综合征，亦称皮质醇增多症，是由于肾上腺皮质长期过量分泌皮质醇而引起的一系列临床表现，其中80%以上的患者有高血压。

一、诊断要点

（一）临床表现

（1）向心性肥胖：典型的向心性肥胖指脸部及躯干部胖，但四肢包括臀部不胖，多数为轻至中度肥胖，极少有重度肥胖，满月脸、水牛背、悬垂腹和锁骨上窝脂肪垫是库欣综合征的特征性临床表现，

（2）糖尿病和糖耐量减低：高皮质醇血症使糖原异生作用加强，还可对抗胰岛素的作用，出现血糖上升，糖耐量减低，以致糖尿病，很少会出现酮症酸中毒。

（3）负氮平衡引起的临床表现：库欣综合征患者蛋白质分解加速，合成减少，因而机体长期处于负氮平衡状态，长期负氮平衡可引起肌肉萎缩无力；因胶原蛋白减少而出现皮肤变薄，宽大紫纹，皮肤毛细血管脆性增加而易有瘀斑；骨基质减少，骨钙丢失而出现严重骨质疏松，表现为腰背痛，易有病理性骨折。

（4）高血压和低血钾：皮质醇本身有潴钠排钾作用，库欣综合征时高水平的血皮质醇是高血压、低血钾的主要原因，库欣综合征的高血压一般为轻至中度。

（5）生长发育障碍：过量皮质醇会抑制生长激素的分泌及其作用，出现生长停滞，青春期延迟，身材矮小。

（6）性腺功能紊乱：女性表现为月经紊乱，继发闭经，极少有正常排卵，男性表现为性功能低下、阳痿。

（7）精神症状：多数患者有精神症状，但一般较轻，表现为欣快感、失眠、注意力不集中、情绪不稳定，少数患者会出现类似躁狂忧郁或精神分裂症样的表现。

（8）感染症状：因免疫功能受到抑制而易有各种感染，如皮肤毛囊炎、牙周炎、泌尿系感染、甲癣及体癣等，原有的已经稳定的结核病灶有可能活动。

（9）高尿钙和肾结石：高皮质醇血症时小肠对钙的吸收受影

246

响，大量钙离子进入血液后从尿中排出，因而血钙虽在正常低限或低于正常，但尿钙排量增加，易出现泌尿系结石。

（10）眼部表现：常有结合膜水肿，有的还可能有轻度突眼。

（二）诊断标准

（1）确定疾病诊断：主要依据典型的临床症状和体征，如向心性肥胖、紫纹、毛发增多、性功能障碍、疲乏等，加上尿 17-羟皮质类固醇排出量显著增高。

（2）病因诊断：即区别是由肾上腺皮质腺瘤、腺癌、垂体肿瘤引起的皮质增生，非垂体肿瘤或异源性 ACTH 分泌肿瘤引起的皮质增生。

（3）定位诊断：主要是肾上腺皮质肿瘤的定位，以利手术切除，但定位的同时，也常解决了病因诊断。

二、鉴别诊断

库欣综合征应和其他疾病，如单纯性肥胖、高血压、糖尿病、多囊性卵巢综合征等相鉴别，主要与单纯性肥胖相鉴别。

单纯性肥胖：可有肥胖、高血压、糖代谢异常、月经紊乱、皮肤白纹等，血尿皮质醇及其代谢产物增高，但可被小剂量地塞米松所抑制，皮质醇及 ACTH 节律正常。

三、治疗

（一）手术疗法

（1）垂体肿瘤摘除：适用于由垂体肿瘤所致的双侧肾上腺皮质增生，尤其伴有视神经受压症状的病例更为适宜。

（2）肾上腺皮质肿瘤摘除：适用于肾上腺皮质腺瘤及肾上腺皮质腺癌。

（3）双侧肾上腺摘除：适用于双侧肾上腺皮质增生病例。

（二）非手术疗法

垂体放射治疗：有 20％病例可获持久疗效。但大多数病例疗效差且易复发，故一般不作首选。

（三）药物治疗

如二氯二苯二氯乙烷、甲吡酮、赛庚啶等，但副作用大，疗效不肯定。主要适用于无法切除的肾上腺皮质腺癌病例。

阻塞性睡眠呼吸暂停低通气综合征

阻塞性睡眠呼吸暂停低通气综合征（OSAHS）是一种具有潜在危险的常见病症，表现为反复发作的严重打鼾、呼吸暂停、低通气、低氧血症和白天嗜睡。除导致或加重呼吸衰竭外，还是高血压、心肌梗死和脑血管意外的重要危险因素。

一、诊断要点

临床表现

（1）白天的临床表现：轻者表现为日间工作或学习时困倦、嗜睡，严重时吃饭、与人谈话时即可入睡，甚至发生严重的后果，常有轻度不同的头晕、疲倦、乏力、注意力不集中、精细操作能力下降、记忆力和判断力下降，症状严重时不能胜任工作，老年人可表现为痴呆。夜间低氧血症对大脑的损害以及睡眠结构的改变，尤其是深睡眠时相减少是主要的原因。头痛常在清晨或夜间出现，隐痛多见，不剧烈，可持续 $1 \sim 2h$，有时需服止痛药才能缓解，与血压升高、颅内压及脑血流的变化有关。烦躁、易激动、焦虑等，家庭和社会生活均受一定影响，由于与家庭成员和朋友情感逐渐疏远，可能出现抑郁症。约有 10% 的患者可出现性欲减退，甚至阳痿。

（2）夜间的临床表现：鼾声不规则、高低不等，往往是鼾声-气流停止-喘气-鼾声交替出现，一般气流中断的时间为 $20 \sim 30s$，个别长达 $2min$ 以上，此时患者可出现明显的发绀。75% 的同室或同床睡眠者发现患者有呼吸暂停，往往担心呼吸不能恢复而推醒患者，呼吸暂停多随着喘气、憋醒或响亮的鼾声而终止。OSAHS 患者有明显的胸腹矛盾呼吸。呼吸暂停后忽然憋醒，常伴有翻身，四肢不自主运动甚至抽搐，或忽然坐起，感觉心慌、胸闷或心前区不适。因低氧血症，患者夜间翻身、转动较频繁。出汗较多，以颈部、上胸部明显，与气道阻塞后呼吸用力和呼吸暂停导致的高碳酸血症有关。部分患者诉夜间小便次数增多，个别出现遗尿。表现为恐惧、惊叫、呓语、夜游、幻听等。

（3）全身器官损害的表现：OSAHS 患者常以心血管系统异常表现为首发症状和体征，可以是高血压、冠心病的独立危险因素。

① 高血压：OSAHS 患者高血压的发病率为 45%，且降压药物的治疗效果不佳；

② 冠心病：表现为各种类型心律失常、夜间心绞痛和心肌梗死。由于缺氧引起冠状动脉内皮损伤，脂质在血管内膜沉积，以及红细胞增多血黏度增加所致。

③ 各种类型的心律失常。

④ 肺心病和呼吸衰竭。

（4）体征：中枢型睡眠呼吸暂停综合征（CSAS）可有原发病的相应体征；OSAS 患者可能有肥胖、鼻甲肥大等。

二、诊断标准

（1）主要根据病史、体征和 PSG（多导睡眠图）监测结果。临床上有典型的夜间睡眠时打鼾及呼吸不规律、白天过度嗜睡，经 PSG 监测提示每夜 7h 睡眠中呼吸暂停及低通气反复发作在 30 次以上，或呼吸暂停低通气指数（AHI 指数）≥5 次/h。

（2）简易诊断方法和标准：用于基层缺乏专门诊断仪器的单位，主要根据病史、体检、血氧饱和度监测等，其诊断标准为：

① 至少具有 2 项主要危险因素；尤其表现为肥胖、颈粗短或有小颌或下颌后缩，咽腔狭窄或有扁桃体Ⅱ度肥大、悬雍垂肥大，或甲状腺功能减退症、肢端肥大症，或神经系统明显异常。

② 中重度打鼾、夜间呼吸不规律或有屏气、憋醒（观察时间

应不少于 15min)。

③ 夜间睡眠节律紊乱，特别是频繁觉醒。

④ 白天嗜睡（ESS 评分＞9 分）。

⑤ 血氧饱和度监测趋势图可见典型变化、氧减饱和指数＞10
次/h。

符合以上 5 条者即可作初步诊断，有条件的单位可进一步进行
PSG 监测。

（3）辅助检查和实验室检查

① PSG 监测：整夜 PSG 监测，这是目前诊断睡眠呼吸暂停
（SA）的标准方法。

② 血液检查：动脉血气分析、血常规、空腹血脂、血糖等。

③ 胸部 X 线。

④ 肺功能检查。

⑤ 心电图。

⑥ 超声心动图：了解心脏形态和功能。

三、鉴别诊断

（1）单纯性鼾症：有明显的鼾声，PSG 检查不符合上气道阻
力综合征诊断，无呼吸暂停和低通气，无低氧血症。

（2）上气道阻力综合征：气道阻力增加。

（3）发作性睡病：白天过度嗜睡，发作时猝倒。有家族史。

四、治疗

（一）一般治疗

增强体育锻炼，保持良好的生活习惯；避免烟酒嗜好，因为吸
烟能引起呼吸道症状加重，饮酒加重打鼾、夜间呼吸紊乱及低氧血
症，尤其是睡前饮酒。对于肥胖者，要积极减轻体重，加强运动；
鼾症患者多有血氧含量下降，故常伴有高血压、心律失常、血液黏
稠度增高，心脏负担加重，容易导致心脑血管疾病的发生，所以要

重视血压的监测，积极降压治疗，选择合适的降压药。睡前禁止服用镇静安眠药物，以免加重对呼吸中枢调节的抑制；采取侧卧位睡眠姿势，尤以右侧卧位为宜，避免在睡眠时舌、软腭、悬雍垂松弛后坠，加重上气道堵塞。可在睡眠时背部褙一个小皮球，有助于强制性保持侧卧位睡眠。

（二）药物治疗

1. 中枢型睡眠呼吸暂停综合征的治疗

（1）呼吸兴奋药物：主要是增加呼吸中枢的驱动力，改善呼吸暂停和低氧血症。用药有阿米三嗪（50mg，2～3 次/日）、乙酰唑胺（125～250mg，3～4 次/日或 250mg 睡前服用）和茶碱（100～200mg，2～3 次/日）。

（2）氧疗：可以纠正低氧血症，对继发于充血性心力衰竭的患者，可降低呼吸暂停和低通气的次数，对神经肌肉疾病者有可能会加重高碳酸血症，但是若合并 OSAHS 则可能加重阻塞性呼吸暂停。

（3）辅助通气治疗：对严重患者，应用机械通气可增强自主呼吸，可选用无创正压通气和有创机械通气。

2. 阻塞型睡眠呼吸暂停低通气综合征的治疗

（1）药物治疗：效果不肯定。可试用乙酰唑胺。对改善白天嗜睡作用，应用于接受经鼻持续气道内正压通气（CPAP）治疗后嗜睡症状改善不明显的患者，莫达非尼有一定效果。

（2）器械治疗

① 经鼻持续气道内正压通气（nasal-continuous positive airway pressure，CPAP）

a. 适应证：AHI≥15 次/h 的患者；AHI<15 次/h，但白天嗜睡等症状明显者；手术治疗失败或复发患者；不能耐受其他治疗方法者。

b. 禁忌证：昏迷、肺大疱、咯血、气胸和血压不稳定者。

② 双水平气道内正压（bilevel positive airway pressure，

BIPAP) 治疗。

③ 自动调压智能（Auto-CPAP）呼吸机治疗。

④ 口腔矫治器（oral appliance，OA）治疗

a. 适应证：单纯性鼾症；轻、中度 OSAHS 患者；不能耐受其他治疗方法者。

b. 禁忌证：有颞颌关节炎或功能障碍者不宜采取。

3. 手术治疗

鼻手术；腭垂软腭咽成形术；激光辅助咽成形术；低温射频消融术；正颌手术。

第三节 高血压危象

高血压危象（HC）包括高血压急症（HE）和高血压亚急症（HU）。前者是短期内（数小时或数天）血压严重升高（BP＞180/120mmHg），伴有靶器官如脑、心、肾、眼底及大动脉等严重功能障碍或不可逆性损害；后者是血压严重升高但不伴有靶器官损害。

高血压急症是指原发性或继发性高血压患者，在某些诱因作用下，血压突然和明显升高（一般＞180/120mmHg），伴有进行性心、脑、肾等重要靶器官功能不全表现。高血压急症包括高血压脑病、颅内出血（脑出血和蛛网膜下腔出血）、脑梗死、急性心力衰竭、ACS（不稳定型心绞痛、急性非 ST 段抬高型心肌梗死和 ST 段抬高型心肌梗死）、主动脉夹层、子痫、肾功能不全、嗜铬细胞瘤危象及围术期严重高血压等。高血压急症需住院和进行胃肠外药物治疗。

此外，高血压急症还包括下列特殊情况：收缩压＞220mmHg和（或）舒张压＞140mmHg；妊娠期女性或急性肾小球肾炎，血压升高不明显，但危害大。少数患者病情急骤进展，舒张压持续≥130mmHg，并伴头痛、视物模糊、眼底出血、渗出和视神经乳头水肿，肾损害突出，持续蛋白尿、血尿与管型尿，称为恶性高血压。

一、不同高血压危象的临床表现

（1）高血压脑病：血压升高以舒张压升高为主，舒张压常超过120mmHg；血压升高的同时有头痛、头胀、恶心、呕吐；腰穿脑脊液压力升高，可能有蛋白升高表现；眼底检查可有血管痉挛、视神经乳头水肿或出血；过去史多有高血压病史、或妊娠史、或急性肾小球肾炎史。

（2）急进型/恶性高血压：临床表现有头痛，多位于枕部和前额，或伴有头晕、心悸、气短以及体重减轻，视力障碍甚至失明、血尿；舒张压常超过130mmHg；常合并心脏、神经系统、肾功能不全和视网膜病变的表现；多见于青年人，常见于原发性高血压。

（3）急性停药综合征：不少降压药物停药后出现血压很快回升到原来的水平，甚至会大大高于原来的水平，即为"撤药综合征"。以可乐定综合征最明显，其次为普萘洛尔和甲基多巴，剂量越大，停药综合征越明显。大多表现为神经活性增高的症状，如心动过速、头痛、肌痉挛、恶心、腹痛、面部潮红、心绞痛等，发作时血压明显升高，甚至危及生命。

（4）其他高血压危象：还包括脑卒中、急性心力衰竭、动脉内膜剥离症、肾移植后高血压、围手术期高血压、头部损伤后高血压、子痫等。见表7-9。

表7-9　高血压急症患者靶器官损害的临床表现

靶器官损害	临床表现
急性脑卒中	①脑梗死：失语，面舌瘫，偏身感觉障碍，肢体偏瘫，意识障碍，癫痫样发作； ②脑出血：头痛，喷射性呕吐，可伴有不同程度意识障碍、偏瘫、失语，动态起病，常进行性加重； ③蛛网膜下腔出血：剧烈头痛、恶心、呕吐，颈背部疼痛，意识障碍，抽搐，偏瘫，失语，脑膜刺激证（包括颈强直、Kernig征和Brudzinski征阳性）

靶器官损害	临床表现
急性心力衰竭	呼吸困难、发绀、咳粉红色泡沫样痰等,查体可有肺部啰音、心脏扩大、心率增快、奔马律等
急性冠状动脉综合征	急性胸痛、胸闷;放射性肩背痛、咽部紧缩感、烦躁、出汗、心悸,心电图(ECG)有缺血表现;心肌梗死患者可出现心肌损伤标志物阳性
急性主动脉夹层	撕裂样胸痛,波及血管范围不同可有相应的临床表现,如伴有周围脉搏的消失,可出现少尿、无尿
高血压脑病	急性发作剧烈头痛、恶心及呕吐,意识障碍(意识模糊、嗜睡,甚至昏迷)常见进展性视网膜病变
子痫前期和子痫	孕妇在妊娠 20 周到分娩后第一周出现血压升高、蛋白尿或水肿,可伴有头痛、头晕、视物模糊、上腹不适、恶心等症状,子痫患者发生抽搐甚至昏迷

二、治疗

(一) 治疗原则

HE 一旦诊断,所有患者必须进入重症监护病房（ICU）进行严密地血压及其他生命体征监护,并立即给予快速且短效的静脉用降压药物,只有迅速而适当地降低血压,同时去除引起 HE 的直接原因或诱因,才能够最大限度地防止或减轻脑、心、肾等靶器官损害。

HE 的降压治疗目标是在最初的数分钟至 1h 内平均动脉压（MAP）下降＜25%,如果病情稳定,在随后的 2～6h 内将血压逐渐降至 160/(100～110) mmHg,如果患者能够很好地耐受降压治疗和病情稳定,应在随后的 24～48h 内进一步将血压降至正常水平。主动脉夹层的患者应将 SBP 降至 100～120mmHg。舌下含服或口服短效硝苯地平时，由于其降压幅度不易调控，故不主张应用于 HE 患者的降压治疗。降压药通常经非肠道给药，但高血压亚急症血压可在 24～48h 降低，口服药物通常有效。静脉用药不要超过 48h，一般静脉用药 24h 内，开始给予口服降压药物。并给予相关基础检查，以了解病情。

高血压急症治疗流程见图 7-1。

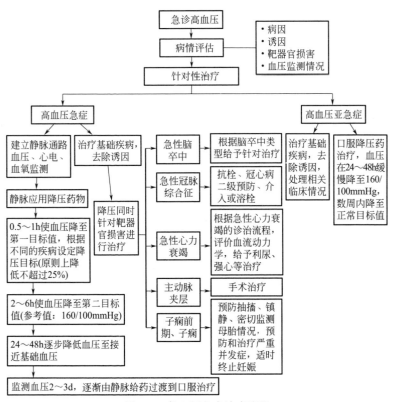

图 7-1　高血压急症治疗流程

（二）高血压急症的降压目标

见表 7-10。

表 7-10 高血压急症的降压要求和降压目标

临床情况	降压药物选择	降压要求	降压目标	推荐等级	证据质量
高血压脑病	乌拉地尔或尼卡地平	不宜过快,给药开始 1h 内将舒张压降低 25%,不超过 50%	血压(160～180)/(100～110)mmHg	I	C
蛛网膜下腔出血	尼卡地平,拉贝洛尔,艾司洛尔	防治出血加剧及血压过度下降,引起短暂性神经功能缺陷,造成迟发性漫性脑血管致死性痉挛	收缩压<150～160mmHg	I	C
颅内出血	拉贝洛尔,尼卡地平,乌拉地尔,利尿药等	当急性脑出血患者收缩压>220mmHg,积极静脉降压、收缩压>180mmHg,静脉降压并根据临床表现调整降压速度	血压<160/90mmHg	I	B
急性脑梗死	尼卡地平,拉贝洛尔,艾司洛尔,乌拉地尔	一般不积极降压,稍高的血压有利于缺血区灌注。除非血压>220/120mmHg。如考虑紧急溶栓治疗,为防止高血压致脑出血,血压>185/110mmHg 就应降压治疗	24h 降压应不超过 25%	I	B
主动脉夹层	首选静脉途径的 β 受体阻滞剂,必要时可联合使用乌拉地尔,硝普钠,尼卡地平等	将收缩压降至 120mmHg 以下	血压 90～110/60～70mmHg,心率 60～75 次/min	I	C

临床情况	降压药物选择	降压要求	降压目标	推荐等级	证据质量
急性心力衰竭	硝普钠、硝酸甘油、乌拉地尔、利尿药等	立即降压（1h内），减轻心脏前、后负荷	血压<140/90mmHg，收缩压应保持≥90mmHg	I	C
急性冠状动脉综合征	硝酸甘油、艾司洛尔、地尔硫䓬、尼卡地平	降低血压，减少心肌氧耗量，但不影响冠状动脉灌注及冠状动脉血流	降压的目标值为<130/80mmHg，舒张压不宜<70mmHg，尤其不应<60mmHg	I	C
肾衰竭	袢利尿药、乌拉地尔、硝酸酯类、尼卡地平、拉贝洛尔	避免血压剧烈波动，平稳降压，保证肾脏灌注	血压目标值为140/90mmHg	I	C
围术期高血压	艾司洛尔、拉贝洛尔、乌拉地尔、尼卡地平	血压波动明显，应使用作用快的降压药物	将血压降至高于基线血压10%左右	I	C
子痫/先兆子痫	拉贝洛尔或尼卡地平、硝苯地平	止经，降压，必要时可终止妊娠	目前无一致意见。一般应降至130~150/80~100mmHg	I	C
嗜铬细胞瘤危象	酚妥拉明、拉贝洛尔	一般情况下，先使用α受体阻滞剂，再使用β受体阻滞剂；若出现室性心律失常，α受体阻滞剂和β受体阻滞剂需同时使用	目前无一致意见。建议遵循高血压急症总体降压原则。警惕血压过度下降、注意补充血容量	I	C

257

（三）药物治疗

一旦诊断为高血压急症应立即给予降压治疗，多选择静脉用降压药物持续治疗，不应因为对患者整体评估过程而延迟用药。

用药应遵循个体化、小剂量开始、依据目标调整降压的原则，快速平稳降低血压。高血压急症的药物选择主要是基于药物的药理作用和医生的临床经验，根据不同类型选择疗效最佳、不良反应最小的降压药。见表 7-11。

（1）动静脉扩张剂

硝普钠注射液　50～100mg

5％葡萄糖注射液　250mL │ iv drip 或 50mL 泵入

表 7-11　高血压急症常用药物一览表

药物	主要作用	适应证	剂量	注意事项
硝普钠	同时直接扩张静脉和动脉，降低前、后负荷。停止静脉滴注后，作用仅维持 3～5min	各种高血压急症	开始以 $10\mu g/min$ 静脉滴注，逐渐加量以达到降压作用，一般临床常用最大剂量为 $200\mu g/min$	须密切监测血压，根据血压水平仔细调节滴速，使用不当会出现过度降压。因此，在没有动态血压监测的条件下，不建议选用硝普钠。通常剂量下不良反应轻微。长期或大剂量使用应注意可能发生硫氰酸中毒，尤其肾功能损害者更易发生。肾功能不全患者应用本药超过 48～72h，须每日监测氰化物浓度，应 $<3\mu mol/mL$，建议肾功能不全患者应用时间不超过 72h

药物	主要作用	适应证	剂量	注意事项
硝酸甘油	扩张静脉和选择性扩张冠状动脉与大动脉，降低动脉压作用不及硝普钠	主要用于合并急性肺水肿及ACS者，不常规用于其他高血压急症	起始 5～10μg/min 静脉滴注。起效迅速，停药后数分钟作用消失，可用至 100～200μg/min	有颅内高压、青光眼、肥厚型梗阻性心肌病、脑出血或头颅外伤等患者禁用。不良反应主要包括心动过速、面部潮红、头痛、呕吐等
尼卡地平	二氢吡啶类CCB，作用迅速，持续时间较短，降压同时改善脑血流量	主要用于治疗高血压急症合并急性脑血管病或其他高血压急症	开始时以 0.5μg/(kg·min) 静脉滴注，可逐步加量至 10μg/(kg·min)	不良反应包括心动过速、面部潮红等
拉贝洛尔	α、β 受体阻滞剂，起效较迅速（5～10min），持续时间较长（3～6h）	主要用于高血压急症合并妊娠或肾功能不全患者	开始时缓慢静脉注射 20～100mg，以 0.5～2mg/min 静脉滴注，总剂量 ≤300mg	不良反应包括头晕、直立性低血压、心脏传导阻滞等
地尔硫䓬	非二氢吡啶类CCB，舒张血管平滑肌，降低周围血管阻力，改善冠状动脉血流，降低窦房结、房室结自律性及传导性，控制快速性室上性心律失常	—	起效迅速，先给予 10mg 静脉注射，通常 5min起效，然后 5～15g/(kg·min) 静脉泵入	不良反应为低血压和心动过缓

药物	主要作用	适应证	剂量	注意事项
乌拉地尔	有阻滞外周α受体作用和调节血压中枢双重作用,扩张血管,抑制反射性心动过速;有减轻心脏负荷,降低心肌氧耗量、增加心脏搏出量、降低肺动脉高压及增加肾血流量等特点,且不升高颅内压	多数高血压急症发作时均存在不同程度的交感神经亢进,因此适用于大多数高血压急症患者,对嗜铬细胞瘤引起的高血压危象有特效	12.5mg稀释静脉注射,通常5min内起效,10~15min后效果不明显可重复,必要时加大剂量至25mg静脉注射,也可乌拉地尔100mg稀释至50mL(静脉滴注最大药物浓度4mg/mL)泵入,推荐初始速度2mg/min,依据降压需要调整速度	不良反应较少,静脉滴注过快可出现头晕、恶心、心悸等症状。禁忌证为主动脉峡部狭窄或动静脉分流(血流动力学无效的透析分流除外)
酚妥拉明	α肾上腺素受体阻滞剂,对α₁受体的阻滞作用为α₂受体的3~5倍,通过降低外周阻力降低心脏后负荷及肺动脉高压,增加心排量	适用于嗜铬细胞瘤引起的高血压危象及高血压合并心力衰竭	通常从小剂量开始,5~10mg/次静脉注射,20~30min后可按需要重复给药,或给予0.5~1mg/min静脉滴注	由于对抗儿茶酚胺而致周围血管扩张,个别患者可出现头痛、心动过速、面部潮红,甚至严重的体位性低血压。严重动脉粥样硬化、肝肾功能不全、胃十二指肠溃疡及ACS患者禁用
艾司洛尔	极短效的选择性β₁受体阻滞剂,阻断β₁受体降低心排血量,抑制肾素释放,阻断中枢β受体,降低外周交感神经活性;静脉注射后即刻产生阻滞作用,5min后达最大效应,单次注射持续时间10~30min	适用于除合并心力衰竭肺水肿以外的大多数临床类型的高血压急症,尤其是围术期,包括手术麻醉过程中的血压控制	即刻控制量为1mg/kg,在30s内静脉注射,继之以0.15mg/(kg·min)静脉滴注,最大维持量为0.3mg/(kg·min)	支气管哮喘、严重慢性阻塞性肺疾病、窦性心动过缓、二至三度房室传导阻滞、心源性休克及对艾司洛尔过敏者禁用

【说明】 硝普钠直接扩张血管平滑肌而扩张动静脉，作用迅速而短暂，开始以 $10\sim25\mu g/min$ 静脉滴注（剂量范围在 $0.25\sim10\mu g/(kg \cdot min)$），根据反应每 $5\sim15min$ 增加一次剂量，每 $5min$ 增加 $10\mu g$，直到血压控制为止。在静脉用药后数秒之内发挥效应，作用持续 $1\sim2min$，血浆半衰期 $3\sim4min$，停止用药后，血压即刻上升，在 $1\sim10min$ 内血压将恢复至用药前水平，应用该药后，不宜突然停药，以免血流动力学恶化，减量速度可每 $5min$ 减少 $10\mu g$，使机体有逐渐适应过程。持续静脉滴注一般不超过 $72h$，以免发生硫氰酸盐中毒。使用时应新鲜配制，不要超过 $6h$，并避光使用，除用 5% 葡萄糖注射液稀释外，不可加其他药物。

硝普钠能够剂量依赖性地减少脑血流。此外，临床和实验均证实其增加颅内压。故不宜应用于高血压脑病或脑血管意外。对冠状动脉疾病，硝普钠能够显著地减少后负荷，从而减少冠状动脉血流（冠状动脉窃血现象）。硝普钠在临床应用的中最大局限性是致死性的氰化物或硫氰酸盐毒性反应。氰化物中毒的主要临床表现有头痛、恶心、呕吐、面色潮红、精神症状（烦躁不安、胡言乱语、幻觉）、肌肉抽搐、昏迷及无法解释的心搏骤停等。氰化物中毒易发生于高剂量 $[>2\mu g/(kg \cdot min)]$、长时间输注（$>24\sim48h$）和肝肾功能不全的患者。所以肝肾功能不良者慎用，孕妇禁用。

（2）静脉扩张剂

| 硝酸甘油注射液　5～25mg | iv drip 或 |
| 5%葡萄糖注射液或0.9%氯化钠注射液　250mL | 50mL 泵入 |

【说明】 大剂量也可以同时扩张动静脉，且能增加心、脑、肾血流，故近年来主张用于高血压危象的治疗。起始剂量 $5\mu g/min$，最大剂量 $100\mu g/min$，起效时间 $2\sim5min$，作用持续时间 $5\sim10min$。主要副作用有头痛、头晕和心动过速。

（3）α 受体阻滞药

| 乌拉地尔注射液　25mg | iv　st（10min） |
| 0.9%氯化钠注射液　10mL | |

后　乌拉地尔注射液　50～150mg

　　5％葡萄糖注射液或 0.9％氯化钠注射液　250～500mL ｜ iv drip

【说明】　乌拉地尔静推 5min 后，25mg 可重复 1 次，静脉滴注以 2～6mg/min 维持。该药具有外周和中枢双重降压作用，作用强，起效快，维持时间短，无心率加快的不良反应，不增加肾素活性，对肝肾功能没有影响。孕妇禁用。

（4）β受体阻滞药

① 拉贝洛尔注射液　25mg

　　5％葡萄糖注射液　20mL ｜ iv

或　拉贝洛尔注射液　25～50mg

　　5％葡萄糖注射液　250mL ｜ iv drip　st

【说明】　拉贝洛尔兼有α受体、β受体阻断作用，其静脉推注后 2～5min 起效，达峰时间 5～15min，作用持续时间 2～4h。其在肝脏中与葡糖苷酸结合后失活。首剂 25mg 静脉推注，必要时间隔10min 后 20～80mg 静脉推注，然后 2mg/min 静脉滴注，24h 最大剂量<300mg。其主要副作用有低血压、头晕、恶心及呕吐、感觉异常、头皮麻木感、支气管哮喘等。脑出血、心动过缓及传导阻滞者禁用。

② 艾司洛尔 30～50mg　iv

后　艾司洛尔　100mg

　　5％葡萄糖注射液　250mL ｜ iv drip　st

【说明】　艾司洛尔是超短效高度选择性 β_1 肾上腺素受体阻滞药，静脉推注后 60s 内起效，作用持续时间 10～20min，该药通过红细胞酯酶酯化而快速水解，其代谢不受肝、肾功能影响。500μg/kg缓慢静脉推入，>1min；25～50μg/(kg·min) 持续静脉滴注，最大剂量 300μg/(kg·min)。主要副作用有恶心、面部潮红、一度房室传导阻滞、注射部位疼痛等。

（5）钙通道阻滞药

尼卡地平注射液　10mg

5％葡萄糖注射液　250mL ｜ iv drip　st

262

【说明】 尼卡地平是第二代二氢吡啶类钙通道阻滞药，它具有高度血管选择性和显著的脑血管及冠状血管扩张作用。尤其适用于伴有心脏和大脑缺血的 HE 患者。静脉推注后起效时间 5～15min，作用持续时间 4～6h。起始剂量 5mg/h，每 5min 增加 2.5mg/h，最大剂量 15mg/h。在严重的手术后高血压患者治疗中，尼卡地平与硝普钠降压作用相当。尼卡地平的主要副作用有反射性心动过速、头痛、头晕、面色潮红、恶心及水肿等。

（6）其他用药处方

① 呋塞米注射液　20～40mg　iv

② 25%硫酸镁注射液　2.5～4g ⎫ iv（5min 内，以后每小时
　 25%葡萄糖注射液　20mL ⎭ 1～2g 静脉滴注维持。治疗应持续至发作停止）

（7）口服或含服药物

① 卡托普利　25mg　舌下含服

② 依那普利　5mg　舌下含服

③ 尼群地平　10mg　舌下含服

④ 硝酸甘油　0.3～0.6mg　舌下含服

⑤ 哌唑嗪　1mg　口服

⑥ 可乐定　0.15mg　口服

【说明】 卡托普利舌下含服 25mg，15min 起效，30～60min 降压明显，维持 3h；依那普利较卡托普利起效慢，1～2h 发挥降压作用，维持 10h。尼群地平含服降压效果迅速、有效，在半小时内可使平均动脉压下降达 20%～30%；舌下含服硝苯地平治疗高血压危象广泛应用多年，但有些严重的不良反应也多有报道，若家庭出现高血压危象时不宜含服；硝酸甘油含服 3～5min 起效，舒张压可以降低 10～20mmHg，收缩压降低 10～30mmHg，但作用时间短，需配合其他药物。同时高血压危象可以用哌唑嗪、可乐定等口服。

（8）中药处方

① 清开灵注射液　40～60mL ｜
　　5％葡萄糖注射液　250mL ｜ iv　dirp　qd

② 醒脑静注射液　20～30mL ｜
　　5％葡萄糖注射液　250mL ｜ iv　dirp　qd

【说明】　清开灵是安宫牛黄丸的改型制剂，应用大剂量清开灵治疗高血压脑病，具有明显的降压、保护脑组织、改善脑缺氧的作用；醒脑静有通窍与活血作用，高血压急症时可以选用。

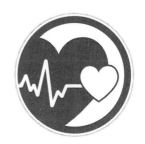

第八章
血脂异常

血脂异常，即高血脂，是指血清中胆固醇（TC）、甘油三酯（TG）和（或）低密度脂蛋白（LDL）过高和或高密度脂蛋白（HDL）过低的一种全身脂代谢异常。血脂在血液中都是以与蛋白结合成脂蛋白的形式存在。故将高脂血症又称高脂蛋白血症，高血脂是导致心脑血管疾病的重要因素，发病率高，我国约有9000万人患有血脂异常，其主要危险是导致动脉硬化，也是加重高血压、糖尿病、脂肪肝、肝硬化、胰腺炎等疾病的因素之一。

一、病史采集

（1）现病史：血脂异常最主要的是引起动脉硬化，继而使重要脏器的血液供应减少，初期多数患者没有临床症状，导致动脉硬化后可有头痛、肢体麻木、头晕或肾功能减退、高血压、冠心病、脑梗死等疾病的临床症状，故问诊时多集中于心血管、脑血管、肾脏、周围血管疾病等临床情况问诊。

（2）既往史：询问患者有无糖尿病、高尿酸血症、甲状腺功能低下、肾病病史，是否经常服用某些药物如利尿药、激素类，以上疾病或用药均可以导致血脂异常。

（3）个人史：是否有长期大量进食含胆固醇多的食物史，是否经常进食肥肉、猪油、动物内脏、贝壳类海鲜等食物。

（4）家族史：详细询问家族中有无高脂血症、动脉粥样硬化史，高脂血症与家族遗传有关。

二、体格检查

有些高脂血症没有明显的体征，必须提高对高脂血症的认识，仔细检查。常见的是黄色瘤，在肌腱、手掌及手指间皱褶处，身体关节伸侧以及髋、踝、臀等部位，眼睑周围有异常的局限性皮肤隆起，其颜色可为黄色、橘黄色或棕黄色，多呈结节、斑块或丘疹形状，边界清楚，质地柔软；角膜弓（或称老年环）；眼底改变（如脂质性视网膜炎）；或有反复发生的胰腺炎；肝、脾肿大；或伴有肥胖、高尿酸血症、糖尿病等。

三、诊断及鉴别诊断

（一）诊断要点

在至少相隔两周的两次检查中发现 TC＞5.72mmol（220mg/dL）；LDL-C ＞ 3.64mmol（100mg/dL）；HDL-C ＜ 1.04mmol（40mg/dL）；TG＞1.70mmol（150mg/dL）。

（二）高脂血症的分类

1. 临床分类

临床上分为高胆固醇血症、高甘油三酯血症、混合型高脂血症、低高密度脂蛋白血症。

2. 按发病原因分类

分为继发性或原发性高脂血症。继发性高脂血症是指由于全身系统性疾病所引起的血脂异常，排除了继发性高脂血症后，即可诊断为原发性高脂血症。

3. 高脂血症的基因分型法

见表8-1。

表 8-1　家族性高脂血症

疾病名称	血清 TC 浓度	血清 TG 浓度
家族性高胆固醇血症	中至重度升高	正常或轻度升高

疾病名称	血清 TC 浓度	血清 TG 浓度
家族性 apoB 缺陷症	中至重度升高	正常或轻度升高
家族性混合型高脂血症	中度升高	中度升高
家族性异常性 β 脂蛋白血症	中至重度升高	中至重度升高
多基因家族性高胆固醇血症	轻至中度升高	正常或轻度升高
家族性脂蛋白(α)血症	正常或升高	正常或升高
家族性高甘油三酯血症	正常	中至重度升高

4. WHO 高脂蛋白血症表型分型法

Ⅰ型：高乳糜微粒血症；Ⅱa 型：高 β-脂蛋白血症；Ⅱb 型：高 β-脂蛋白血症及高前 β-脂蛋白血症；Ⅲ型：阔 β-带血症；Ⅳ型：高前 β 脂蛋白血症；Ⅴ型：高乳糜微粒与高前 β-脂蛋白血症。

(三) 各种脂质、脂蛋白和载脂蛋白的临床意义

见表 8-2。

表 8-2　血脂的临床意义

脂质、脂蛋白和载脂蛋白	临床意义
TC	高 TG 与动脉粥样硬化的发生直接相关,是冠心病的主要危险因素
TG	高 TG 可以使肝脏合成更多的小密度 LDL,加速动脉粥样硬化的进程
LDL	LDL 是所有脂蛋白中首要的致动脉粥样硬化性脂蛋白,粥样硬化斑块中的胆固醇来自循环中的 LDL
HDL	HDL 是一种抗动脉粥样硬化的脂蛋白,抗冠心病的保护因子,与冠心病的发病呈负相关
CM	可能与动脉粥样硬化有关

脂质、脂蛋白和载脂蛋白	临床意义
VLDL	正常的 VLDL 不具有致动脉粥样硬化的作用,但高脂血症和糖尿病患者的 VLDL 有致动脉硬化的作用
LP(a)	LP(a)与冠心病的发生和发展有关系,是一种独立的冠心病危险因子,还能促进纤维蛋白沉于血管壁,参与血栓形成
ApoA I	ApoA I 是 HDL 的主要载脂蛋白,其含量与动脉粥样硬化和冠心病呈负相关
ApoB	有 $ApoB_{100}$ 和 $ApoB_{48}$ 两种亚型,$ApoB_{100}$ 增高是动脉粥样硬化与冠心病的危险因素
sLDL	具有很强的致动脉硬化作用

(四) 血脂水平分类

见表 8-3。

表 8-3 LDL-C、TC、HDL-C、TG 水平分类

血脂分类	浓度	范围
TC	<5.18mmol/L(200mg/dL)	合适范围
	5.18~6.19mmol/L(200~239mg/dL)	边缘升高
	>6.22mmol/L(240mg/dL)	升高
LDL-C	<3.37mmol/L(130mg/dL)	合适范围
	3.37~4.12mmol/L(130~159mg/dL)	边缘升高
	>4.14mmol/L(160mg/dL)	升高
HDL-C	>1.04mmol/L(40mg/dL)	合适范围
	<1.04mmol/L(40mg/dL)	减低
TG	<1.70mmol/L(150mg/dL)	合适范围
	>1.70mmol/L(150mg/dL)	升高

（五）血脂异常的分层

见表 8-4。

表 8-4　2019ESC 指南的心血管风险分层

极高危	满足下述任一条件的患者： • 有 ASCVD 记录（临床确诊或影像学检查明确证实）。记录的 ASCVD 包括既往 ACS（心肌梗死或不稳定型心绞痛）、稳定型心绞痛。冠状动脉血运重建术（PCI、CABG 和其他动脉血管重建术）、卒中和 TIA 以及 PAD。影像学检查证实的 ASCVD 包括已知可预测临床事件的结果，如冠状动脉造影或 CT 扫描（多支冠状动脉病变伴两支主要心外膜动脉狭窄＞50%）或颈动脉超声显示明显斑块； • 糖尿病（DM）伴靶器官损害，＞3 个主要危险因素的 DM，或病程长（＞20 年）的早发 T1DM； • 重度 CKD[eGFR＜30mL/(min·1.73m^2)]； • 10 年致死性 CVD 风险计算 SCORE≥10%； • 家族性高胆固醇血症（FH）伴有 ASCVD 或其他主要风险因素
高危	满足以下条件的患者： • 单项风险因素明显升高，尤其是 TC＞8mmol/L（＞310mg/dL），LDL-C＞4.9mmol/L（＞190mg/dL）或血压≥180/110mmHg； • 无其他主要风险因素的 FH 患者； • 无靶器官损害，糖尿病病程≥10 年或存在其他额外风险因素的糖尿病患者； • 中度 CKD[eGFR30～59mL/(min·1.73m^2)]； • 10 年致死性 CVD 风险计算 SCOR≥5%且＜10%
中危	DM 病程＜10 年、无其他风险因素的年轻患者（T1DM＜35 岁或 T2DM＜50 岁）； • 10 年致死性 CVD 风险计算 SCORE≥1%且＜5%
低危	• 10 年致死性 CVD 风险计算 SCORE＜1%

四、治疗

（一）血脂异常的干预策略和治疗原则

根据危险分层明确降脂治疗的目标值是成功治疗的首要步骤，并对不同临床状况的患者采取相应的治疗对策。血脂治疗的最主要目的是为了防治冠心病，所以应该根据是否已有冠心病或冠心病等危症以及有无心血管危险因素，结合血脂水平进行全面评价，以决定治疗措施及治疗目标。

由于血脂异常与饮食和生活方式有密切关系，所以饮食治疗、改善生活方式是血脂异常治疗的基础措施，根据血脂异常的类型及治疗需要达到的目标，选择合适的调脂药物，在进行调脂治疗时，应该将降低 LDL-C 作为首要目标。不同的危险人群，开始药物治疗的 LDL-C 水平以及需要达到的 LDL-C 水平有很大的不同（见表 8-5、表 8-6）。

表 8-5　2019 年 ESC 指南关于伴有 ACS 患者的推荐

推荐	推荐等级	证据水平
在所有没有任何禁忌证或明确的不耐受史的 ACS 患者中，建议尽早开始或继续大剂量他汀类药物治疗，无论初始 LDL-C 值如何	I	A
在急性冠脉综合征 4～6 周后，应重新评估血脂水平，以确定是否达到了 LDL-C＜1.4mmol/L（＜55mg/dL）的基线水平和目标水平的 50% 以上的降低；此时需要评估安全性问题，并相应调整他汀类药物的治疗剂量	IIa	C
如果在服用最大耐受他汀类药物 4～6 周后仍不能达到 LDL-C 的目标值，建议联用依折麦布	I	B
如果尽管接受了最大耐受的他汀类药物治疗和依折麦布，4～6 周后 LDL-C 目标未能实现，建议添加 PCSK9 抑制剂	I	B
对于已证实他汀类药物不耐受的患者或他汀类药物禁忌的患者，应考虑依折麦布	IIa	C
对于患有 ACS 且 LDL-C 水平未达到目标的患者，尽管已经服用了最大耐受的他汀类药物和依折麦布，应考虑在事件发生后早期（如有可能，在 ACS 事件住院期间）添加 PCSK9 抑制剂	IIa	C

表 8-6　高脂血症患者的开始治疗标准值及治疗目标值

危险等级	治疗性生活方式改变开始/mmol(mg/dL)	药物治疗开始/mmol(mg/dL)	治疗目标值/mmol(mg/dL)
低危:10 年危险性<5%	TC≥6.22(240) LDL-C≥4.14(160)	TC≥6.99(270) LDL-C≥4.92(190)	TC<6.22(240) LDL-C<4.14(160)
中危:10 年危险性5%～10%	TC≥5.18(200) LDL-C≥3.37(130)	TC≥6.22(240) LDL-C≥4.14(160)	TC<5.18(200) LDL-C<3.37(130)
高危:10 年危险性10%～15%	TC≥4.14(160) LDL-C≥2.59(100)	TC≥4.14(160) LDL-C≥2.59(100)	TC<4.14(160) LDL-C<2.59(100)
极高危:急性冠脉综合征或缺血性心血管病合并糖尿病	TC≥3.11(120) LDL-C≥2.07(80)	TC≥4.14(160) LDL-C≥2.07(80)	TC<3.11(120) LDL-C<2.07(80)

　　新生儿的 LDL-C 约为 30mg/dL,无动脉粥样硬化。儿童及青少年时期,LDL-C 水平逐渐升高,2 岁时 LDL-C 增加至 70mg/dL,青少年时期增至 110～120mg/dL,动脉粥样硬化也随之开始发生。此后,脂肪条纹在长达几十年的胆固醇积累、动脉壁增厚、局灶性病变形成和炎症细胞增多的过程中,逐渐演变成更复杂的病变。

　　在健康人群中进行的研究发现,随着 LDL-C 水平升高,动脉粥样硬化发生率呈线性增加。LDL-C 与 ASCVD 风险不仅有因果关系,还存在累积效应。LDL-C 的水平越高、暴露时间越长,ASCVD 风险越高,冠状动脉事件发生风险越大。

　　心血管风险越高,降脂治疗就应该越积极。见图 8-1。

(二) 一般治疗原则和非药物治疗

　　门诊或住院患者应该检查血脂、血糖、脂蛋白电泳等,查找继发性血脂增高的疾病,一般情况下,饮食与非调脂治疗后 3～6 个月复查血脂水平,如果能达到目标即继续治疗,6 个月或 12 个月复查血脂水平。区别一级与二级预防并根据一级预防对象有无其他危险因素及血脂水平分层防治,以饮食治疗为基础,根据病情、危险因素、血脂水平决定是否或何时开始药物治疗。研究结果表明,

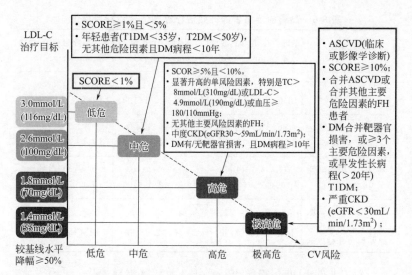

图 8-1　LDL-C 治疗目标及心血管危险分层

血浆胆固醇降低 1%，冠心病事件发生危险性可降低 2%。

治疗性生活方式改变是控制血脂异常的基本和主要措施，恰当的生活方式改变对多数血脂异常者能起到与降脂药物相近的治疗效果，主要内容包括减少饱和脂肪酸和胆固醇的摄入，选择如可溶性纤维等降低 LDL-C 的食物，减轻体重，增加有规律的体力活动，采取针对其他心血管危险因素的措施如以戒烟、限盐降低血压。

在进行治疗性生活方式改变 6～8 周后，应该检测血脂水平，如果已达标或有明显改善，应继续进行，否则应再强化或选用降脂药物。多种手段的综合使用降低 LDL-C 的效果可以达到标准剂量他汀类药物的治疗效果。因此无论缺血性心血管疾病的一级预防还是二级预防，治疗性生活方式改变均应作为血脂异常患者首选的治疗措施。

合理膳食包括：控制饮食；低脂饮食；不饱和脂肪酸饮食；低动物蛋白饮食；低糖饮食；富含纤维素和维生素食品。人体内的胆固醇主要来自于两种途径，即体内合成与饮食摄入。因此，通过合理饮食减少胆固醇摄入可有效降低血液中胆固醇水平。饮食提倡清淡，基本吃素。但不宜长期吃素，否则饮食成分不完善，反而可引起内生性胆固醇增高。

不同食物中胆固醇的含量不同。常见的胆固醇含量较高的食物有肥肉、动物内脏、油炸食品、禽蛋等，不宜进食过多；蔬菜、水果、豆类、全麦食物、禽肉、鱼类（特别是海鱼）中胆固醇含量较低，建议作为日常饮食的主要成分。

虽然少量饮酒可能无害，但是大量饮酒可诱发并加重血脂异常。因此对于常大量饮酒者应建议其戒酒或严格控制饮酒量（每日乙醇摄入量不超过25g，相当于1两50度白酒）。吸烟也可能对血脂参数产生不利影响，并通过多种其他机制危害心血管健康，有吸烟习惯者应积极戒烟。

适当增加体力活动，步行、慢跑、体操、骑自行车等。规律而适量的体育运动也是预防血脂异常的有效措施之一。运动强度须因人而异。按科学锻炼的要求，运动强度指标可用运动过程中的心率来评估，一般认为运动时心率应保持在（220－年龄）×（60%～85%）为宜。运动频度一般要求每周3～5次，每次持续30～60min。步行、慢跑、太极拳、门球、气功等均是值得提倡的运动方式。若在运动过程中出现不适症状，应停止运动并视情况决定是否需要处理。患有心脑血管疾病者尤需注意。

（三）药物治疗

目前降低LDL-C的主要药物，包括他汀类药物、依折麦布、前蛋白转化酶枯草溶菌素9（PCSK9）抑制剂等。只要无禁忌证，无论血脂水平如何，稳定性冠心病的患者均应给予他汀治疗。依折麦布抑制肠道内胆固醇的吸收，降低LDL-C，若经过他汀治疗后LDL-C水平不达标，在他汀基础上加用依折麦布能够进一步降低LDL-C水平及心血管事件发生风险。PCSK9抑制剂可明显降低LDL-C的水平，减少斑块体积，改善动脉粥样硬化，并且减少ASCVD事件的发生。2016年《中国成人血脂异常防治指南》推荐调脂治疗目标为LDL-C＜1.8mmol/L，在使用中等强度他汀剂量后，如 LDL-C 不达标，可联合应用依折麦布 5～10mg。如 LDL-C 基线值已在目标值以下，患者仍应服小剂量他汀。2019 年《ESC/EAS 血脂管理指南》建议对于确诊的 ASCVD 患者，应考虑将 LDL-C 降低幅度达 > 50％，LDL-C 目标为 < 1.4mmol/L（<55mg/dL）。2019 年中国胆固醇教育计划委员会（CCEP）专家建议超高危患者 LDL-C 目标值<1.4mmol/L 或较基线水平降低幅度≥50％。

1. 不同降脂治疗方案的降 LDL-C 强度

见表 8-7。

表 8-7　2019ESC 指南：不同降脂治疗方案的降 LDL-C 强度

治疗	平均 LDL-C 降幅
中等强度他汀	≈30％
高强度他汀	≈50％
高强度他汀＋依折麦布	≈65％
PCSK9 抑制剂	≈60％
PCSK9 抑制剂＋高强度他汀	≈75％
PCSK9 抑制剂＋高强度他汀＋依折麦布	≈85％

（1）他汀类药物

① 阿托伐他汀钙　10～40mg　po　qn

② 辛伐他汀　5～40mg　po　qn

③ 普伐他汀　10～40mg　po　qn

④ 氟伐他汀　10～40mg　po　qn

⑤ 瑞舒伐他汀　5～10mg　po　qn

【说明】　在日常剂量中他汀类药物降低 TC 及 LDL-C15％～50％，可降低 TG10％～30％，并有轻度升高 HDL-C 作用，此外还有抗炎、保护血管内皮等作用。他汀类药物降低总胆固醇和 LDL-C 的作用虽与药物剂量有相关性，但并非成线性关系，当他汀类药物剂量增加一倍时，其降低总胆固醇的幅度增加 5％，降低

LDL-C 的幅度增加 7%。他汀类药物是降低糖尿病患者中 LDL 水平的首选药物，相同剂量调脂的强度依次为阿托伐他汀＞辛伐他汀＞洛伐他汀＞普伐他汀和氟伐他汀。在降低 LDL-C 水平方面，阿托伐他汀最强，辛伐他汀次之。虽然作为一个单一药物有效，但如果与胆酸隔离剂合用效果更佳。当与贝特类联合应用，可以进一步降低 TG，但可增加横纹肌溶解的危险。

该类药物作用强、疗效好、耐受性好，已经成为治疗高脂血症的一线药物。根据患者的心血管疾病和等危症、心血管危险因素、血脂水平决定是否需要降脂治疗。总之，近二十年临床研究显示他汀类是当前防治高胆固醇血症和动脉粥样硬化性疾病非常重要的药物，他汀类有预防动脉粥样硬化的作用，对心脑血管病的一、二级防治取得重要进展，积极调脂治疗防止或减少心、脑事件的发生或死亡，能减少手术或介入治疗后冠状动脉再狭窄。对一级预防有效的他汀类药物是普伐他汀、乐伐他汀，对二级预防有效的是普伐他汀、辛伐他汀、阿托伐他汀、氟伐他汀。因 HMG-CoA 还原酶在午夜活性最高，故该类药物应在晚餐后一次顿服。

药物的不良反应有胃胀气、便秘、腹泻、眩晕、头痛、视物模糊、肌炎、转氨酶升高、横纹肌溶解及肾功能衰竭；禁忌证为活动型肝炎、妊娠、对本药过敏者。免疫抑制药、贝特类、烟酸类、红霉素、环孢霉素、克拉霉素与他汀类药物联合应用时都增加发生横纹肌溶解的危险，和华法林合用可以增加其抗凝效果；当与他汀类合用，ACEI 可以引起高血钾。在启用他汀类药物时，要检测肝转氨酶和 CK，治疗期间应定期复查。

（2）贝特类药物

① 非诺贝特　100mg　po　tid 或微粒型 200mg　po　qd

② 苯扎贝特　200mg　po　tid 或缓释型 400mg　po　qd

③ 吉非贝特　300mg　po　bid 或缓释型 900mg　po　qd

【说明】　贝特类药物是一种通过刺激脂蛋白酶，增加 VLDL 和 TG 的分解代谢，促进 TC 转化为 HDL，抑制 VLDL 产生，增加 VLDL 清除的药物，故此类药物减少 TG，升高 HDL-C，而对

LDL-C 效果不明显。贝特类可以使 TC 降低 6%～15%，LDL-C 降低 5%～20%，TG 降低 20%～50%，HDL-C 升高 10%～20%。其适应证为高甘油三酯血症或以 TG 升高为主的混合型高脂血脂和低密度脂蛋白血症，此外还能减少血小板聚集，抑制血小板源生长因子，预防和延缓动脉粥样硬化的进程，研究表明对高 TG 伴低 HDL 的患者有心脏保护作用。

不良反应有恶心、呕吐、肝功能损伤、肌炎、阳痿、中性粒细胞减少、胆石症等，孕妇禁用。避免与华法林、强降血糖药和口服避孕药同用。

（3）烟酸类

① 烟酸　100mg　po　tid（逐渐增至 1～3g/天）

② 烟酸肌醇酯　200～600mg　po　tid

③ 阿昔莫司　250mg　po　tid

【说明】　烟酸为一种水溶性 B 族维生素，在超过维生素作用剂量时，可有明显的降脂作用，主要是降低 VLDL、LDL 浓度，是广谱降脂药。作用机制：一方面抑制游离脂肪酸从脂肪组织的释放，肝脏合成和释放 VLDL 减少，同时抑制肝脏酶活性，减少 HDL 异化，提高 HDL 浓度，是升高 HDL 水平最有效的药物。本品对 VLDL、IDL、LDL 过高的患者均有效。主要适用于高甘油三酯血症，低高密度脂蛋白血症或以 TG 升高为主的混合型高脂血症。此外该药有较强的外周血管扩张作用。在降脂药物中其增加 HDL 的作用最强。常用剂量可以使 LDL 降低 15%～30%，TG 下降 20%～50%，HDL-C 升高 20%～30%。一般讲剂量越大其降脂作用越强，但随着剂量的增加，副作用也增加。烟酸有速释剂和缓释剂，速释剂不良反应明显，现多已不用，缓释剂不良反应明显减少，较易耐受。

主要副作用是皮肤发红和胃肠道紊乱，在服用烟酸之前 30min，服用 2 片阿司匹林，能减少皮肤发红，餐中服用可以减少胃肠道不适。还可以引起肝酶、尿酸的升高，对糖耐量也有影响，消化性溃疡、糖尿病、痛风患者不宜使用。

276

（4）胆酸螯合剂

① 考来烯胺 4～24g po bid

② 考来替泊 10～20g po bid

【说明】 通过阻断胆酸的肠肝循环，干扰胆汁重吸收，刺激肝细胞内的胆固醇降解合成新的胆汁酸，从而降低肝细胞中的胆固醇浓度，因而降低血浆 LDL 水平，平均下降 15%～30%，同时升高 HDL-C 水平，可以升高 5%。

作为二线治疗药物，与其他药物合用，治疗不伴有 TG（当血液浓度＞2.5mmol/L 时不要使用该药）的高 TC 血症。与他汀类药物有协同作用。主要不良反应有异味、恶心、腹胀、食欲减退及便秘。同时该药可以减少地高辛、噻嗪类利尿药、四环素、普萘洛尔、华法林的吸收，故推荐所有的其他药物都应在服用该药前 1h 或服用胆酸螯合剂后 4h 服用。

避免与华法林、青霉素、四环素、万古霉素、熊去氧胆酸、洋地黄类、普萘洛尔、利尿药等合用。

（5）胆固醇吸收抑制药

依折麦布 10mg po qd

【说明】 本品是一种口服、强效的降脂药物，其作用机制与其他降脂药物不同。本品附着于小肠绒毛刷状缘，抑制胆固醇的吸收，从而降低小肠中的胆固醇向肝脏中的转运，使得肝脏胆固醇贮量降低，从而增加血液中胆固醇的清除。主要用于原发性高胆固醇血症，纯合子家族性高胆固醇血症等。可单独服用或与他汀类联合应用。本品可在 1 天之内任何时间服用，可空腹或与食物同时服用。老年患者不需要调整剂量。对本品任何成分过敏者及活动性肝病或不明原因的血清转氨酶持续升高的患者禁用。单独应用本品可有头痛、腹痛、腹泻的不良反应。与他汀类联合应用可有头痛、乏力、腹痛、便秘、腹泻、腹胀、恶心、ALT 升高、AST 升高、肌痛等的不良反应。

（6）PCSK9 抑制剂

依洛尤单抗注射液 240mg ih 每两周 1 次

【说明】 依洛尤单抗是一种人单克隆免疫球蛋白 G2（IgG2），抑制人前蛋白转化酶枯草溶菌素 9 型（PCSK9），可以降低心血管事件的风险，在已有动脉粥样硬化性心血管疾病的成人患者中，降低心肌梗死、卒中以及冠状动脉血运重建的风险。通过与最大耐受剂量的他汀类药物联合用药，伴随或不伴随其他降脂疗法，或者在他汀类药物不耐受或禁忌使用的患者中，单独用药或与其他降脂疗法联合用药。应用于纯合子型家族性高胆固醇血症；可与饮食疗法和其他降低密度脂蛋白胆固醇（LDL-C）治疗（例如他汀类药物、依折麦布、LDL 分离术）合用，用于患有纯合子型家族性高胆固醇血症且需要进一步降低 LDL-C 的患者。皮下给药，使用一次性预充式自动注射器，在腹部、大腿或上臂非柔嫩、瘀青、红肿或变硬的部位通过皮下注射给药。对于已确诊的心血管疾病成人患者，推荐皮下给药剂量为 140mg 每两周 1 次或 420mg 每月 1 次。

（7）中药

① 血脂康胶囊　0.6g　po　bid

② 脂必妥胶囊　0.24g　po　bid

③ 通脉降脂片　4 片　po　tid

【说明】 血脂康主要成分是红曲，具有化浊降脂、健脾消食作用，多用于痰瘀阻滞的高脂血症；脂必妥由山楂、泽泻、白术、红曲等组成，具有消痰化瘀、健脾和胃作用，用于痰瘀互结、气血不利所致的高脂血症；通脉降脂片由笔管草、川芎、荷叶、三七、花椒组成，有化浊降脂、活血通脉作用，用于痰瘀阻滞所致的高脂血症。

(四) 高脂血症的合理用药

在下列情况下考虑联合用药：仅用一种药物不能到达治疗目标者；糖尿病患者脂质颗粒的异常往往超过一种，且具有高 LDL 水平、低 HDL 水平及高甘油三酯水平者；因不良反应而不能递增到最大剂量时。烟酸与考来替泊合用历史已有 25 年，且可以使 LDL 水平降低 30%～50%；烟酸与吉非罗齐合用将会发挥协同降低甘油三酯水平及升高 HDL 水平的作用；烟酸也可与他汀类合用；他汀类与贝特类合用可增加横纹肌溶解的危险性。

（五）用药注意事项

多数血脂异常患者需要药物治疗，依据患者心血管病的状况和血脂水平选择药物和起始剂量，目前血脂异常尚无根治的方法，许多患者需要长期服药，有的降脂药物可能损伤肝、肾功能。药物治疗开始后4～8周复查血脂及肝酶和肌酸激酶，如果能达到目标，逐步改为6～12月复查1次。未达到要求则再考虑调整用药剂量或联合用药，对有心血管病的高危患者，还要强化或更积极的降脂治疗，在药物治疗时，同时必须监测药物的不良反应，应该询问患者有无肌痛、肌压痛、肌无力、乏力和发热，血CK升高超过正常上限5倍、肝酶超过正常的3倍时应停药，注意降脂治疗不宜过剧过急。

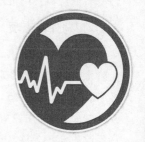

第九章
冠状动脉粥样硬化性心脏病

第一节 稳定型心绞痛

稳定型心绞痛或称稳定劳力型心绞痛，是在冠状动脉狭窄基础上，由于心肌负荷增加引起心肌急剧的、暂时的缺血与缺氧的临床综合征。有固定的诱发因素、发作时间短、休息或含服硝酸甘油可使之迅速缓解，其病程稳定在 1～3 个月或以上。发病率随着年龄增加而增加，呈线性关系。

一、病史采集

（1）现病史：稳定型心绞痛常有明显的发作规律，故应仔细询问胸痛的部位、性质、持续的时间、诱发和缓解因素。

① 部位：心肌缺血引起的胸部不适通常位于胸骨后，也可在心前区、咽部、下颌等部位，范围有手掌或拳头大小，甚至横贯前胸，界限不很清楚。常放射至左肩、左臂内侧达无名指和小指，或至颈、咽或下颌部。不同患者症状发生的部位可有不同，但同一患者症状的部位常固定不变。胸部症状的部位游走多变往往不是心绞痛。

② 性质：胸痛常为压迫、发闷、紧缩或胸口沉重感，有时被描述为颈部扼制或胸骨后烧灼感，但不是针刺或刀扎样锐利性痛。可伴有呼吸困难，也可伴有心绞痛对等症状，如乏力或虚弱感等。呼吸困难可能为稳定型冠心病的唯一临床表现，有时与肺部疾病引

起的气短难以鉴别。部分患者表现为胃肠道胀气、嗳气、恶心、"消化不良"、头晕、出汗。但一般不会是针刺样或触电样疼痛。疼痛发作时，患者往往需要停止原来的活动，直至症状缓解。

③ 持续时间：通常持续数分钟至 10 余分钟，大多数情况下 3～5min，很少超过 15min，但也不会转瞬即逝，如超过半小时则要考虑有无心肌梗死。若症状仅持续数秒或以小时计算，则很可能不是心绞痛。

④ 诱因：与劳累或情绪激动相关是心绞痛的重要特征。劳累、过度用力、情绪激动、精神紧张与饱餐等因素可诱发，其他如寒冷刺激、吸烟、心动过速及休克等也均可诱发。疼痛多发生于劳累或情绪激动的当时，而不是之后。去除诱因，休息或舌下含服硝酸甘油后多可缓解。通过压迫胸壁产生的疼痛和持续几小时的持久的胸痛不像是心绞痛。

（2）过去史：既往有无类似发作史，高血压、糖尿病、血脂异常等病史，冠心病是多种危险因素所致的慢性疾病，以上疾病为冠心病发生的极高危人群，若有应询问诊治过程。有无药物、食物过敏史等。

（3）个人史：是否有吸烟、饮酒史，若有应询问量和时间；有无缺乏运动、喜食高脂饮食等其他不良生活方式，不良的生活方式在冠心病的发生和发展中扮演重要的角色。

（4）家族史：家族中有无冠心病、高血压、血脂异常患者。

二、体格检查

稳定型心绞痛患者的体格检查通常是正常的，因此体格检查一般不能帮助确诊冠心病，但仔细的心血管检查，却可以提示与心绞痛有关的其他情况，以利进一步诊断心绞痛。如颈动脉杂音、足背动脉搏动减弱，均提示诊断心绞痛的可能性，高血压、黄色瘤均提示心绞痛危险因素的存在。胸痛发作时常见心率增快、血压升高、表情焦虑、皮肤冷或出汗，有可能出现一过性第三、第四心音和二尖瓣关闭不全。体格检查对于鉴别由贫血、高血压、瓣膜病、梗阻性肥厚型心肌病作为基础性疾病引发的心绞痛有重要意义。

三、辅助检查

（1）实验室检查：是评估心血管危险因素及判断预后的重要方法。可检查血糖和血脂，了解冠心病危险因素；查血常规注意有无贫血；必要时检查甲状腺功能；胸痛较明显的患者需查血肌钙蛋白（cTnT 或 cTnI）、肌酸激酶（CK）及同工酶（CK-MB），与急性冠状动脉综合征相鉴别。其中，特异性与敏感性最高的是 cTn。确诊 AMI 需要达到以下标准，即检测到心脏生物标志物出现升高和（或）降低，优选高敏肌钙蛋白（hs-cTn）T 或 I。

（2）心电图检查：稳定型心绞痛发作时特征性心电图异常表现为 ST-T 发生明显改变，发作后恢复至发作前水平。因心绞痛发作时心内膜下心肌更容易缺血，故常见反映心内膜下心肌缺血的 ST 段压低（水平型或下斜型压低≥0.1mV），T 波低平或倒置，ST 段改变比 T 波改变更具特异性。少数在平时有 T 波持续倒置或低平的患者，发作时可变为直立（"假性正常化"）。如 T 波改变与平时心电图比较有明显差别，也有助于诊断。对于疑诊稳定型心绞痛的患者，就诊时均建议行静息心电图检查，可作为患者病情发生变化时的参照。对疑似伴有心律失常的稳定型心绞痛患者建议行动态心电图监测，动态心电图也有助于发现日常活动时心肌缺血的证据和程度，以及发现变异型心绞痛发作时的心电图特异性改变。

（3）胸部 X 线检查：胸痛患者应常规行胸部 X 线检查。对于稳定型心绞痛患者，胸部 X 线不能为诊断或危险分层提供特征性信息，但对某些可疑心力衰竭患者的评估有意义。另外，胸部 X 线有助于鉴别诊断肺部疾病。

（4）超声心动图检查：胸超声心动图可帮助了解心脏结构和功能。部分稳定型心绞痛患者左心功能正常，但可见局部心室壁活动异常，这种情况提示罹患冠心病的可能性大。经胸超声心动图还有助于排除其他结构性心脏疾病，如瓣膜病、肥厚型心肌病等。稳定型心绞痛患者静息超声心动图大部分无异常表现，但在心绞痛发作时，超声心动图检查可发现缺血区心室壁运动异常，并可出现一过性心室收缩与舒张功能障碍的表现。

（5）诊断心肌缺血的负荷试验：心电图负荷试验；超声心动图负荷试验；核素心肌负荷试验。

（6）冠状动脉CTA：对于根据临床症状诊断的稳定型心绞痛患者可考虑行CTA检查以了解冠状动脉病变情况。CTA对狭窄部位病变程度的判断仍有一定局限性，当存在明显钙化病变时，会影响狭窄程度的判断，而冠状动脉钙化在冠心病患者中相当普遍，因此，CTA对冠状动脉狭窄程度的显示仅能作为参考。有碘对比剂过敏、严重心、肾功能不全者，未经治疗的甲状腺功能亢进及妊娠期妇女禁忌行CTA检查。有哮喘、高敏体质、频发期前收缩或心房颤动者慎行CTA检查。

（7）冠状动脉造影：目前冠状动脉造影仍是诊断冠心病的金标准，可发现各支动脉狭窄性病变的部位并估计其程度。对无法进行负荷影像学检查、左心室射血分数（LVEF）＜50％且有典型心绞痛症状的患者，或从事特殊行业（如飞行员）的患者，冠状动脉造影对稳定型心绞痛的确诊或排除有较高价值。经无创性检查危险分层后若需确定是否需行血运重建治疗，则应行冠状动脉造影检查。对有典型胸痛或临床证据提示不良事件风险高的患者，可不进行无创性检查，直接行早期冠状动脉造影以制订血运重建策略。冠状动脉造影检查发现心外膜下冠状动脉直径狭窄＞50％，且患者有典型心绞痛症状或无创性检查显示患者有心肌缺血证据，可诊断为冠心病。

（8）血管内超声：可以检查冠状动脉管腔和管壁的病变，精确地了解冠状动脉腔径、血管腔内及血管壁粥样硬化病变情况，指导介入治疗操作并评价介入治疗效果，弥补冠状动脉造影的不足。但不作为常规检查方法。

四、诊断及鉴别诊断

（一）诊断要点

胸骨后疼痛、不适感、胸闷；劳累或情绪激动诱发；休息或含服硝酸甘油可以缓解。

心电图异常表现：非特异性 ST-T 改变伴有或不伴有以往心肌梗死 Q 波；发作时可有一过性 ST 段压低或抬高；ST 段水平下移或斜型下移≥1mm，时间≥1min，且两侧缺血间隔时间≥1min；ST 段水平下移或斜型下移≥2mm；

超声心动图可能有左心室室壁阶段性运动障碍，左心室顺应性下降，射血分数降低。非典型（可疑）心绞痛：具备上述特征的两项。

（二）鉴别诊断

（1）食管疾病：痛性食管疾病，常见的有食管反流及食管动力异常，这些疾病可以刺激心绞痛发作，也可以与心绞痛并存，经典的食管痛为"烧心"，与体位改变、用餐有关。

（2）颈、胸脊神经根病变：所有累及颈、胸脊神经根的病变均可以引起胸痛，其部位和放射范围与心绞痛相似，疼痛的发生常与颈部和脊柱的动作、平卧或提重物有关，此类疾病包括椎间盘病变、颈椎病和胸廓出口综合征。

（3）胸壁神经、软组织来源的疾病：疼痛固定、局部压痛，胸廓运动如深呼吸、咳嗽和举臂，可使疼痛加重。常见的疾病有扭伤、肋间神经炎和肋软骨炎。

（三）稳定型心绞痛的分级

见表 9-1。

表 9-1　加拿大心脏病学会的稳定型心绞痛分级标准（CCSC）

分级	特点
Ⅰ级	一般日常活动例如走路、登楼不引起心绞痛，心绞痛发生在剧烈、速度快或长时间的体力活动或运动时
Ⅱ级	日常活动轻度受限，心绞痛发生在快步行走、登楼、餐后行走、冷空气中行走、逆风行走或情绪波动后活动
Ⅲ级	日常活动明显受限，心绞痛发生在平路一般速度行走时

分级	特点
Ⅳ级	轻微活动即可诱发心绞痛,患者不能做任何体力活动,但休息时无心绞痛发作

(四) 危险分层

1. 运动试验

不仅可以检出心肌缺血,而且能检测缺血的阈值,估计缺血范围及严重程度。

Duke 平板运动评分是经过验证的,根据运动时间、ST 段压低和运动中心绞痛程度来进行危险分层。见表 9-2。

Duke 平板运动评分=运动时间(min)−

(5×运动中或运动后 ST 段偏移的毫米数)−(4×心绞痛指数)

(心绞痛指数:0=运动中无心绞痛;1=运动中有心绞痛发生;2=心绞痛导致试验停止)

表 9-2 据 Duke 平板运动评分的各危险组存活率

危险度(分)	总百分数(%)	4 年存活率(%)	年病死率(%)
低危≥+5	62	99	0.25
中危(−10~+4)	34	95	1.25
高危<−10	4	79.5	0

2. 无创检查的危险分层

(1) 高危(年病死率>3%):静息状态下严重的左心室功能不全(LVEF<0.35);Duke 平板运动评分高危(评分≤−11);运动状态下严重的左心室功能不全(运动状态下 LVEF<0.35);负荷状态下大面积灌注缺损(特别是前壁损伤);大面积固定性灌注损伤伴左心室或肺摄取量增加([201]铊);负荷状态下灌注缺损伴左心室或肺摄取量增加([201]铊);给予低剂量多巴酚丁胺≤10μg/(kg·min) 时或心率轻度增加(<120 次/min)时,超声心动图检查显示室壁运动障碍(涉及>2 个节段)。

（2）中危（年病死率 1%～3%）：静息状态下轻度或中度左心室功能不全（LVEF 为 0.35～0.49）；Duke 平板运动评分中危（−11<评分<5）；负荷状态下中度灌注缺损但无左心室扩大或肺摄取量增加（^{201}铊）；仅在大剂量多巴酚丁胺时，限制性负荷超声心动图检查显示心肌缺血伴有室壁运动障碍，范围涉及≤2 个节段。

（3）低危（年病死率<1%）：Duke 平板运动评分低危（评分≥5）；静息或负荷心肌灌注正常或小范围缺损；负荷超声心动图检查显示室壁运动正常或静息状态下局限性室壁运动障碍无改变。

总之，危险分层可根据临床评估、对负荷试验的反应、左心室功能及冠状动脉造影显示病变情况综合判断。

五、治疗

（一）危险因素处理和常规治疗

完善相关检查评估患者的危险性，发现危险因素，有利于确定治疗方案。低盐低脂饮食，戒烟限酒、减轻体重等治疗性生活方式的改变应该是基础治疗措施，吸烟能增加患者心血管疾病病死率50%，心血管死亡的风险与吸烟量直接相关，运动应成为冠心病患者综合治疗的一部分，稳定型心绞痛患者每日运动 30min，每周运动不少于 5 天，减肥也是冠心病二级预防的重要组成部分。稳定型心绞痛的治疗有两个主要目的：一是预防心肌梗死和猝死，提高生活质量；二是减轻症状和缺血发作。

如果伴有高血压则进行降压治疗，血压与心血管事件密切相关，只要降低血压，心血管危险就会降低；临床大规模研究表明，降脂治疗不但能显著地减少心血管事件和血运重建的需求，而且奠定了他汀类在冠心病中的防治地位，因此必须强化降脂治疗；同时对有糖尿病的慢性稳定型心绞痛，建议进行严格的血糖控制。

此外，抗氧化剂如维生素 C、维生素 E，从理论上讲对冠心病动脉硬化有益，但现用量未能改善终点指标，高同型半胱氨酸血症与冠心病的风险相关，但补充维生素 B_6、维生素 B_{12} 及叶酸未显示其治疗价值。

（二）药物治疗

1. 改善预后的药物

（1）抗血小板药物

① 阿司匹林　75～300mg　po　qd

② 吲哚布芬　100～200mg　bid

③ 氯吡格雷　75mg　po　qd

④ 替格瑞洛　60～90mg　po　bid

【说明】　稳定型心绞痛患者，若无阿司匹林禁忌证，推荐长期口服阿司匹林 75～100mg，每天 1 次。接受经皮冠状动脉介入术（percutaneous coronary interventions，PCI）治疗的患者，建议给予双联抗血小板药物治疗，即阿司匹林基础上合用 P2Y12 受体阻滞剂 6 个月。PCI 或 ACS 后病情稳定的稳定型心绞痛患者，可根据临床危险因素或风险评分评价缺血和出血风险，如存在较高缺血和（或）出血风险，可考虑延长或缩短双联抗血小板药物治疗疗程。既往 1～3 年内有心肌梗死病史的缺血高危患者，也可考虑采用阿司匹林联合替格瑞洛（60mg、每天 2 次）长期治疗。因存在禁忌证或不能耐受而不能服用阿司匹林者，可用氯吡格雷（75mg/天）替代。

阿司匹林：抑制环氧化酶和血小板 TXA_2 合成，除非有禁忌证，所有的患者均使用阿司匹林治疗，并长期维持，可以有效预防首次心肌梗死，明显减少未来心肌梗死等不良心脏事件的发生，在稳定型心绞痛患者中应用可以减少心血管事件 33%。常用剂量为 75～150mg/日，一次服用 325mg 可抑制血小板 90% 的环氧化酶的活性，以后 75mg/天维持又可抑制每日 10% 左右的新生血小板，每日剂量超过 300mg 并不增加抗凝效果，反而明显增加其不良反应。但阿司匹林对女性作用不显著，长期应用可以产生阿司匹林抵抗等，其禁忌证为哮喘、活动性出血、血友病、活动性溃疡。主要的不良反应为胃肠道出血或过敏，不能耐受阿司匹林者可以用氯吡格雷代替。

吲哚布芬：是一种抗血小板聚集的药物，通过多种机制发挥抗血小板聚集的作用，首先可以抑制血小板环氧化酶，从而抑制血小板的生成。另外也可以抑制血小板生成过程中的各种因子，防止血小板聚集。同时也可以降低血小板三磷酸腺苷，降低血小板的粘附性。总之通过上述这些途径来抑制血小板的生成、抑制血小板聚集，在临床中这个药物主要用于动脉硬化引起的缺血性心脏病、缺血性脑血管病以及静脉血栓的形成，也可以用于血液透析患者，预防血栓形成。

氯吡格雷：主要是抑制 ADP 受体诱导的纤维蛋白原与 GPⅡb/Ⅲa 受体结合从而起到抗血小板的作用。可以减少心肌梗死的发生。一日口服 75mg，其抑制血小板作用在 3～7 天达到稳态，继之每天口服 75mg，平均水平维持在 40％～60％，中止治疗 5 天后血小板聚集和出血时间回到基线。对不能耐受阿司匹林的稳定型心绞痛，可以作为抗血小板治疗的替代药物，与阿司匹林合用可用于冠脉支架、急性冠脉综合征或 ST 段提高的心肌梗死，但联合治疗目前不推荐用于稳定型心绞痛治疗的患者。

替格瑞洛：是一种抗血小板药物，替格瑞洛和它的代谢产物都有抗血小板的功效，它们是通过抑制与血小板相关的受体，从而发挥抗血小板作用，可以阻断信号的传导以及血小板的活化，起到抗血栓的功效。本品可以用于缺血性脑血管病的抗血栓治疗。本品用于急性冠脉综合征（不稳定型心绞痛、非 ST 段抬高心肌梗死）或 ST 段抬高心肌梗死患者，包括接受药物治疗和经皮冠状动脉介入（PCI）治疗的患者，可降低血栓性心血管事件的发生率。与氯吡格雷相比，本品可以降低心血管死亡、心肌梗死或卒中复合终点的发生率，两治疗组之间的差异来源于心血管死亡和心肌梗死，而在卒中方面无差异。已经接受过负荷剂量氯吡格雷的 ACS 患者，可以开始使用替格瑞洛。本品可在饭前或饭后服用。本品起始剂量为单次负荷量 180mg（90mg×2 片），此后每次 1 片（90mg），每日两次。治疗中应尽量避免漏服。如果患者漏服了一剂，应在预定的下次服药时间服用一片 90mg（患者的下一个剂量）。本品的治疗时间可长达 12 个月，除非有临床指征需要中止本品治疗。在 ACS 患者中，对本品与阿司匹林联合用药进行的研究发现，阿司匹林维持剂量＞100mg 会降低替格瑞洛减少复合终点事件的临床疗效，因此，阿司匹林的维持剂量不能超过每日 100mg。

（2）β 受体阻滞药

① 酒石酸美托洛尔　25～100mg　po　bid

② 琥珀酸美托洛尔缓释片　47.5～190mg　po　qd

③ 比索洛尔　5～10mg　po　qd

④ 卡维地洛　25～50mg　po　qd 或 bid。

【说明】　只要无禁忌证，β 受体阻滞剂应作为稳定型心绞痛患者的初始治疗药物。β 受体阻滞剂通过抑制心脏 β 肾上腺素受体，减慢心率、减弱心肌收缩力、降低血压以减少心肌耗氧量，还可通过延长舒张期以增加缺血心肌灌注，因而可减少心绞痛发作和提高运动耐量。目前更倾向于选择性 β_1 受体阻滞剂，如琥珀酸美托洛尔、比索洛尔。美托洛尔 25～100mg、2 次/天，缓释片 47.5～190mg，1 次/天；比索洛尔 5～10mg，1 次/d；兼有 α 与 β 受体阻滞作用的卡维地洛 25～50mg、1～2 次/天。应用 β 受体阻滞剂应严密监测心律、心率、血压、心电图变化，根据监测情况及时调整剂量，心率控制目标为清醒静息时心率不小于 50 次/min。

β 受体阻滞药使用后，所有冠心病或其他心血管疾病，除非有禁忌证，均应长期应用，该类药物是稳定型心绞痛的首选药物。心肌梗死后患者长期接受 β 受体阻滞药二级预防治疗，可降低相对病死率 24%。具有内在拟交感活性的 β 受体阻滞药心脏保护作用差。

在治疗稳定型心绞痛时，一般要使心率减至 50～60 次/min，严重心绞痛者可降至 50 次/min，但以不出现心动过缓或传导阻滞为度。理想的 β 受体阻滞药应该调整到心率不受运动的影响，因为运动时心率不加快为该药起效的标志。严重的心动过缓、高度房室传导阻滞、病态窦房结综合征、不稳定的心力衰竭、支气管痉挛、外周血管病变为其禁忌证，大多数糖尿病患者可以耐受 β 受体阻滞药，但需要注射胰岛素患者应用时应小心；副作用有疲劳、运动能力下降、嗜睡、失眠、间歇性跛行恶化、阳痿等。

总之，β 受体阻滞药对心绞痛的预防非常有效，能减少或消除心绞痛发作，延长运动耐量，可以连续使用，没有耐药性。

（3）调脂治疗

① 洛伐他汀　10～80mg　po　qn

② 辛伐他汀　5～40mg　po　qn

③ 普伐他汀　10～40mg　po　qn

④ 氟伐他汀　10～40mg　po　qn

⑤ 瑞舒伐他汀钙　10～20mg　po　qn

⑥ 阿托伐他汀　10～20mg　po　qn

【说明】　目前降低 LDL-C 的主要药物包括他汀类药物、依折麦布、前蛋白转化酶枯草溶菌素 9（PCSK9）抑制剂等。只要无禁忌证，无论血脂水平如何，稳定型心绞痛的患者均应给予他汀治疗。2016 年《中国成人血脂异常防治指南》推荐调脂治疗目标为 LDL-C＜1.8mmol/L，在使用中等强度他汀剂量后，如 LDL-C 不达标，可联合应用依折麦布 5～10mg。如 LDL-C 基线值已在目标值以下，患者仍应服小剂量他汀。2019 年《ESC/EAS 血脂管理指南》建议对于确诊的 ASCVD 患者，应考虑将 LDL-C 降低幅度达到＞50％，LDL-C 目标为＜1.4mmol/L（＜55mg/dL）。2019 年中国胆固醇教育计划委员会（CCEP）专家建议超高危患者 LDL-C 目标值 LDL-C＜1.4mmol/L 或较基线水平降低幅度≥50％。从 TC＜4.68mmol/L，开始，TC 水平与发生冠心病事件呈连续的分级关系，最重要的危险因素是 LDL-C。TC 每降低 1％，可以减少冠心病事件 2％，对心绞痛患者，即使 LDL-C 轻、中度升高，也应进行调脂治疗，使 LDL-C 降至 2.6mmol/L（100mg/dL），对于极高危的患者治疗目标达到 2.07mmol/L（80mg/dL）也是合理的。对冠心病患者早期降脂，早期获益，强化降脂，更大获益，其获益的机制除降低 LDL-C 外，还与他汀类药物抗炎及其使斑块进展缓慢、斑块稳定、消退并减少心脑血管临床事件的发生率有关。无论对任何类型的冠心病强化降脂可进一步降低患者的心血管疾病的风险。为达到更好的降脂效果，可以与胆固醇吸收抑制药依折麦布合用。依折麦布抑制肠道内胆固醇的吸收，降低 LDL-C，若经过他汀治疗后 LDL-C 水平不达标，在他汀基础上加用依折麦布能够进一步降低 LDL-C 水平及心血管事件发生风险。PCSK9 抑制剂可明显降低 LDL-C 的水平，减少斑块体积，改善动脉粥样硬化，并且减少 ASCVD 事件的发生。

（4）ACEI 或 ARB 类药物

① 培哚普利　4～8mg　po　qd

② 贝那普利　5～20mg　po　qd

③ 氯沙坦　50mg　po　qd

【说明】　ACEI 类药物能使无心力衰竭的稳定型心绞痛患者或高危冠心病患者的主要终点事件（心血管死亡、心肌梗死、卒中等）风险降低。对稳定型心绞痛患者，尤其是合并高血压、LVEF≤40％、糖尿病或慢性肾病的高危患者，只要无禁忌证，均可考虑使用 ACEI 或 ARB。大多数慢性稳定型心绞痛患者能得益于 ACEI 的长期治疗。若无禁忌证，冠心病患者应长期服用 ACEI 作为二级预防。具有适应证但不能耐受 ACEI 治疗的患者，可用 ARB 类药物替代。ARB 可安全地用于冠心病患者，虽然该类药物不能特异性扩张冠状动脉，但可降低总外周阻力、平均动脉压、前后负荷、肺动脉压和右心房压，增加心排血量，改善反映心肌耗氧的血流动力学因素，从而降低缺血的风险，对合并心力衰竭、高血压、糖尿病的心绞痛患者，当不能耐受 ACEI 类药物时，可考虑使用 ARB 类。

2. 改善症状、改善缺血的药物

（1）硝酸酯类

① 硝酸甘油　0.3～0.6mg　含服

② 硝酸异山梨酯　10mg　po　tid

③ 单硝酸异山梨酯　20mg　po　bid

【说明】 硝酸酯类药物是内皮依赖性血管扩张药，通过扩张冠状动脉侧支循环，增加冠状动脉血流量以及增加静脉容量，减少回心血量，降低心室前负荷，减少心肌需氧和改善心肌灌注，从而改善心绞痛症状。还可以改善主动脉顺应性，降低主动脉压力，此外还有抗凝和抗血小板作用。舌下含服或喷雾用硝酸甘油可作为心绞痛急性发作时缓解症状用药，也可在运动前数分钟预防使用。心绞痛发作时，可舌下含服硝酸甘油 0.3～0.6mg，每 5min 含服 1 次直至症状缓解，15min 内含服最大剂量不超过 1.2mg；也可以舌下含服硝酸异山梨酯 5～10mg。口服长效硝酸酯类药物用于降低心绞痛发作的频率和程度，并可能增加运动耐量。长期口服的硝酸酯类药物包括硝酸异山梨酯 5～20mg/次、3 次/天；5-单硝酸异山梨酯 20～40mg/次、2 次/天。每天用药时应注意给予足够的无药间期（8～10h），以减少耐药性发生。

硝酸甘油通常采用舌下含服的方法，其吸收完全，起效迅速，起效时间为 1～3min，半衰期 2～8min，作用持续时间为 10～30min，或用喷雾剂，每次 0.4mg，5min 内作用明显；但口服后通过肝脏时被完全首过代谢，故半衰期非常短（1～4min），不适合长期预防性用药。对于一些冠状动脉固定性狭窄>90%的患者，如果自发型心绞痛发作伴有血压明显升高，往往心绞痛持续时间长，硝酸甘油效果差，因此硝酸甘油能否迅速缓解心绞痛是粗略估计血管狭窄的程度的指标。含化硝酸甘油后 5～10min 后胸痛仍不能缓解者，常提示胸痛不是心肌缺血或是心肌缺血严重。

硝酸异山梨酯含化或咀嚼成碎末含于口腔，2～3min 起效，半衰期 45min；口服后 15～20min 起效，有效作用时间 4h，故普通片剂需要每 4～6h 给药一次，其缓释剂可以每天给药 2 次。单硝酸异山梨酯口服完全吸收，生物利用度几乎 100%，血中浓度稳定，疗效恒定，半衰期 4～5h。5-单硝酸异山梨酯缓释剂通常在早晨服用，血浆浓度在上午最高，以后缓慢下降，至夜间已经很低，故该类药物抗心绞痛效益在白天，特别是上午最好，这与心肌缺血事件的好发时段相符合，因此可以为大多数冠心病患者提供最危险时刻的保护。

舌下含服或喷雾用硝酸甘油仅作为治疗心绞痛发作时缓解症状用药，也可用在运动前数分钟，以减少或避免心绞痛发作。长效制剂用于减少心绞痛发作的频率和程度，并可能增加运动耐量，不适宜急性发作治疗，适宜慢性长期治疗。不良反应有头痛、面色潮红、心率增快和低血压，尤其是短效制剂更明显。使用治疗勃起功能障碍药物西地那非者24h内不能应用硝酸甘油制剂，以免引起低血压，甚至危及生命。对肥厚性梗阻型心肌病引起的心绞痛不宜使用，有造成晕厥危险。

临床使用硝酸盐的最大限制因素是耐药性问题，表现在连续治疗过程中，其血流动力学和抗心绞痛作用迅速减弱甚至完全消失。用于慢性稳定型心绞痛长期治疗的各种长效硝酸盐制剂，连续给药时都会发生耐药现象。其机制目前仍不清楚，巯基耗竭、神经激素激活、血浆容量扩张、氧自由基生成等假说都没有得到公认。目前广泛认可的能够预防耐药的唯一方法是通过调整给药方案，在每24h内设置8～12h的血浆无或低硝酸盐浓度间期，因为在血浆无或低硝酸盐浓度间期中，这种耐药性可以迅速被逆转。通常采用的是药物的偏心给药法，即将每天的药物总量集中在白天的一段时间内分次服用，在当天最后1次服药与次日第一次服药之间至少相隔14h。

总之，硝酸酯类药物是治疗慢性稳定型心绞痛有效的药物，能预防心绞痛的发生和止痛，对固定性冠状动脉疾病以及冠状动脉痉挛性心绞痛患者都有帮助。

（2）钙通道阻滞药

① 地尔硫䓬　30～60mg　po　tid

② 维拉帕米　80～160mg　po　tid

③ 氨氯地平　5～10mg　po　qd

④ 非洛地平　5～10mg　po　qd

【说明】　CCB通过改善冠状动脉血流和减少心肌耗氧量发挥缓解心绞痛作用。通过减少血管阻力和降低血压而减少心肌耗氧需求，对冠状动脉扩张作用可以解除变异型心绞痛，是治疗变异性心绞痛的一线用药。

CCB分为二氢吡啶类和非二氢吡啶类，共同的药理特性为选择性抑制血管平滑肌、使心肌L通道开放。不同点在于与钙通道孔隙结合位点不同。

二氢吡啶类药物对血管的选择性更佳，常用药物包括氨氯地平、硝苯地平、非洛地平。硝苯地平缓释制剂20~40mg/次、2次/天或控释剂30mg/次、1次/天；氨氯地平5~10mg、1次/天；非洛地平5~10mg/次、1次/天。

非二氢吡啶类药物（包括维拉帕米、地尔硫䓬）可以减慢心率从而减少氧耗。维拉帕米40~80mg/次、3次/天或缓释剂240mg/次、1次/天；地尔硫䓬30~60mg/次、3次/天或缓释制剂90mg、1次/天。地尔硫䓬治疗稳定型心绞痛较维拉帕米不良反应小。

心力衰竭患者应避免使用非二氢吡啶类以及短效二氢吡啶类CCB，因其可使心功能恶化，增加死亡风险。当心力衰竭患者伴有严重心绞痛，其他药物不能控制而需应用CCB时，可选择安全性较好的氨氯地平或非洛地平。

在缓解心绞痛症状方面，β受体阻滞药比钙通道阻滞药更有效，而在改善运动耐量和改善心肌缺血方面，二者相当，二氢吡啶类与非二氢吡啶类同样有效，非二氢吡啶类负性肌力效果较强。若β受体阻滞剂禁忌或不能耐受时，可选CCB类药物中的氨氯地平、硝苯地平或非洛地平，无左心室收缩功能下降者必要时可选用地尔硫䓬，或选择长效硝酸酯类药物。若β受体阻滞剂达到最大耐受剂量效果仍不理想时，可选用CCB类药物与长效硝酸酯类药物联合使用。β受体阻滞药与钙通道阻滞药联合应用比单一药物更有效，且能减少不良反应，但老年人、有心动过缓或左心室功能不良的患者应避免合用。

尽管使用短效的钙通道阻滞药可使心肌梗死的危险性增加，但在稳定型心绞痛中可以应用长效或缓释的钙通道阻滞药，长效钙通道阻滞药能减少心绞痛的发作。其副作用可以引起心动过缓和心脏传导阻滞、心力衰竭、周围水肿、便秘、低血压、面部潮红、头痛等。

（3）其他药物

① 曲美他嗪　20mg　po　tid

② 双嘧达莫　25mg　po　tid

③ 尼可地尔　5～10mg（成人一次量）　po　tid

④ 伊伐布雷定　5mg　bid

【说明】　曲美他嗪能通过调节心肌能量底物，提高葡萄糖有氧氧化比例，能改善心肌对缺血的耐受性及左心功能，缓解心绞痛。可与 β 受体阻滞剂等抗心肌缺血药物联用。降低血管阻力，增加冠状动脉及循环血流量，促进心肌代谢及心肌能量的产生。同时能降低心肌耗氧量，从而改善心肌氧的供需平衡，从而缓解心绞痛，亦能增加对强心苷的耐受性。临床适用于冠状动脉功能不全、心绞痛、陈旧性心肌梗死等。不良反应有头晕、食欲不振、皮疹等。新近心肌梗死患者忌用。

双嘧达莫抑制磷酸二酯酶增加血小板内 cAMP，激活腺苷环化酶，抑制从血管内皮细胞及红细胞摄取腺苷，常用剂量下可增加稳定型心绞痛患者运动诱发的心肌缺血，不作为单纯抗血小板药物使用。

尼可地尔为烟酰胺的硝酸盐衍生物，可扩张冠状动脉血管，刺激血管平滑肌上 ATP 敏感性钾离子通道。它的药理学作用主要是扩张冠状动脉，增加冠状动脉血流量，抑制细胞内钙离子外流，缓解冠状动脉痉挛，使冠状动脉血管阻力显著降低，而无明显的负性肌力作用，不影响心律。长期使用尼可地尔可稳定冠状动脉斑块，可用于治疗微血管性心绞痛。当有使用 β 受体阻滞剂禁忌、效果不佳或出现不良反应时，可使用尼可地尔缓解症状。它的不良反应主要有头痛、恶心、呕吐、头晕、乏力、发热，严重者可有肝功能障碍、黄疸、血小板减少、口腔溃疡以及过敏反应等。本药禁用于青光眼、严重肝肾功能不全及对本品过敏的患者。

伊伐布雷定通过选择性抑制窦房结起搏电流达到减慢心率的作

用，从而延长心脏舒张期，改善冠状动脉灌注、降低心肌氧耗，对心肌收缩力和血压无影响。在人体心脏起搏过程中，处于超极化激活环核苷酸门控阳离子通道，是电压依赖性门控通道，依赖心肌细胞膜的超极化激活，该通道具有特殊的电生理特性，If电流是由钠离子内流，钾离子外流形成，在超极化缓慢激活的情况下，控制着心肌细胞连续动作电位的间隔，伊伐布雷定以剂量依赖性的方式来抑制If电流，以降低窦房结自律细胞节律的方式来降低心率，同时还降低交感神经兴奋性，延长左心室舒张期充盈时间，增加冠状动脉血流量，降低耗氧量，改善心舒张功能。在慢性稳定型心绞痛患者中，如不能耐受 β 受体阻滞剂或 β 受体阻滞剂效果不佳时，窦性心律且心率＞60 次/min 的患者可选用此药物。伊伐布雷定没有负性肌力作用，没有对左心室舒缩功能产生负性影响，没有对冠状动脉供血功能产生不利影响。如果在治疗期间，休息时心率持续低于 50 次/min，或患者体验涉及心跳缓慢的症状，如头昏、疲劳或者血压过低，剂量必须向下调整，包括可能剂量 2.5mg/次，2 次/日。必须每日两次口服，例如早餐和晚餐时服用。用药三至四周后，根据治疗效果，增加至 7.5mg/次，2 次/日。如果心率低于 50 次/min，或心搏徐缓症状持续，则应停止用药。常见的不良反应还有视物模糊、室性期外收缩、头痛、头昏；偶有室上性期外收缩、心悸、恶心、便秘、腹泻、眩晕、呼吸困难等不良反应。

3. 中药处方

① 通心络胶囊　3 粒　po　tid

② 冠心丹参滴丸　10 丸　po　tid

③ 麝香保心丸　1～2 丸　po　tid

④ 冠心苏合丸　1～2 丸　po　tid

⑤ 地奥心血康　0.1～0.2mg　po　tid

【说明】　心绞痛属中医"胸痹"范畴，发作时多以气滞、寒凝、血瘀等闭阻心脉为主，缓解期以本虚为主，属于气虚血瘀者选用通心络、麝香保心丸，气滞血瘀者用冠心丹参滴丸，寒凝心脉者选冠心苏合丸，血瘀重者选地奥心血康。

（三）其他治疗方式的选择

冠状动脉血运重建治疗：药物治疗不满意、无创检查显示大面积心肌缺血者可以进行血运重建治疗，包括经皮冠状动脉介入治疗和冠状动脉旁路移植术。

第二节　急性冠脉综合征

急性冠脉综合征（ACS）特指冠心病中急性发作的临床类型，是以冠状动脉粥样硬化斑块破裂或侵袭，继发完全或不完全闭塞性血栓形成为病理基础的一组临床综合征。近年来将 ACS 分为非 ST 段抬高的 ACS（NSTE-ACS）和 ST 段抬高的 ACS 两大类。前者包括不稳定型心绞痛（UA）和非 ST 段抬高的 AMI（NSTEMI），后者主要是指无 ST 段抬高的 AMI。

急性冠状动脉综合征（ACS）的临床表现广泛，有的患者由于持续性进展的缺血或机械并发症（例如严重的二尖瓣反流）所致心源性休克，继而引起心搏骤停、电生理或血流动力学不稳定，也有患者就诊时胸痛已经消失。

疑诊为 ACS 患者的启动诊断和治疗路径的最常见症状是急性发作的胸部不适，患者通常描述为胸痛、胸部压迫感、紧缩感和烧灼感，其他与胸痛相近的症状包括呼吸困难、上腹部疼痛、左上臂疼痛。根据心电图（ECG）表现，这类患者可大体分为两类：患者出现急性胸痛并伴有 ST 持续性（>20min）抬高。这类患者称为 ST 段抬高型急性冠脉综合征，通常提示患者存在冠状动脉急性完全或部分闭塞。大多数患者最终发展为 ST 段抬高型心梗（STEMI）。这类患者的主要治疗方法是立即进行急诊经皮冠状动脉介入治疗（PCI），如果不能及时进行，需要进行溶栓治疗。患者出现急性胸部不适，但是心电图中 ST 段没有持续抬高（NSTE-ACS），可以表现为 ST 段一过性抬高、ST 段持续或一过性压低、T 波倒置、T 波低平、T 波伪改善，或者心电图也可能正常。

ACS 是一种常见的严重的心血管疾病，是冠心病的一种严重类型。常见于老年、男性及绝经后女性、吸烟、高血压、糖尿病、高脂血症、腹型肥胖及有早发冠心病家族史的患者。ACS 患者常常表现为发作性胸痛、胸闷等症状，可导致心律失常、心力衰竭，甚至猝死，严重影响患者的生活质量和寿命。如及时采取恰当的治疗方式，则可大大降低病死率，并减少并发症，改善患者的预后。

非 ST 段抬高急性冠脉综合征，根据血中肌钙蛋白是否升高，可以区分不稳定型心绞痛和非 ST 段抬高的 AMI。

一、病史采集

（1）现病史：疑诊为 ACS 的患者启动诊断和治疗路径的最常见症状是急性发作的胸部不适，患者就诊时应仔细询问胸痛的部位、性质、时间、诱因和缓解情况，一般 UA 胸骨后疼痛，可放射至颈部、下颌、牙齿、手臂、背部或上腹部的疼痛，或有呼吸困难、胸部烧灼感，有些老年人可能有疲劳、出汗、头昏、恶心等，持续时间一般为 15～30 分钟，或者时间更长，发作频繁，易于诱发。一般有较稳定型心绞痛发作时间长、程度重、诱因不明显等特点。

（2）过去史：既往有无类似发作史、高血压、糖尿病、血脂异常等病史，若有应询问诊治过程，可以进一步对 NSTE-ACS 的危险分层提供既往资料，以利于治疗策略的确定。

（3）个人史：是否有吸烟、饮酒史，若有应询问量和时间；有无缺乏运动、喜食高脂食物等其他不良生活方式。

（4）家族史：家族中有无冠心病、高血压、血脂异常患者。

二、体格检查

NSTE-ACS 一般无特异的体征，严重患者会出现休克、心力衰竭症状，所以查体时注意观察有无肺水肿、出汗、低血压等体征。为与心包炎鉴别，听诊时注意有无心包摩擦音，有时心脏听诊会有第三心音、第四心音或暂时性二尖瓣关闭不全的杂音，发作时有的会出现反常的左心室心尖搏动。

三、辅助检查

（1）三大常规、肝肾功能、电解质、血糖、血脂；必要时检查甲状腺功能；CAG 术前行相关免疫学检查；胸痛明显者检查心肌标志物：肌钙蛋白 T 或 I（cTnT 或 cTnI），肌酸激酶及其同工酶、BNP/NT-proBNP。

（2）心电图：ST-T 动态变化是 NSTE-ACS 最可靠的心电图表现，约一半以上的 UA/NSTEMI 患者发生 ST 段压低（或暂时性 ST 段抬高）和 T 波改变。新的 ST 段改变是心肌缺血和预后的一个重要特异性指标。T 波改变对急性缺血的诊断很敏感但不够特异，只有其显著改变（＞0.3mV）时才有意义。NSTEMI 的心电图 ST 段压低和 T 波倒置比 UA 更明显和持久，并有系列演变过程，如 T 波倒置逐渐加深，再逐渐变浅，部分还会出现异常 Q 波。NSTE-ACS 可以表现为 ST 段一过性抬高、ST 段持续或一过性压低、T 波倒置、T 波低平、T 波伪改善，或者心电图也可能正常。

（3）心肌损伤标志物：CK-MB 及 cTnT 或 cTnI 是评估 ACS 的主要血清心肌损伤标志物。可以帮助诊断 NSTEMI，并提供有价值的预后信息。在临床症状符合 UA/NSTEMI 的患者当中，心肌坏死标志物（CK-MB，cTnT 或 cTnI）增高者可确诊 NSTEMI。同时心肌损伤标志物水平与预后密切相关。

（4）超声心动图：作为常规检查，可准确测定左心室收缩功能，帮助判断 NSTE-ACS 患者预后。

（5）多层 CT：对于 NSTE-ACS 患者，冠状动脉 CT 不推荐作为常规的冠状动脉影像学检查。

（6）冠状动脉造影：NSTE-ACS 患者具有以下情况时应视为冠状动脉造影的强适应证。近期内心绞痛反复发作，持续时间较长，药物治疗效果不满意者、原有劳力型心绞痛近期内突然出现休息时频繁发作、近期活动耐量明显减低以及伴有严重心律失常、心力衰竭者均应及时行冠状动脉造影，以决定是否急诊介入性治疗或急诊冠状动脉旁路移植术（CABG）。

四、诊断及鉴别诊断

（一）诊断要点

据典型的心绞痛症状、缺血性心电图改变及心肌损伤标志物测定，可以做出 NSTE-ACS 诊断。见图 9-1、表 9-3。

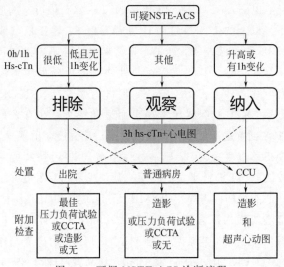

图 9-1 可疑 NSTE-ACS 诊断流程

表 9-3 对疑似 NSTE-ACS 患者的诊断、风险分层、影像学和心律监测的建议

推荐意见	推荐等级	证据水平
建议根据临床病史、症状、重要生命体征、其他体格检查结果、心电图和实验室结果(包括 hs-cTn)综合诊断和初步短期风险分层	I	B
建议入院后立即使用高灵敏度测定法测量心肌肌钙蛋白，并在采血后 60min 内获得结果	I	B
建议在首次就医后 10min 内获得 12 导联心电图，并由有经验的医生立即进行解释	I	B

推荐意见	推荐等级	证据水平
如果症状反复出现或诊断不确定,建议另外进行 12 导联心电图检查	I	C
如果可以使用经过验证的 0h/1h 的 hs-cTn 检测,建议使用 ESC 0h/1h 方法,并在 0h 和 1h 进行血液采样	I	B
如果 0h/1h 方法的前两次心脏肌钙蛋白测量尚不确定,并且临床状况仍提示 ACS,则建议在 3h 后进行额外测试	I	B
作为 ESC 0h/1h 方法的替代方法,如果 hs-cTn 测试采用经过验证的 0h/2h 方法,建议使用 ESC 0h/2h 方法并在 0h 和 2h 进行血液采样	I	B
如果怀疑正在发生心肌缺血而在标准导联不能确定的情况下,则建议使用其他 ECG 导联(V_{3R},V_{4R},$V_7 \sim V_9$)	I	C
作为 ESC 0h/1h 方法的替代方法。如果经过验证的高敏感性(或敏感性)心脏肌钙蛋白测试应考虑使用 0h/3h 方法,即在 0h 和 3h 进行血液采样的快速排除和进入方案	IIa	B
应该考虑使用已建立的风险评分系统进行预后评估。	IIa	C
为了进行初步诊断,除 hs-cTn 外,不建议常规测量其他生物标志物,例如 h-FABP 或 copeptin	III	B

(二) 危险评估

见表 9-4。

表 9-4　NSTE-ACS 患者早期危险分层

项目	高度危险性(至少具备下列一条)	中度危险(无高度危险特征但具备下列任何一条)	低度危险性(无高、中度危险特征但具备下列任何一条)
病史	缺血性症状在 48h 内恶化	既往有心肌梗死或脑血管疾病,或有冠状动脉旁路移植术或使用阿司匹林	—

疼痛特点	长时间（＞20min）静息性胸痛	长时间（＞20min）静息性胸痛目前缓解，并有高度或中度冠心病可能，静息胸痛（＜20min）或因休息或舌下含服硝酸甘油缓解	过去 2 周内新发 CCS 分级 Ⅲ 级或 Ⅳ 级心绞痛，但无长时间（＞20min）静息性胸痛，有中度或高度冠心病可能
临床表现	缺血引起的肺水肿，新出现二尖瓣关闭不全或原杂音加重，S_3 或新出现啰音加重，低血压、心动过速，年龄＞75 岁	年龄＞70 岁	—
心电图	静息型心绞痛伴一过性 ST 段改变（＞0.05mV），新出现束支传导阻滞或新出现的持续性心动过速	T 波倒置＞0.2mV，病理性 Q 波	胸痛时心电图正常或无变化
心脏标志物	明显增高（即 cTnT＞0.1μg/L）	轻度增高（即 cTnT＞0.01μg/L，但＜0.1μg/L）	正常

注：近期分层中用来评估远期死亡或心肌梗死的预测因素有：临床指标（年龄、心率、血压、Killip 分级、糖尿病、心肌梗死或冠心病史）；心电图（ST 段压低）；实验室检查；影像学检查（射血分数低、左主干病变、三支病变）；危险积分等。

(三) 鉴别诊断

见表 9-5。

(1) 急性 ST 段抬高心肌梗死：急性心肌梗死胸痛的时间较长，不易缓解，且心电图有动态变化，心肌损伤标志物升高。

(2) 急性主动脉夹层：该病胸痛时间长，程度重，呈撕裂样，同时伴有双侧非对称性脉搏和血压，可以通过心脏超声、磁共振、CT 或主动脉造影明确。

(3) 急性心包炎：心包炎的疼痛多随呼吸、咳嗽、吞咽和体位改变而改变，心包摩擦音对急性心包炎的诊断意义大，心电图有持续广泛的 ST 段抬高。

（4）急性肺栓塞：胸痛为胸膜炎性疼痛，同时伴有呼吸困难、动脉血氧降低、心电图出现心动过速和电轴右偏。

（5）胃肠道引起的疼痛：各种胃肠道疾病临床表现与 UA 相似，包括食管痉挛、消化性溃疡、食管裂孔疝，上述疾病有相应的病史，消化道内镜检查有助于诊断。

表 9-5　急性胸痛时需要与急性冠脉综合征相鉴别的疾病

心脏	肺	血管	胃肠	骨科	其他
心肌炎心包炎 心肌病 快速性心律失常 急性心力衰竭 高血压急症 主动脉瓣狭窄 Takotsubo 综合征 冠状动脉痉挛 心脏外伤	肺栓塞 (张力性)气胸 支气管炎 肺炎 胸膜炎	主动脉夹层 症状性主动脉瘤 卒中	食管炎 食管反流或痉挛 消化性溃疡 胰腺炎 胆囊炎	肌肉骨骼疾病 胸部外伤 肌肉受伤/发炎 肋软骨炎 颈椎病	焦虑症 带状疱疹 贫血

五、治疗

（一）一般内科治疗

NSTE-ACS 患者急性期需住院观察，发作严重者鼻息管吸氧，及时心电监护。低危组患者留观 12～24h 未发现有 CK-MB 升高，心肌肌钙蛋白 T 或 I 正常，可留观 24～48h 出院。中危或高危组患者特别是肌钙蛋白 T 或 I 升高者，住院时间延长，内科强化治疗。

NSTE-ACS 标准的强化治疗包括：抗缺血治疗，抗血小板、抗凝治疗和他汀类治疗。在危险分层基础上，低危患者应住院治疗并早期保守治疗，缺血并发症高危的患者应考虑早期介入治疗，中危患者在接受恰当的治疗基础上考虑介入治疗的可能性。见图 9-2。

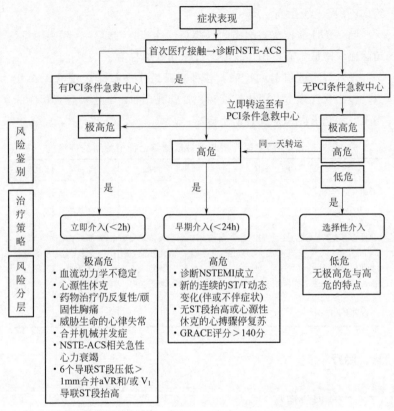

图 9-2 根据初始危险分层 NSTE-ACS 的治疗策略和时机

(二) 药物治疗处方

1. 抗栓治疗

无论是否行侵入性治疗，抗栓治疗对于 NSTE-ACS 患者来说都是必需的。药物选择、联合治疗、启动时机、疗程取决于多种内在和外在因素。缺血和出血并发症决定了 NSTE-ACS 患者的结局和总体死亡风险。因此，应该在平衡缺血风险和出血风险的基础上选择抗栓方案。见表 9-6、表 9-7。

表 9-6　患者抗血小板和抗凝药物使用剂量

Ⅰ. 抗血小板药物	
阿司匹林	LD 150～300mg 口服;若无法口服 75～250mg iv;随后 MD 75～100mg qd
P2Y12 受体阻滞剂(口服或 iv)	
氯吡格雷	LD 300～600mg 口服,随后 MD 75mg qd,CKD 患者无需调整剂量
普拉格雷	LD 60mg 口服,随后 MD 10mg qd。体重<60kg 的患者推荐 MD 5mg qd。年龄≥75 岁的患者应谨慎使用普拉格雷,必须使用时应 5mg qd。CKD 患者无需调整剂量。既往有卒中史是普拉格雷的禁忌证
替格瑞洛	LD 180mg 口服,随后 MD 90mg bid,CKD 患者无需调整剂量
坎格瑞洛	30μg/kg iv,随后 4μg/(kg·min)静脉滴注 2h 或维持整个手术期间(取决于哪个时间长)
GPⅡb/Ⅲa 受体抑制剂(iv)	
阿昔单抗	0.25mg/kg iv,0.125μg/(kg·min)(最多 10μg/min)静脉滴注 12h(该药物目前已经不再应用)
依替巴肽	180μg/kg iv 两次(间隔 10min),随后 2.0μg/(kg·min)静脉滴注 18h
替罗非班	25μg/kg iv 3min 以上,随后 0.15μg/(kg·min)静脉滴注 18h
Ⅱ. 抗凝药物(PCI 术前和术中应用)	
UFH	未计划使用 GPⅡb/Ⅲa 受体抑制剂时 70～100U/kg iv。使用 GPⅡb/Ⅲa 受体抑制剂时 50～70U/kg iv
依诺肝素	0.5mg/kg iv
比伐芦定	0.75mg/kg iv,结合临床条件必要时随后 1.75mg/(kg·h)静脉滴注至术后 4h
磺达肝奎钠	2.5mg/d 皮下注射(仅限 PCI 术前)
Ⅲ. 口服抗凝药	
利伐沙班	CAD 患者二级预防进行长期抗栓治疗时极低剂量 MD 2.5mg bid(联合阿司匹林)

注:bid=一日两次;CAD=冠状动脉疾病;CKD=慢性肾脏病;GP=糖蛋白;iv=经静脉推注;MD=维持剂量;LD=负荷剂量;qd=一日一次;PCI=经皮冠状动脉介入治疗;UFH=普通肝素

表 9-7 P2Y12 受体抑制剂在 NSTE-ACS 患者中的应用

	口服给药			静脉给药
	氯吡格雷	普拉格雷	替格瑞洛	坎格瑞洛
药物种类	噻吩并吡啶	噻吩并吡啶	环戊基三唑并吡啶	三磷酸腺苷类似物
可逆性	不可逆	不可逆	可逆	可逆
生物活化	是（前体药物，CYP 依赖，2 步）	是（前体药物，CYP 依赖，1 步）	否	否
（预处理）剂量	600mg LD，75mg MD	60mg LD，10(5)mg MD	180mg LD，2×90 (60)mg MD	30μg/kg iv，PCI 期间以 4μg/(kg·min)静脉滴注
起效	缓慢：2~6h	快速：0.5~4h	快速：0.5~2h	即刻：2min
药效	3~10 天	5~10 天	3~4 天	30~60min
推迟手术	5 天	7 天	5 天	无需明显推迟手术
肾损伤	无需调整剂量	无需调整剂量	无需调整剂量	无需调整剂量
透析或 CrCl <15mL/min	数据有限	数据有限	数据有限	—

① 阿司匹林 150mg　po　qd

② 氯吡格雷 75mg　po　qd

③ 普拉格雷　10mg　po　qd

④ 盐酸替罗非班注射液　12.5mg/50mL　iv drip　st

⑤ 吲哚布芬　50～100mg　po　bid

⑥ 替格瑞洛　60～90mg　po　bid

【说明】 对于 NSTE-ACS 的所有患者，只要没有禁忌证，均推荐使用阿司匹林。急性期剂量应在 150～300mg，可达到快速抑制血小板聚集作用，3 天后改为小剂量维持治疗。阿司匹林可使发生心肌梗死的危险性降低 50%，低剂量可以减少阿司匹林的胃肠道副作用，应尽早应用阿司匹林，并长期应用，对阿司匹林过敏或有胃肠道症状者，可以用氯吡格雷。

对于 NSTE-ACS 的所有患者推荐立即首次给予氯吡格雷 300mg 的负荷量，然后每天给予 75mg 维持量。若没有出血危险，应该维持使用 12 个月。对阿司匹林有禁忌证者使用氯吡格雷代替。对考虑介入的患者，600mg 的负荷量可以快速达到抗血小板的作用，对于正在使用氯吡格雷的患者需要做 CABG 时，若条件允许，则氯吡格雷应至少停用 5 天，最好 7 天。

对于停用抗血小板药的推荐：不主张在初发事件后的最初 12 月内暂停双重抗血小板治疗（阿司匹林和氯吡格雷）。对于大出血、危及生命的出血必须暂停抗血小板治疗。不主张长期或永久性停用阿司匹林或氯吡格雷，除非临床有停用指证。

普拉格雷为一新的口服有效噻吩并吡啶类药物。与氯吡格雷一样，普拉格雷也是一个无活性的前体药物，需经细胞色素 P450 酶系代谢转化至活性代谢物后才能不可逆地抑制血小板上的 P2Y12 二磷酸腺苷受体。普拉格雷的疗效优于氯吡格雷。适用于心力衰竭、脑卒中、不稳定型心绞痛等心脑血管疾病及有急性冠状动脉综合征需要进行经皮冠状动脉介入术的患者。

替罗非班为一高效可逆性非肽类血小板表面糖蛋白（GP）Ⅱb/Ⅲa 受体拮抗药，可竞争性抑制纤维蛋白原和血小板 GPⅡb/Ⅲa

受体的结合，抑制血小板聚集、延长出血时间、抑制血栓形成。GPⅡb/Ⅲa受体拮抗药只建议用于准备行 PCI 的 ACS 患者，或不准备行 PCI，但有高危特征的 ACS 患者，而对于不准备行 PCI 的低危患者不建议使用。

由于该药有强有力的抗血小板聚集作用，故其可延迟或抑制血栓形成，缩小形成血栓的大小。持续静脉滴注可使形成血栓不易阻塞血管，并促进再灌注的形成。用于冠脉缺血综合征患者行冠状动脉血管成形术或冠状动脉内斑块切除术，防治相关的心脏缺血并发症。也用于不稳定型心绞痛或非 Q 波型心肌梗死患者（与肝素或阿司匹林联用），预防心脏缺血事件的发生。有活动性出血、血小板减少症及出血史者禁用；有颅内出血、颅内肿瘤、动静脉畸形、动脉瘤及有急性心包炎史的患者禁用；用本品前 1 个月内有脑卒中史或有任何出血性脑卒中发作者及行主要器官手术者或有严重外伤需手术治疗者禁用；有分割性支脉瘤史、严重高血压以及同时服用其他静脉用 GPⅡb/Ⅲa 受体拮抗药的患者禁用。

注意事项：当与肝素或阿司匹林合用时，可使出血时间更加延长；由于替罗非班对血小板聚集的抑制作用是可逆性的，当停止给药 3h 左右以后，出血时间可恢复到正常；严重肾功能不全患者应用时其血浆清除率可降低 50% 以上，因此需减少用药剂量，减慢输注速率；哺乳期妇女在用药期间应停止哺乳。

静脉给药：冠状动脉血管成形术或冠状动脉内斑块切除术，宜与肝素联用，本品起始剂量为 $10\mu g/kg$，于 3min 内静脉注射后，以 $0.15\mu g/(kg \cdot min)$ 维持静脉滴注 36h，然后停用肝素。不稳定型心绞痛或非 Q 波型心肌梗死，与肝素联用，开始 30min，以 $0.4\mu g/(kg \cdot min)$ 静脉滴注，然后以 $0.1\mu g/(kg \cdot min)$ 维持静脉滴注。在血管造影术期间可持续静脉滴注，并在冠状动脉血管成形术或冠状动脉内斑块切除术后持续静脉滴注 12~24h。

吲哚布芬抑制血小板的生成、抑制血小板聚集，达到快速有效阻止血栓形成的作用。具有抗血小板的作用，可以预防血栓；对于激活剂诱发的血小板聚集，单次口服吲哚布芬 200mg 后 2h 达最大抑制作用。12h后仍有显著抑制作用（90％），24h内恢复。吲哚布芬口服吸收快，2h后血浆浓度达峰值，半衰期为6～8h。血浆蛋白结合率为99％，75％的药物以葡萄糖醛酸结合物形式随尿排泄，部分以原形排出。常见不良反应有消化不良、腹痛、便秘、恶心、呕吐、头痛、头晕、皮肤过敏反应、齿龈出血及鼻衄；少数病例可出现胃溃疡、胃肠道出血及血尿。如出现荨麻疹样皮肤过敏反应需立即停药。对本品过敏者禁用；先天或后天性出血疾病患者禁用；孕妇及哺乳期妇女禁用。本品在儿科患者中的疗效、安全性尚未明确。用法：口服，每日两次，每次100～200mg（每次1/2片～1片），饭后口服。老年患者慎用，65岁以上老年患者用药剂量减半。65岁以上老年患者及肾功能不全患者每天以100～200mg（每天1/2片～1片）为宜。

替格瑞洛通过阻断血小板P2Y12受体，从而抑制ADP诱导的血小板活化。属于可逆性的ADP受体阻滞剂，起效很快，常与阿司匹林联合应用，可以提高抗血小板的疗效。由于替格瑞洛起效很快，所以对急性心肌梗死行急诊PCI具有更为重要的意义，可以更快地达到抗血小板的作用。此外，替格瑞洛还能够抑制红细胞膜上平衡型核苷转运体-1对腺苷的摄取，增加血浆腺苷的浓度，从而导致额外的血小板抑制，并且能够增加冠状动脉的血流速度，改善外周动脉的功能，减少心肌梗死面积。由于替格瑞洛能够增加腺苷的浓度，因此替格瑞洛会导致呼吸困难、心动过缓等不良反应。适用于急性冠脉综合征（不稳定型心绞痛、非ST段抬高心肌梗死）或ST段抬高心肌梗死患者，包括接受药物治疗和经皮冠状动脉介入（PCI）治疗的患者，降低血栓性心血管事件的发生率。

用法用量：口服，本品可在饭前或饭后服用。本品起始剂量为单次负荷量180mg，此后每次90mg，每日2次。除非有明确禁忌，本品应与阿司匹林联合用药。在服用首剂负荷阿司匹林后，阿司匹林的维持剂量为每日1次，每次75～100mg。已经接受过负荷剂量氯吡格雷的ACS患者，可以开始使用替格瑞洛。治疗中应尽量避免漏服。如果患者漏服了一剂，应在预定的下次服药时间服用一片

90mg（患者的下一个剂量）。本品的治疗时间可长达 12 个月，除非有临床指征需要中止本品治疗。应注意出血风险，应衡量替格瑞洛用药给患者带来的已知出血风险增加与预防动脉粥样硬化血栓事件获益之间的平衡。

如有临床指证，以下患者应慎用替格瑞洛：有出血倾向（例如近期创伤、近期手术、凝血功能障碍、活动性或近期胃肠道出血）的患者慎用本品。有活动性病理性出血的患者、有颅内出血病史的患者、中重度肝损害的患者禁用本品。在服用替格瑞洛片后 24h 内可能联合使用其他增加出血风险药品，例如非甾体抗炎药（NSAIDS）、口服抗凝血药和（或）纤溶剂，慎用本品。

在确定出血原因且控制出血后，可重新使用替格瑞洛片。应告知每一位患者，在他们将要接受任何预定的手术之前和服用任何新药之前，应告诉医师其正在使用替格瑞洛。对于实施择期手术的患者，如果抗血小板药物治疗不是必须的，应在术前 7 天停止使用替格瑞洛。应避免替格瑞洛与 CYP3A4 强抑制剂（如酮康唑、克拉霉素、萘法唑酮、利托那韦和阿扎那韦）合并使用，因为合并用药可能会使替格瑞洛的暴露量显著增加，不建议替格瑞洛与 CYP3A4 强诱导剂（如利福平、地塞米松、苯妥英、卡马西平和苯巴比妥）联合用药，因为合并用药可能会导致替格瑞洛的暴露量和有效性下降。不建议替格瑞洛与治疗指数窄的 CYP3A4 底物（即西沙必利和麦角生物碱类）联合用药，不建议替格瑞洛与＞40mg 的辛伐他汀或洛伐他汀联合用药。在地高辛与替格瑞洛合并用药时，建议进行密切的临床和实验室监测。尚无有关怀孕妇女使用替格瑞洛治疗的对照研究。

2. 抗凝治疗

① 普通肝素　500U/h

　0.9％氯化钠注射液　250mL ｜ iv drip　st

② 依诺肝素　1mg/kg　ih　bid

③ 磺达肝癸钠　2.5mg　ih　qd

【说明】 对于 NSTE-ACS 的患者，应当使用静脉普通肝素或皮下低分子肝素。肝素是治疗急性冠脉综合征的基础，肝素增强抗凝血酶活性而阻断凝血酶形成，短期使用肝素，不稳定心绞痛发展为 AMI 的危险性降低 90%，心肌缺血发生次数下降 70%，低分子肝素由于半衰期长，皮下注射生物活性高，引发的血小板减少的发生率低，不需监测 APTT 或 ACT，可以代替普通肝素的治疗，尤其是不准备行 GABG 治疗患者，有取代普通肝素的趋势，其中依诺肝素疗效优于普通肝素。

华法林低强度或中等强度可能不能使 NSTE-ACS 患者受益，因而不建议使用，若合并房颤和人工瓣膜则使用华法林。

3. 硝酸酯类药物

① 硝酸异山梨酯　10mg　po　tid

② 单硝酸异山梨酯　20mg　po　bid

③ 单硝酸异山梨酯缓释片　40～60mg　qd

④ 硝酸甘油　5～20mg

　　5%葡萄糖注射液　250mL ｜ iv drip 或泵入

⑤ 单硝酸异山梨酯氯化钠注射液 100mL（20mg）　iv drip　qd

【说明】 对于 NSTE-ACS 的患者，主要目的是控制心绞痛发作。硝酸甘油静脉点滴作用迅速，适用于口服无效的重型不稳定心绞痛患者，开始剂量为 $5\mu g/min$，最好用输液泵恒速输入，可每 $3～5min$ 增加 $5\mu g/min$，如在 $20\mu g/min$ 时无效可以 $10\mu g/min$ 递增，以后可 $20～30\mu g/min$ 维持。静点 $5～10\mu g/min$ 即可降低肺毛细血管楔压，$>40\mu g/min$ 不仅可扩张静脉血管，对动脉血管也有扩张作用。

硝酸酯类多见的副作用有低血压、反射性心动过速，可因迷走神经激活产生心动过缓、头痛、面部潮红，少见的副作用有高铁血红蛋白症、酒精中毒、颅内压增高、眼压增高，对于血压正常的心绞痛患者最好将收缩压维持在 $100～110mmHg$。如果持续静脉滴注超过 24h，患者对该药可产生耐药性，为防止耐药，每日应有 $8～12h$ 的间歇期。静脉滴注硝酸甘油患者胸痛缓解后不宜突然中断，应在 24～48h 内逐步用口服药物代替。

单硝酸异山梨酯不易产生耐受性，而且药物作用比较稳定，当硝酸甘油产生耐受性时可替换为单硝酸异山梨酯。其作用机制同硝酸甘油。一般有效剂量为 2～7mg/h。

虽然该类药物改善心绞痛症状，但因没有不稳定型心绞痛患者应用硝酸酯类的随机、安慰剂对照的临床研究，目前的治疗建议很大程度上是从病理生理机制和非对照的观察结果得来，目前无证据表明该类药物能防止心肌梗死的发生。

4. β 受体阻滞药

① 酒石酸美托洛尔片　12.5～25mg　po　bid

② 比索洛尔　2.5～5mg　po　qd

③ 琥珀酸美托洛尔缓释片　23.75～190mg　po　qd

【说明】　β 受体阻滞药可以通过负性肌力和负性频率作用，降低心肌需氧量和增加冠状动脉灌注时间，有抗心肌缺血作用，使用后可以减少心肌缺血发作的次数，但可使冠状动脉痉挛，故对于变异型心绞痛禁用。该药可以减少心肌再梗死的发生率和心肌梗死后病死率。

5. 钙通道阻滞药

① 地尔硫䓬　30～60mg　po　tid

② 维拉帕米　40mg　po　tid

【说明】　以抗心肌缺血为目的，用于缓解症状，对 β 受体阻滞药有禁忌证的患者和由血管痉挛引起心绞痛的患者，对自发性心绞痛，特别是变异型心绞痛有良好的效果，与硝酸酯类合用增加疗效。推荐用于持续性缺血或有缺血基础且复发，且有 β 受体阻滞药禁忌证患者。但是否减少 UA 患者的急性心肌梗死的发生率现在没有定论，对有左心室功能异常的患者有害，且治疗心绞痛多用苯噻氮唑类，其他如硝苯地平等可能增加患者心肌缺血的发生。维拉帕米能显著减少心绞痛的发作次数，但因其抑制心肌收缩力和房室传导的作用较强，一般不与 β 受体阻滞药配伍，多用于心绞痛合并支气管哮喘不能使用 β 受体阻滞药者。

6. ACEI 剂

① 培哚普利　4mg　po　qd

② 福辛普利　10mg　po　qd

【说明】　ACEI 可以降低 AMI、糖尿病伴有左心室功能不全及高危冠心病患者的病死率。

7. 他汀类药物

① 洛伐他汀　10～80mg　po　qn

② 辛伐他汀　5～40mg　po　qn

③ 普伐他汀　10～40mg　po　qn

④ 氟伐他汀　10～40mg　po　qn

⑤ 阿托伐他汀钙　10～20mg　po　qn

【说明】　他汀类药物除具有调脂治疗外，还能稳定斑块，延缓及阻止动脉硬化的发生，在 ACS 早期给予他汀类药物，可以改善预后，降低终点事件，因此在确诊 NSTE-ACS 后应尽早给予较大剂量的他汀类药物。

8. 溶栓治疗

标准的溶栓方法治疗 NSTE-ACS 反而有增加 AMI 发生率的倾向，故已不主张采用。至于小剂量尿激酶与充分抗血小板和抗凝治疗结合是否对 NSTE-ACS 有益，仍有待临床进一步研究。

9. 中药处方

① 宽胸气雾剂　舌下喷雾　每次 1～2 喷

② 速效救心丸　4～6 丸　po　tid

③ 芎芍胶囊　2 粒　po　tid

④ 川芎嗪注射液　120～160mg ⎫
　　5%葡萄糖注射液　250mL ⎭ iv drip　qd

⑤ 葛根素注射液　400～600mg ⎫
　　5%葡萄糖注射液　250mL ⎭ iv drip　qd

⑥ 血塞通注射液　200～400mg ⎫
　　5%葡萄糖注射液　250mL ⎭ iv drip　qd

【说明】　宽胸气雾剂由檀香、细辛、荜茇、高良姜、冰片等组成，适用于心绞痛属有寒者；血瘀重者可以服用速效救心丸，其由川芎、冰片等组成，具有活血化瘀、镇静止痛的功效，能够扩张冠状动脉血管、增加冠状动脉血流量，降低心肌耗氧量，改善微循环，减轻心脏负荷，改善心肌缺血；该药有抗心肌缺血和抗心绞痛作用，而且不会产生耐药性，不仅可用于心绞痛发作时，而且适合稳定型心绞痛患者长期服用。芎芍胶囊理气活血，化瘀通脉，在改善心绞痛症状、缺血心电图改变及减少硝酸甘油消耗量等方面有一定的疗效。

川芎嗪具有扩张血管、抑制血小板聚集、抗血栓形成和改善血流循环等作用；葛根素是从豆科藤本植物葛的干燥根中提取的以异黄酮为主要成分的药物，能扩张血管，改善微循环，有保护心肌细胞、增强心肌收缩力、抗血小板聚集作用；血塞通注射液主要成分是三七总皂苷，具有抗血栓和抗凝作用，可抑制由 ADP 引起的血小板聚集、降低心肌耗氧，提高机体对缺氧的耐受力，是一种理想的抗心绞痛药物。

（三）其他治疗方式的选择

下列情况要做冠脉介入治疗或手术治疗：近期内心绞痛反复发作，胸痛持续时间较长，药物治疗效果不满意者；原有劳力型心绞痛近期内突然出现休息时频繁发作者；近期活动耐量明显减低患者；梗死后心绞痛；原有陈旧性心肌梗死，近期出现由非梗死区缺血所致的劳力型心绞痛；严重心律失常、LVEF＜40％或充血性心力衰竭。

六、预后

心功能为最强的独立危险因素，左心功能越差，其预后越差，左冠状动脉主干病变最危险，三支冠状动脉病变的危险性大于双支或单支病变，年龄增大，合并肾功能不全，未控制的糖尿病和高血压、脑血管或恶性肿瘤可以明显影响近、远期预后。

附 NSTE-ACS 管理策略

见图 9-3。

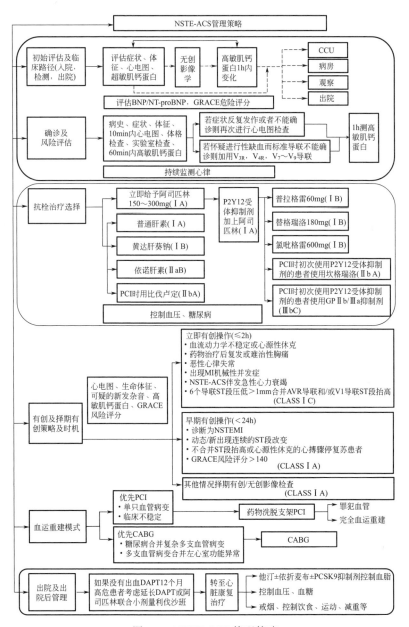

图 9-3　NSTE-ACS管理策略

315

第三节　ST段抬高急性心肌梗死

急性心肌梗死（AMI）是指由于冠状动脉急性狭窄或闭塞，所产生的心肌严重的缺血和坏死。其主要的病理生理机制是冠状动脉粥样硬化斑块由于一些机械原因（高血压或冠状动脉痉挛等）诱发了斑块破裂和继发性血栓形成，产生了冠状动脉急性狭窄或闭塞，当心肌缺血心电图上出现相应区域ST段抬高时，已表明此时对应的冠状动脉已闭塞而导致心肌全层损伤，伴有心肌坏死标志物升高，临床诊断为ST段抬高急性心肌梗死（STEMI）。

一、病史采集

冠心病的危险因素及既往病史有助于诊断。

（一）现病史

（1）发病前是否有过度用力、剧烈运动、情绪激动、疲劳、吸烟和饮酒，是否有初发或自发的一过性胸闷、憋气、胸痛、胃部不适和咽部堵塞感。

（2）询问患者是否有持续性心前区、胸骨后或剑突下难以忍受的压榨样剧烈疼痛，胸痛的时间，是否有其他部位的放射。

（3）询问发病后患者是否用过硝酸甘油，用药后的症状变化情况。

STEMI典型的缺血性胸痛为胸骨后或心前区剧烈的压榨性疼痛（通常超过10~20min），可向左上臂、下颌、颈部、背或肩部放射；常伴有恶心、呕吐、大汗和呼吸困难等，部分患者可发生晕厥。含服硝酸甘油不能完全缓解。应注意典型缺血性胸痛等同症状和非特异性症状。

AMI不典型症状可以表现为胃部、背部、左上肢不适，疲乏和恶心呕吐；某些老年AMI患者可以以急性左心衰竭、高度房室传导阻滞、反复晕厥或心源性休克为首发表现；某些AMI患者常有发热、头晕、乏力、心悸等。临床上应该高度警惕，在问诊中要注意询问。

（二）过去史

采集的内容包括冠心病病史（心绞痛、心肌梗死、CABG 或 PCI 治疗史）、高血压、糖尿病、外周动脉疾病、脑血管疾病（缺血性卒中、颅内出血或蛛网膜下腔出血）、高脂血症及吸烟等。此外，还应记录早发冠心病家族史、消化道系统疾病（包括消化性溃疡、大出血、不明原因贫血或黑便）、出血性疾病、外科手术或拔牙史以及药物治疗史（他汀类药物及降压药物、抗血小板、抗凝和溶栓药物应用史等），若有应询问诊治过程。有无药物、食物过敏史等。

（三）个人史

是否有吸烟、饮酒史，若有应询问量和时间；有无缺乏运动、喜食高脂饮食等其他不良生活方式。

（四）家族史

家族中有无冠心病、脑卒中、高血压、血脂异常患者。

二、体格检查

STEMI 体格检查应重点检查患者的一般生命体征和心血管的阳性体征。应密切注意患者生命体征。观察患者的一般状态，有无皮肤湿冷、面色苍白、烦躁不安、颈静脉怒张等；听诊有无肺部啰音、心律不齐、心脏杂音和奔马律；评估神经系统体征。建议采用 Killip 分级法评估心功能（表 9-8）。

表 9-8　Killip 心功能分级法

分级	症状与体征
Ⅰ级	无明显的心力衰竭
Ⅱ级	有左心衰竭，肺部啰音<50%肺野，奔马律，窦性心动过速或其他心律失常，静脉压升高，X线胸片有肺淤血的表现

分级	症状与体征
Ⅲ级	肺部啰音＞50％肺野,可出现急性肺水肿
Ⅳ级	心源性休克,有不同阶段和程度的血流动力学障碍

　　小面积 STEMI 患者,心脏检查可无特殊发现。严重的心动过缓见于下、后壁伴低血压、房室传导阻滞和迷走反射者。如果在胸骨左缘 3～4 肋间闻及收缩期杂音伴震颤,则提示室间隔破裂;心尖部或心前区出现全收缩期杂音伴有震颤,提示乳头肌断裂及二尖瓣反流。几乎所有患者有血压下降。还应注意有无颈静脉压升高、肝脏肿大和两肺湿啰音,以及外周动脉搏动,四肢循环状况和患者的精神状态。

三、辅助检查

(一) 心电图

　　对疑似 STEMI 的胸痛患者,应在首诊后 10min 内记录 12 导联心电图,推荐记录 18 导联心电图,尤其是下壁心肌梗死需加做 $V_{3R}～V_{5R}$ 和 $V_7～V_9$ 导联。STEMI 的特征性心电图表现为 ST 段弓背向上型抬高 (呈单相曲线) 伴或不伴病理性 Q 波、R 波减低 (正后壁心肌梗死时,ST 段变化可以不明显),常伴对应导联镜像性 ST 段压低。但 STEMI 早期多不出现这种特征性改变,而表现为超急性 T 波 (异常高大且两支不对称) 改变和 (或) ST 段斜直型升高,并发展为 ST-T 融合,伴对应导联的镜像性 ST 段压低。对有持续性胸痛症状但首份心电图不能明确诊断的患者,需在 15～30min 内复查心电图,对症状发生变化的患者随时复查心电图,与既往心电图进行比较有助于诊断。心电图改变常有进行性变化,对心肌梗死的诊断、定位、梗死范围、估计病情演变和预后都有意义。但不能仅凭一份心电图就否定心肌梗死的诊断,应定时复查。

某些情况下心电图诊断可能有困难，需结合临床情况仔细判断。左束支传导阻滞（LBBB）：存在 LBBB 的情况下，心电图诊断心肌梗死是困难的。右束支传导阻滞（RBBB）：可能影响早期缺血、损伤性 ST-T 改变。心室起搏：起搏信号和其引起的心肌除极、复极异常也可干扰 STEMI 的心电图诊断，建议与既往心电图进行比较。轻微 ST 段抬高型心肌梗死：ST 段抬高幅度<0.1mV，常伴对应导联镜像性轻度 ST 段压低。

一些急性冠状动脉闭塞的患者无 ST 段抬高的初始心电图表现，这可能与出现症状后心电图检查时间有关，应注意发现心电图超急性期 T 波改变。一些静脉桥和部分左主干的急性闭塞，心电图也可能无 ST 段抬高。有典型缺血性胸痛或等同症状患者，心电图出现以上表现应高度疑诊 STEMI。左主干病变的心电图改变、Wellen 综合征和 De Winter 综合征应视为 STEMI 的等同心电图改变。

（二）超声心动图

根据超声心动图所见的节段性室壁运动异常可对心缺血区域作出判断。同时可帮助除外主动脉夹层，评估心脏整体和局部功能、乳头肌功能不全、室壁瘤和室间隔穿孔等。

（三）实验室检查

（1）细胞计数：白细胞计数可增加，血沉可增快，可持续 1～3 周。

（2）心脏特异性标志物：cTnT 或 cTnI 是评估 STEMI 患者心肌损伤的最佳生化标志物，对心肌梗死的诊断具有重要意义。肌钙蛋白 I（cTnI）或 T（cTnT）起病 3～4h 后升高，cTnI 于 11～24h 达高峰，7～10 天降至正常，cTnT 于 24～48h 达高峰，10～14 天降至正常。

（3）肌红蛋白：在心梗时出现较 CK-MB 早，恢复也快，敏感性高，但缺乏特异性，需与其他指标如 CK-MB、肌钙蛋白同时分析才能有助于心肌梗死诊断。

（4）肌酸激酶（CK）：CK 在 4～8h 内升高，其主要缺点是缺乏心脏特异性，CK-MB 同工酶主要存在于心肌，具有较高心肌特异性。

四、诊断及鉴别诊断

（一）STEMI 诊断标准

必须至少具备下列 3 条标准。缺血性胸痛的临床表现；心电图的动态变化和特征性改变（表 9-9、9-10、9-11）；心肌坏死的血清心肌标志物浓度的动态改变（表 9-12）。

症状和心电图能够明确诊断 STEMI 的患者，不需等待心肌损伤标志物和（或）影像学检查结果，应尽早给予再灌注及其他相关治疗。推荐急性期常规检测心肌损伤标志物水平，优选 cTn，但不应因此延迟再灌注治疗。

表 9-9　STEMI 心电图特征性改变

特征	意义
病理性 Q 波	在面向透壁心肌坏死区的导联上出现宽而深的 Q 波
ST 段呈弓背向上抬高	在面向坏死区周围的损伤区导联上出现 ST 段弓背抬高
T 波倒置	在面向坏死区周围的缺血区导联上出现 T 波倒置
ST 段压低或对称性 T 波倒置	在无 Q 波心内膜下心肌梗死中见广泛性 ST 段压低，或对称性 T 波倒置

表 9-10　STEMI 心电图的动态改变

分期	意义
超急性损伤期	起病数分钟至数小时，可以出现两支不对称的高大 T 波
急性期	起病后 10min 至数小时 ST 段抬高，呈弓背或水平向上、部分可呈上斜形改变，当抬高至 R 波的高度时，与 QRS、T 波共同形成单向曲线；1～3 日内出现病理性 Q 波，R 波振幅降低

分期	意义
亚急性期	ST 段抬高持续数日至数周,然后逐渐回到等电位线;T 波则变为平坦或倒置
慢性期 (陈旧期)	起病数周至数月,T 波呈对称性倒置,然后逐渐恢复正常;部分患者可能转变为冠状动脉供血不足,倒置 T 波可永久存在。病理性 Q 波大多永久存在

表 9-11　心肌梗死的心电图定位诊断

梗死部位	出现梗死图形的导联
前间壁	V_1、V_2、V_3
局限前壁	V_3、V_4、V_5、
广泛前壁	V_1、V_2、V_3、V_4、V_5、V_6、Ⅰ、aVL
前侧壁	V_5、V_6、V_7、Ⅰ、aVL
下壁	Ⅱ、Ⅲ、aVF
下间壁	V_1、V_2、V_3、Ⅱ、Ⅲ、aVF
高侧壁	Ⅰ、aVL
正后壁	V_7、V_8、V_9
右心室	$V_{3R} \sim V_{4R}$

表 9-12　血清心肌标志物及其检测时间

项目	肌红蛋白	cTnI	cTnT	CK	CK-MB	AST
出现时间(h)	1~2	2~4	2~4	6	3~4	6~12
100%敏感时间(h)	4~8	8~12	8~12	—	8~12	—
峰值时间(h)	4~8	10~24	10~24	24	10~24	24~48
持续时间(d)	0.5~1	5~10	5~14	3~4	2~4	3~5

注　CK:肌酸激酶;CK-MB:肌酸激酶同工酶;AST:天冬氨酸转氨酶;cTnI:肌钙蛋白 I;cTnT:肌钙蛋白 T。

(二) 鉴别诊断

(1) STEMI 应与主动脉夹层、急性心包炎、急性肺动脉栓塞、气胸和消化道疾病 (如反流性食管炎) 等引起的胸痛相鉴别。

① 向背部放射的严重撕裂样疼痛伴有呼吸困难或晕厥的患者,

无论心电图是否为典型的 STEMI 表现，均应警惕主动脉夹层，必须在排除主动脉夹层尤其是 A 型夹层后方可启动抗栓治疗。

② 急性心包炎表现为发热、胸膜刺激性疼痛，向肩部放射，前倾坐位时减轻，部分患者可闻及心包摩擦音，心电图表现为 PR 段压低、ST 段呈弓背向下型抬高，无对应导联镜像性改变。

③ 肺栓塞常表现为呼吸困难、血压降低和低氧血症。

④ 气胸可以表现为急性呼吸困难、胸痛和患侧呼吸音减弱。

⑤ 消化性溃疡可有胸部或上腹部疼痛，有时向后背放射，可伴晕厥、呕血或黑便。

⑥ 急性胆囊炎可有类似 STEMI 症状，但有右上腹触痛。

这些疾病均不出现 STEMI 的心电图特征和演变规律。

（2）与稳定型心绞痛、NSTEMI 鉴别：见下表 9-13、9-14。

表 9-13 稳定型心绞痛与急性心肌梗死的鉴别诊断要点

鉴别项目		心绞痛	急性心肌梗死
疼痛	诱因	由于体力活动、饱餐后诱发	不明显
	性质	压榨性或窒息性	相似
	部位和放射范围	多位于胸骨后，较局限	可在心前区或胸骨后，较广泛
	持续时间	3～5min，较少超过 15min	常超过 30min，甚至数小时或 1～2 天
	发作频率	频繁	少
	硝酸甘油或休息	常能显著缓解	无效
坏死物质吸收表现	发热	无	常有
	血白细胞增高	无	常有
	血沉快	无	常有
心肌坏死物质标志		多无	有
血压		无明显变化，或轻度升高	常降低
心电图变化		无变化或暂时性 ST 段移位	有特征性和动态变化

表 9-14　STEMI 与 NSTEMI 的鉴别诊断要点

项目	STEMI	NSTEMI
病因	动脉粥样硬化(斑块破裂、斑块侵蚀)	
宏观表现	冠状动脉完全闭塞	冠状动脉不完全闭塞 25%的病例表现为完全闭塞
冠脉造影表现	冠状动脉完全闭塞	形式多样的造影表现 严重的(通常是复杂的)冠状动脉狭窄 25%的病例表现为冠状动脉完全闭塞
心电图表现	持续的(>20min)ST 段抬高 新发或可能新发的左束支传导阻滞 孤立性后壁心梗	一过性(<20min)ST 段抬高 持续性或一过性 ST 段压低 T 波倒置、T 波低平,或 T 波假性正常化 正常心电图
临床表现	急性胸部不适症状(可表现为胸痛、胸部压榨感、紧缩感和烧灼感) 与胸痛相似的症状包括呼吸困难、上腹痛和左上肢的放射痛	
危险因素	相同,均为冠心病相关的危险因素	
二级预防策略	相同	

(三) 危险分层

危险分层是一个连续的过程。有以下临床情况应判断为高危 STEMI:

(1) 高龄:尤其是老年女性;

(2) 有严重的基础疾病:如糖尿病、心功能不全、肾功能不全、脑血管病、既往心肌梗死或心房颤动等;

(3) 重要脏器出血病史:脑出血或消化道出血等;

(4) 大面积心肌梗死:广泛前壁心肌梗死、下壁合并右心室和(或)正后壁心肌梗死、反复再发心肌梗死;

(5) 合并严重并发症:恶性心律失常、急性心力衰竭、心源性休克和机械并发症等;

（6）院外心搏骤停。

（四）心肌梗死的分类

见表9-15。

表9-15 急性心肌梗死的分类

分类依据	类别
病理	非透壁性心肌梗死;不完全性心肌梗死;心肌梗死扩展
症状	腹型心肌梗死;心力衰竭型心肌梗死;心律失常型心肌梗死;休克型心肌梗死;无痛型心肌梗死;脑卒中型心肌梗死
解剖部位	心房心肌梗死;右心室心肌梗死;心内膜下心肌梗死;室间隔心肌梗死;乳头肌梗死
心电图	ST段抬高型心肌梗死和非ST段抬高型心肌梗死;Q波心肌梗死和非Q波心肌梗死;前壁、侧壁、下壁、后壁、前间隔心肌梗死
梗死面积	显微镜下（局灶性坏死）;小面积（<左心室的10%）;中面积（左心室的10%～30%）;大面积（左心室的30%）
其他	复发性心肌梗死;溶栓后再梗死;PCI后梗死

（五）急性心肌梗死并发症

（1）乳头肌失调或断裂：发生率约50%，主要是由于乳头肌缺氧、缺血、坏死所致，可以引起二尖瓣反流，甚至左心室衰竭和（或）心源性休克。

（2）心脏破裂：较少见。多由于梗死后持续高血压所致，常发生于心室游离壁，可突然出现休克、意识丧失、阿-斯综合征和心电-机械分离，可因为心包积血而发生心脏压塞而猝死。

（3）栓塞：AMI后动脉栓塞的发生率为1%～6%，多在起病后1～2周出现。若为左心室附壁血栓脱落，则引起脑、肾、脾或四肢等动脉栓塞。

（4）室壁瘤：主要在左心室，发生率5%～20%，心电图呈病理性Q波的导联ST段持续性抬高，X线透视、超声心动图和左心室造影可见局部心缘突出、搏动减弱或有反常搏动。

（5）心肌梗死后综合征：在梗死后 2～10 周出现，发生率约 10%，临床上有发热、胸痛等症状，可以有心包炎、胸膜炎、肺炎等表现。

（6）心脑综合征：指有 AMI 同时发生脑血管意外，预后较差。

五、治疗

（一）院前及急诊处理

院前急救包括停止任何主动活动和运动；立即舌下含服硝酸甘油 0.6mg，每 5min 可重复使用；并拨打急救电话；救护车内需尽快吸氧、建立静脉通道和急救药品，必要时给予除颤和心肺复苏。急诊应在 10min 内完成临床检查和 18 导联心电图，作出 AMI 的诊断，对有适应证者应在 30min 内开始溶栓，或 90min 内开始直接经皮内冠脉成形术（PCI）。询问缺血性胸痛病史和即刻描记心电图是筛查 AMI 的主要方法。

（二）一般治疗

对于动脉血氧饱和度＜90% 的患者给予吸氧，建立静脉通道和持续的 ECG 检测；急性心肌梗死血流动力学稳定无并发症者一般卧床休息 1～3 天，对病情不稳定及高危者卧床时间适当延长；AMI 初期即使没有并发症，也应给予鼻导管吸氧，以纠正因肺淤血和肺通气/血流比例失调所致的中度缺氧；在严重左心衰竭、肺水肿或机械并发症的患者，多伴有严重的低氧血症，需要面罩加压给氧或气管插管并机械通气；同时少食多餐，进食易消化食物，保持大便通畅，避免患者情绪紧张，尽早用药消除疼痛。

（三）药物治疗处方

1. 抗血小板、抗血栓、抗凝药物

冠状动脉内斑块诱发局部血栓形成是导致 STEMI 的主要原因，在急性血栓形成中血小板活化起着十分重要的作用，抗血小板

治疗已成为 STEMI 的常规治疗。嚼服阿司匹林能在 20min 内起效，可明显减少病死率。STEMI 急性期，阿司匹林的使用量为 150～300mg/天，3 天后改为 50～150mg/天维持。如果阿司匹林过敏或阿司匹林无效，可以给予氯吡格雷。氯吡格雷是 ADP 受体拮抗药，口服后起效快，初始剂量 300～600mg，以后 75～150mg/天维持，FDA 推荐 STEMI 患者应早期服用氯吡格雷，可明显降低再梗死、脑卒中和死亡的发生率。

（1）直接 PCI 围术期抗栓治疗：抗栓治疗（包括抗血小板和抗凝）十分必要。阿司匹林联合 1 种 P2Y12 受体抑制剂的双联抗血小板治疗（DAPT）是抗栓治疗的基础。

① 抗血小板治疗

a. 阿司匹林：无禁忌证的 STEMI 患者均应立即嚼服阿司匹林 150～300mg 负荷剂量，继以 75～100mg/天长期维持。

b. P2Y12 受体抑制剂：除非存在禁忌证如高出血风险，在直接 PCI 前（或最迟在 PCI 时）推荐使用替格瑞洛（180mg 负荷剂量，90mg，2 次/d）。在替格瑞洛无法获得或有禁忌证时可选用氯吡格雷 [600mg 负荷剂量（年龄＞75 岁负荷量 300mg），75mg，1 次/d]。围术期再发急性缺血事件的患者，应将氯吡格雷替换为替格瑞洛（180mg 负荷剂量，90mg，2 次/d）。

c. GPⅡb/Ⅲa 受体阻滞剂：在有效的 DAPT 及抗凝治疗情况下，不推荐 STEMI 患者造影前常规应用 GPⅡb/Ⅲa 受体阻滞剂（Ⅲ，B）。高危患者或冠状动脉造影提示血栓负荷重、未给予适当负荷量 P2Y12 受体抑制剂的患者可静脉使用替罗非班或依替巴肽（Ⅱa，B）。

② 抗凝治疗：接受 PCI 治疗的 STEMI 患者，术中均应给予肠外抗凝药物，应权衡有效性、缺血和出血风险，选择性使用普通肝素、依诺肝素或比伐芦定。优先推荐普通肝素。出血高风险的 STEMI 患者，单独使用比伐芦定优于联合使用普通肝素和 GPⅡb/Ⅲa 受体阻滞剂。使用肝素期间应监测血小板计数，对于肝素诱导的血小板减少症患者，推荐比伐芦定作为直接 PCI 期间的抗凝

药物。

（2）住院期间抗栓治疗：所有 STEMI 患者均应接受抗栓治疗，并根据再灌注策略选用抗血小板治疗方案。PRECISE-DAPT 评分＜25 分且 DAPT 评分≥2 分，阿司匹林联合替格瑞洛或氯吡格雷 DAPT 至少持续 12 个月，也可考虑延长至 24～30 个月；PRECISE-DAPT 评分≥25 分，阿司匹林联合替格瑞洛或氯吡格雷 DAPT 持续 6 个月是可以接受的。服用氯吡格雷期间发生急性心肌梗死的患者应替换为替格瑞洛（负荷剂量 180mg，此后 90mg，2 次/d）。

（3）冠心病二级预防的抗血小板治疗：若无禁忌证，所有 STEMI 患者出院后均应长期服用阿司匹林。在阿司匹林基础上，无禁忌证患者替格瑞洛维持剂量 90mg，2 次/d，至少 1 年。替格瑞洛禁忌或无法获得时，应给予氯吡格雷，维持剂量 75mg/天，至少 1 年。对于高缺血风险的 STEMI 患者，如果可耐受 DAPT 且无出血并发症，可考虑延长替格瑞洛至心肌梗死后 3 年，剂量为 60mg，2 次/d。

2. 止痛药物

① 硫酸吗啡　2～5mg　iv　st

② 哌替啶　50～100mg　im　st

【说明】　STEMI 时，剧烈胸痛使患者交感神经过度兴奋，产生心动过速、血压升高和心肌收缩力增强，从而增加心肌耗氧量，并易诱发快速性室性心律失常。必要时 1～2h 后再注射一次，以后每 4～6h 可重复一次。吗啡具有较强的镇痛作用，还能扩张血管从而降低左心室前、后负荷和心肌耗氧量，副作用有恶心、呕吐、低血压和呼吸抑制，一旦出现呼吸抑制，可每隔 3min 静脉注射 0.4mg 的纳洛酮（共 3 次）以拮抗之。也可以给予哌替啶以缓解疼痛。

3. 硝酸酯类药物

硝酸甘油注射液　5～20mg

5%葡萄糖注射液　250mL ｜ iv drip（5～10μg/min）

327

【说明】 STEMI急性期持续剧烈胸痛、高血压和心力衰竭的患者，如无低血压、右心室梗死或在发病48h内使用过5型磷酸二酯酶抑制剂，可考虑静脉使用硝酸酯类药物。如患者收缩压<90mmHg或较基础血压降低>30%、疑诊右心室梗死的STEMI患者不应使用硝酸酯类药物。患者只要没有禁忌证，通常使用硝酸甘油静脉滴注24~48h，后改用硝酸甘油口服制剂。其禁忌证有低血压、心动过速、严重的心动过缓，下壁伴右心室梗死时，因易出现低血压更应慎用。AMI患者使用硝酸酯类可轻度降低病死率。由于静脉滴注硝酸甘油产生的低血压和心动过缓，可加重心肌缺血，此时应该立即停止给药，抬高下肢，快速输液和给予阿托品，严重低血压可以给予多巴胺。

4. β受体阻滞剂

① 美托洛尔　25~50mg　po　bid

或　美托洛尔注射液　5mg　iv　st（间隔5min后可再给予1次）

② 普萘洛尔　1~3mg　iv　st

【说明】 无禁忌证的STEMI患者应在发病后24h内开始口服β受体阻滞剂。建议口服美托洛尔，从低剂量开始，逐渐加量。STEMI发病早期有β受体阻滞剂使用禁忌证的患者，应在24h后重新评价并尽早使用；STEMI合并持续性心房颤动、心房扑动并出现心绞痛，但血流动力学稳定时，可使用β受体阻滞剂；STEMI合并顽固性多形性室性心动过速，同时伴交感电风暴者可选择静脉使用β受体阻滞剂治疗。β受体阻滞剂有利于缩小心肌梗死面积，减少复发性心肌缺血、再梗死、心室颤动及其他恶性心律失常，对降低急性期病死率有肯定的疗效。

β受体阻滞剂可通过减慢心率、降低体循环血压和减弱心肌收缩力来减轻心肌耗氧量，对改善缺血区的氧供需失衡、缩小心肌梗死面积、降低急性期病死率有肯定的疗效。无禁忌证的情况下及早常规应用，美托洛尔静脉注射剂量为5mg/次，间隔5min后再给予1~2次，继给予口服维持，美托洛尔25~50mg，每日2次或3次，阿替洛尔6.25~25mg，每日2次。β受体阻滞药治疗的禁忌

328

证为：心率＜60 次/min；动脉收缩压＜100mmHg；中重度左心衰竭；二、三度房室传导阻滞或 P-R 间期＞0.24s；严重的慢性阻塞性肺部疾病或哮喘；末梢循环灌注不良；相对禁忌证是哮喘病史、周围血管病、胰岛素依赖性糖尿病。

5. ACEI 剂

① 培哚普利　2～4mg　po　qd

② 雷米普利　5～10mg　po　qd

③ 福辛普利　5～10mg　po　qd

【说明】 在 STEMI 最初 24h 内，对有心力衰竭证据、左心室收缩功能不全、糖尿病、前壁心肌梗死，但无低血压（收缩压＜90mmHg）或明确禁忌证者，应尽早口服 ACEI。发病 24h 后，如无禁忌证，所有 STEMI 患者均应给予 ACEI 长期治疗。如患者不能耐受 ACEI，可考虑给予 ARB。

ACEI 主要作用机制是通过影响心肌重塑、减轻心室过度扩张而减少充血性心力衰竭的发生率和病死率。早期使用能降低病死率，尤其是前 6 周的病死率降低最显著，而前壁心肌梗死伴左心室功能不全的患者获益最大。在无禁忌证的情况下，溶栓治疗后血压稳定即开始使用 ACEI。用卡托普利初始给予 6.25mg，一天内可以加至 12.5mg 或 25mg，次日 12.5mg 或 25mg，每日 2 次或每日 3 次，对于 4～6 周后无并发症和无左心室功能障碍的 AMI 患者，可停服，合并左心室功能不全者治疗期应延长。ACEI 的禁忌证：急性期动脉收缩压＜90mmHg；临床出现严重的肾功能衰竭（血肌酐＞265umol）；双侧肾动脉狭窄病史；对 ACEI 过敏者；妊娠。

6. 醛固酮受体阻滞剂

螺内酯（安体舒通）　20mg　po　qd

【说明】 STEMI 后已接受 ACEI 和（或）β 受体阻滞剂治疗，但仍存在左心室收缩功能不全（LVEF≤40%）、心力衰竭或糖尿病，且无明显肾功能不全 [血肌酐男性≤221μmol/L（2.5mg/dL），女性≤177μmol/L（2.0mg/dL）、血钾≤5.0mmol/L] 的患者，应给予醛固酮受体阻滞剂治疗。

7. 钙通道阻滞剂

地尔硫䓬　30mg　po　tid

【说明】 对无左心室收缩功能不全或房室传导阻滞的患者，为缓解心肌缺血、控制心房颤动或扑动的快速心室率，如果 β 受体阻滞剂无效或禁忌使用，则可应用非二氢吡啶类钙拮抗剂。STEMI 后合并难以控制的心绞痛时，在使用 β 受体阻滞剂的基础上可应用地尔硫䓬。

8. 强化调脂治疗

STEMI 患者出院后应持续强化调脂治疗，LDL-C 治疗目标值 $<1.8mmol/L$。对既往有心肌梗死史、缺血性脑卒中史、合并症状性外周动脉疾病的 STEMI 患者，或 STEMI 合并多个危险因素（如年龄≥65 岁、杂合子家族性高胆固醇血症、既往 CABG 或 PCI 手术史、糖尿病、高血压、吸烟及慢性肾脏病 3～4 期等）的患者，可考虑将 LDL-C 治疗目标值设定为 1.4mmol/L。

首选他汀类药物；若强化他汀治疗后 LDL-C 仍不能达标或不耐受大剂量他汀类药物，可联合应用胆固醇吸收抑制剂依折麦布，必要时加用 PCSK 9 抑制剂。

9. 其他药物治疗

① 25％的硫酸镁　20mL

　5％葡萄糖注射液　250mL　｜iv drip　qd

② 10％氯化钾　15mL

　普通胰岛素　12U　｜iv drip　qd

　10％葡萄糖注射液　500mL｜

【说明】 有关急性心肌梗死早期补镁治疗是否有益，目前仍无定论，故没有必要常规补镁，以下情况补镁治疗可能有益：急性心肌梗死发生前使用利尿药，有低钾、低镁的患者，急性心肌梗死早期出现与 Q-T 间期延长有关的尖端扭转型室性心动过速的患者。有关葡萄糖-胰岛素-钾溶液静脉滴注（GIK）的应用问题，研究表明 GIK 治疗可降低复合心脏事件的发生率，在早期进行 GIK 静脉治疗及进行代谢调整治疗是可行的。

10. 中药治疗处方

① 普乐林注射液　500mg
　　5%葡萄糖注射液　250mL｜iv drip　qd

② 生脉注射液　80mL
　　5%葡萄糖注射液　250mL｜iv drip　qd

③ 灯盏细辛注射液　40mL
　　5%葡萄糖注射液　250mL｜iv drip　qd

【说明】 普乐林是单体异黄酮化合物，对冠心病、心肌缺血、心肌梗死有较好的疗效；生脉注射液可使左心室充盈压患者的每搏量增加，同时伴外周阻力降低，在不同条件下提高心排血量，改善AMI患者的心脏泵功能，同时能直接减少自由基，提高细胞内抗氧化酶活性，抑制自由基进而发挥抗脂质过氧化损伤作用，对缺氧心肌细胞的再灌注损伤起到保护作用，有利于改善氧的供求平衡，缩小梗死面积。灯盏细辛有效成分是黄酮类等多种化合物，具有降低血液黏度、改善微循环、抑制血小板聚集功能，此外还有清除自由基、对抗脂质过氧化物及缺血再灌注损伤等。

（四）再灌注治疗

对所有的 STEMI 患者，医疗机构应快速识别并评估是否需要再灌注治疗，并严格遵守再灌注时间表：

① 心电图应在就诊 10min 之内完成并作出诊断；

② 如预计早期 PCI 延迟时间超过 120min 或者时间无法预计首选溶栓治疗，否则首选早期 PCI。

③ 溶栓治疗"诊断-开始溶栓治疗时间"应控制至 10min 以内，并在开始溶栓后 60~90min 进行进一步评估效果，早期 PCI "诊断-导丝通过时间"应控制至 60~90min。见表 9-16。

表 9-16　STEMI 患者再灌注时间表

相关时间	目标时间
首次医疗接触-记录心电图最大时间延迟	≤10min

相关时间	目标时间
预估"诊断-导丝通过时间"选择早期 PCI 或者溶栓方案	≤120min,选择早期 PCI
	≥120min 或者无法预估时间,选择溶栓
PCI 中心的"诊断-导丝通过"最大时间延迟	≤60min
转院患者的"诊断-导丝通过"最大时间延迟	≤90min
"诊断-开始溶栓"的最大时间延迟	≤10min
溶栓开始后需要评估成功或失败的时间延迟	60~90min
溶栓成功后的复查造影时间延迟	2~24h

1. 药物再灌注治疗

① 尿激酶　150 万 U

0.9%氯化钠注射液　100mL ｜ iv drip（30min 内完成）

② 链激酶　150 万 U

0.9%氯化钠注射液　100mL ｜ iv drip（60min 内完成）

③ 重组织型纤维酶原激活剂（rt-PA）　15mg　iv

后　rt-PA　50mg

0.9%氯化钠注射液　100mL ｜ iv drip（30min 内）

继　rt-PA　35mg

0.9%氯化钠注射液　100mL ｜ iv drip（60min 内）

【说明】　以下情况优先溶栓治疗：发病早期，症状出现＜3h；不能或不及时行介入治疗患者。溶栓已经成为治疗 STEMI 的首要的急救措施，而且开始得越早越好，来院 30min 内应开始溶栓。溶栓治疗后短时间内（6~12h）不存在再次血栓形成的可能，对溶栓成功的患者，可以于溶栓治疗后 6~12h 开始应用肝素，以防再次血栓形成，对溶栓治疗失败的 STEMI 患者，辅助抗凝治疗则无明显临床益处。rt-PA 为特异性纤溶酶原启动剂，溶栓成功后有再次血栓形成的可能，因此溶栓前后需要充分抗凝。尿激酶、链激酶溶栓后配合肝素皮下注射 7500～10000U，每 12h1 次，或低分子肝素皮下注射，每日 2 次；应用 rt-PA 前静脉注射肝素 5000U，继之以 1000U/h 静脉滴注，以 APTT 结果调整肝素用量，使之维持在 60～80s。尿激酶或链激酶的 90min 再通率为 50%～60%，rt-PA 的 90min 再通率为 79.3%。

（1）溶栓治疗的适应证

① 两个或两个以上的相邻导联 ST 段抬高（胸导≥0.2mV，肢体导联≥0.1mV），起病时间<12h，年龄<75 岁；

② 提示 AMI 病史伴左束支传导阻滞、前壁心肌梗死、低血压（收缩压<100mmHg 或心率>100 次/min）的患者意义更大。

（2）溶栓治疗的禁忌证

① 既往任何时间发生过出血性脑卒中；

② 1 年内发生过缺血性脑卒中或脑血管事件；

③ 目前正在使用治疗剂量的抗凝药或已知有出血倾向；

④ 颅内肿瘤；

⑤ 近期 2～4 周有活动性内脏出血；

⑥ 可疑主动脉夹层；

⑦ 入院时严重且未控制的高血压（>180/100mmHg）；

⑧ 近期有创伤史，包括头部外伤、创伤性心肺复苏或较长时间的（>10min）的心肺复苏；

⑨ 近期有外科大手术，不能压迫部位的大血管穿刺；

⑩ 妊娠；

⑪ 活动性消化道溃疡。

（3）溶栓治疗的监测：询问患者胸痛减轻程度；观察冠状动脉再通征象，及心率、血压、呼吸等生命体征变化，皮肤、黏膜、呼吸道、消化道和泌尿道有无出血征象；溶栓后 3h 内每半小时描记一次 18 导心电图，观察 ST 段变化；观察溶栓前后血常规、出凝血时间、肝肾功能、血糖、血脂变化；观察 AMI 发病后 8～12h、

$18\sim24h$ 和 $48h$ 三次心肌酶和 cTnT、cTnI 的变化；必要时于发病后 $8h$、$12h$、$16h$、$20h$、$24h$ 和 $48h$ 检查 CK、CK-MB，以观察峰值前移情况。

（4）冠状动脉血管再通的判断：主要依据溶栓开始后 $2\sim3h$ 内以下特点。

① 胸痛突然减轻或消失；

② 上抬的 ST 段回降 $>50\%$，甚至回到等电位线；

③ 出现再灌注心律失常：前壁 AMI 时常出现快速心律失常包括室性早搏、加速性室性自主心律甚至心室颤动，下壁 AMI 时常出现缓慢的心律失常如窦性心动过缓、窦房传导阻滞或窦性停搏；

④ CK、CK-MB 的酶峰值提前：分别提前至距发病 $16h$ 和 $14h$。

（5）溶栓治疗的并发症

① 出血：常见有牙龈、口腔黏膜和皮肤穿刺部位出血及尿中大量红细胞，可密切观察，不必处理，若出现上消化道出血或腹膜后出血则给予止血药和输血治疗，颅内出血为最严重的并发症，通常是致命的，需要开颅手术；

② 过敏反应：主要见于链激酶溶栓患者，可有寒战、发热、支气管哮喘、皮疹，甚至出现低血压和休克；

③ 低血压：可以是再灌注的表现，也可以是过敏反应或因溶栓剂输注过快所致，一旦发生，应立即给予扩容和输注多巴胺，对合并心动过缓者给予阿托品。

2. PCI 治疗

STEMI 患者有下列情况之一需要进行诊断性冠状动脉造影：准备行直接 PCI 或补救性 PCI 患者；准备血管重建的心源性休克患者；室间隔破裂或严重的二尖瓣关闭不全准备外科手术者；持续血流动力学和心电不稳定的患者。一般情况下，早期 PCI 效果优于溶栓治疗。有经验的医疗中心，早期 PCI 优选桡动脉入路。相比单纯的球囊扩张，置入药物洗脱支架效果更有保障。术中常规血栓抽吸目前缺乏证据，但血栓负荷较大时进行抽吸是可取的。PCI 过程中优先处理梗死相关血管，对非梗死相关血管是否同时处理尚缺乏证据。

（1）直接 PCI：与溶栓相比，直接 PCI 能够降低短期病死率、减少非致死性心肌梗死，减少脑卒中。目前以下情况适合做直接 PCI。

① 症状发作在 12h 内 ST 段抬高或伴有新发生的左束支传导阻滞的 STEMI；

② 发生 ST 段抬高的 STEMI36h，出现心源性休克，年龄 <75 岁；

③ 有溶栓治疗禁忌证者。

（2）即刻或补救性 PCI：溶栓治疗后常规立即行 PCI 临床预后差，出血并发症多，心功能改善不明显，目前不主张溶栓后常规即刻 PCI。在溶栓后患者仍存在持续性胸痛、血流动力学不稳定，心电图持续异常改变缺乏演变，选择 PCI 可帮助达到正常的血流灌注，改善预后。

（3）溶栓后早期 PCI：溶栓后约有 20％的患者复发心肌缺血，与无并发症患者相比，这些患者预后差，有复发梗死或缺血的客观证据，心源性休克或血流动力学不稳定者可行 PCI 治疗。但对于是否溶栓后常规行冠脉造影和血运重建尚无定论。

（4）易化 PCI：指 STEMI 在不能马上行 PCI 时，先给全量或半量溶栓剂或 GP Ⅱb/Ⅲa 受体拮抗药后按计划实行 PCI。但目前不提倡这种治疗。

3. 再灌注治疗的辅助用药

（1）肝素

① 普通肝素钠 5000U
　5％葡萄糖注射液 100mL ｜ iv drip（30min 内）

后 1000U/h iv drip（使 APTT 时间延长至对照值的 1.5～2 倍）

② 普通肝素钙 7500U 皮下注射 q12h

③ 依诺肝素钠（可赛） 4000U 皮下注射 q12h

④ 达肝素钠（法安明） 5000U 皮下注射 q12h

⑤ 那曲肝素钙（速碧林） 5000U 皮下注射 q12h

【说明】 凝血酶是使纤维蛋白原转变为纤维蛋白最终形成血栓的关键环节，故抑制凝血酶至关重要，抑制途径包括抑制其生成即抑制活化的因子 X 和直接灭活已经形成的凝血酶，前者在预防血栓形成方面更有效。

普通肝素：普通肝素作为对抗凝血酶的药物在临床应用最普遍，肝素作为溶栓治疗的辅助用药，对于非 ST 段抬高的 STEMI，静脉滴注肝素作为常规治疗，静脉滴注过程中每 4～6h 测定一次 APTT 或 ACT，以便及时调整肝素用量，保持其凝血时间延长至对照值的 1.5～2.0 倍，静脉肝素一般使用时间为 48～72h，以后改为皮下注射 2～3 天，如果有附壁血栓形成、心房颤动或有静脉栓塞的患者，静脉使用肝素治疗时间可适当延长。对于失去溶栓治疗机会或溶栓后相关血管未能再通的患者，肝素静脉治疗是否有利并无充分证据，相反对于大面积前壁 STEMI 患者有增加心脏破裂的倾向，此时采用皮下注射肝素治疗较稳妥。

低分子肝素：低分子肝素为普通肝素的一个片段，从预防血栓形成的总效应方面低分子肝素优于普通肝素，且应用方便、不需要监测凝血时间、出血并发症少，而应用广泛，但由于制作工艺不同，其抗凝疗效亦有差异，因此应该强调个体化。但是低分子肝素不能代替普通肝素辅助治疗年龄＞75 岁的溶栓患者，也不能代替普通肝素辅助治疗年龄＜75 岁且严重肾功能衰竭的溶栓患者。

（2）抗血小板

① 阿司匹林 50～150mg po qd

② 氯吡格雷 75mg po qd

③ 替格瑞洛 90mg po bid

【说明】 冠状动脉内斑块破裂诱发局部血栓形成是导致 STEMI 的主要原因，在急性血栓形成中抗血小板治疗已经成为 STEMI 的常规治疗，溶栓前即应使用。由于每日均有新生的血小板产生，而当新生血小板占整体的 10% 时，血小板的功能即可恢复正常。阿司匹林口服生物利用度 70%，1～2h 内血浆浓度达高峰，半衰期随剂量增加而延长，STEMI 急性期后，改为 50～150mg 维持。也可以用氯吡格雷 75mg/天维持。也可合并应用替格瑞洛。

（五）并发症治疗

1. 急性左心衰竭或心源性休克

急性左心衰竭常见于大面积急性心肌梗死如广泛前壁或伴大面积心肌缺血的患者，治疗目的是降低肺毛细血管楔压，减轻肺水肿或肺淤血。心源性休克 80% 是由于大面积心肌梗死所致。临床表现为持续低血压、低组织灌注以及肺水肿。

（1）常用急救药物

① 多巴胺　5～20μg/(kg·min) 微泵泵入或静脉滴注

或　多巴胺　2.5～5mg　iv 后按 5～20μg/(kg·min) 静脉滴注

② 多巴酚丁胺　3～10μg/(kg·min) 微泵泵入或静点

③ 去甲肾上腺素　1～2mg
5% 葡萄糖注射液　500mL ｜ iv drip（2～8μg/min）

④ 间羟胺　20～40mg
5% 葡萄糖注射液　100mL ｜ iv drip

⑤ 硝酸甘油注射液　5～15mg ｜ iv drip（5～10μg/min）
5% 葡萄糖注射液　250mL ｜ 或按相同剂量泵入

⑥ 硝普钠　50mg ｜ iv drip（5～10μg/min）
5% 葡萄糖注射液　250mL ｜ 或按相同剂量泵入

【说明】　急性心肌梗死合并心源性休克时药物治疗不能改善预后，应该使用主动脉内球囊反搏（IABP）、再灌注治疗，包括溶栓、PCI 或 CABG，可以使住院病死率降至 35%～50%，是目前治疗心源性休克的首选方法。其他，一般可以应用吗啡，使用 ACEI 剂、利尿药等药物，吸氧、监护等，详见心力衰竭相关章节。

（2）常用中药制剂

① 生脉注射液　　60～100mL
　　5％葡萄糖注射液　　250mL $\left.\right|$ iv drip　qd

② 参附注射液　　60～100mL
　　5％葡萄糖注射液　　250mL $\left.\right|$ iv drip　qd

③ 参麦注射液　　60～100mL
　　5％葡萄糖注射液　　250mL $\left.\right|$ iv drip　qd

【说明】　生脉注射液是由人参、麦冬、五味子等中药组成，该药能加强机体器官活动能力，能调节和促进机体的新陈代谢，增强机体的免疫力。生脉注射液有多方面的作用，主要表现为调节神经-体液-内分泌功能和增强机体非特异性防御能力，对血压有双向调节，即有与血管扩张药相似效应，使血压较高者血压降低，使低血压者血压升高。参附注射液具有回阳救逆、益气固脱之功，研究表明其有正性肌力作用，能增强冠状动脉血流量，改善心肌供血，调整心肌代谢，降低氧耗量，并能调节血压，改善微循环，具有良好的升压及抗休克作用。参麦注射液能强心升压，增强心肌收缩力，提高心脏泵血功能，增加心排血量，改善休克时血流动力学紊乱，能稳定而持久地升高血压，且有抗自由基和抗氧化作用，改善微循环，有效升压，抗休克，还可以增加冠状动脉血流量，降低心肌耗氧量，提高心肌对缺血、缺氧的耐受性，保护和修复心肌细胞。

2. 右心室梗死

① 0.9％氯化钠注射液　　100mL　iv（10min）
　　后　每5min　50mL　iv（共300～500mL）
　　后再　2～3mL/min　iv drip

② 羟乙基淀粉　　500mL　iv drip　st

③ 低分子或中分子右旋糖酐　　500mL　iv drip

【说明】　急性下壁梗死中，近一半存在右心室梗死，但有明确血流动力学改变的仅10％～15％，下壁伴右心室梗死的病死率大大增加。如果可能应早期再灌注，应实现房室同步，并纠正心动过缓，下壁梗死伴右心室梗死时出现低血压、无肺部啰音、伴颈静脉充盈或 Kussmaul 征（吸气时颈静脉充盈）。下壁心肌梗死合并低血压时要避免使用利尿药和硝酸酯类，若补液 1～2L 血压仍不能回升，应静脉滴注正性肌力药物多巴胺，补液过程中注意观察心率、血压、呼吸、肺部啰音，如果有心力衰竭的征象，立即停止扩容并应用利尿药和血管扩张药。

3. 心律失常

急性心肌梗死由于缺血性心电不稳定可出现室性早搏、室性心动过速、室颤或加速性心室自主心律，由于泵衰竭或过度交感兴奋可以引起窦性心动过速、房性期前收缩、心房颤动、心房扑动或室上性心动过速，由于缺血或自主神经反射可引起缓慢型心律失常。

（1）室性心律失常

① 利多卡因 50～100mg　iv（慢）

后　利多卡因　100～300mg　│iv drip（1～4mg/min）
　　5%葡萄糖注射液　250mL　│或泵入

② 胺碘酮　150mg　iv（10～20min）

后　胺碘酮　300～450mg　│iv drip（0.5～1mg/min）
　　5%葡萄糖注射液　250mL　│或泵入

【说明】　室性心律失常主要包括室性期前收缩、室性心动过速和心室颤动，是急性心肌梗死后 24h 内，特别是最初数小时或数分钟内常见的并发症，也是引起急性心肌梗死早期猝死的主要原因。急性心肌梗死时，室早特别是频发、成对、多源和 R-on-T 室早往往预示更严重的心律失常的发生，故应立即处理，首选利多卡因，无效时再用胺碘酮；室性心动过速若心室律快（＞150 次/min）伴有低血压应该立即同步直流电复律，如果心室律较慢且血流动力学稳定，则可用以上药物复律。

其他，如室颤时立即行非同步除颤，导致血流动力学紊乱的持续多形性室性心动过速应用非同步电复律；引起心绞痛、肺水肿或低血压的持续单形性室性心动过速应以起始 100J 能量同步电复律；除非导致血流动力学紊乱，不推荐对孤立性室性期前收缩、成对期前收缩、加速性室性自主节律或非持续性室性心动过速进行治疗；

339

室性加速性自主心律及加速性交界区节律通常是良性的，一般不需要处理。

（2）室上性心律失常

① 美托洛尔　2.5～5mg　iv

② 维拉帕米　5mg　iv

③ 地尔硫䓬　10～20mg　iv

④ 胺碘酮　150mg　iv（10～20min）

后　胺碘酮　300～450mg　｜　iv drip（0.5～1mg/min）

5%葡萄糖注射液　250mL　｜　或泵入

【说明】　房性期前收缩与交感兴奋或与心功能不全有关，本身不需要特殊处理，阵发性室上性心动过速必须积极处理，维拉帕米、地尔硫䓬、美托洛尔静脉用药，合并心力衰竭、低血压者可以用直流电复律或心房起搏治疗，洋地黄制剂有效，但起效时间较慢。心房纤颤血流动力学不稳定者，迅速行同步直流电复律，血流动力学稳定者以减慢心室律为首要治疗，可选用美托洛尔、毛花苷C、维拉帕米等，胺碘酮对中止心房纤颤、减慢心室率及复律后的维持窦性心律均有价值，静推后以 1mg/min 静脉滴注 6h，以后减量 0.5mg/min，24h 总量 1.2g，最大 2.2g，稳定后可以口服。

（3）缓慢性心律失常

阿托品　0.5～1mg　iv（5min 后可以重复）

【说明】　窦性心动过缓见于约 30% 的急性心肌梗死患者，尤其是下壁心肌梗死或右冠动脉再灌注（Bezold-Jarish 反射）。心脏传导阻滞见于 6%～14% 患者，常与住院病死率有关。无症状的可以暂不用处理，症状性心动过缓、二度Ⅰ型房室传导阻滞、三度房室传导阻滞伴窄 QRS 波逸搏心律，可先给予阿托品治疗，使心率达 60 次/min 左右，阿托品用量最大为 2mg，有时剂量＜0.5mg 可引起迷走神经张力增高，心率减慢。

三度房室传导阻滞伴宽 QRS 波、心室停搏、阿托品治疗无效、双侧束支传导阻滞，二度Ⅱ型房室传导阻滞、窦性停搏等需行临时起搏治疗。

4. 心包炎

① 阿司匹林　0.3g　po　tid

② 秋水仙碱　0.6mg　po　bid

③ 对乙酰氨基酚　0.5g　po　tid

【说明】　对于 STEMI 后的心包炎推荐使用阿司匹林治疗，可能需要 4～6h 口服 650mg 肠溶阿司匹林；若出现心包渗出或渗出增多，应立即停止抗凝治疗。若阿司匹林不能充分控制 STEMI 后的心包炎，建议考虑其他用药。

5. 深静脉血栓形成及肺栓塞

STEMI 后发生的深静脉血栓形成及肺栓塞应以足量的低分子肝素治疗 5 天以上，直至华法林开始产生充分抗凝作用，使用低分子肝素同时开始使用华法林治疗，并使 INR 维持在 2～3 之间。

六、预后

预后与梗死范围的大小、侧支循环产生的情况以及治疗是否及时有关。急性期住院病死率过去一般为 30% 左右，常规监护治疗后降至 15% 左右，采用溶栓治疗后再降至 8% 左右，住院 90min 内实施介入治疗后进一步降至 4% 左右。死亡多发生在第一周内，尤其是在数小时内发生严重的心律失常、休克或心力衰竭者，病死率尤其高。

第四节　无症状性心肌缺血

无症状性心肌缺血（SMI）亦可称作"无痛性心肌缺血"或"隐匿性心肌缺血"，在临床上指有明确的客观证据证实发生了心肌缺血（如心肌血流灌注提示缺血、心肌代谢异常、心电图提示缺血、左心室功能下降等），但患者未出现明显胸痛或与心肌缺血相关的主观症状的临床表现。心绞痛是心肌缺血的一种主观感觉，由心肌供氧与需氧失衡所致。同样，无症状性心肌缺血也是心肌供氧与需氧失衡的结果。在无症状性心肌缺血中，52% 的患者发生于日常生活中，33.5％发生于睡眠时，14.5％发生于剧烈运动中。

一、病史采集

（1）现病史：60岁以上老人，冠心病合并糖尿病、高血压患者，心肌梗死后患者，长期精神紧张者是 SMI 高发人群，因此对以上患者要注意重点询问。一般认为，无症状性心肌缺血在上午多发、午夜少发，老年人与中青年人一样，高发时间仍然在上午 6～10 时，可能与晨起后交感神经兴奋、儿茶酚胺和皮质激素升高、血小板聚集增强及肌纤溶活性低下等因素有关；也可能与老年人心功能差、平卧时回心血量增加、心室充盈压升高及左心室扩张有关。

（2）过去史：有无高血压、糖尿病、血脂异常等病史，若有应询问诊治过程。有无药物、食物过敏史等。

（3）个人史：是否有吸烟、饮酒史，若有应询问量和时间；有无缺乏运动、喜食高脂饮食等其他不良生活方式。

（4）家族史：家族中有无冠心病、脑卒中、高血压、血脂异常患者。

二、体格检查

SMI 体格检查应详细检查患者的一般生命体征和心血管的阳性体征，但一般无阳性体征。

三、辅助检查

（一）静息心电图

出现 ST 段水平型或下斜型下移≥0.1mV，伴有或不伴 T 波倒置。此变化对心肌梗死后和有心绞痛史的患者诊断 SMI 帮助大。

（二）动态心电图

动态心电图可监测心肌缺血在日常生活中的持续时间、频度、缺血程度、动态变化规律、与日常生活活动的关系等，是目前公认的用于监测 SMI 的最简单而常用的方法。动态心电图还可观察心肌缺血时心电图改变出现在哪些导联，计算 ST 段压低的程度（ΣST）可初步估计冠状动脉病变的范围与程度。动态心电图诊断 SMI 的标准为：

① R 波为主的导联，J 点后 80ms ST 段水平型或下斜型下移≥0.1mV，或上斜型下移≥0.2mV，持续时间≥30s 或≥30 次心跳；

② 原有 ST 段下移者应在原基础上再下移≥0.1mV，持续时间≥30s 或≥30 次心跳；

③ 若为 ST 段抬高，则 ST 段抬高应≥0.1～0.15mV，持续时间≥30s 或≥30 次心跳。

（三）心电图运动试验

心电图运动试验用于检测平时心电图正常而存在 SMI 危险因素的人群。

（1）心电图运动试验诊断心肌缺血的阳性标准：

① 运动中或运动后 J 点后 80ms ST 段呈水平型或下斜型下移≥0.1mV，或上斜型下移≥0.2mV；

② 运动中或运动后 J 点后 60ms ST 段呈水平型或弓背向上型抬高≥0.1mV；

③ 运动中或运动后出现收缩压下降≥10mmHg，或出现室性奔马律，新的心尖部全收缩期杂音，或心率不升（<120 次/min），且除外病态窦房结综合征或未停服 β 受体阻滞剂者；

④ U 波倒置。

（2）终止指征：在无病理性 Q 波导联 ST 段抬高>0.1mV（V_1 或 aVR 除外）；收缩压下降>10mmHg 且伴有其他缺血证据；中度至重度心绞痛；中枢神经系统症状，如共济失调、眩晕、晕厥；低灌注体征，如发绀、面色苍白；持续性室性心动过速；检查心电图或收缩压在技术上发生困难；患者要求终止。单纯性期前收缩、新发生的轻度心绞痛等，不再作为绝对终止指标。

需要注意的是，部分患者检查过程中由于运动量不足，未达到目标心率而提前终止试验可能造成假阴性结果，需要进行鉴别。

(四) 超声心动图

静息或静息加药物或运动负荷试验，如二维超声心动图检出有室壁节段性运动障碍，整体或局部心功能减退，对诊断心肌缺血有较高灵敏度和特异性。

(五) 负荷超声心动图

目前临床上较为常用的为多巴酚丁胺负荷超声心动图试验。阳性标准为：

① 出现 2 个或新增 2 个节段性室壁运动、室壁增厚率异常；

② 心电图上出现 ST 段压低 $\geqslant 0.2 \text{mV}$，或出现严重的心律失常。

超声心肌造影的三维成像可显示梗死、缺血心肌的部位、面积、大小、局部心功能等，对心肌缺血的诊断有重要价值，进行心肌超声造影检查时，灌注正常的心肌组织呈现造影剂增强效应，缺血区域出现造影剂灌注缺损，二者形成明显的分界线，三维成像可以对灌注缺损区单独提取并进行立体显示，直观地了解灌注缺损区的空间分布。

(六) 核素心肌灌注显像

核素心肌灌注显像常用的显像剂主要是 99Tcm-甲氧基异丁基异腈（99Tcm-MIBI）。局部心肌摄取核素的量与冠状动脉血流成正比。另外 18F-FDG PET/CT 心肌代谢显像是用 18F-FDG 测定心肌组织的糖代谢来评估患者的心肌活力，是目前公认的心肌活性测定的金标准。

(七) 负荷核素心肌显像

发现可逆性心肌灌注缺损对诊断无症状心肌缺血有较大帮助。

(八) 冠状动脉造影

能提供冠心病确诊依据。

四、诊断要点

有冠心病家族史或中老年患者，有高血压、高血脂、吸烟、糖尿病等；心电图或动态心电图 ST 段水平或下斜型下移≥0.1mV，延续至 J 点后 0.08s，持续时间超过 1min，下一次 ST 段下移的发作应在前一 ST 段移位发作恢复到基线至少 1min 后出现。在运动负荷（运动平板试验）之下即可产生心肌缺血，或有其他心肌缺血证据，可以考虑诊断。本病虽无症状，但可有冠心病的易患因素，Ⅱ型 SMI、Ⅲ型 SMI 患者分别有心肌梗死和心绞痛史，依据检查加以诊断。

五、治疗

SMI 的治疗与有症状的心肌缺血治疗原则相同，包括药物治疗、介入治疗及外科手术。治疗包括扩张冠状动脉，抑制 β 受体信号传导通路活性，减慢心率，减轻心肌细胞氧耗，降低血小板活性，降脂及保护血小板内皮功能等。

（1）有效控制冠心病危险因素十分重要。有效控制糖尿病、高血压、高血凝状态及高脂血症，戒烟酒，合理饮食。

（2）药物治疗：药物种类包括硝酸酯类药物、β 受体阻滞剂、CCB、抗血小板药物及他汀类药物。治疗心绞痛的各种药物对无症状性心肌缺血均有效。β 受体阻滞药对心肌耗氧增加（发作前心率加快和血压升高）所致的无症状性心肌缺血最有效，尤其是对午前发病者疗效更突出。在钙通道阻滞药中，多用地尔硫草和氨氯地平。硝酸盐类对无症状性心肌缺血很有效但易发生耐受性。无症状性心肌缺血高峰多发生于晨后数小时内，短效制剂应在患者晨醒后立即服用。长效制剂应在晚上临睡前服用，有利于控制无症状性心肌缺血的发作。其他有抗血小板、他汀类调脂等治疗。

（3）介入手术治疗：药物疗效欠佳者应行冠状动脉造影，了解病变程度和范围，以便选择冠状动脉搭桥术、冠状动脉形成术或其他介入方法治疗。

第五节　缺血性心肌病

缺血性心肌病大多是由于冠状动脉多支病变，甚至是弥漫性病变引起的心肌广泛缺血、变性、坏死和纤维化，另外还掺杂有心肌顿抑和冬眠心肌，从而导致严重心肌功能失常、心脏呈球形扩大和（或）心力衰竭。其基本病因是冠状动脉动力性和（或）阻力性因素引起的冠状动脉狭窄或闭塞性病变。

一、病史采集

（1）现病史

① 心绞痛：心绞痛是缺血性心肌病患者常见的临床症状之一。但是，心绞痛并不是缺血性心肌病患者必备的症状，随着心力衰竭症状的日渐突出心绞痛发作逐渐减少甚至完全消失，仅表现为胸闷、乏力、眩晕或呼吸困难等症状。

② 心力衰竭：心力衰竭往往是缺血性心肌病发展到一定阶段必然出现的临床表现。多数患者在心绞痛发作或心肌梗死早期可能已发生心力衰竭。患者常表现为劳累性呼吸困难，严重者可发展为端坐呼吸和夜间阵发性呼吸困难等左心衰竭的表现。疲乏、虚弱比较常见。晚期合并右心衰竭时，患者可出现食欲减退、周围性水肿和腹胀、肝区痛等表现。

③ 心律失常：在充血型缺血性心肌病的病程中可出现各种类型的心律失常，尤以室性期前收缩、心房纤颤、束支传导阻滞多见。

④ 血栓和栓塞：缺血性心肌病患者发生心力衰竭时血栓和栓塞较常见，由于心脏扩大、心房纤颤，心腔内易形成附壁血栓。

（2）过去史：患者是否有心绞痛、心肌梗死、高血压、糖尿病、高血脂等疾病。

（3）个人史：是否有吸烟、饮酒史，若有应询问量和时间；有无缺乏运动、喜食高脂饮食等其他不良生活习惯。

（4）家族史：家族中有无冠心病、卒中、高血压、血脂异常患者。

二、查体

患者血压可正常或偏低，高血压罕见。可有颈静脉充盈、怒张，双肺底可闻及散在的湿啰音，心脏检查心界扩大，听诊第一心音正常或减弱，心尖部可闻及第三心音和第四心音。如有肺动脉高压存在，可闻及肺动脉第二心音亢进。因心脏扩大和肺动脉高压，常可闻及由二尖瓣、三尖瓣反流引起的收缩期杂音。这些瓣膜关闭不全损害的程度与心脏瓣膜病的解剖学损害相比，通常为轻至中度。

三、辅助检查

（1）心电图检查：主要表现为左心室肥大、ST 段压低、T 波改变、异常 Q 波及各种心律失常，如窦性心动过速、房性期前收缩、室性期前收缩、室性心动过速、心房颤动及心脏传导阻滞等。

（2）胸部 X 线检查：主要表现为心影增大，且多数呈主动脉型心脏（以左心室增大为主、右心室多数正常），少数心影呈普大型。并可见升主动脉增宽及主动脉结钙化等。多数患者有不同程度的肺淤血表现，但肺动脉段改变不明显。

（3）心脏超声检查：可见心腔内径扩大，并以左心房及左心室扩大为主；室壁呈节段性运动减弱或消失，左心室射血分数明显降低；多数患者伴有二尖瓣口反流，并可见主动脉瓣增厚及钙化。

（4）冠状动脉造影：可见多支冠状动脉弥漫性严重狭窄或闭塞。

（5）心室核素造影：显示心腔扩大、室壁运动障碍及射血分数下降。心肌显像可见多节段心肌放射性核素灌注异常区域。

四、诊断及鉴别诊断

（一）诊断要点

缺血性心肌病必须有引起长期心肌缺血的致病原因。由于引起心肌缺血的最常见病因为冠心病，所以既往有心绞痛或心肌梗死病史是重要的诊断线索。可根据临床查体及各种辅助检查对有下列表现者作出诊断：心脏有明显扩大以左心室扩大为主；超声心动图有心功能不全征象；冠状动脉造影发现多支冠状动脉狭窄病变；心肌病变多样化，可同时存在钝抑、冬眠、存活和坏死心肌等。

(二) 鉴别诊断

（1）扩张型心肌病：二者都有心脏扩大、心力衰竭、心律失常、超声下心肌减弱，但扩张型心肌病多见中青年患者，多无冠心病史，超声可见室壁运动弥漫减弱，冠脉造影无冠状动脉狭窄，心肌活检多有局灶性坏死或纤维化。

（2）高血压心肌病：患者多有明确的高血压病史，超声见左心室后壁、室间隔均匀对称性肥厚。

（3）甲状腺功能减退心肌病：患者多有表情淡漠、迟缓、毛发稀疏、怕冷等表现，T_3、T_4、TSH 等检查可以鉴别。

五、治疗

(一) 一般治疗

消除一切可以治疗或预防的冠心病危险因素，包括吸烟、血压升高、糖尿病、高胆固醇血症、肥胖等，尤其是有冠心病阳性家族史，合并有糖尿病的老年人易发生无痛性心肌缺血，更应引起重视。要注意防止心力衰竭的诱发因素如呼吸道感染、输液过多过快等因素。

（1）饮食：因缺血性心肌病患者需经常服用利尿药，故饮食的限制不必过严。服用利尿药时可不必过度限制钠盐，一般 2～5g/天，心力衰竭严重者要限制在 0.2g/天以下。液体入量 1500～2000mL/d。应食用高蛋白、低热量、高纤维素等易消化的食物，少食多餐。

（2）休息：缺血性心肌病患者的休息与活动应根据心功能的状况安排。合并有心力衰竭时应强调有足够的休息，休息的时间要长。早期即应鼓励患者在床上做四肢活动促进肢体血液循环。轻度心力衰竭者应避免剧烈活动，坚持适当的体力活动如太极拳等。中度心力衰竭应限制日常活动量，可短距离散步、短时间气功等。重度心力衰竭患者应卧床休息。老年人心力衰竭时既要强调休息，也要强调适量活动，以不增加发生胸闷、气短等症状为前提。避免长时间卧床休息，防止发生压疮及引起静脉血栓形成、栓塞等疾病。

（二）药物治疗

1. 改善心肌缺血

① 硝酸异山梨酯 10mg po tid

② 单硝酸异山梨酯 20mg po bid

③ 美托洛尔 12.5～25mg po bid

④ 比索洛尔 2.5～5mg po qd

⑤ 氨氯地平 5mg po qd

【说明】 对于有心绞痛症状、心电图有缺血的患者，给予硝酸酯类、β 受体阻滞剂、钙离子拮抗药等血管扩张药。

2. 纠正心力衰竭

① 卡托普利 25mg po tid

② 培哚普利（雅施达） 4mg po qd

③ 缬沙坦胶囊（代文） 80mg po qd

④ 美托洛尔 12.5～25mg po bid

⑤ 沙库巴曲缬沙坦钠片 50～100mg po bid。

【说明】 治疗目标是改变心肌重塑和细胞凋亡。达到防止和延缓心力衰竭的发生、发展及降低病死率的目的，ACEI、ARB、β 受体阻滞剂已被大量试验证实可防止和延缓心肌重塑、改善心力衰竭患者预后，另外第三代钙通道阻滞药对慢性心力衰竭患者生存无不良影响，可用于伴有心绞痛或高血压的心力衰竭患者。

沙库巴曲缬沙坦钠片用于射血分数降低的慢性心力衰竭（NYHA Ⅱ～Ⅳ级，LVEF≤40%）成人患者，降低心血管死亡和心力衰竭住院的风险。沙库巴曲缬沙坦钠片可代替血管紧张素转化酶抑制剂（ACEI）或血管紧张素Ⅱ受体阻滞剂（ARB），与其他心力衰竭治疗药物（例如β受体阻滞剂、利尿剂和盐皮质激素拮抗剂）合用。根据患者耐受情况，沙库巴曲缬沙坦钠片剂量应该每2至4周倍增一次，直至达到每次200mg，每天两次的目标维持剂量。

禁忌合用ACEI，因为在抑制脑啡肽酶（NEP）的同时应用ACEI可能会增加发生血管性水肿的风险。必须在停用ACEI 36h之后才能开始应用沙库巴曲缬沙坦钠片。必须在末次服用沙库巴曲缬沙坦36h之后才能开始应用ACEI。（具体见心力衰竭章节）

3. 纠正心律失常

① 胺碘酮　0.2g　po　tid

② 倍他洛尔　12.5mg　po　bid

【说明】　老年缺血性心肌病心律失常发生率较高，应在纠正心力衰竭，祛除诱发因素，纠正电解质紊乱的基础上进行，室性和室上性心律失常十分常见，快速性室性心律失常还可导致猝死。对室性心律失常的治疗原则：无血流动力学的室早、非持续性室速患者无症状时不需治疗，有因心理紧张所致的症状应做解释工作，症状明显者可给予药物治疗；伴有血流动力学改变的室早、非持续性室速，有预后意义，易诱发猝死，应积极治疗。年龄≥65岁、高血压、糖尿病、脑卒中史是房颤血栓栓塞的高危因素，应使用抗凝药阿司匹林或华法林。

抗心律失常的药物选择，对室性心律失常首先要衡量药物治疗的安全性/危险性比值，症状显著而药物治疗利大于弊时选用β受体阻滞药，忌用Ⅰ类抗心律失常药物。胺碘酮的心脏副作用小，无心肌负性肌力作用，可抑制心律失常，改善左心室功能，被证明对预后潜在有益，不增加病死率，应优先选用，胺碘酮也是房颤复律、维持窦律较好的药物。老年人服用维持量50～100mg/天是安全的。对慢性房颤，控制心室率的药物主要选用洋地黄、β受体阻滞药、胺碘酮。ACEI类药物改善心功能，可预防心律失常，应注意使用。

(三) 介入治疗

缺血性心肌病患者长期生存率低，药物治疗效果不佳。数据显示，LVEF≤35％的冠心病患者，4年存活率为35％～60％。介入治疗技术迅猛发展，尤其是冠状动脉内支架术的广泛应用，使缺血性心肌病的近期及远期疗效有了明显提高。

（1）经皮冠状动脉内球囊成形术（PTCA）：缺血性心肌病患者左心室功能受损严重，冠状动脉病变广泛，多为多支病变。与无心功能损害的冠心病相比，PTCA治疗的近期及远期疗效均较差。

（2）冠状动脉内支架术：缺血性心肌病经PTCA治疗的围术期病死率高、远期生存率低与单纯球囊扩张引起的急性冠状动脉闭塞和再狭窄有关，而支架治疗恰恰能弥补单纯PTCA治疗的这些缺陷。但由于支架本身作为一种金属异物，有致血栓形成和异物反应性，术后亚急性血栓形成和再狭窄仍是两大主要并发症。近年来各种更大符合血流动力学和更大适应性的支架正在进行实验研究。

(四) 外科手术治疗

近年来虽然治疗心力衰竭的药物有了很大进展，但缺血性心肌病患者的长期预后并无明显改善。大量的临床数据证实，采用冠状动脉旁路移植术（CABG）进行血运重建术可显著改善这类患者的长期生存率。

(五) 康复治疗

老年缺血性心肌的康复治疗应和缺血性心肌病的临床治疗同步进行，并贯穿医疗的全过程。在饮食方面要合理膳食，既要保证充足的睡眠和休息又要强调运动，避免长期卧床。在病情稳定后，应立即开始上下肢的被动运动，减少肌肉萎缩并增强肌力，通过活动肩、肘、髋、膝等关节，逐步增加各关节的活动范围，一般1～2次/天，每次5～10min即可。病情好转后，可试行起坐、下床起立和活动，逐步增加活动量。早活动、早下床等早期康复比长时间卧床休息要恢复得早，而且对患病老年人有良好的心理影响。因病情反复发作，多伴有焦虑、精神紧张或悲观厌世，因此应进行心理治疗和卫生宣教，使患者理解生命在于运动，有信心通过康复战胜疾病并坚持到底。老年患者由于年迈、体衰、多病，健身运动应以轻度运动，即低能量运动为主。运动时间每天可1次或几次，累计在30min以上即可。由于生理、心理和文化素质各异，健身运动方式可以灵活多样，注重康乐、太极拳、扭秧歌、老年迪斯科、交谊舞、门球、体操等。缺血性心肌病的体育锻炼需要长期不间断地进行，有利于患者的情绪稳定，自信心恢复，活动能力增强。长期运动可改善心肌缺血，增加心肌氧的供应和摄取，加速侧支循环形成，逆转缺血性心肌病的发展。

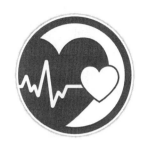

第十章
心脏瓣膜病

第一节　二尖瓣狭窄

二尖瓣狭窄（mitral stenosis）是指由于各种原因导致二尖瓣结构改变，造成二尖瓣开放受限，引起左心室回心血量减少、左心房压力增高等一系列心脏结构和功能的变化。临床上引起二尖瓣狭窄最常见的病因是风湿性心脏病，先天性狭窄、结缔组织疾病、退行性变或者感染等病因亦导致二尖瓣狭窄。由于正常成人二尖瓣口面积为 $4.0\sim6.0cm^2$，因此在临床上按瓣口大小可将二尖瓣狭窄的程度分为：轻度（$<2.0cm^2$）、中度（$1.0\sim1.5cm^2$）及重度（$<1.0cm^2$）。

一、病史采集

（一）现病史

多数患者起病隐匿，病程较长，大多数在中青年时发病，而且以女性多见，尤其是农村女性。因此在询问病史时首先要仔细询问开始出现临床症状的时间。

二尖瓣狭窄的严重程度与其所引起的临床症状正相关。一般在二尖瓣出现中度以上狭窄时才会出现典型临床症状。多数以进行性加重的劳力性呼吸困难为首发症状，部分还伴随程度不同的干咳、咯血，包括痰中带血等。当病情急性加重时可以表现为急性肺水肿，此时临床典型表现为端坐呼吸伴咳粉红色泡沫痰。

随着左心房压和肺静脉压力的升高，肺小动脉反应性收缩而导致肺小动脉硬化，肺血管阻力增大，致使肺动脉压力升高。重度肺动脉高压使得右心室肥厚，最终发展至全心衰竭，此阶段临床上可见下肢水肿、纳差、尿量减少等体循环淤血症状。

二尖瓣狭窄最常见的并发症为心房颤动、急性肺水肿、血栓栓塞、右心衰竭及感染性心内膜炎。因此在询问病史时，要详细询问患者有无出现过心律失常、脑卒中或者下肢静脉栓塞症等。

（二）既往史、个人史及家族史

二尖瓣狭窄最常见的病因是风湿性疾病，包括风湿热、风湿性关节炎、风湿性心肌炎等，部分患者可有反复链球菌感染导致的咽喉炎病史。

在询问患者既往史及个人史时建议详细询问患者自童年开始居住的环境等，以及就诊经过、治疗经过等。有风湿活动史后有无规律地接受青霉素治疗史。

二、体格检查

二尖瓣狭窄典型的体征是心尖部（二尖瓣听诊区）舒张中晚期粗糙的隆隆样杂音，多数在中度以上，左侧卧位时杂音更加明显。同时可在该区域触及舒张期震颤。但是杂音的响度与二尖瓣狭窄程度并非成正比关系。重度二尖瓣狭窄者反而在心尖部听不到典型舒张期杂音，甚至无杂音。

除了杂音之外，心尖部还可闻及第一心音亢进（S_1 亢进）和开瓣音。肺动脉高压明显者还可以在肺动脉瓣听诊区闻及第二心音亢进，简称 P_2 亢进。当肺动脉扩张引起肺动脉瓣相对关闭不全时，在胸骨左缘第二肋间可以闻及舒张早期吹风样杂音，即 Graham-Steell 杂音。

重度二尖瓣狭窄者双颧呈现紫红色，口唇轻度发绀，临床上称为二尖瓣面容。长期严重肺动脉高压者四肢末梢发绀，而且颈静脉搏动增强。

三、辅助检查

（1）心电图：心电图并非诊断的特征性依据。重度二尖瓣狭窄时，体表心电图可见 P 波时限＞0.12s 而且部分可见 P 波双峰，P 波振幅增高，即为所谓的二尖瓣型 P 波（肺性 P 波）。V_1 导联的 P 波可出现 $ptfV_1$ 异常。胸导联的 QRS 波群显示右心室高电压的表现。多数有房性心律失常，尤其是心房颤动，部分可见心房扑动。

（2）胸部 X 线：心脏三位片可显出左心房影增大、右心室增大，肺动脉主干突出，肺静脉增宽。右前斜位时增大的左心房压迫食管下段后移；后前位时显示左心缘变直、右心缘有双心房影；左前斜位可见左心房使左主支气管上抬。此外，在心力衰竭急性期的胸部 X 线还可见肺淤血、间质性肺水肿征（Kerley B 线）等。

（3）超声心动图：超声心动图检查是最敏感和特异的无创性诊断方法，对确定瓣口面积和跨瓣压力阶差，判断病变的程度，决定手术方法以及评价手术的疗效均有很大价值，而且还便于判断二尖瓣狭窄的病因。二尖瓣狭窄典型的超声心动图表现为 M 型超声示二尖瓣城墙样改变，后叶向前移及瓣叶增厚，左心房扩大，右心室肥大及右心室流出道变宽。二维超声心动图上可见二尖瓣前后叶反射增强、变厚，活动幅度减小，舒张期前叶体部向前膨出呈气球状，瓣尖的前后叶距离明显缩短，开口面积减小。多普勒超声显示缓慢而渐减的血流通过二尖瓣，示舒张期二尖瓣前叶穹形改变，左心房及左心室增大。

（4）右心导管检查：主要用于做心内科介入手术或者外科手术之前测定毛细血管压和跨瓣膜压差及计算二尖瓣瓣口面积，以便于决定能否顺利手术。二尖瓣狭窄的心导管检查常可见右心室、肺动脉及肺毛细血管压力增高，肺循环阻力增大，心排血量减低。穿刺心房间隔后可直接测定左心房和左心房的压力，二尖瓣狭窄早期舒张期跨瓣压力阶差正常，随着病情加重，压力阶差增大，左心房收缩时压力曲线呈高大的 a 波。

（5）食管超声检查：大量研究表明食管超声对左心房血栓的检出敏感性和特异性明显优于经胸超声。因此对二尖瓣狭窄伴房颤、窦性心律伴严重肺动脉高压（>60mmHg）、左心房较大等患者，即使经胸超声未发现左心房血栓，也应常规进行食管超声检查。同时，食管超声能判定血栓是否肌化、有无新形成血栓。因此食管超声对经皮球囊二尖瓣成形术（PBMV）适应证选择、指导抗凝治疗、预防动脉栓塞并发症以及术后评价举足轻重，应予足够重视。

四、诊断及鉴别诊断

（一）诊断依据

（1）有典型临床症状：进行性加重的劳力性呼吸困难，和（或）伴咯血、干咳。

（2）有风湿活动史可以帮助诊断二尖瓣狭窄为风湿性。

（3）典型的体征：心尖部舒张期隆隆样杂音，S_1 亢进，P_2 亢进。

（4）胸部 X 线：左心房、右心室增大，肺动脉主干突出，肺静脉增宽。心力衰竭期可见肺淤血、间质性肺水肿征。

（5）超声心动图：M 型超声示二尖瓣城墙样改变，左心房扩大，右心室肥大及右心室流出道变宽。二维超声心动图示二尖瓣前后叶反射增强，变厚，活动幅度减小，舒张期二尖瓣开口面积减小。

注意，二尖瓣狭窄确诊最重要的依据是病史＋心尖部杂音＋超声心动图。

（二）二尖瓣狭窄的评价

二尖瓣狭窄时，在 M 型超声上显示后叶和前叶同向向前运动，前叶呈"城墙样"改变，这是二尖瓣狭窄特征性改变。二维超声显示瓣膜开放受限，呈"鱼口"样；可直接测量二尖瓣口面积、观察瓣膜结构，如瓣叶增厚、粘连或钙化及瓣下结构。根据二尖瓣口面积测定，面积＞$1.6cm^2$者为轻度狭窄，$1.6\sim1.0cm^2$者为中度狭窄，＜$1.0cm^2$者为重度狭窄。多普勒超声心动图可见二尖瓣口血流速度增快及血流频谱异常，正常二尖瓣口最大峰值流速一般＜$1.2m/s$，二尖瓣狭窄时二尖瓣口最大峰值流速一般＞$1.5m/s$。

(三) 二尖瓣病变的超声心动图分级

Wikins等将瓣膜活动度、瓣叶增厚、瓣下病变及瓣膜钙化的程度分别分为1～4级，四项总分共0～16分，记分越高表示病变越严重。如瓣膜超声积分≤8，PBMV可取得良好效果；积分≥12者，优先选择瓣膜置换术；如在8～11分之间，也可进行PBMV，但临床效果不能确定。见表10-1。

表 10-1　二尖瓣病变的超声心动图分级

瓣膜形态	病变程度	级别	积分
瓣叶活动度	仅瓣尖粘连,活动受限,其他部位活动良好	1	1
	瓣叶基底部及中部活动下降	2	2
	舒张期主要是基底部向前运动	3	3
	舒张期瓣叶没有或仅极轻度向前运动	4	4
瓣叶增厚	瓣叶厚度接近正常(4～5mm)	1	1
	瓣叶中部正常,边缘增厚(5～8mm)	2	2
	整个瓣叶均匀增厚(5～8mm)	3	3
	整个瓣叶组织明显增厚(8～10mm)	4	4
瓣下病变	邻近瓣叶腱索轻度增厚	1	1
	腱索增厚累及近端1/3	2	2
	腱索增厚缩短累及近端1/3	3	3
	腱索广泛增厚缩短累及乳头肌	4	4
瓣叶钙化	瓣叶单区域回声增强	1	1
	瓣叶边缘散在回声增强	2	2
	回声增强累及瓣叶	3	3
	瓣叶大部分广泛回声增强	4	4

（四）二尖瓣反流的评价

多普勒超声心动图是评估二尖瓣反流的主要方法，其敏感性为95%～100%，特异性为90%～100%。结合 M 型超声和二维超声，采用脉冲多普勒和彩色多普勒血流技术，可对二尖瓣反流进行较准确的评估，测定结果与心血管造影资料相关性良好。根据反流束的范围来确定二尖瓣反流程度，分为Ⅰ～Ⅳ级。

① Ⅰ级（轻度）：反流信号长度在左心房长度的1/4水平以内；

② Ⅱ级（中度）：反流信号长度延伸到左心房长度的 1/2 水平；

③ Ⅲ级（中重度）：反流信号长度达到左心房长度的 2/3 水平；

④ Ⅳ级（重度）：反流信号长度超过左心房长度的2/3 水平。

彩色多普勒可实时地显示反流束，测量其反流面积，最大反流面积与左心房面积之比反映了反流的程度，因此可判断反流程度。

① 轻度：反流面积/左心房面积<20%。

② 中度：反流面积/左心房面积 20%～40%。

③ 中重度：反流面积/左心房面积>40%、<60%。

④ 重度：反流面积/左心房面积>60%。

（五）鉴别诊断

（1）急性风湿性心脏炎：杂音出现在舒张早期且柔和，每日变化较大，为心室扩大、二尖瓣相对狭窄所致，即 Carey-Coombs 杂音。风湿活动控制后可消失。

（2）"功能性"二尖瓣狭窄：见于各种原因所致的左心室扩大，如大量左至右分流的动脉导管未闭和心室间隔缺损、主动脉瓣关闭不全等，二尖瓣瓣口流量增大，或二尖瓣在心室舒张期受主动脉反流血液的冲击所致，杂音历时较短，无开瓣音，性质较柔和，吸入亚硝酸异戊酯后减轻，应用升压药后加强。

（3）左心房黏液瘤：其症状和体征与二尖瓣狭窄相似，但呈间歇性，随体位而变更，一般无开瓣音而可有肿瘤扑落音，心房颤动少见而易有反复的周围动脉栓塞现象。超声心动图发现二尖瓣后面收缩期和舒张期均可见一团云雾状回声波。心导管检查显示左心房压力明显升高，造影示左心房内充盈缺损。

（4）三尖瓣狭窄：胸骨左下缘闻及低调的隆隆样舒张期杂音，吸气时回心血量增加可使杂音增强，呼气时减弱，窦性节律时颈静脉 a 波增大。而二尖瓣狭窄舒张期杂音位于心尖区，吸气时无变化或减弱。超声心动图可明确诊断。

（5）原发性肺动脉高压：多发生于女性患者，无心尖区舒张期杂音和开瓣音，左心房不扩大，肺动脉楔压和左心房压力正常。

（六）并发症

（1）心房颤动：为相对早期的常见并发症，可能为患者就诊的首发病症，也可为首次呼吸困难发作的诱因和患者体力活动明显受限的开始。房性期前收缩常为其前奏。初始为阵发性心房扑动和颤动，之后转为慢性心房颤动。心房颤动时，舒张晚期心房收缩功能丧失，左心室充盈减少，可使心排出量减少 20％。左心室充盈更加依赖于舒张期的长短，而心室率增快，使舒张期缩短。心房颤动发生率随左心房增大和年龄增长而增加。

（2）急性肺水肿：为重度二尖瓣狭窄的严重并发症。患者突然出现重度呼吸困难和发绀，不能平卧，咳粉红色泡沫状痰，双肺满布干湿性啰音。如不及时救治，可能致死。

（3）血栓栓塞：20％的患者发生体循环栓塞，偶尔为首发病症。血栓来源于左心耳或左心房。心房颤动、大左心房（直径＞55mm）、栓塞史或心排出量明显降低为体循环栓塞的危险因素。80％的体循环栓塞患者有心房颤动。2/3 的体循环栓塞为脑动脉栓塞，其余依次为外周动脉和内脏（脾、肾和肠系膜）动脉栓塞。1/4 的体循环栓塞为反复发作和多部位的多发栓塞。偶尔左心房带蒂球状血栓或游离飘浮球状血栓可突然阻塞二尖瓣口，导致猝死。心房颤动和右心衰竭时，可在右心房形成附壁血栓，可致肺栓塞。

（4）右心衰竭：为晚期常见并发症。并发三尖瓣关闭不全时，可有难治性腹水。右心衰竭时，右心排血量明显减少，肺循环血量减少，左心房压相对下降，加之肺泡和肺毛细血管壁增厚，呼吸困难可有所减轻，发生急性肺水肿和大咯血的危险减少，但这一"保护作用"的代价是心排血量降低。临床表现为右心衰竭的症状和体征。

（5）感染性心内膜炎及肺部感染：单纯二尖瓣狭窄并发感染性心内膜炎较少见，有瓣叶明显钙化或心房颤动的患者更少发生。肺部感染常见。

五、治疗

外科瓣膜置换术是心脏瓣膜病最佳的治疗手段，但是受到经济条件限制，大多数患者仍然以内科治疗为主。

（一）非药物治疗

在心力衰竭发作期、风湿活动期，应当限制患者活动量，以卧床休息为主。饮食上注意适当控制氯化钠的摄入量。如果在使用利尿药利尿时，可以根据尿量多少或者血清钠离子监测值适当增加膳食中氯化钠摄入量。

避免呼吸道感染是预防心力衰竭发作的主要手段。建议在天气变化和冬季，患者注意防寒保暖。

（二）药物治疗

药物治疗主要使用于已经出现典型临床症状的患者。对于无症状的二尖瓣狭窄者，并非需要接受药物治疗。慢性心力衰竭者，治疗参见慢性心力衰竭治疗。倘若能确定为风湿性二尖瓣狭窄，则建议每月给予长效青霉素肌内注射以预防风湿活动。

1. 二尖瓣狭窄并急性左心衰竭

出现急性左心衰竭时，治疗参见急性左心衰竭治疗。但是，对于重度二尖瓣狭窄而心律为窦性心律者，建议慎用洋地黄类强心药物。

（1）血管扩张药

0.9％氯化钠注射液　50mL
硝酸甘油注射液　5mg ｜ iv（静脉泵入，根据血压调整剂量）

【说明】　硝酸甘油主要是扩张小静脉，对血压的影响较硝普钠及酚妥拉明弱。如果患者的血压高于 140/90mmHg，建议剂量从 $20\sim30\mu g/min$ 开始，同时还要注意硝酸甘油可以引起反射性心率增快。可选用硝酸甘油静脉泵入，以扩张小静脉，降低左心前负荷，减轻肺水肿。禁用硝普钠或者酚妥拉明等扩张小动脉药物，以免血压剧烈下降。

（2）髓袢利尿药

① 0.9％氯化钠注射液　10mL
呋塞米注射液　$20\sim40$mg ｜ iv　可以重复使用

② 0.9％氯化钠注射液　10mL
托拉塞米注射液　$10\sim20$mg ｜ iv　可以重复使用

【说明】　呋塞米注射液、托拉塞米注射液等属于髓袢利尿药。目的是通过阻断髓袢升支髓质部对氯离子的重吸收，使得钠离子的重吸收受到抑制，使大量水、盐排出体外，从而减轻心脏的容量负荷。

（3）中枢镇静药：适用于急性肺水肿而且患者较为烦躁时。

0.9％氯化钠注射液　10mL
盐酸吗啡注射液　10mg ｜ iv（先给予 3mg，其余丢弃或者酌情重复使用，总量不超过 10mg）

【说明】　吗啡为中枢镇静镇痛药。吗啡有明显的镇静作用，改善患者的紧张情绪；有抑制过度兴奋的呼吸中枢的作用，可以缓解呼吸困难；可使周围血容量增加，减少静脉回流；还可以舒张肺血管床，降低肺动脉压，缓解肺水肿。对于合并支气管哮喘、慢性阻塞性肺疾病或者已知存在明显二氧化碳潴留者，就诊时已经出现意识障碍或者不排除合并急性脑血管疾病，血压过低（平均动脉压<80mmHg）者，建议禁用吗啡。新生儿、婴儿或者围生期孕产妇也不适合使用吗啡。

（4）强心药

① 5%葡萄糖注射液　　10～20mL 毛花苷 C 注射液　　0.2～0.4mg	iv（7～15min，6～8h 可酌情重复使用。建议 每日不超过 1.2mg）
② 5%葡萄糖注射液　　10～20mL 毒毛花苷 K 注射液　　0.25mg	iv（7～15min，2～4h 可酌给予 0.125mg。 建议每日不超过 0.5mg）

【说明】 不作为重度单纯二尖瓣狭窄治疗的首选。在重度二尖瓣狭窄出现急性左心衰竭时，倘若患者心室率过快，可给予小剂量快代谢的洋地黄类药物控制心室率，尽量不要超过每日极量，同时注意是否合并电解质紊乱或者酸碱失衡、低蛋白血症等。

（5）其他对症支持治疗：包括止咳平喘、控制感染等。对于双肺哮鸣音较明显者，可以酌情加用氨茶碱或多索茶碱，必要时可以加用肾上腺糖皮质激素等。

① 0.9%氯化钠注射液　　100mL 氨茶碱注射液　　0.25g 地塞米松注射液　　10mg	iv drip（20gtt/min）
② 0.9%氯化钠注射液　　100mL 多索茶碱注射液　　100mg 地塞米松注射液　　10mg	iv drip（20gtt/min）

【说明】 茶碱类药物可以增快心率，若患者心室率高于 150 次/min 时请慎用。对于合并急性心肌梗死、糖尿病急性并发症（糖尿病酮症酸中毒、糖尿病高渗性昏迷或者高渗状态者），建议暂不加用肾上腺糖皮质激素。茶碱类药物与喹诺酮类抗生素合用时应当酌情减量。

2. 二尖瓣狭窄合并慢性心力衰竭

对于合并慢性心力衰竭者，治疗参见慢性心力衰竭治疗原则。与由冠心病、心肌病等其他器质性心脏病所引起的慢性心力衰竭不同的是，由于瓣膜病导致的慢性心力衰竭在长期服药治疗之中，并未重点强调血管紧张素转换酶抑制药、血管紧张素受体阻滞药以及

β 受体阻滞药等药物的重要性，医师可以根据患者的病情需要酌情选用。比如对于二尖瓣狭窄合并高血压者，可以加用血管紧张素转换酶抑制药控制血压，而对于血压正常者，血管紧张素转换酶抑制药则未必非使用不可。

（1）利尿药：利尿药对窦性心律而有心脏增大者尤为适用，可改善肺淤血的症状。常用的口服利尿药有髓袢类利尿药或者氢氯噻嗪类利尿药。

① 呋塞米片　20mg　po　qd→qod（病情稳定后可改为隔日 1 片）

② 布美他尼片（利了片）　1mg　po　qd→qod

③ 托拉塞米胶囊　10mg　po　qd→qod

④ 氢氯噻嗪片（双氢克尿噻片）　25mg　po　bid→qd

【说明】 建议患者每日清晨排便后空腹时测量体重，记录好每日尿量变化，注意双下肢有无水肿以及六分钟步行实验，根据上诉监测指标来调整利尿药的用量。并建议 1～3 月复查电解质及血尿酸。

（2）醛固酮受体阻滞药

螺内酯片　20～40mg　po　bid

【说明】 醛固酮受体阻滞药＋血管紧张素转换酶抑制药长期联合使用时，需要定期复查电解质，以防出现高钾血症。

（3）其他治疗：如果二尖瓣狭窄合并心房颤动使用洋地黄类药物后心室率仍然控制不佳者，可以酌情加用 β 受体阻滞药。对于左心室明显扩大者，可以加用醛固酮受体阻滞药。此外，心肌营养药物的应用以及中成药的使用已经被临床证实对改善慢性心力衰竭患者的临床症状及预后有效。

① 富马酸比索洛尔片（康忻片）　2.5～5mg　qd（建议首剂1.25mg/d，1～2 周后调整剂量）

② 酒石酸美托洛尔片　12.5～25mg　qd（建议首剂 6.25mg/d，1～2 周后调整剂量）

③ 卡维地洛片　12.5～25mg　qd（建议首剂 6.25mg/d，1～2 周后调整剂量）

④ 盐酸曲美他嗪片（万爽力）　20mg　po　tid

⑤ 芪参益气滴丸　0.5g　po　tid

⑥ 芪苈强心胶囊　0.6～1.2g　po　tid

④⑤⑥为营养心肌药物。

3. 二尖瓣狭窄合并慢性心房颤动

心房颤动持续时间超过24h，多数有心房或者心室附壁血栓，若无明显禁忌证，建议加用华法林抗凝治疗。尤其是栓塞发生高危人群或者已经发生过栓塞的患者，是华法林使用的强适应证。

华法林片　2.5～3mg　po　qd

【说明】　对于慢性心房颤动的高危患者，如有心房血栓、脑栓塞、下肢静脉栓塞者，注意刚开始使用前监测凝血酶原时间国际标准比值（INR），3～4天后复查INR，根据INR调整剂量。INR在2～3之间属于治疗范围，2.3～2.7为最佳治疗值。

4. 预防风湿活动治疗

每月肌内注射长效青霉素（苄星青霉素）注射液一次。

0.9%氯化钠注射液　5～10mL │ im　AST（）

长效青霉素注射液　120万U │ 成人　1次/每4周

【说明】　长效青霉素注射液用于风湿病时预防链球菌感染，也可用于治疗对青霉素G敏感细菌引起的轻中度感染或作预防感染用（如风湿病患者预防链球菌感染），但是不能代替青霉素G用于治疗重症急性感染。

注意事项：本品肌内注射有局部刺激作用，不用于小婴儿；应询问青霉素过敏史，青霉素过敏者禁用；用前需做青霉素皮试；过敏性休克的抢救措施同青霉素G。

（三）内科介入治疗

经皮二尖瓣球囊瓣膜成形术（PBMV）是治疗风湿性心脏病二尖瓣狭窄的一项技术。其治疗机制与二尖瓣闭式分离术相似，即在高压球囊作用下，使粘连的二尖瓣交界区分离，二尖瓣口面积扩大。因其方法相对简单、疗效可靠、创伤小、并发症低，目前已广泛用于单纯症状性中重度二尖瓣狭窄的治疗，要求瓣膜弹性好，术前食管内超声排除左心房血栓，对有适应证患者是理想的外科手术替代方法。

(四) 外科手术治疗

外科治疗的目的是扩张瓣口，改善瓣膜功能，主要有二尖瓣分离术和人工心脏瓣膜狭窄替换术。

人工心脏瓣膜狭窄替换术是目前治疗重度、中度二尖瓣狭窄的最佳治疗方法。人工瓣膜有金属机械瓣膜和生物瓣膜。前者应用较后者更为广泛，也相对经济实惠，但是术后需要终身服用华法林抗凝治疗。

人工心脏瓣膜狭窄替换术的适应证为：严重瓣叶结构和瓣下结构钙化、畸形，不适宜行分离术者；二尖瓣狭窄合并明显二尖瓣关闭不全者。手术的最佳时机在于心力衰竭和风湿活动得以控制，而无严重肺动脉高压。

六、预后

在仅有内科药物治疗而尚未开展内科介入手术和外科手术治疗的时期，中、重度二尖瓣狭窄患者 10 年存活率为 15%，死亡原因最常见的是心力衰竭，其次是血栓栓塞和感染性心内膜炎。抗凝治疗后栓塞率下降，降低了二尖瓣狭窄患者的致残率。而内科和外科手术的运用则大大提高了患者的存活率和生活质量。

第二节 二尖瓣关闭不全

二尖瓣正常的启闭有赖于二尖瓣瓣叶、瓣环、腱索、乳头肌以及左心室结构和功能的完整性与协调性。当其中任何一个环节发生结构异常或者功能异常时均可以导致二尖瓣关闭不全（mitral insufficiency）。二尖瓣关闭不全最常见的病因是风湿性，其中约 50% 患者合并二尖瓣狭窄。其他引起二尖瓣关闭不全的原因有乳头肌功能失调或者断裂、二尖瓣脱垂，以及左心室腔扩大所引起的相对性二尖瓣关闭不全。

临床上常根据引起二尖瓣狭窄病程的长短分为慢性二尖瓣关闭不全及急性二尖瓣关闭不全。其中慢性二尖瓣关闭不全常见于风湿性、先天性、二尖瓣脱垂、老年性退行性改变、结缔组织病引起的二尖瓣病变，以及由于左心室腔扩大而导致的相对性二尖瓣关闭不全。而急性二尖瓣关闭不全则常见于急性心肌梗死导致的乳头肌功能失调或者断裂，心导管检查或者治疗时造成的二尖瓣毁损或者破裂，人工瓣膜置换术后开裂，感染性心内膜炎引起的二尖瓣病变等。

一、病史采集

（一）现病史

（1）急性二尖瓣关闭不全：急性二尖瓣关闭不全者原左心房大小及顺应性正常。由于急性二尖瓣关闭不全导致突然的二尖瓣反流，左心房压和肺毛细血管楔压急剧升高，导致急性肺淤血、急性肺水肿。因此，在临床上通常表现为急性左心衰竭，严重者为急性肺水肿。

（2）慢性二尖瓣关闭不全：病程长，起病缓，无临床症状期甚至可达数十年。轻度二尖瓣关闭不全者临床症状轻，甚至可以无明显症状。中度二尖瓣关闭不全者因心血量逐渐增多、心搏出量逐渐减少而出现乏力、心悸，以及中度以上活动后气喘。重度二尖瓣关闭不全者病情进展快，迅速出现进行性加重的劳力性呼吸困难、端坐呼吸、夜间阵发性呼吸困难、活动耐量显著下降等肺循环淤血症状。晚期可以进展至全心衰竭，出现肝脏肿大、下肢水肿及胸腔、腹腔积液等。

在询问病史时，要详细询问患者发病环节，临床表现的轻重，病情进展速度等。

（二）既往史、个人史及家族史

由于二尖瓣关闭不全常见的病因是风湿性，因此在询问病史时必须问清楚患者是否在青少年时期有风湿活动病史（风湿热、风湿性关节炎、反复链球菌感染导致的咽炎）及其治疗过程。并询问有无心肌梗死病史，心导管检查或者手术史等。

二、体格检查

（1）急性二尖瓣关闭不全：常见的体征为双肺对称性广泛粗湿啰音，心界可以轻度增大或者在正常范围内，心尖部第一心音减弱，心尖部可闻及收缩期吹风样杂音，心尖部舒张期奔马律等。若为乳头肌断裂，心尖部杂音性质可以发生改变，表现为粗糙的收缩期喀喇音。

（2）慢性二尖瓣关闭不全：心界明显向左下扩大，心尖部第一心音减弱，心尖部可闻及（2～4）/6级收缩期吹风样杂音，可以向左腋下传导，吸气时杂音响度减弱。严重二尖瓣关闭不全或者合并二尖瓣狭窄时常因肺动脉高压而闻及肺动脉瓣听诊区第二音亢进。合并二尖瓣狭窄者心尖部可闻及双期杂音。若由于左心室腔扩大所引起的二尖瓣相对关闭不全，心尖部收缩期杂音则较为柔和，通常在3/6级以下。疾病进入中晚期合并全心衰竭时，还可以出现颈静脉怒张、肝颈静脉回流征阳性、双下肢凹陷性水肿，以及胸腔、腹腔积液等相应体征。部分患者可以由于左心室扩大而出现抬举性心尖搏动。

三、辅助检查

1. 急性二尖瓣关闭不全

可以在胸部 X 线检查时提示肺淤血征象。

2. 慢性二尖瓣关闭不全

（1）心电图：多无特征性改变，部分可表现为 P 波增宽或者 ptfV$_1$ 异常。胸前导联可出现左心室高电压表现，以及继发性 ST-T

改变。部分可出现心房颤动、房性期前收缩等房性心律失常。

（2）胸部 X 线：左心房影显著增大是慢性二尖瓣关闭不全的特征性 X 线表现。心脏后前位时可见主动脉弓缩小，肺动脉段凸出，左心房双重阴影并显著扩大，左心室也向左下扩大，肺门影增粗增浓提示肺动脉高压。反复心衰者 X 线上可见肺淤血表现。右前斜位可见食管被扩大的左心房压迫至右后方。左前斜位则显示心脏、食管及膈肌三角区缩小或者消失，这是左心室扩大的表现。

（3）超声心动图：是检测和定量二尖瓣反流的最准确的无创性诊断方法。二维超声心动图上显示二尖瓣前后叶在收缩期对合错位或呈分层改变。瓣叶反射增强钙化、增厚、挛缩和瓣下结构畸形，部分还可出现瓣叶脱垂，腱索松弛冗长或者断裂。左心室前后径增大，左心房显著增大，收缩期在其后壁出现凹陷波。二尖瓣关闭不全合并二尖瓣狭窄时可有二尖瓣狭窄的类似城垛样波形，但是 EF 段（舒张早期）的开始段因狭窄速度增快，而出现短促的 E 波突出，即马鞍型改变。多普勒显示全收缩期反流频谱。

（4）放射性核素检查：放射性核素血池显像示左心房和左心室扩大，左心室舒张末期容积增加。肺动脉高压时，可见肺动脉主干和右心室扩大。

（5）右心导管检查：右心室、肺动脉及肺毛细血管压力增高，肺循环阻力增大，左心导管检查左心房压力增高，压力曲线 v 波显著，而心排血量减低。

四、诊断及鉴别诊断

（一）诊断依据

（1）曾经有风湿热、风湿性关节炎等风湿活动史或者手术创伤史。

（2）轻型者可以无临床症状或者临床症状较轻。有典型临床症状者多数表现为急性或慢性心力衰竭。

（3）心脏四诊示心尖部抬举性搏动，心尖部可闻及收缩期杂音并向腋下传导。

（4）胸部 X 线示左心房影显著增大、左心室增大、肺淤血及肺动脉高压征象。

（5）超声心动图示可见二尖瓣前后叶钙化增强、增厚，瓣口在收缩期关闭对合不佳，左心室、左心房增大。可见收缩期反流频谱。

（二）鉴别诊断

（1）相对性二尖瓣关闭不全：见于各种原因所致左心室扩大，但二尖瓣本身无增厚、粘连等病变，瓣叶活动良好，杂音较柔和，多出现在收缩中晚期。

（2）室间隔缺损：为全收缩期杂音，在胸骨左缘 4、5、6 肋间最明显，不放射到腋下，常伴有收缩期震颤。心电图可有双室肥厚，胸部 X 线可示左、右心室扩大。

（3）主动脉瓣狭窄：心底部喷射性收缩期杂音偶伴有收缩期震颤，呈递增-递减型，杂音向颈部传导。

（4）三尖瓣关闭不全：为全收缩期杂音，在胸骨左缘 4、5 肋间最明显，几乎不传导，少有收缩期震颤。右心室扩大显著时可传至心尖区。杂音在吸气时增强，伴有颈静脉收缩期明显搏动（V波）和肝收缩期搏动。心电图示右心室肥厚，胸部 X 线示右心室扩大。

五、并发症

慢性患者与二尖瓣狭窄相似，但出现较晚。感染性心内膜炎较多见，栓塞少见。急性患者和慢性患者发生腱索断裂时，短期内发生急性左心衰竭甚至急性肺水肿，预后较差。

六、治疗

（一）非药物治疗

避免过度的体力劳动及剧烈运动，限制钠盐摄入，保护心功能，饮食上注意增加营养，提高抵抗能力。在急性心力衰竭发作期给予中、高流量吸氧治疗。

（二）内科治疗

1. 急性二尖瓣关闭不全

急性二尖瓣关闭不全常引起急性左心衰竭，甚至急性肺水肿。治疗参见急性左心衰竭的治疗，主要以扩血管、利尿为主，对于心室率快者，可以酌情给予小剂量毛花苷 C 或者毒毛花子苷 K 缓慢静脉注射。

（1）血管扩张剂：若患者的平均动脉压正常，可以给予血管扩张剂治疗以减轻心脏前、后负荷，降低肺动脉高压，最大限度地增加心排血量。可以选择静脉泵入或者静脉点滴硝普钠、硝酸甘油或者酚妥拉明等。

① 0.9%氯化钠注射液　　50mL ｜ iv（静脉泵入，根
　　注射用硝普钠　　5～25mg ｜ 据血压调整剂量）

【说明】　硝普钠能够同时扩张动脉及静脉，因此在使用时需要严密监测血压波动。如果患者血压正常，建议以 $5\sim10\mu g/min$ 开始，但是不适于血压＜90/60mmHg。如果血压＞140/90mmHg者，可以从 $50\mu g/min$ 开始，将血压下降至 120/70mmHg 为宜。

② 0.9%氯化钠注射液　　50mL ｜ iv（静脉泵入，根
　　硝酸甘油注射液　　5mg ｜ 据血压调整剂量）

【说明】　硝酸甘油主要是扩张小静脉，对血压的影响较硝普钠及酚妥拉明弱。如果患者的血压＞140/90mmHg，建议开始剂量从 $20\sim30\mu g/min$ 开始，同时还要注意硝酸甘油可以引起反射性心率增快。

③ 0.9%氯化钠注射液　　50mL ｜ iv（静脉泵入，根
　　酚妥拉明注射液　　10mg ｜ 据血压调整剂量）

【说明】　酚妥拉明为非选择性 α 受体阻滞药，可以舒张动脉血管平滑肌使血压下降，降低肺动脉压和外周血管阻力。对于血压增高者，开始剂量建议从 $50\mu g/min$ 开始，根据血压调整剂量，最大

剂量为 2mg/min。此外，酚妥拉明也可以反射性引起儿茶酚胺释放增多导致心动过速，还有拟胆碱作用、组胺样作用，导致部分患者出现皮肤潮红、恶心呕吐。老年患者使用时可能较容易出现体位性低血压。

（2）髓袢利尿药

① 0.9%氯化钠注射液　　10mL $\left.\begin{array}{l}\\\\\end{array}\right|$ iv（可以重复使用）
　　呋塞米注射液　　20～40mg

② 0.9%氯化钠注射液　　10mL $\left|\begin{array}{l}\text{iv（可以重复使用，}\\\text{或与呋塞米或者布}\\\text{美他尼交替使用）}\end{array}\right.$
　　托拉塞米注射液　　10～20mg

【说明】　呋塞米注射液、托拉塞米注射液等髓袢利尿药通过阻断髓袢升支髓质部对氯离子的重吸收，使得钠离子的重吸收受到抑制，使大量水、盐排出体外，从而减轻心脏的容量负荷。

（3）强心药

① 5%葡萄糖注射液　　10～20mL $\left|\begin{array}{l}\text{iv　（7～15min，}\\\text{6～8h 可酌情重复使用。}\\\text{建议每日不超过 1.2mg）}\end{array}\right.$
　　毛花苷 C 注射液　　0.2～0.4mg

② 5%葡萄糖注射液　　10～20mL $\left|\begin{array}{l}\text{iv（7～15min，2～4h}\\\text{可酌情给予 0.125mg。}\\\text{建议每日不超过 0.5mg）}\end{array}\right.$
　　毒毛花苷 K 注射液　　0.25mg

【说明】　毛花苷丙或者毒毛花苷 K 等静脉用的快速洋地黄类药物是治疗急性心力衰竭的首选。但是要注意洋地黄类药物的毒性蓄积作用，即使使用快代谢的洋地黄类药物，尽量不要超过每日极量，同时注意是否合并电解质紊乱或者酸碱失衡、低蛋白血症等。

（4）中枢镇静药：适用急性肺水肿而且患者较为烦躁时。

0.9%氯化钠注射液　　10mL $\left|\begin{array}{l}\text{iv（先给予 3mg，其余丢弃或者酌}\\\text{情重复使用，总量不超过 10mg）}\end{array}\right.$
盐酸吗啡注射液 10mg

【说明】　吗啡为中枢镇静镇痛药。吗啡有明显的镇静作用，改善患者的紧张情绪；可以抑制过度兴奋的呼吸中枢，缓解呼吸困难；可使周围血容量增加，减少静脉回流；还可以舒张肺血管床，降低肺动脉压，缓解肺水肿。对于合并支气管哮喘、慢性阻塞性肺疾病或者已知存在明显二氧化碳潴留者，就诊时已经出现意识障碍或者不排除合并急性脑血管疾病，血压过低（平均动脉压＜80mmHg者），建议禁用吗啡。新生儿、婴儿或者围生期孕产妇也不适合使用吗啡。

（5）其他对症支持治疗

其余治疗措施包括止咳平喘、控制感染等。对于双肺哮鸣音较明显者，可以酌情加用氨茶碱或多索茶碱，必要时可以加用肾上腺糖皮质激素等。

① 0.9％氯化钠注射液　100mL

氨茶碱注射液　0.25g　　　iv drip（20gtt/min）

地塞米松注射液　10mg

② 0.9％氯化钠注射液　100mL

多索茶碱注射液　100mg　　iv drip（20gtt/min）

地塞米松注射液　10mg

【说明】　茶碱类药物可以增快心率，若患者心室率高于150次/min时慎用。对于合并急性心肌梗死、糖尿病急性并发症（糖尿病酮症酸中毒、糖尿病性高渗性昏迷或者高渗状态者），建议暂不加用肾上腺糖皮质激素。茶碱类药物与喹诺酮类抗生素合用时应当酌情减量。

2. 慢性二尖瓣关闭不全

（1）无症状、心功能正常者无需特殊治疗，但应定期随访。

（2）预防风湿活动治疗：对于已经确定为风湿性心脏病-二尖瓣关闭不全者建议每月肌内注射长效青霉素（苄星青霉素）。

0.9％氯化钠注射液　5～10mL　im　AST（）

长效青霉素注射液　120万U　（成人，1次/每4周）

【说明】　长效青霉素注射液用于风湿病时预防链球菌感染，也可用于治疗对青霉素G敏感细菌引起的轻中度感染或作预防感染用（如风湿病患者预防链球菌感染），但是不能代替青霉素G用于治疗重症急性感染。

注意事项：本品肌内注射有局部刺激作用，不用于小婴儿；应询问青霉素过敏史，青霉素过敏者禁用；用前需做青霉素皮试；过敏性休克的抢救措施同青霉素 G。

（3）合并心房颤动：处理同二尖瓣狭窄，但维持窦性心律不如在二尖瓣狭窄时重要。除因心房颤动导致心功能显著恶化的少数情况需恢复窦性心律外，多数只需满意控制心室率。慢性心房颤动，有体循环栓塞史、超声检查见左心房血栓者，应长期抗凝治疗。

（4）合并慢性心力衰竭者，除了应限制钠盐摄入之外，还必须给予药物治疗，主要是规则使用利尿药及洋地黄类强心剂。至于血管紧张素转换酶抑制药的应用则应该根据患者个体化而决定是否使用。

① 利尿药：利尿药对窦性心律的心脏增大者尤为适用，可改善肺淤血的症状。常用的口服利尿药有髓袢类利尿药或者氢氯噻嗪类利尿药。

a. 呋塞米片　20mg　po　qd→qod（病情稳定后可改为隔日 1 片）

b. 布美他尼片（利了片）　1mg　po　qd→qod

c. 托拉塞米胶囊　10mg　po　qd→qod

d. 氢氯噻嗪片（双氢克尿噻片）　25mg　po　bid→qd

【说明】　建议患者每日清晨排便后空腹时测量体重，记录好每日尿量变化，注意双下肢有无水肿，以及进行六分钟步行实验，根据上述监测指标来调整利尿药的用量。并建议 1～3 月复查电解质及血尿酸。

② 洋地黄类强心药：在二尖瓣关闭不全患者中，使用地高辛等强心药比在二尖瓣狭窄时重要，特别是有心房纤颤伴快速心室率者。洋地黄类药物既可减慢心室率，又可增强心肌收缩力，能起到增加前向搏出量和缓解临床症状的疗效。

地高辛片　0.125～0.25mg　po　qd

【说明】　长期口服洋地黄类药物要注意有无上消化道症状（恶

心、纳差、呕吐）、神经-精神症状（乏力、意识淡漠或者烦躁）、视觉改变（黄视或者绿视）以及各种心律失常等。

③ 抗凝治疗：合并心房颤动者，可以在心力衰竭控制好后加用华法林片。

华法林片　2.5～3mg　po　qd

【说明】　对于慢性心房颤动的高危患者，如有心房血栓、脑栓塞、下肢静脉栓塞者。注意刚开始使用前监测凝血酶原时间国际标准比值（INR），3～4天后复查 INR，根据 INR 调整剂量。INR 在 2～3 之间属于治疗范围，2.3～2.7 为最佳治疗值。

④ ACEI 类

a. 培哚普利片（雅施达）　2～4mg　po　qd（建议首剂从 2mg 开始）

b. 贝那普利片（洛丁新）　5～10mg　po　qd（建议首剂从 2.5mg 开始）

【说明】　对于瓣膜疾病导致的慢性心力衰竭，ACEI 类药物的应用并非 I 类适应证，但使用 ACEI 类可以降低后负荷，这可改善慢性严重二尖瓣关闭不全患者的临床状态达几个月甚至几年。建议经过利尿治疗后体重达到或者接近干体重后使用。对于使用 ACEI 类导致刺激性干咳者，建议改用 ARB 类。

⑤ 其他治疗：如果使用洋地黄类药物后心室率仍然控制不佳者，可以酌情加用 β 受体阻滞药。对于左心室明显扩大者，可以加用醛固酮受体阻滞药。

a. 富马酸比索洛尔片（康忻片）　2.5～5mg　po　qd（建议首剂 1.25mg/d，1～2 周后调整剂量）

b. 酒石酸美托洛尔片　12.5～25mg　po　qd（建议首剂 6.25mg/日，1～2 周后调整剂量）

c. 卡维地洛片　12.5～25mg　po　qd（建议首剂 6.25mg/日，1～2 周后调整剂量）

此外，心肌营养药物的应用以及中成药的使用已经被临床证实对改善慢性心力衰竭患者的临床症状及预后有效。营养心肌药物如下。

    a. 盐酸曲美他嗪片（万爽力）　20mg　po　tid

    b. 芪参益气滴丸　0.5g　po　tid

    c. 芪苈强心胶囊　0.6～1.2g　po　tid

（三）外科手术

手术治疗后，二尖瓣关闭不全患者心功能的改善明显优于单纯药物治疗。即使在合并心力衰竭或心房颤动的患者中，手术治疗的疗效亦明显优于药物治疗。瓣膜修复术比人工瓣膜置换术的病死率低，长期存活率较高，血栓栓塞发生率较小。

手术适应证：急性二尖瓣关闭不全；心功能 3～4 级，经内科积极治疗后；无明显临床症状或心功能在 2 级或 2 级以下，辅助检查表明心脏进行性增大，左心室射血分数下降。超声心动图检查左心室收缩期末内径达 50mm 或舒张期末内径达 70mm，射血分数≤50％时应尽早手术治疗。

（四）介入治疗

部分二尖瓣患者可介入治疗改善症状，比如经皮二尖瓣钳夹术（Mitraclip）。

七、预后

急性二尖瓣关闭不全伴随血流动力学不稳定者，如果不进行及时手术治疗，病死率极高。慢性二尖瓣关闭不全患者经过系统规范化内科药物治疗，其 5 年存活率可达到 80％，10 年存活率 60％。合并慢性心房颤动者不进行抗凝治疗，2/3 会发生不同程度的栓塞。人工瓣膜置换术后规范抗凝治疗可以显著提高患者的生活质量和降低再住院率、病死率。

第三节　主动脉瓣狭窄

主动脉瓣狭窄（aortic stenosis），指由于先天性或后天性因素致主动脉瓣病变导致其在收缩期不能完全开放。正常主动脉瓣口面积 $3.0 \sim 3.5 \mathrm{cm}^2$。当瓣口面积减小为 $1.5 \sim 1.0 \mathrm{cm}^2$ 时为轻度狭窄；$0.75 \sim 1.0 \mathrm{cm}^2$ 时为中度狭窄；$< 0.75 \mathrm{cm}^2$ 时为重度狭窄。

一、病史采集

(一) 现病史

注意询问发病的年龄，这是明确疾病病因的手段之一。儿童期体检发现该病则是先天性主动脉瓣狭窄。中青年起病者多为风湿性，老年患者则多为瓣膜退行性改变。

典型症状为劳力性呼吸困难、心绞痛、反复晕厥三联征，疾病后期可发展为慢性充血性心力衰竭。

劳力性呼吸困难系因左心室顺应性降低和左心室扩大，左心室舒张期末压力和左心房压力上升，引起肺毛细血管压增高和肺动脉高压所致。早期表现为中、重度体力活动后气喘、疲劳乏力。随着病情进展，可以出现夜间阵发性呼吸困难。当有劳累、情绪激动、呼吸道感染等诱因时，可诱发急性肺水肿。

约 2/3 的患者可有劳力性心绞痛，其中半数以上伴有明显冠状动脉病变。心绞痛多在夜间睡眠时及劳动后发生。

约 1/3 主动脉瓣狭窄者以劳力性晕厥为主要症状。多在体力活动中或其后立即发作。主要是心排血量的突然降低，造成脑供血明显不足，从而导致发生晕厥。

其他症状，如血栓栓塞多见于老年钙化性主动脉瓣狭窄患者。

(二) 既往史、个人史及家族史

首先仔细询问患者在青少年及青壮年时期有无风湿活动史（风湿性关节炎、风湿热、链球菌性咽喉炎）。询问患者常年生活起居地，尤其是农村妇女。如果患者在儿童期发病，则需要询问其母亲怀孕前期是否有过感染病史等。

二、体格检查

典型体征为胸骨右缘第二肋间喷射性、粗糙的收缩期递增-递减型杂音，向胸骨上切迹及颈动脉传导。部分患者可以在该区域触及收缩期震颤。常可在心尖区闻及第四心音，提示左心室肥厚和舒张期末压力升高。左心室扩大和衰竭时可听到第三心音（舒张期奔马律）。部分患者心脏浊音界向左下扩大，可在心尖区触及收缩期抬举样搏动。此外，主动脉瓣严重狭窄时由于心排血量减低，收缩压降低，脉压减小。

三、辅助检查

（1）心电图：少数主动脉瓣轻度狭窄患者的心电图无明显异常改变。中度以上狭窄患者的心电图可见左心室肥厚劳损。ST-T 段继发性缺血性改变，$ptfV_1$ 异常。当主动脉瓣钙化严重（老年性退行性主动脉瓣狭窄）时，可见左前分支传导阻滞和其他各种程度的房室或束支传导阻滞。

（2）胸部 X 线：左心缘圆隆，伴向心性左心室肥厚时心影可以轻度增大或者心影尚在正常范围。重度主动脉瓣狭窄时常见升主动脉狭窄后扩张和主动脉瓣钙化。心力衰竭时左心室明显扩大，还可见左心房增大，肺动脉主干突出，肺静脉增宽以及肺淤血的征象。

（3）超声心动图：M 型超声可见主动脉瓣变厚，活动幅度减小，开放幅度＜18mm，瓣叶反射光点增强提示瓣膜增厚、钙化。主动脉根部扩张，左心室后壁和室间隔对称性肥厚。二维超声心动图上可见主动脉瓣收缩期呈向心性弯形运动，并能明确先天性瓣膜畸形。多普勒超声显示缓慢而渐减的血流通过主动脉瓣，并可计算最大跨瓣压力阶差。

（4）左心导管检查：可直接测定左心房、左心室和主动脉的压力。左心室收缩压增高，主动脉收缩压降低，随着主动脉瓣狭窄病情加重，此压力阶差增大。左心房收缩时压力曲线呈高大的 a 波。在下列情况时应考虑施行左心导管检查。

① 年轻的先天性主动脉瓣狭窄患者，虽无症状但需了解左心室流出道梗阻程度；

② 疑有左心室流出道梗阻而非瓣膜原因者；

③ 欲区别主动脉瓣狭窄是否合并存在冠状动脉病变者，应同时行冠脉造影；

④ 多瓣膜病变手术治疗前。

四、诊断及鉴别诊断

(一) 诊断依据

（1）典型的劳力性呼吸困难、心绞痛（胸痛）、晕厥三联征。

（2）特征性体征：胸骨右缘第二肋间喷射性、粗糙的收缩期递增-递减型杂音，向胸骨上切迹及颈动脉传导。

（3）超声心动图示主动脉瓣变厚，活动幅度减小，开放幅度＜18mm，瓣叶反射光点增强钙化，收缩期血流缓慢通过主动脉瓣。

(二) 鉴别诊断

（1）先天性主动脉瓣狭窄：先天性主动脉瓣上狭窄的杂音在右锁骨下最响，杂音和震颤明显传导至胸骨右上缘和右颈动脉，喷射音少见。约半数患者右颈动脉和肱动脉的搏动和收缩压大于左侧。先天性主动脉瓣下狭窄难以与主动脉瓣狭窄鉴别。前者常合并轻度主动脉瓣关闭不全，无喷射音，第二心音非单一性。

（2）心肌病：梗阻性肥厚型心肌病有收缩期二尖瓣前叶前移，致左心室流出道梗阻，产生收缩中或晚期喷射性杂音，胸骨左缘最响，不向颈部传导，有快速上升的重搏脉。

五、治疗

(一) 非药物治疗

避免过度体力劳动及剧烈运动，预防心源性猝死。在心力衰竭时控制氯化钠摄入，给予吸氧治疗。

(二) 药物治疗

从总体上来说，内科药物治疗主动脉瓣狭窄效果欠佳。

轻度主动脉瓣狭窄者，临床症状不明显，跨瓣压力阶差＜25mmHg，一般不需要特殊治疗，但需要定期复诊及定期复查超声心动图。

中度、重度主动脉瓣狭窄者，以慢性心力衰竭为主要症状时，治疗同慢性心力衰竭的治疗，即规范使用利尿药、ACEI类，伴心室率过快时可以适当加用地高辛片及 β 受体阻滞药等。

反复心绞痛发作者可以酌情加用硝酸酯类药物，给予 β 受体阻滞药减慢心室率，降低心肌耗氧量。若患者血压偏低，上述两种药物和 ACEI 类药应当减量甚至停用。

已经确诊为风湿性主动脉瓣狭窄者，每月给予长效青霉素注射液肌内注射以预防风湿活动。此外，需预防感染性心内膜炎。

（三）内科介入治疗

经皮穿刺主动脉瓣球囊扩张术是内科介入治疗主动脉瓣狭窄的有效方法。手术创伤较外科手术小，术后并发症少，康复快。但是经皮穿刺主动脉瓣球囊扩张术手术难度较大，而且部分患者术后跨主动脉瓣压力阶差虽然下降了，但是总体疗效不佳，术后有较高的再狭窄率，尤其是老年性退行性主动脉瓣狭窄。因此需要严格把握好手术适应证。适应证为：

① 儿童和青年的先天性主动脉瓣狭窄，不合并主动脉瓣关闭不全；

② 不愿意接受外科手术的重度主动脉瓣狭窄者；

③ 妊娠合并主动脉瓣重度狭窄；

④ 有外科手术禁忌证的老年性退行性主动脉瓣狭窄，瓣膜钙化不严重者，主动脉瓣球囊扩张术可以改善临床症状和缓解病情；

⑤ 存在严重心脏病或者心源性休克，急诊外科手术危险性高，可先行主动脉瓣球囊扩张术，待病情稳定后再行外科人工瓣膜置换术。

（四）外科手术治疗

人工瓣膜置换术是治疗瓣膜疾病最佳治疗手段。对于主动脉瓣狭窄者，其人工瓣膜置换术的手术指征为：

① 重度主动脉瓣狭窄有猝死可能性的，无论是否有临床症状都应当尽早手术治疗。

② 有明显临床症状的钙化性主动脉瓣狭窄。

③ 主动脉瓣狭窄合并关闭不全，在出现临床症状前施行手术远期疗效较好，手术病死率较低。即使出现临床症状如心绞痛、晕厥或左心室功能失代偿，亦应尽早施行人工瓣膜置换术。虽然手术危险相对较高，但症状改善和远期效果均比非手术治疗好。

④ 明显主动脉瓣狭窄合并冠状动脉病变时，宜同时施行主动脉瓣人工瓣膜置换术和冠状动脉旁路移植术。

对于外科开放手术高危的症状性重度主动脉瓣狭窄患者可考虑经皮主动脉瓣置换术（TAVR），患者不需要体外循环，在全麻或者局麻下，一般自股动脉送入支架瓣膜，在狭窄的主动脉瓣部位释放，将狭窄的自身主动脉瓣挤开，达到改善主动脉狭窄的效果。近期的临床试验，外科中低危的重度主动脉瓣狭窄患者亦可考虑行TAVR治疗。

六、预后

部分主动脉瓣狭窄者可以多年无临床症状，但多数患者随着瓣膜病变程度进展加重而出现典型临床症状。一旦出现临床症状，疾病预后较差，出现症状后平均寿命为 3 年（晕厥者为 3 年，心绞痛者为 5 年，心力衰竭者少于 2 年）。常见死亡原因为急性左心衰竭（70％），猝死（15％），感染性心内膜炎（5％）。老年性退行性主动脉瓣狭窄较先天性和风湿性的预后差。

行人工瓣膜置换术后预后明显改善，手术存活者的生活质量和远期存活率显著优于内科治疗者。

第四节　主动脉瓣关闭不全

主动脉瓣关闭不全（aortic insufficlency）是因为主动脉瓣膜、

主动脉瓣环和升主动脉的病变所致。其发病率约占瓣膜疾病的10%。本病男性患者多见，约占75%；女性患者常伴有二尖瓣病变。慢性发病者中，由于风湿热造成的瓣叶损害所引起者最多见，占全部主动脉瓣关闭不全患者的2/3。临床上常根据引起主动脉瓣关闭不全病程的长短分为急性主动脉瓣关闭不全和慢性主动脉瓣关闭不全。急性主动脉瓣关闭不全常见病因：感染性心内膜炎导致的主动脉瓣穿孔或者瓣周脓肿；外伤也可导致主动脉根部、瓣叶破损或者急性瓣叶脱垂；主动脉夹层；人工瓣膜撕裂等。慢性主动脉瓣关闭不全常见病因：多数为风湿性心脏病，约占2/3；感染性心内膜炎；先天性畸形；主动脉黏液样变性；强直性脊柱炎；梅毒性主动脉炎；马方综合征（Marfan综合征）；特发性升主动脉扩张；升主动脉瘤等。

一、病史采集

（一）现病史

轻度急性主动脉瓣关闭不全可以无明显临床症状，严重的急性主动脉瓣关闭不全者常出现急性左心衰竭和低血压。

通常情况下，慢性主动脉瓣关闭不全患者在较长时间内无症状，即使明显主动脉瓣关闭不全者出现主动脉瓣关闭不全明显的症状时间可长达10～15年。一旦发生心力衰竭，则进展迅速。

常见症状为心悸、劳力性呼吸困难，少数患者可出现胸痛、晕厥、乏力等。疾病进展至全心衰竭时可出现肝脏淤血肿大、有触痛，踝部水肿，胸腔积液或腹腔积液。

（二）既往史、个人史及家族史

首先仔细询问患者在青少年及青壮年时期有无风湿活动史（风湿性关节炎、风湿热、链球菌性咽喉炎），尤其是农村妇女。

如果患者在儿童期发病，则需要询问其母亲怀孕前期是否有过呼吸道感染病史，以及患者就诊过程等。

若疑诊为Marfan综合征还需要详细询问家族中有无早发心脏

病史及早发性心源性猝死史。

疑诊为梅毒性心瓣膜病者还需要询问冶游史或者配偶的冶游史。

二、体格检查

急性主动脉瓣关闭不全轻型患者可以无明显体征或者体征较轻。部分患者脉压稍增大，主动脉瓣听诊区可闻及柔和低调的舒张期杂音，心尖部第一心音减弱，部分患者可闻及心尖部舒张中期杂音，即 Austin-Flint 杂音。重症患者因出现急性左心衰竭而出现血压下降、双肺对称性湿啰音、心音低钝、心尖部舒张期奔马律，主动脉瓣听诊区可闻及舒张期杂音。

慢性主动脉瓣关闭不全常见的体征有：

① 主动脉瓣区舒张期高调递减型叹气样杂音，坐位前倾呼气末时明显。最响区域取决于有无显著的升主动脉扩张。风湿性者主动脉扩张较轻；马方综合征或梅毒性心脏所致者，杂音在胸骨右缘第二肋间最响。一般主动脉瓣关闭不全越严重，杂音所占的时间越长，响度越大。

② 心尖区常可闻及柔和、低调的隆隆样舒张中期或收缩期前杂音，即 Austin-Flint 杂音。

③ 瓣膜活动很差或反流严重时主动脉瓣第二心音减弱或消失，常可闻及第三心音，提示左心功能不全。

④ 左心房代偿性收缩增强时闻及第四心音。

⑤ 心尖搏动向左下移位，范围较广，且可见有力的抬举性搏动。

⑥ 颈动脉搏动明显增强，并呈双重搏动。

⑦ 由于脉压差明显增大。可出现周围血管体征：水冲脉、毛细血管搏动征、股动脉枪击音、股动脉收缩期和舒张期双重杂音以及点头运动等。

⑧ 肺动脉高压和右心衰竭时，可见颈静脉怒张、肝脏肿大、下肢水肿。

三、辅助检查

（1）心电图：急性主动脉瓣关闭不全者心电图大致正常，或者有轻度 ST 段下移等表现。慢性主动脉瓣关闭不全者可有左心室肥大和劳损，电轴左偏，I、aVL、$V_5 \sim V_6$ 导联 Q 波加深，ST-T 段呈继发性缺血性改变；部分患者的心电图还可见束支传导阻滞。

（2）胸部 X 线：急性主动脉瓣关闭不全的轻型患者心影大致正常。除了原发疾病的 X 线改变之外，无主动脉扩张。重症者由于出现急性左心衰竭故 X 线上可表现出肺淤血征象。慢性主动脉瓣关闭不全的 X 线表现为左心室明显增大，升主动脉和主动脉结扩张，呈"主动脉型心脏"。左心房亦可增大。常有主动脉瓣叶和升主动脉的钙化。严重主动脉根部瘤样扩张则多数提示为 Marfan 综合征。肺动脉高压或右心衰竭时，右心室增大。可见肺静脉充血、肺间质水肿。

（3）超声心动图：M 型舒张期二尖瓣前叶（或者伴室间隔）震颤是主动脉瓣反流的特征表现。二维超声心动图上可见主动脉瓣瓣叶增厚、钙化、变形、活动受限，以及舒张期关闭对合不佳。多普勒超声显示主动脉瓣下方舒张期反流束及反流频谱，对检测主动脉瓣反流非常敏感，并可判定其严重程度。超声心动图对主动脉瓣关闭不全时左心室功能的评价亦很有价值；还有助于病因的判断，可显示二叶式主动脉瓣（先天性主动脉瓣畸形），瓣膜脱垂、破裂或赘生物形成，升主动脉夹层分离等。

（4）放射性核素检查：放射性核素血池显像示左心室扩大，舒张末期容积增加。左心房亦可扩大。可测定左心室收缩功能，用于随访有一定价值。

（5）心导管检查：当决定手术治疗时患者需要行心导管和心室造影来明确主动脉瓣反流程度、反流量以及对左心室功能评估。此外，还可以通过冠状动脉造影了解冠状动脉情况。

四、诊断及鉴别诊断

（一）诊断依据

（1）反复劳力性呼吸困难、心悸等临床症状。急性者表现为急性左心衰竭。

（2）主动脉瓣区舒张期高调递减型叹气样杂音，心尖区 Austin-Flint 杂音以及周围血管征。

（3）超声心动图：M 型舒张期二尖瓣前叶（或者伴室间隔）震颤是主动脉瓣反流的特征表现。二维超声心动图上可见主动脉瓣瓣叶增厚、钙化、变形、活动受限，以及舒张期关闭对合不佳。多普勒超声显示主动脉瓣下方舒张期反流束及反流频谱。

（二）鉴别诊断

慢性如合并主动脉瓣或二尖瓣狭窄，支持风心病诊断，超声心动图可助确诊。主动脉瓣舒张早期杂音于胸骨左缘明显时，应与 Graham-Steell 杂音鉴别。后者见于严重肺动脉高压伴肺动脉扩张所致相对性肺动脉瓣关闭不全，常有肺动脉高压体征，如胸骨左缘抬举样搏动、第二心音肺动脉瓣成分增强等。

（三）并发症

（1）感染性心内膜炎是较常见而危险的并发症，常导致瓣膜穿孔和断裂而加重主动脉瓣反流，加速心力衰竭的发生。

（2）室性心律失常的出现预示左心功能受损，心脏性猝死较少见。

（3）急性者多于早期出现心力衰竭，慢性者于晚期始出现。

五、治疗

（一）非药物治疗

避免过度的体力劳动及剧烈运动，限制钠盐摄入，以及定期复诊等。

（二）药物治疗

1. 急性主动脉瓣关闭不全

轻度急性主动脉瓣关闭不全可无临床症状，可以不需要特殊治疗，但需要嘱咐患者定期复诊。

重度急性主动脉瓣关闭不全常引起急性左心衰竭，甚至急性肺水肿。治疗参见急性左心衰竭的治疗，主要以扩血管、利尿为主，对于心室率快者，可以酌情给予小剂量毛花苷 C 或者毒毛花苷 K 缓慢静脉注射。具体治疗方案参见本章第一、二节。

2. 慢性主动脉瓣关闭不全

（1）无症状、心功能正常者无需特殊治疗，但应定期随访。

（2）预防风湿活动治疗：对于已经确定为风湿性主动脉瓣关闭不全者建议每月肌内注射长效青霉素（苄星青霉素）。具体治疗方案请参见本章第一、二节。

（3）慢性心力衰竭者，除了应限制钠盐摄入之外，还必须给予药物治疗，主要是规则使用利尿药及洋地黄类强心药。合并慢性心房颤动者还应该根据病情给予抗凝治疗。具体治疗方案请参见本章第一、二节。

（4）马方综合征（Marfan 综合征）为先天性中胚叶发育不良性疾病，是一种遗传性结缔组织病，系常染色体显性遗传疾病，内科治疗的疗效差，外科也无特征性有效治疗。患者容易发生心源性猝死，尸体解剖提示主要死因为主动脉瘤破裂和心力衰竭。

（5）梅毒性主动脉瓣病变

① 驱梅治疗：梅毒性心血管病诊断确立后为防止进一步损害须做驱梅治疗。倘若患者既往曾经进行过规范化的驱梅治疗，那么则不再需要再次驱梅治疗。如果未进行驱梅治疗，即使现阶段患者为隐性感染，也要进行足疗程的驱梅治疗，除非有禁忌证或者治疗过程中出现严重赫氏反应。

在进行驱梅治疗之前应当先将心功能恢复至 NYHA Ⅰ～Ⅱ级方可进行驱梅治疗，否则容易发生急性心血管事件。

推荐使用青霉素 G 及普鲁卡因青霉素。苄星青霉素则不作为首选药物。

a. 无青霉素过敏者

泼尼松片/强的松片　10mg　po（饭后）tid，使用青霉素前 1 天开始，连用 3 天

第一天　0.9%氯化钠注射液　5mL
青霉素 G 注射液　10 万 U ｜ im　qd

第二天　0.9%氯化钠注射液　5mL
青霉素 G 注射液　10 万 U ｜ im　bid

第三天　0.9%氯化钠注射液　5mL
青霉素 G 注射液　20 万 U ｜ im　bid

第四天　0.9%氯化钠注射液　5mL
普鲁卡因青霉素 G 注射液　80 万 U ｜ im　qd×15 天

此后暂停 2 周，再重复每日肌内注射普鲁卡因青霉素 G 注射 80 万单位/天，连续 15 天。

b. 青霉素过敏者

四环素片　500mg　po　qid，连服 30 天

或　红霉素片　500mg　po　qid，连服 30 天

② 梅毒性主动脉瓣关闭不全：重度梅毒性主动脉瓣关闭不全需考虑做主动脉瓣置换术。手术适应证、方法及危险性与其他原因引起的主动脉瓣关闭不全相同。假如关闭不全时间太长，左心室重度扩大，则手术效果受影响。如合并主动脉瘤或冠状动脉口闭塞，手术的危险性增加。

③ 梅毒性主动脉瘤：梅毒性主动脉瘤须行外科手术治疗，手术方法是切除动脉瘤，用同种动脉或血管代用品移植。手术指征如下。

a. 主动脉瘤产生压迫症状，或迅速膨大，或有破裂的危险；

b. 主动脉瘤虽无症状，但直径超过 7cm。

④ 梅毒性冠状动脉口闭塞：可做冠状动脉口内膜切除术，可使多数患者症状缓解。如手术不能使冠状动脉口扩大到满意的程

度，则需做冠状动脉旁路手术以改善心肌血供。

（三）人工瓣膜置换术

严重的急性主动脉瓣关闭不全迅速发生急性左心功能不全、肺水肿和低血压，极易导致死亡，故应在积极内科治疗的同时，及早采用手术治疗，以挽救患者的生命。

对于慢性主动脉瓣关闭不全患者，人工瓣膜置换术是治疗的主要手段，应在心力衰竭症状出现前施行。但因患者在心肌收缩功能失代偿前通常无明显症状，故在患者无明显症状、左心室功能正常期间不必急于手术；可密切随访，至少每 6 个月复查超声心动图一次。一旦出现症状或左心室功能不全或心脏明显增大时即应手术治疗。

相对禁忌证：风湿活动未被控制或控制不足 3 个月；心力衰竭合并心肌缺血者如主动脉瓣狭窄的晚期患者，心功能有所改善，仍争取手术；肝、肾功能或全身情况太差而不能经受手术的患者。

（四）介入手术

部分高危主动脉瓣关闭不全患者也可考虑行经皮主动脉瓣置换术。

六、预后

急性重度主动脉瓣关闭不全如不及时手术治疗，常死于急性左心衰竭。慢性主动脉瓣关闭不全而无明显临床症状的时间可能长达数年甚至数十年，一旦出现临床症状则需要及时治疗。重度者经过系统内科治疗 5 年存活率为 75％，10 年存活率 50％。Marfan 综合征目前尚无特效治疗，预后差，病死率较高，患者常死于主动脉瘤破裂和急性心力衰竭。

第五节　三尖瓣狭窄

三尖瓣狭窄（tricuspid stenosis）多见于女性，绝大多数由风湿热所致，与二尖瓣狭窄相似，风湿性三尖瓣狭窄的病理改变可见腱索有融合和缩短，瓣叶尖端融合，形成一隔膜样孔隙。临床上单纯的三尖瓣狭窄较为罕见，通常合并三尖瓣关闭不全或与其他任何瓣膜的损害同时存在。

一、病史采集

（一）现病史

首先要注意询问患者发病的缓急，病程长短，以及就诊后诊疗是否规范。

排血量低引起疲乏，体循环淤血致腹胀。可并发心房颤动和肺栓塞。三尖瓣狭窄所致低心排血量引起疲乏。随着病情进展至慢性心力衰竭阶段，可由于体循环淤血致腹胀、纳差，还可并发心房颤动和肺栓塞。

（二）既往史、个人史及家族史

风湿性疾病是三尖瓣狭窄最常见的病因，因此需要仔细询问患者青少年时期有无风湿活动史（风湿热、风湿性关节炎、风湿性心肌炎或者反复链球菌感染性咽喉炎），尤其是农村妇女。

二、体格检查

由于三尖瓣狭窄常合并二尖瓣病变，尤其是二尖瓣狭窄，因此在临床上常见的体征与二尖瓣狭窄相似。常表现为：颈静脉怒张；胸骨左下缘有三尖瓣开瓣音；胸骨左缘第4～5肋间或剑突附近有紧随开瓣音后的、较二尖瓣狭窄杂音弱而短的舒张期隆隆样杂音，伴舒张期震颤。杂音和开瓣音均在吸气时增强，呼气时减弱；肝大伴收缩期前搏动；腹腔积液和全身水肿。

三、辅助检查

（1）心电图：Ⅱ、Ⅲ、aVF 导联的 P 波增宽，常可见到双向 P 波；V_1 导联的 P 波振幅＞0.25mV，$ptfV_1$ 异常，V_1 导联的 QRS

波群振幅降低，通常可见 Q 波。

（2）胸部 X 线检查：心影明显增大，后前位右心缘见右心房和上腔静脉突出，右心房缘距中线的最大距离常＞5cm。

（3）超声心动图：二维超声心动图确诊三尖瓣狭窄具有高度敏感性和特异性，心尖四腔观可见三尖瓣瓣叶增厚，舒张期呈圆拱形，特别是三尖瓣前叶、其他瓣叶增厚和运动受限，三尖瓣口直径减少。通过连续多普勒测定的经三尖瓣口最大血流速度，可计算出跨瓣压差。彩色多普勒血流显像可见三尖瓣口右心室侧高速"火焰形"射流，三尖瓣向前血流的斜率延长。

（4）心导管检查：同步测定右心房和右心室压以了解跨瓣压差。

四、诊断及鉴别诊断

（一）诊断依据

（1）病史及体征：三尖瓣听诊区舒张期杂音。

（2）超声心动图：三尖瓣瓣叶增厚，舒张期呈圆拱形，特别是三尖瓣前叶、其他瓣叶增厚和运动受限，三尖瓣口直径减少。三尖瓣向前血流的斜率延长。

（二）鉴别诊断

（1）风心病二尖瓣狭窄：如剑突处或胸骨左下缘有随吸气增强的舒张期隆隆样杂音，无明显右心室扩大和肺淤血，提示同时存在三尖瓣狭窄。

（2）房间隔缺损：如左至右分流量大，通过三尖瓣的血流增多，可在三尖瓣区听到第三心音后短促的舒张中期隆隆样杂音。

以上可经超声心动图确诊。

五、治疗

（一）非药物治疗

避免过度的体力劳动及剧烈运动，限制钠盐摄入，以及定期复诊等。

（二）药物治疗

出现心力衰竭时应用利尿药减轻心脏容量负荷。

使用洋地黄类或者 β 受体阻滞药控制心房颤动的心室率。对于高危风险的慢性心房颤动者，规范使用华法林抗凝治疗。

对于风湿性三尖瓣狭窄者，每月肌内注射长效青霉素 120 万 U 以预防风湿活动。

上述治疗具体用药请参见本章第一、第二节。

（三）手术治疗

（1）经皮球囊三尖瓣成形术：临床适应证尚未明确，而且术后容易出现在狭窄，故不作为手术治疗的首选。

（2）人工瓣膜置换术：临床症状明显，右心室平均舒张压达 4～5mmHg（0.53～0.67kPa），跨三尖瓣压差＞5mmHg 和三尖瓣口面积小于 1.5～2.0cm^2 时，可行外科手术治疗。常用术式有三尖瓣分离术和人工瓣膜置换术。行三尖瓣置换术时使用生物瓣优于机械瓣。但是三尖瓣置换术或者分离术的疗效不如二尖瓣手术，其死亡率是二尖瓣或主动脉瓣置换术的 2～3 倍，而且三尖瓣分离术后可出现三尖瓣脱垂，而三尖瓣置换术后较容易出现感染性心内膜炎。

六、预后

单纯三尖瓣狭窄较为少见，患者尽管有明显的静脉系统淤血，但无症状期可持续很多年，预后较好。合并二尖瓣狭窄或者其他瓣膜疾病者，比仅有二尖瓣病变和（或）主动脉瓣病变者更为严重和广泛。因此，预后一般恶劣，如不进行手术治疗，患者最后可死于进行性的右心衰竭、肺梗死或肺栓塞等。但是外科手术治疗效果不确切，可以出现继发性三尖瓣脱垂或者感染性心内膜炎。

第六节　三尖瓣关闭不全

三尖瓣关闭不全（tricuspid insufficiency）是由于先天性或后天性因素致三尖瓣病变或三尖瓣环扩张，导致三尖瓣在收缩期不能完全关闭。临床上将三尖瓣关闭不全分为功能性和器质性两种。功能性三尖瓣关闭不全的发病率明显高于器质性三尖瓣关闭不全。功能性三尖瓣关闭不全常继发于导致右心室扩张的病变，如二尖瓣病变、右心室心肌梗死、先天性心脏病、原发性肺动脉高压等。器质性三尖瓣关闭不全则常为先天性因素所致，如 Ebstein 畸形及共同房室通道，也可为后天性病变如风湿性炎症、冠状动脉病变致三尖瓣乳头肌功能不全、外伤及感染性心内膜炎等。

一、病史采集

（一）现病史

三尖瓣关闭不全可以引起右心室、右心房肥大，导致右心衰竭，但是其右心功能代偿期较长，因此无临床症状期较长。从心脏出现病理生理改变到由于右心房、右心室扩大、肺动脉高压而导致心力衰竭，可能有数年到十余年的病程。

当右心功能失代偿时，开始出现临床症状。开始时乏力及心悸，劳动耐量下降。随着病情进展至肺动脉高压时，可出现心排血量减少和体循环淤血的症状，如轻、中度活动后气喘胸闷、腹胀纳差、尿量减少以及下肢水肿。

当疾病进展至全心衰竭时，患者可出现端坐呼吸，夜间阵发性呼吸困难等左心衰竭症状，也有淤血性黄疸，全身中重度水肿及腹腔积液、胸腔积液等右心衰竭症状。

（二）既往史、个人史及家族史

由于绝大多数三尖瓣关闭不全是继发于其他疾病，因此在询问既往病史时要详细询问患者是否有二尖瓣疾病、冠心病等。

二、体格检查

主要体征为胸骨左下缘全收缩期杂音，吸气及压迫肝脏后杂音可增强。伴随肺动脉高压时可闻及 P_2 亢进。

当右心功能失代偿时可出现体循环淤血体征：颈静脉怒张，肝颈静脉回流征阳性，双下肢水肿。严重全心衰竭时，还可以出现轻中度黄疸、肝脏肿大、腹部移动性浊音阳性及全身性重度水肿等体征。

三、辅助检查

（1）心电图检查：本病的心电图通常无特异性。部分患者心电图可出现右束支传导阻滞或电轴右偏、右心室肥厚劳损等改变，有时可见肺性 P 波或心房颤动等。

（2）胸部 X 线检查：可见右心室、右心房增大。右心房压升高者，可见奇静脉扩张和胸腔积液；有腹腔积液者，横膈上抬。

（3）超声心动图：可见右心室、右心房增大，上下腔静脉增宽及搏动。三尖瓣瓣叶增厚、钙化或者瓣环结构改变等，右心室舒张期三尖瓣闭合不全。二维超声心动图声学造影可证实反流，多普勒超声检查可判断反流程度和肺动脉高压。

四、诊断及鉴别诊断

（一）诊断依据

（1）右心衰竭或者全心衰竭的临床症状及体征。

（2）超声心动图提示右心室、右心房增大，三尖瓣瓣叶增厚、钙化或者瓣环结构改变等，右心室舒张期三尖瓣闭合不全伴反流。

（二）鉴别诊断

主要与二尖瓣关闭不全、室间隔缺损相鉴别。

五、治疗

（一）非药物治疗

避免劳累，控制氯化钠摄入。有风湿性疾病者要预防风湿活动。

（二）药物治疗

治疗上主要以治疗导致三尖瓣关闭不全的原发疾病为主。如果出现右心衰竭或者全心衰竭，则给予抗心力衰竭治疗。

相对性三尖瓣关闭不全程度轻者在原发其他瓣膜病变纠治后，经过一段时间的恢复，由于右心室压力下降，右心缩小，其关闭不全的程度大多减轻，甚至消失。

对于合并其他风湿性心脏病者，每月给予长效青霉素肌内注射以预防风湿活动。但部分重症风湿性心脏病患者，内科药物治疗效果欠佳。

合并慢性心房颤动者，建议给予华法林抗凝治疗。

关于抗心力衰竭治疗、华法林治疗及预防风湿治疗的具体措施请参见本章第一、二节。

（三）手术治疗

单纯三尖瓣关闭不全，而无肺动脉高压，如继发于感染性心内膜炎或创伤者，一般不需要手术治疗。积极治疗其他原因引起的心力衰竭，可改善功能性三尖瓣反流的严重程度。

二尖瓣病变伴肺动脉高压及右心室显著扩大时，通过手术纠正二尖瓣异常，降低肺动脉压力后，三尖瓣关闭不全可逐渐减轻或消失而不必特别处理。

病情严重的器质性三尖瓣病变者，尤其是风湿性而无严重肺动脉高压者，可施行瓣环成形术或人工心脏瓣膜置换术。

部分重症风湿性心脏病患者，术后数日内三尖瓣反流所造成的血流动力学障碍是促成低心排血量，进而导致手术死亡的因素之一。还有部分肺动脉高压患者则得不到预期效果，术后长期处于右心衰竭。故近年来主张对中等度以上的三尖瓣关闭不全，在其他瓣膜手术完成后，同期施行三尖瓣瓣环成形术，以期得到较满意的效果。

器质性三尖瓣关闭不全一般都需手术治疗。病变轻者，可先直视切开融合的交界，再行瓣环成形术；病变较重者，应行瓣膜替换术。

（四）介入手术

一些大的心脏中心开展了经皮介入治疗三尖瓣关闭不全的探索，但临床样本量相对较少，相对不成熟。

六、预后

风湿性心脏瓣膜病三尖瓣病变，手术后期心功能恢复不佳或死亡的主要原因是并发右心衰竭与静脉压升高。药物治疗仅能短期缓解，而再次手术病死率极高。

第七节　联合瓣膜病变

联合瓣膜病（combinedvalvulardisease）又称多瓣膜病（multivalvulardisease），是指两个或两个以上的瓣膜病变同时存在。临床上，风湿性心脏病常以复杂的联合瓣膜病变的形式出现。在联合瓣膜病变中二尖瓣狭窄合并主动脉瓣关闭不全最常见，约10%二尖瓣狭窄患者伴有严重风湿性主动脉瓣关闭不全。

联合瓣膜病变有以下几种组合形式：

① 同一病因累及两个或两个以上瓣膜。最常见的为风湿性引起的二尖瓣和主动脉瓣或其他瓣膜病变，其次为感染性心内膜炎可同时侵犯二尖瓣、主动脉瓣或三尖瓣、肺动脉瓣。

② 病变源于一个瓣膜，随病情发展可影响或累及另一个瓣膜，导致相对性狭窄或关闭不全。如风湿性二尖瓣狭窄可引起肺动脉高

压，肺动脉高压使右心室压力负荷过重，引起右心室肥大扩张而致三尖瓣关闭不全。

③ 两种或两种以上病因累及不同瓣膜，如风湿性二尖瓣病变并发感染性主动脉瓣炎。

一、病史采集

（一）现病史

联合瓣膜病进展较单瓣膜病进展迅速，甚至很快发展至全心衰竭。其临床症状的严重程度取决于受损瓣膜的组合形式和受损瓣膜病变的相对严重程度。

通常情况下，联合瓣膜病无临床症状期较短，一旦心脏功能失代偿，很快可出现心力衰竭表现，包括进行性加重的劳力性呼吸困难，尿量减少，腹胀纳差，双下肢水肿，甚至出现夜间阵发性呼吸困难，以及各种心律失常，以快速心房颤动、快速心房扑动较为常见，部分患者可出现阵发性室性心动过速等恶性室性心律失常。部分患者则以急性心力衰竭或者急性肺水肿为首发症状。

（二）既往史、个人史及家族史

多数联合瓣膜病患者有风湿活动史，因此询问既往史时要详细询问风湿活动发作频次及是否规范化抗风湿活动治疗。

有主动脉瓣关闭不全伴根部扩张疑诊为马方综合征时，应当认真询问其家族有无早发心脏病史及猝死病史。

二、体格检查

多数联合瓣膜病患者在就诊时已经出现全心衰竭，临床上常可见颈静脉怒张、肝颈静脉回流征阳性、肝脏肿大、下肢水肿等体循环淤血体征。部分患者还可以表现为极度消瘦、营养不良及心源性恶病质。

心脏四诊检查多数患者心脏浊音界明显扩大，部分患者有心房颤动体征，心脏杂音性质及部位则与受损瓣膜及类型有关。

三、辅助检查

（1）心电图：多数表现为左、右心室肥厚，ST-T 异常。部分可见异位心律、心房颤动或者心房扑动等。

（2）胸部 X 线：全心扩大，尤其是左心室扩大。合并全心衰竭时可见肺淤血表现，部分可出现右侧胸腔积液征。若伴腹腔积液则可见膈肌上抬。

（3）超声心动图：是联合瓣膜病诊断最常用的检查方法。具体表现与受损瓣膜及受损程度有关。左心室射血分数常＜50％。

四、诊断及鉴别诊断

根据典型的症状和体征，多普勒超声可确诊。

Graham-Steell 杂音有时难以与主动脉瓣关闭不全的舒张早期杂音鉴别，有赖超声心动图确诊。

五、常见多瓣膜病

（1）二尖瓣狭窄伴主动脉瓣关闭不全：常见于风心病。由于二尖瓣狭窄使心排血量减少，而使左心室扩大延缓和周围血管征不明显，易将主动脉瓣关闭不全的胸骨左缘舒张早期叹气样杂音误认为 Graham-Steell 杂音，诊断为单纯二尖瓣狭窄。约 2/3 严重二尖瓣狭窄患者有胸骨左缘舒张早期杂音，其中大部分有不同程度的主动脉瓣关闭不全，并非 Graham-Steell 杂音。

（2）二尖瓣狭窄伴主动脉瓣狭窄：严重二尖瓣狭窄和主动脉瓣狭窄并存时，后者的一些表现常被掩盖。二尖瓣狭窄使左心室充盈受限和左心室收缩压降低，而延缓左心室肥厚和减少心肌氧耗，故心绞痛不明显。由于心排血量明显减少，跨主动脉瓣压差降低，可能导致低估主动脉瓣狭窄的严重程度。

（3）主动脉瓣狭窄伴二尖瓣关闭不全：为危险的多瓣膜病，相对少见。前者增加左心室后负荷，加重二尖瓣反流，心搏量减少较二者单独存在时明显，肺淤血加重。X 线见左心房、左心室增大较二者单独存在时重。

（4）主动脉瓣关闭不全伴二尖瓣关闭不全：左心室承受双重容量过度负荷，左心房和左心室扩大最为明显，这可进一步加重二尖瓣反流。

（5）二尖瓣狭窄伴三尖瓣和（或）肺动脉瓣关闭不全：常见于晚期风湿性二尖瓣狭窄。

六、治疗

（一）非药物治疗

限制氯化钠摄入量，以卧床休息为主，避免劳累及呼吸道感染。

（二）药物治疗

以对症支持治疗为主。包括抗心力衰竭及抗心律失常等综合性治疗。对于合并心房颤动者，建议给予抗凝治疗。对于风湿性瓣膜疾病者还需要预防风湿活动。

具体用药请参考本章第一、二节。

（三）手术治疗

联合瓣膜病内科药物治疗效果欠佳。外科手术是根本性治疗，主要为人工瓣膜置换术。但是相对于单瓣膜损害的瓣膜置换术，多瓣膜置换术风险大，围手术期病死率高，预后较单瓣膜病变差。因此术前应对各个瓣膜病变的严重程度作出确切的评估。

原则上对多瓣膜病变主张早期手术治疗，以避免心功能的进一步损害和心脏的扩大。年龄超过 50 岁者术前进行常规冠状动脉造影。对于只需换单瓣的尽量只换单瓣，若需换多瓣尽量一次手术当中完成。

七、预后

病情进展快，容易导致顽固性心力衰竭，预后较差。内科药物治疗效果不佳，但是外科手术风险高，围手术期病死率高。

第八节　二尖瓣脱垂

二尖瓣脱垂（mitral valve prolapse）指由于二尖瓣装置异常，造成瓣膜在心室收缩期异常地脱入左心房。此征由 Barlow 于 1963 年首先描述，故又称 Barlow 综合征。根据其病因可分为原发性二尖瓣脱垂和继发性二尖瓣脱垂。原发性二尖瓣脱垂是一种先天性结缔组织疾病，其确切病因尚未明了。

一、病史采集

（一）现病史

1/5～1/4 的患者无症状。

症状多为非特异性，以间歇性、反复性、一过性为特点。

胸痛发生率 60％～70％，位于心前区，可呈钝痛、锐痛或刀割样痛，通常程度较轻，持续时间数分钟至数小时，与劳累或精神因素无关，含服硝酸甘油不能使之缓解。

心悸发生率约 50％，可能与心律失常如频发室性期前收缩、阵发性室上性心动过速或室性心动过速有关。

40％的患者主诉气短、乏力，常为初发症状。部分患者在无心力衰竭的情况下，出现呼吸困难，运动耐力降低。严重二尖瓣返流者可出现左心功能不全的表现。

少数患者可有头晕、昏厥、血管性偏头痛、一过性脑缺血，以及焦虑不安、紧张易激动、惧怕和过度换气等神经精神症状。

（二）既往史、个人史及家族史

原发性二尖瓣脱垂综合征可发生于各年龄组，较多发生于女性，以 14～30 岁女性最多。

二尖瓣脱垂还可见于马方综合征、系统性红斑狼疮、结节性多动脉炎等疾病。

部分二尖瓣脱垂可继发于风湿或病毒感染的炎症之后，以前叶脱垂多见。此外，亦可见于冠心病、心肌病、先天性心脏病，甲状腺功能亢进患者亦常合并二尖瓣脱垂。

二、体格检查

典型体征为心尖区或其内侧可闻及收缩中晚期非喷射样喀喇音，随之可听到收缩晚期递增型吹风样杂音。收缩期杂音出现越早，出现时间越长，表明二尖瓣反流越严重。

其他体征，心脏搏动呈双重性，在收缩中期与喀喇音出现的同时，心脏忽然退缩使心脏向外的搏动忽然中止。患者体形多属无力型，可伴直背、脊柱侧凸或前凸、漏斗胸等。

三、辅助检查

（1）心电图检查：多数患者心电图可正常。部分患者表现为Ⅱ、Ⅲ、aVF 导联 T 波双相或倒置，以及非特异性 ST 段的改变。可见 Q-T 间期延长。常见各种心律失常，包括房性期前收缩、室性期前收缩、室上性或室性心动过速、窦房结功能低下及各种不同程度的房室传导阻滞。亦可见预激综合征。

（2）胸部 X 线检查：多数患者心影无明显异常。严重二尖瓣关闭不全者左心房和左心室明显增大。胸部骨骼异常最为常见。左心室造影显示二尖瓣脱垂和反流，右前斜位投照见收缩期二尖瓣后瓣呈唇样突入左心房；左心室收缩不对称，心室后基底或中部强烈收缩，呈向内凹陷的"芭蕾足"样改变。

（3）超声心动图检查：对诊断二尖瓣脱垂具有特别的意义。二维超声心动图胸骨旁长轴切面上可见收缩期二尖瓣前后叶突向左心房，并超过瓣环水平。此外，可见二尖瓣呈明显气球样改变，瓣叶变厚、冗长，瓣环扩大，左心房和左心室扩大，腱索变细延长或断裂。M 型超声可见收缩晚期二尖瓣叶关闭线（CD 段）弓形后移超声 2mm 和全收缩期后移超声 3mm。同时，收缩期一段瓣叶或前后瓣叶均呈吊床样改变。

四、诊断及鉴别诊断

（一）诊断依据

（1）一过性、非特异性、反复发作性的胸痛、心悸、乏力及呼吸困难。

（2）心尖区或其内侧可闻及收缩中晚期非喷射样喀喇音，随之可听到收缩晚期递增型吹风样杂音。

（3）超声心动图检查是确诊的主要依据。

（二）鉴别诊断

主要与二尖瓣关闭不全相鉴别。

五、治疗

（一）一般治疗

无症状或症状轻微者不需治疗，可正常工作生活，定期随访。

对于已经出现临床症状者（有晕厥史、猝死家族史、复杂室性心律失常、马方综合征），需要注意休息，避免过度劳累及剧烈运动。

（二）药物治疗

二尖瓣脱垂药物治疗属于对症支持治疗，只能在一定程度上缓解临床症状，不能根治疾病或者降低疾病的病死率。

（1）对于反复胸痛者，可用 β 受体阻滞药，减少心肌氧耗和室壁张力，减慢心率，减弱心肌收缩力，改善二尖瓣脱垂的程度，从而缓解胸痛。硝酸酯类药物可加重二尖瓣脱垂，应慎用。

（2）对伴有二尖瓣关闭不全者，在手术、拔牙、分娩或侵入性检查前后，应预防性应用抗生素，以防止感染性心内膜炎的发生。

（3）对心律失常伴心悸、头昏、眩晕或昏厥史者，可用 β 受体阻滞药，无效时可用苯妥英钠、奎尼丁等，必要时可联合用药。

（4）出现一过性脑缺血者，应使用阿司匹林等抗血小板聚集药物，如无效，可用抗凝药物，以防脑栓塞发生。

严重二尖瓣关闭不全合并充血性心力衰竭者，常需手术治疗。对于腱索延长或断裂、瓣环扩大、二尖瓣增厚但运动良好无钙化者，宜行瓣膜修补术；不适合瓣膜修补者，行人工瓣膜置换术。

第九节　老年退行性心脏瓣膜病

老年退行性心脏瓣膜病（senile degenerated heart valvular diseases）又称老年钙化性心瓣膜病或老年心脏钙化综合征，是指在原来正常的瓣膜或在轻度瓣膜异常的基础上，随着年龄的增长，心瓣膜结缔组织发生退行性病变及纤维化，使瓣膜增厚、变硬、变形及钙盐沉积，导致瓣膜狭窄和（或）关闭不全。病变主要发生在主动脉瓣及二尖瓣环，临床上主要表现为钙化性主动脉瓣狭窄和二尖瓣环钙化。因病变可以累及瓣周组织、冠状动脉、心脏传导系统以及主动脉和左心房，临床上可以出现房室及束支传导阻滞、期前收缩和心房颤动等，也是老年人感染性心内膜炎的好发部位。

一、病史采集

（一）现病史

本病多见于 60 岁以上的老年人，男性的发病率多于女性。

本病起病隐匿，发展过程缓慢，瓣膜狭窄和（或）关闭不全程度多不严重，患者很长时间可无明显症状，甚至终身呈亚临床型。一旦进入临床期，则表明病变已较重，可以出现心力衰竭、心律失常、心绞痛、晕厥及猝死等。主动脉瓣钙化常见于男性，往往伴有高血压和（或）冠状动脉粥样硬化性心脏病。二尖瓣环钙化则多见于女性。

由于主动脉钙化所引起的主动脉瓣狭窄可引起呼吸困难、心力衰竭、心绞痛、晕厥及猝死。呼吸困难与心力衰竭最常见。由于钙化病灶对心脏传导系统的影响，可产生严重的心律失常及传导功能障碍。尚可出现体循环栓塞的表现，系由慢性房颤使心房内血栓形成，栓子或钙化斑块的脱落所致。其他症状尚有心悸、乏力和疲劳等。

二尖瓣钙化者无明显临床症状。当瓣环钙化累及二尖瓣后叶时，出现二尖瓣关闭不全，一般症状较轻，严重时可感极度疲劳，活动受限。少数瓣口狭窄者程度较轻，若钙化严重且突向心腔时，可致瓣口相对狭窄，可导致充血性心力衰竭而出现劳力性或夜间阵发性呼吸困难。二尖瓣环钙化引起的二尖瓣关闭不全体征与一般二尖瓣关闭不全相似，可以出现房颤、房室传导阻滞，也可以并发细菌性心内膜炎及体循环栓塞。

（二）既往史、个人史及家族史

吸烟、高血压、糖尿病、肥胖以及血脂代谢异常可增加心脏瓣膜退行性病变的发生率。

二、体格检查

当主动脉瓣发生老年性退行性改变时，可以表现为主动脉瓣狭窄、主动脉瓣关闭不全或者二者兼有之。主动脉瓣钙化致使主动脉瓣狭窄时可以在主动脉瓣听诊区出现收缩期杂音，通常在心尖部也可闻及，向腋下传导而不向颈部传导，响度为轻、中度，可呈乐音样。而主动脉瓣钙化性关闭不全则一般无收缩早期喷射音。脉压正常或增宽。若出现舒张期杂音则表明主动脉瓣钙化程度较重。

三、辅助检查

超声诊断老年退行性心脏瓣膜病必须结合临床并鉴别其他原有瓣膜病。病变常先发生在瓣叶的基底部，程度加重时钙化可沿纤维层扩展，很少侵害瓣叶边缘，因此一般情况下瓣叶交界处无粘连融合。

（1）主动脉瓣退行性变：主动脉瓣增厚及回声增强，可用瓣膜回声反射大于或等于主动脉根部后壁或以相应的左心房后壁回声减弱相比。无冠瓣受累率最高，其次为右冠瓣及左冠瓣。可单叶或 2 叶以上的瓣叶同时受累。硬化的反射回声增强增厚，钙化可呈斑点、结节及斑片状。受累瓣膜活动受钙化物机械作用，开放幅度减少引起瓣口狭窄，影响闭合运动引起关闭不全。

（2）二尖瓣退行性变：以瓣环钙化为主，瓣叶改变较少。超声表现为在二尖瓣叶之后，左心室后壁内膜前方，于二尖瓣交界处前方有局限性增厚，呈斑点或斑块样反射增强，且与左心房及左心室不相连，因而灶性钙化见于环的一部分，以内侧二尖瓣交界处前方附着的中央处最明显。钙化也可侵入前叶的基底部，使瓣膜僵硬、缩小，活动受限。收缩期瓣环不能相应缩小，加之钙化物的机械牵张影响了二尖瓣的正常闭合产生反流，若伴腱索、乳头肌钙化，则关闭不全程度加重，但很少产生狭窄。严重钙化表现为瓣环全部钙化，瓣环成为强回声反射改变。

四、诊断及鉴别诊断

（一）诊断依据

大部分退行性心脏瓣膜病患者早期常无症状，或虽有临床症状但无特异性。胸部 X 线常规检查的阳性率不高，不宜作为常规检查。超声心动图具有较高的敏感性及特异性，可确定病变的部位及严重程度，是目前诊断老年退行性心脏瓣膜病的依据。

（二）鉴别诊断

老年退行性心脏瓣膜病常与风湿性心脏瓣膜病、先天性主动脉瓣二叶畸形以及瓣膜损害所引起的瓣膜疾病（梅毒性、乳头肌功能不全、腱索断裂及黏液样变性所致的瓣膜病变）等相鉴别。

五、治疗

老年退行性心脏瓣膜病病因不清楚，因此无法进行病因治疗，也无有效的方法遏制其发展。早期无症状，无需治疗，可以动态观察病情。当出现症状及体征时，则给予相应处理。

老年退行性心脏瓣膜病可并存高血压、冠状动脉粥样硬化性心脏病、糖尿病及高脂血症，应予以相应治疗。轻、中度单纯主动脉瓣狭窄引起的心绞痛可用硝酸酯类药物，但剂量不宜过大，如疑有冠状动脉痉挛参与时可考虑用地尔硫䓬。如无心动过缓尚可使用 β 受体阻滞药。对于主动脉瓣狭窄所导致的晕厥主要针对诱因治疗，如为心律失常所致则给予相应处理。

老年性退行性主动脉瓣狭窄及关闭不全，病变程度轻者不需要特殊处理，对于有明显临床症状者，经皮主动脉瓣球囊扩张术后再狭窄率高，故疗效不佳，只作为短期缓解症状的姑息疗法或病情严重者换瓣前的基础治疗，建议行择期主动脉瓣置换术。

少数中、重度二尖瓣狭窄患者，只要二尖瓣解剖结构允许，可考虑球囊扩张，但是术后再狭窄率较高。重度瓣膜病变、钙化或有血栓者应行二尖瓣置换术治疗。二尖瓣关闭不全者如反流严重，在瓣膜可修补的情况下，二尖瓣修补较换瓣的病死率低。

六、预后

本病发展过程缓慢，病程长，多数患者瓣膜病变程度不严重，患者很长时间可无明显症状，预后较好。瓣膜受损严重者，可以出现心力衰竭、心律失常、心绞痛、晕厥等临床症状，甚至发生心源性猝死。

对于合并高血压性心脏病变、冠心病的患者，瓣膜病变的症状常被掩盖，容易漏诊或者被忽略。

第十节　心脏瓣膜病的介入治疗

以往多数症状性心脏瓣膜病需要外科开放手术，目前介入治疗亦可纠正相当部分的心脏瓣膜疾病，且介入治疗的种类有多种。

一、经皮球囊瓣膜扩张术

单纯的中重度二尖瓣、三尖瓣、肺动脉瓣或者主动脉狭窄，如瓣膜弹性好，无明显瓣膜关闭不全、血栓、赘生物等合并症，可通过相应直径的球囊进行扩张，以达到解除或缓解狭窄的目的。

二、经皮瓣膜修复术

手术方式和器械多种多样，主要用于二尖瓣或三尖瓣的关闭不全，其中比较成熟的是经皮二尖瓣钳夹术（MitraClip）。MitraClip手术操作时，先穿刺房间隔，MitraClip装置通过房间隔进入左心房，夹取二尖瓣前后中央小叶，使扩大的二尖瓣开口变成两个小口，从而减少二尖瓣反流。

三、经皮支架瓣膜置入术

目前主要用于外科高危的老年退行性主动脉瓣重度狭窄患者，目前适应证在放宽，越来越多的外科低危主动脉狭窄患者采用了经皮支架瓣膜置入术，而且少数主动脉瓣关闭不全以及其他瓣膜病变也开始应用经皮支架瓣膜置入术进行治疗。

总之，介入方法治疗心脏瓣膜病方兴未艾，具有操作简便，效果可靠，并发症少，学习曲线短的特点，部分传统的外科手术已有被介入治疗取代的趋势。

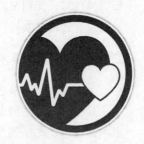

第十一章
心肌病

第一节　扩张型心肌病

扩张型心肌病的发病原因目前尚未研究清楚，原发性扩张型心肌病除家族遗传性扩张型心肌病之外，与病毒性心肌炎、变态反应及自身免疫、高血压及营养不良等因素有关，而常见的扩张型心肌病则包括糖尿病性心肌病、尿毒症性心肌病、酒精性心肌病、妊娠合并心肌病、药源性心肌病等。

一、病史采集

（一）现病史

（1）患者的性别及年龄：本病常见于青壮年男性，少数患者可在晚年发病。

（2）起病缓急、主要临床症状：本病发病可较为隐匿，开始可表现为乏力及中度体力活动后气喘、心悸及胸闷。随着病情进展，可逐渐出现进行性加重的劳力性呼吸困难、夜间阵发性呼吸困难，甚至急性左心衰竭。部分患者还伴随多种心律失常。当病情进入晚期，可出现心源性恶病质，以及顽固性心力衰竭及恶性心律失常等，甚至可出现心源性猝死。

（3）诊治经过：应着重询问诊治前后心脏超声的变化，是否规则服用利尿药等。

（二）既往史、个人史及家族史

有无病毒性心肌炎病史，是否有自身免疫系统疾病病史，是否有服用化疗药物病史。对于孕妇则需要详细询问停经后出现劳力性呼吸困难及下肢水肿出现的时间等；

对于有长期饮酒史的患者，需要询问饮酒的时间，所饮用酒的度数及每日饮酒量。

如果有家族性早发性心肌病史，需要询问到发病具体年龄，家族性发病是否与性别有关等。如果家族中曾进行遗传病学检测的，请仔细询问其检查结果，如 HLA 抗原异常等。

二、体格检查

发病初期体格检查可以表现正常或者轻度异常，如心率过快、偶发心律失常等。

临床症状期主要表现为体循环淤血的体征，如强迫体位（坐位、半坐位等）、颈静脉怒张、肝颈静脉回流征阳性、双肺分布较为对称的湿性啰音、心脏明显向左下扩大或者向两侧扩大、心率增快、心音低钝，部分患者可闻及心尖部舒张期奔马律或者心律失常（频发期前收缩、心房颤动等），双下肢凹陷性水肿。疾病晚期可出现胸腔积液，或者由于心源性肝硬化后引起的腹水征等。如果出现急性左心衰竭则表现为血压升高、心率增快、双肺对称性广泛粗湿啰音，心尖部舒张期奔马律等。

三、辅助检查

（1）心电图：虽然缺乏诊断特异性，但很重要。可有各种心律失常，以室性期前收缩最多见，心房纤维颤动次之。不同程度的房室传导阻滞、右束支传导阻滞常见。广泛 ST-T 改变，左心室肥厚，左心房肥大，由于心肌纤维化可出现病理性 Q 波，各导联低电压。

（2）胸部 X 线检查：心脏扩大为突出表现，以左心室扩大为主，伴有右心室扩大，也可有左心房及右心房扩大，心胸比＞50％。心力衰竭时扩大明显，心力衰竭控制后，心脏扩大减轻，心力衰竭再次加重时，心脏再次扩大，呈"手风琴效应"。心脏搏动幅度普遍减弱，病变早期可出现节段性运动异常。主动脉正常，肺动脉轻度扩张，肺淤血较轻。

（3）心脏超声检查：是诊断及评估扩张型心肌病最常用的重要检查手段。左心室明显扩大，左心室流出道扩张，室间隔及左心室后壁搏动幅度减弱，心肌收缩功能下降，左心室射血分数显著减低。二者搏动幅度之和＜13mm。病变早期可有节段性运动减弱，二、三尖瓣相对关闭不全。二尖瓣前后叶搏动幅度减弱。二尖瓣开口小，二尖瓣叶可有轻度增厚。右心室及双心房均可扩大，心力衰竭时，二尖瓣可呈类城墙样改变，心力衰竭控制后恢复双峰。

（4）心导管检查及心血管造影：冠状动脉造影多无异常，有助于排除冠状动脉疾病引起的缺血性心肌病，与冠状动脉性心脏病鉴别。心室造影提示心腔扩大，室壁运动减弱，心室射血分数低下；心力衰竭时可见左、右心室舒张末期压、左心房压和肺毛细血管楔压增高，心搏量、心脏指数减低。

（5）同位素检查：同位素心肌灌注显影，主要表现为心腔扩大，尤其两侧心室扩大，心肌显影呈弥漫性稀疏，但无局限性缺损区，心室壁搏动幅度减弱，射血分数降低，同位素心肌灌注显影不但可用于诊断，也可用于与缺血性心肌病相鉴别。

（6）心内膜下心肌活检：扩张型心肌病可见心肌细胞变性、坏死、纤维化，心肌纤维肥大、排列紊乱。

（7）免疫学检查：以分离的心肌天然蛋白或合成肽作抗原，用酶联免疫吸附试验检测抗 ADP/ATP 载体抗体、抗 β_1 受体抗体、抗肌球蛋白重链抗体、抗 M_2 胆碱能受体抗体对诊断具有较高的特异性和敏感性。

（8）血液和血清学检查：BNP 或 NT-proBNP 升高。肌钙蛋白以及常规检验了解心肌受损情况。

（9）心脏磁共振 CMR：对于心肌病诊断、鉴别诊断及预后评估有很高价值。

四、诊断及鉴别诊断

（一）诊断依据

（1）发病年龄及性别：青壮年男性多见。

（2）以反复心力衰竭及心律失常为主要临床表现，体格检查以体循环淤血为主要体征。

（3）心脏超声提示全心扩大，尤其是左心室腔增大，心室壁收缩运动呈普遍性减弱，左心室射血分数显著下降。

（4）心脏超声检查排除瓣膜性心脏疾病，冠状动脉造影排除冠心病。

（二）扩张型心肌病诊断流程

见图 11-1。

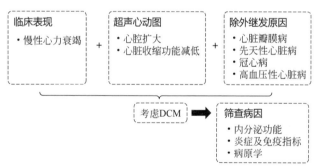

图 11-1　扩张型心肌病诊断流程

（三）鉴别诊断

（1）与风湿性心脏病的鉴别：扩张型心肌病可在心尖部内侧和三尖瓣区听到反流性杂音，与风湿性二尖瓣和三尖瓣关闭不全的杂音类似。但扩张型心肌病的杂音在心力衰竭加重时增强，很少有震颤。风湿性心瓣膜病的杂音则在心力衰竭时由于心脏收缩力减弱、反流减少而杂音减弱，心力衰竭控制后杂音增强，且可伴有震颤。风心病超声心动图检查可显示瓣膜有明显病理性改变。而心肌病则无，但可见二尖瓣环扩大。

（2）与高血压性心脏病鉴别：扩张型心肌病患者血压多正常，但在发生心力衰竭时，可有血压增高，需与高血压性心脏病相鉴别。扩张型心肌病的舒张压一般不超过 110mmHg（14.67kPa），且多在心力衰竭好转后血压下降，无高血压的眼底和肾脏损害。X 线检查示左、右心室扩大而无主动脉扩张。高血压的血压多持续增高，常有眼底及肾脏改变。X 线检查常有主动脉弓扩大、扭曲、延长，或只有左心室肥大，且两者的病程亦不同。

（3）与冠心病缺血性心肌病鉴别：缺血性心肌病多见于老年人，有明确的冠心病病史（心绞痛或者心肌梗死），临床上也是以反复心力衰竭及心律失常为主要症状，心脏超声多显示为左心室腔扩大，心室壁节段性收缩运动减低，冠状动脉造影证实其冠状动脉存在病变。

（4）与老年性退行性瓣膜病鉴别：老年性退行性瓣膜病则多发于 60 岁以上老年人，临床症状不典型，瓣膜病变主要以主动脉瓣为主，心脏超声心动图及心脏 X 线检查可以确诊。

五、治疗

（一）非药物治疗

（1）休息：建议在心力衰竭发作期以卧床休息为主。待心功能恢复至 NYHA Ⅰ～Ⅱ级后再酌情逐步增加康复运动量。

（2）氧疗：在心力衰竭发作时给予中-高流量吸氧，心力衰竭控制后可逐渐停止吸氧。

（3）饮食：在使用静脉用髓袢利尿药时可以酌情增加氯化钠摄入量，停止使用静脉用髓袢利尿药后则注意控制氯化钠摄入量。每日氯化钠摄入量 6g。同时还应减少脂类食物摄入。

（4）戒烟酒，保持大便通畅，减少心肌耗氧量。

（二）药物治疗

药物治疗以金三角（ACEI、β 受体阻滞剂和 MRA）为基础。伊伐布雷定和血管紧张素受体脑啡肽酶抑制剂（ARNI）等药物均可改善预后。利尿剂、洋地黄等药物改善症状。同时控制心律失常和预防猝死。预防栓塞并发症：对于有房颤和已经有附壁血栓形成，或有血栓栓塞病史的患者须长期抗凝治疗。

1. 心力衰竭发作期

主要是以利尿、扩血管、强心等减负荷治疗为主，如果合并呼吸道感染，则需要兼顾抗炎止咳化痰等治疗。

（1）利尿药

① 0.9％氯化钠注射液　10mL ｜ iv　（可以重复使用）
　　呋塞米注射液　20～40mg ｜

② 0.9％氯化钠注射液　10mL ｜ iv（可以重复使用，
　　托拉塞米注射液　10～20mg ｜ 或与呋塞米或者丁脲胺交替使用）

【说明】　呋塞米注射液、托拉塞米注射液等髓袢利尿药是通过阻断髓袢升支髓质部对氯离子的重吸收，使得钠离子的重吸收受到抑制，使大量水、盐排出体外，从而减轻心脏的容量负荷。

（2）血管扩张药

0.9％氯化钠注射液　50mL ｜ iv（静脉泵入，根据
硝普钠注射液　50mg ｜ 血压调整速度及剂量）

【说明】　血管扩张药主要包括扩张动静脉的硝普钠、酚妥拉明、硝酸甘油等。目的是通过扩张容量血管和周围毛细血管减轻心脏前后负荷，增加心脏每搏输出量，降低心室充盈压。

硝普钠静脉泵入，建议开始用药前测量血压，10～15min 重新测血压以调整剂量，血压在 (110～130)/(60～70)mmHg 之间为宜；建议持续单种用药时间不超过 72h，以免出现作用减退或者耐药。对于顽固性心力衰竭者，即使血压并不高，也可以尝试给予小剂量的扩血管药物，比如硝普钠 2.5～5μg/min，但需要严格控制

监测血压波动。此外，使用硝普钠时要注意避光。当患者心室率过快的时候，酚妥拉明或者硝酸甘油要酌情使用，因为二者可以引起反射性心率增快。

（3）强心治疗

① 5%葡萄糖注射液　　10～20mL　｜iv（缓慢静脉注射，6～8h
　毛花苷 C 注射液　　0.2～0.4mg　｜可以酌情重复使用，
　　　　　　　　　　　　　　　　　　　建议每日不超过 1.0g）

② 0.9%氯化钠注射液　　50mL　｜iv（泵入，常用剂量
　多巴酚丁胺注射液　　300mg　｜2.5～10μg/(min・kg)，
　　　　　　　　　　　　　　　　推荐剂量 300～500μg/min）

【说明】　毛花苷丙或者毒毛花苷 K 等静脉用的快速洋地黄类是首选。但是要注意洋地黄类药物的毒性蓄积作用，即使使用快代谢的洋地黄类药物，尽量不要超过每日极量，同时注意是否合并电解质紊乱或者酸碱失衡、低蛋白血症等。

对于不适合使用洋地黄类或者单纯使用洋地黄类效果欠佳者，可以酌情给予 β 受体兴奋剂（多巴酚丁胺）或者磷酸二酯酶抑制药（米力农、氨力农等）。二者都可以减低室颤阈，增加室性心律失常的发生率，尤其是磷酸二酯酶抑制药容易导致室性心动过速或者心室颤动。对于顽固性心力衰竭者，可以给予多巴酚丁胺持续静脉泵入，时间在 72h 内，然后改为间隔使用。

2. 心力衰竭缓解期

当心功能恢复至 NYHA Ⅱ级，则需要增加慢性心力衰竭的其他二级预防药物。

（1）ACEI 或 ARB

① 培哚普利片（雅施达）　2～4mg　po　qd（建议首剂从 2mg 开始）

② 贝那普利片（洛丁新）　5～10mg　po　qd（建议首剂从 2.5mg 开始）

③ 厄贝沙坦片（安博维）　150mg　po　qd（建议首剂从 75mg 开始）

【说明】 适用于经过利尿治疗后体重达到或者接近干体重者，对于使用 ACEI 类导致刺激性干咳者，建议改用 ARB 类。

（2）血管紧张素受体脑啡肽酶抑制剂（ARNI）

沙库巴曲缬沙坦钠　100mg　po　bid

【说明】 具体参照慢性心力衰竭章节的相关内容。

（3）钠-葡萄糖协同转运蛋白 2 抑制剂（SGLT-2i）

达格列净　10mg　po　qd

【说明】 SGLT-2i 可降低心脏前、后负荷，防止肾功能恶化，预防心力衰竭并改善血流动力学效应。此外，与利尿剂相比，SGLT-2i 还具有极少诱发电解质紊乱、神经激素激活和肾功能下降的优点。改善能量代谢：SGLT-2i 可能对心肌能量代谢产生直接影响，并降低心肌氧化应激，达格列净是目前唯一成功跨界心力衰竭治疗的 SGLT-2i。

（4）β 受体阻滞药

① 富马酸比索洛尔片（康忻片）　2.5～5mg　po　qd（建议首剂 1.25mg/d，1～2 周后调整剂量）

② 酒石酸美托洛尔片　12.5～25mg　po　qd（建议首剂 6.25mg/d，1～2 周后调整剂量）

③ 卡维地洛片 12.5～25mg　po　qd（建议首剂 6.25mg/d，1～2 周后调整剂量）

【说明】 β 受体阻滞药对慢性心功能不全的治疗作用主要有下列几方面：上调心肌细胞膜的 β 受体数目，使得受体密度及对儿茶酚胺的敏感性增加；降低肾素、血管紧张素 Ⅱ 和儿茶酚胺的水平，从而减慢心室率，减少心肌耗氧量和左心室作功；增加心肌修复中能量，防止心肌细胞内钙离子超载，增加心肌细胞膜稳定性；改善心肌舒张期弛张、充盈及顺应性；抗心肌缺血和抗心律失常作用。

对于 NYHA Ⅳ 级或者合并严重缓慢型心律失常、低血压或者哮喘者禁用。部分患者在开始使用 β 受体阻滞药时可能会出现短期一过性心功能不全，因此建议从小剂量开始应用。而且长期服用或者终身服用。

（5）口服洋地黄类药物

地高辛片　0.125mg～0.25mg　po　qd

【说明】　长期使用口服洋地黄类药物要注意有无上消化道症状（恶心、纳差、呕吐）、神经-精神症状（乏力、意识淡漠或者烦躁）、视觉改变（黄视或者绿视），注意各种心律失常等。

（6）醛固酮受体阻滞药

螺内酯片　20～40mg　po　bid

（7）口服髓袢类利尿药或者氢氯噻嗪类利尿药

① 呋塞米片　20mg　po　qd→qod（病情稳定后可改为隔日1片）

② 布美他尼片（利了片）　1mg　po　qd→qod

③ 托拉塞米胶囊　10mg　po　qd→qod

④ 氢氯噻嗪片（双氢克尿噻片）25mg　po　bid→qd

【说明】　建议患者每日清晨排便后空腹时测量体重，记录好每日尿量变化，注意双下肢有无水肿，以及六分钟步行实验，根据上述监测指标来调整利尿药的用量。并建议1～3月复查电解质及血尿酸。

（8）营养心肌治疗

盐酸曲美他嗪片（万爽力）　20mg　po　tid

（9）中成药物

① 芪参益气滴丸　0.5g　po　tid

② 芪苈强心胶囊　0.6～1.2g　po　tid

（10）合并心房颤动者，可以在心力衰竭控制好后加用华法林片（参考房颤章节）。对于慢性心房颤动的高危患者，如有心房血栓、脑栓塞、下肢静脉栓塞者。注意刚开始使用前监测凝血酶原时间国际标准比值（INR），3～4天后复查INR，根据INR调整剂量。INR在2～3之间属于治疗范围，2.3～2.7为最佳治疗值。

（三）其他治疗

1. 心脏再同步化治疗—三腔起搏器植入术

心脏再同步化治疗（CRT），是通过双心室起搏的方式治疗心室收缩不同步的心力衰竭患者。重度心力衰竭患者多存在心室收缩的不同步，CRT 在传统的双腔起搏的基础上增加了左心室起搏，左心室起搏电极经右心房的冠状静脉窦开口，进入冠状静脉左心室后壁侧壁支起搏左心室，同时起搏右心室，通过多部位起搏恢复心室同步收缩，减少二尖瓣反流。对于心力衰竭伴心室失同步的患者，这种治疗可以改善患者的心脏功能，提高运动耐量以及生活质量，同时显示出逆转左心室重构的作用。

近年来出现了一种新的心脏再同步化治疗技术，即左束支区域起搏技术，如患者出现完全性左束支阻滞，左心室收缩失同步，该技术将特殊设计的主动电极导线自室间隔右心室面旋转进入室间隔左心室面且正好接触到左束支区域的传导纤维，起搏时左心室可经自身传导系统同步除极和收缩，达到再同步化的目的。

2. 外科治疗

对于顽固性心力衰竭，内科治疗无效者，如果经济条件许可，可以行心脏移植术。

六、预后

扩张型心肌病的病程长短不一，发展较快者于 1～2 年死亡，有个例报道扩张型心肌病患者存活 20 年。这主要取决于心脏扩大的程度、是否伴有严重的心律失常和难治性心力衰竭。根据文献资料统计，扩张型心肌病的 1 年生存率 58%～63%，5 年生存率 33%～40%，10 年生存率 20%；而 1 年病死率 25%～58%，2 年病死率 30%～48%，5 年病死率 50%～80%，10 年病死率达 70%～92%。

第二节　肥厚型心肌病

肥厚型心肌病（HCM）是以心肌肥厚为特征，以心室非对称性肥厚为解剖特点，根据左心室流出道有无梗阻又可分为梗阻性和非梗阻性 HCM。静息或运动负荷超声显示左心室流出道压力阶差

≥30mmHg，属梗阻性 HCM，约占 70%。本病预后差异很大，是青少年和运动猝死的最主要原因之一。

一、病史采集

（一）现病史

本病男女间有显著差异，大多在 30～40 岁出现症状。

（1）呼吸困难：劳力性呼吸困难，呈端坐呼吸或阵发性夜间呼吸困难，系由于肥厚的心肌顺应性降低，左心室舒张末期压力增高，进而左心房压力增高，产生肺淤血。

（2）心绞痛：常有典型心绞痛，劳力后发作。胸痛持续时间较长，用硝酸甘油含化不但无效且可加重。心绞痛的发作，可能由于肥厚的心肌内细冠状动脉受压、心肌供血不足及心肌肥厚需氧增多所致。

（3）晕厥与头晕：多在劳累时发生，发生机制不详，可能由于左心室顺应性降低，劳累后交感神经的正性肌力作用增强，致左心室顺应性更差，舒张期心室血液充盈更少，左心室流出道梗阻加重，心搏出量减少，引起脑供血不足所致；也可能是由于过度刺激左心室压力感受器，引起反射性血管扩张，血压下降所致；发生过速或过缓型心律失常时，也可引起晕厥与头晕。

（4）心悸：患者感觉心脏跳动强烈，尤其左侧卧位更明显，可能由于心律失常或心功能改变所致。

（5）部分患者以心源性猝死为首发症状。

（二）既往史、个人史及家族史

Matsumori 发现梗阻性肥厚型心肌病的 HLADRW4 检出率高达 73.3%，对照组检出率极低。因此 HLADR 系统是梗阻性肥厚型心肌病家族遗传基因之一，属于常染色体显性遗传病。在询问疑似病例时要仔细询问是否有家族性早发性猝死性心脏病史。

内分泌紊乱也可能导致肥厚型心肌病，比如嗜铬细胞瘤患者并存肥厚型心肌病者较多，人类静脉滴注大量去甲肾上腺素可致心肌坏死。所以注意询问患者是否体检时发现肾上腺异常增生或者肿大，或者既往有无诊断过嗜铬细胞瘤等。

二、体格检查

（1）心尖部收缩期搏动：由于心肌肥厚，可见搏动增强。由于左心室顺应性降低，心房收缩增强，血流撞击左心室壁，在心尖部可有收缩期前冲动。第一心音后又有第二次收缩期搏动，形成收缩期双重搏动。

（2）收缩期细震颤：多在心尖部。有收缩期细震颤者，左心室流出道梗阻多较重。

（3）收缩期杂音：在胸骨左下缘或心尖内侧呈粗糙喷射性收缩中晚期杂音，系由于左心室流出道梗阻所致。凡增强心肌收缩力或降低动脉阻力的因素，均可使左心室与主动脉之间压力差增大，杂音增强，凡能降低心肌收缩力或增加动脉阻力的因素，均可使压力阶差减小，杂音减弱。回心血量增多时，杂音减弱。回心血量减少时，杂音增强。

（4）心尖部收缩期杂音：本病约 50% 伴有二尖瓣关闭不全，因而心尖部有收缩中晚期杂音，或全收缩期杂音。

（5）第三心音及第四心音。

三、辅助检查

（1）心电图：由于心脏缺血，心肌复极异常，ST-T 改变常见，左心室肥厚及左束支传导阻滞也较多见，可能由于室间隔肥厚与心肌纤维化而出现 Q 波，本病也常有各种类型心律失常。

（2）胸部 X 线检查：心脏大小正常或增大，心脏大小与心脏及左心室流出道之间的压力阶差成正比，压力阶差越大，心脏亦越大。心脏以左心室肥厚为主，主动脉不增宽，肺动脉段多无明显突出，肺淤血大多较轻，常见二尖瓣钙化。

（3）心脏超声检查：主要表现如下。

① 室间隔异常增厚，舒张期末的室间隔厚度>15mm。

② 室间隔运动幅度明显降低，一般≤5mm。

③ 室间隔厚度/左心室后壁厚度比值可达（1.5～2.5）：1，一般认为比值>1.5：1已有诊断意义。

④ 左心室收缩末内径比正常人小。

⑤ 收缩起始时室间隔与二尖瓣前叶的距离常明显缩小。

⑥ 二尖瓣收缩期前向运动，向室间隔靠近，在第二心音之前终止。

⑦ 主动脉收缩中期关闭，可能由于收缩早期血流速度快，收缩后期由于梗阻加重而血流速度突然减慢，产生吸引作用所致。

以上7项应综合分析，方能得出正确结论，应注意高血压、甲状腺功能低下均可引起类似表现。

（4）心导管检查及心血管造影：左心室腔与左心室流出道之间出现压力阶差，在使用增加心肌收缩力药物及做 Valsalva 动作后，压力阶差明显增加。左心室舒张末期压力增高，左心室造影显示左心室腔缩小变形，主动脉瓣下显 S 形改变，心室壁增厚，室间隔不规则的增厚突入心腔。也可见二尖瓣口轻度或中度反流。

（5）同位素检查：可见心肌室壁局限性增厚，显像剂浓聚，尤以室间隔和心尖明显，心室腔相对缩小。

（6）心内膜下心肌活检：可见心肌细胞排列紊乱及形态奇特、肥大的心肌，电镜下也可以见到心肌肌丝紊乱，但无特异性。

（7）基因诊断：目前已可对常见致病基因突变进行筛查，准确性达99.9%，敏感性为50%～70%。

四、诊断及鉴别诊断

（一）诊断

1. 梗阻性肥厚型心肌病

确诊条件：

① 心导管检查显示左心室腔与左心室流出道之间收缩期压力阶差>20mmHg（2.7kPa），或<20mmHg（2.7kPa）用药物负荷

后压力阶差增强；

② 血管造影检查左心室流出道狭窄；

③ 超声心动图显示二尖瓣前叶在收缩期向前移动贴近肥厚的室间隔，心室间隔肥厚≥15mm，舒张期心室间隔与左心室后壁厚度之比≥1.3。

根据病史及体格检查，超声心动图示舒张期室间隔厚度达15mm；如有阳性家族史（猝死、心肌肥厚等）更有助于诊断；基因检查有助于明确遗传学异常；需要除外左心室负荷增加引起的心室肥厚（高血压心脏病、运动员心脏肥厚等）和异常物质沉积引起的心肌肥厚（如淀粉样变、糖原贮积症等）。

2. 非梗阻性肥厚型心肌病

确诊条件：

① 心血管造影显示左心室壁肥厚，无左心室流出道狭窄；

② 心导管检查左心室流出道无压力阶差。

(二) 鉴别诊断

(1) 与冠心病心绞痛或心肌梗死的鉴别：冠心病和肥厚型心肌病均可出现心绞痛及心电图 ST 段、T 波改变和异常 Q 波。在急性心肌梗死时，X 线见心脏明显扩大，心电图出现异常 Q 波及 ST 段改变，并有演变规律。冠心病心绞痛发作时间短，含服硝酸甘油可缓解，而肥厚型心肌病心绞痛不典型，持续时间较长，含服硝酸甘油效果不好，且梗阻性肥厚型心肌病发生心绞痛时，硝酸甘油可使症状加重。冠心病时超声心动图示节段性室壁运动异常，梗阻性肥厚型心肌病则表现为心室间隔肥厚并超过左心室游离壁，其比例达1.3∶1 以上。左心室造影及冠状动脉造影可助鉴别。

(2) 与主动脉瓣狭窄（AS）的鉴别：主动脉瓣狭窄和肥厚型心肌病均有左心室排血障碍的临床表现。但主动脉瓣狭窄杂音位置以胸骨右缘第二肋间为主，向颈部传导，杂音为喷射性、全收缩期、低频、粗糙，Valalva 动作使之减弱；梗阻性肥厚型心肌病的收缩期杂音在胸骨左缘中、下段并可伴有震颤，不向颈部传导，

Valalva 动作使之增强。X 线检查主动脉瓣狭窄者有主动脉扩张，主动脉可有钙化阴影，心导管检查示左心室与流出道之间无压力阶差，而与主动脉之间则有压力阶差，左心室造影示瓣膜狭窄。而梗阻性肥厚型心肌病心导管检查左心室与流出道之间有压力阶差，左心室造影可见非对称性室间隔肥厚，心腔变小，二尖瓣前叶前移。磁共振成像可清楚地显示肥厚型心肌病的心肌异常肥厚部位、分布范围和程度，以及房室腔的大小、形态、左心室流出道狭窄的程度等。

（3）与室间隔缺损（VSD）的鉴别：室间隔缺损患者的心脏杂音的位置及性质与本病非常相似，但室间隔缺损患者杂音传播范围较广，心尖区无双重搏动、无水冲脉，X 线显示肺充血，严重者出现肺动脉高压、心电图无异常 Q 波。UCG、心导管及造影可鉴别。

五、治疗

本病尚无特异性治疗。治疗原则主要为舒缓肥厚的心肌，改善左心室顺应性，缓解左心室流出道狭窄，控制心律失常，防治心力衰竭以及心源性猝死。

（一）非药物治疗

避免剧烈的体力活动和情绪激动以及屏气。应当根据病情决定参加轻度或者中度体力活动量。

（二）药物治疗

适用于非梗阻性肥厚型心肌病。主要以对症支持治疗为主，应当避免使用洋地黄类、硝酸酯类药物。发生心力衰竭时则按照急性心力衰竭的处理原则治疗，主要是应用髓袢利尿药减轻心脏容量负荷，给予血管紧张素转化酶抑制药，必要时可以酌情使用强心药。

建议慢性缓解期，在无明显药物使用禁忌证前提下使用下列药物。

（1）β 受体阻滞药：β 受体阻滞药是梗阻性 HCM 的一线治疗用药，通过减慢心室率，降低心肌收缩力，减轻运动时左心室流出道压力阶差，增加心室舒张期充盈时间，减少室性及室上性心动过速从而达到缓解症状的目的。

① 富马酸比索洛尔片　1.25mg　po　qd（首剂应当从小剂量开始）

② 酒石酸美托洛尔片　6.25mg　po　bid（首剂应当从小剂量开始）

【说明】 应该从小剂量开始使用，观察患者的心率、血压变化以及有无心力衰竭加重趋势，逐步加量，靶剂量富马酸比索洛尔片为 5mg/天、酒石酸美托洛尔片为 50mg/天。

（2）非二氢吡啶类钙通道阻滞药

地尔硫䓬片　15～30mg　po　tid（首剂应当从小剂量开始）

【说明】 可以降低运动和静息状态下左心室流出道压力阶差和改善左心室顺应性。可用于不能耐受 β 受体阻滞药的患者，β 受体阻滞药与钙通道阻滞药联合治疗出现心率过缓和低血压，一般不建议合用。

如果合用应注意两种药物对降血压及减慢心室率的协同作用。如果合并预激综合征，则不适宜使用钙通道阻滞药。

（3）抗心律失常治疗：难以预防心律失常发生，尤其是梗阻性肥厚型心肌病患者。一旦出现恶性室性心律失常，如持续性室性心动过速或者心室颤动等，通常是导致患者猝死的原因。对于高危患者，心电监护可以及时发现恶性心律失常。部分患者可以由于快心率性室上性心动过速导致血压下降等血流动力学改变而导致病情恶化，因此需要及时处理室上性心动过速，可以选择盐酸胺碘酮注射液、酒石酸美托洛尔注射液、艾司洛尔注射液等。建议慎用维拉帕米注射液或者普罗帕酮注射液。

（4）抗心力衰竭的治疗：HCM 后期可出现左心室扩大、左心室收缩功能下降，治疗药物参考慢性心力衰竭治疗指南选择。

（5）针对房颤：胺碘酮能减少阵发性房颤发作。对持续性房颤，可给予 β 受体阻滞药控制心室率。除非禁忌，一般需考虑口服抗凝药治疗。

（三）手术治疗

对于药物治疗无效的严重梗阻性肥厚型心肌病（左心室内压力阶差＞50mmHg）者，可以考虑行手术治疗。

外科手术主要是切除部分肥厚室间隔心肌或者在左心室流出道处切除小部分心肌，或者做深切口重构以建立一个小通道减缓梗阻症状。

研究发现植入房室顺序生理型永久性起搏器（DDD 双腔起搏器）可以减轻左心室流出道梗阻，但目前该治疗方法效果有待观察，指南中证据级别很低。部分患者还可以通过注射可溶性乙醇消融部分肥厚室间隔心肌。但有少数患者肥厚部位并没有室间隔动脉供血，因此不能用化学消融的办法治疗，另外术后可能出现严重的房室传导阻滞，需要永久起搏器治疗。近年来在心脏内超声的指导下射频消融肥厚的室间隔，效果相比化学消融更加确切，并发症更少。

六、预后

本病的预后因人而异，大部分预后良好，一般成人病例 10 年生存率 80％，小儿为 50％，成人死亡多为猝死，猝死原因为室性心律失常。心尖肥厚型心肌病的预后较好。

第三节　限制型心肌病

限制型心肌病（restrictive cardiomyopathy）病因未明，以心内膜下、内膜或者内膜心肌纤维增厚累及一侧或者两侧心室，引起舒张期心室伸展障碍和充盈受限为特征。在三种类型原发性心肌病中，限制型心肌病最少见。本病可分为两类，即嗜酸细胞性心内膜疾病和原发性限制型心肌病。本病包括多发生在热带的心内膜纤维化（endomyocardial fibrosis）及大多发生在温带的嗜酸细胞心肌病，本病在我国非常少见。

一、病史采集

（一）现病史

（1）仔细询问患者生活的环境，特别是我国南方热带及亚热带、温带地区。

（2）患者的发病年龄也很重要，本病发病常见于 15～50 岁，及青壮年时期。

（3）根据临床上两侧心室受累程度的不同，分为右心室型、左心室型及混合型。其中左心室型最为常见。临床症状主要以心室舒张功能障碍所引起的症状为主，即呼吸困难和疲劳乏力，并随着病情进展而逐渐加重，部分患者可以出现胸痛。左心室型早期就可以表现出左心功能不全的临床症状，如疲劳乏力、进行性加重的呼吸困难、咳嗽及双肺野对称出现的湿啰音。右心室型及混合型则通常以右心功能不全为主，包括颈静脉怒张、Kussmaul征、肝脏肿大、腹部移动性浊音阳性及双下肢水肿，甚至全身中度、重度水肿。

（二）既往史、个人史及家族史

请注意询问患者是否合并嗜酸性细胞增多症等；有无自身免疫系统疾病病史等。

二、体格检查

（1）右心室病变所致症状体征：起病缓慢、腹胀、腹腔积液。由于肝充血肿大或由于腹腔积液致腹壁紧张而腹痛。劳力性呼吸困难及阵发性夜间呼吸困难，均可由于放腹腔积液而缓解，说明呼吸困难主要由腹腔积液引起。心前区不适感，由于心排血量降低而感无力，劳动力下降，半数有轻度咳嗽、咳痰。心尖搏动减弱，心界轻或中度扩大。第一心音减弱。胸骨左下缘吹风样收缩期杂音。可闻及第三心音。下肢水肿与腹腔积液不相称，腹腔积液量大而下肢水肿较轻。用利尿药后，下肢水肿减轻或消失，而腹腔积液往往持续存在，颈静脉怒张明显。

（2）左心室病变所致的体征：左心室型者常有双肺对称性湿啰音、左心室第三音奔马律、P_2 亢进等体征，少数心尖部有收缩期细震颤。当肺血管阻力增加时，出现肺动脉高压的表现。

（3）双侧心室病变所致症状和体征：表现为右心室及左心室心内膜、心肌纤维化的综合征象，但主要表现为右心室病变的体征及症状，少数患者突出表现为心律失常，多为房性心律失常，可导致右心房极度扩大，甚至虚脱、死亡，也有患者以慢性复发性大量心包积液为主要表现，常误诊为单纯心包疾病。

三、辅助检查

（1）X 线检查：心脏扩大，右心房或左心房扩大明显，伴有心包积液时，心影明显增大，可见心内膜钙化。

（2）心电图：由于心负荷增大，可见二尖瓣型 P 波，心房纤维颤动，房室传导阻滞及束支传导阻滞。

（3）超声心动图：左、右心房明显扩大。左、右心室腔大小正常，心室壁肥厚，心尖部心室腔闭塞，心肌心内膜结构超声回声密度异常，心室壁活动幅度减低，可见有心腔内血栓及房室瓣关闭不全征象。左心室收缩功能（射血分数）正常，多普勒超声二尖瓣血流频谱示 E 峰增高，DT 减少，E/A 比值增大。

（4）心导管检查及心血管造影：右心室心内膜、心肌纤维化，由于右心室顺应性降低，右心室舒张末期压力增高，呈舒张早期下陷，舒张期高原波。右心房及腔静脉压力均增高；左心室心内膜纤维化，肺循环压力升高，心室造影可见心室腔缩小，血流缓慢。

（5）同位素检查：右心房明显扩大伴核素滞留；右心室向左移位，其心尖部显示不清，左心室位于右心室的左后方，右心室流出道增宽，右心室位相延迟，右心功能降低；肺部显像较差，肺部核素通过时间延迟；左心室位相及功能一般在正常范围。

（6）心内膜心肌活检：心内膜心肌活检常可确定诊断。组织学特征主要为心内膜及心内膜下心肌纤维化，可有心肌细胞变性。

四、诊断及鉴别诊断

(一) 诊断依据

（1）心脏损害为主的表现：心力衰竭，可有瓣膜反流性杂音、第三心音及心律失常等，心室不大而心房扩大。

（2）伴有心血管系统以外的脏器受累：胃肠道症状、肝脾肿大、贫血及皮肤损害。

（3）血中白细胞计数增多，嗜酸粒细胞计数＞1.5×10^9/L，骨髓粒系增生活跃，其中嗜酸粒细胞比例上升。

（4）心腔内附壁血栓、心内膜胶原纤维增生、心肌坏死及嗜酸粒细胞浸润等病理结果为确诊依据。

本病主要表现为静脉压增高、颈静脉怒张、肝肿大、腹水、下肢水肿轻而大量腹水。心脏扩大呈球形，搏动弱，常有房室瓣关闭不全的体征。

(二) 鉴别诊断

（1）缩窄性心包炎和限制型心肌病均有心室舒张充盈功能障碍的临床表现。前者多有急性心包炎史，心脏听诊有心包叩击音，X线示心影不增大，可有心包增厚、心包钙化，心电图示低电压及ST-T改变；超声心动图亦提示心包增厚，室间隔运动异常，左心室缩小，心房通常不扩大；二尖瓣及三尖瓣呈限制性充盈模式，随呼吸明显改变；心肌活检正常或非特异性心肌肥大及纤维化。而限制型心肌病心脏听诊有二尖瓣和三尖瓣关闭不全杂音，S_3 奔马律，X线示心影增大，有时可呈球形，心内膜可有线状钙化影，心包薄而无粘连，心电图示心房或心室肥大（以右心室为主）及右束支传导阻滞，有异常 Q 波。UCG 及心血管造影可鉴别。心肌活检提示心内膜增厚，间质纤维化。

（2）其他：应与肝硬化、心内膜弹力纤维增生症相鉴别。

五、治疗

（1）非药物治疗：注意休息，适当运动，避免呼吸道感染。

（2）药物治疗：治疗原则为改善心脏舒张功能不全、控制心律失常、预防栓塞并发症等。

① 缓解心肌松弛异常，降低心室充盈压：可以选用利尿药、硝酸酯类及 ACEI 类等，以减轻心脏负荷，降低心室充盈压力。必要时可以加用小剂量 β 受体阻滞药减慢心室率，延长心室充盈时间，减少心肌耗氧量，降低交感张力，从而有利于改善心室舒张功能。

② 洋地黄类药物：对限制型心肌病伴有快速心房颤动或者有心力衰竭者，可选用洋地黄类。使用时必须慎重。

③ 抗心律失常治疗：发生心房颤动较为常见，对于阵发性心房颤动者可选用盐酸胺碘酮复律或者控制心室率。对于持续性心房颤动者则以控制心室率为主，并不强求是否能转复为窦性节律。对于有严重缓慢性心律失常者，可以先使用阿托品或者异丙肾上腺素，效果不佳者可考虑行永久性起搏器植入术。

④ 抗凝治疗：对于慢性心房颤动者，建议酌情使用华法林抗凝治疗，从小剂量开始，每 3～4 天监测凝血酶原时间国际标准值（INR），将 INR 控制在 2.3～2.7 范围内较为理想。有使用华法林禁忌证的患者，可以考虑使用 300mg／日的阿司匹林肠溶片，但是抗凝效果远不如华法林，而且长期服用容易导致上消化道疾病，甚至上消化道出血。

⑤ 特殊治疗：对于嗜酸性粒细胞增多症及其所引起的心内膜心肌病变者，可以使用肾上腺皮质激素和免疫抑制药，能有效减少嗜酸性粒细胞，阻止心内膜心肌纤维化进展。

六、预后

本病预后差异性较大，病情进展程度不一样、进展快慢不一，右心室型比左心室型预后差。少数患者可发生心源性猝死。

第四节　致心律失常性右心室心肌病

致心律失常性右心室心肌病（arrhythmogenic right ventricular cardiomyopathy，ARVC）旧称致心律失常性右心室发育不良（arrhythmogenic right ventricular dysplasia，ARVD），现以 ARVD/C 表示，其特征为右心室心肌进行性被纤维脂肪组织所替代，临床常表现为右心室扩大、心律失常和猝死。1995 年 WHO/ISFC 工作组专家委员会关于心肌病定义及分类的报告中将 ARVD/C 列为与扩张型心肌病、肥厚型心肌病、限制型心肌病并列的第 4 类原发性心肌病。本病的确切发病率受诊断的影响并不明确，在各类人群均有报道，男女发病之比为 2.7：1。任何年龄均可发病，80％以上病例在 7～40 岁，但以青年人常见，4 岁以下者未见发病。据报道 ARVD/C 是年轻人猝死的重要原因之一。

一、病史采集

（一）现病史

本病男性发病居多，80％病例在 40 岁之前出现临床症状。症状性心律失常是本病主要的临床特征，以室性心律失常为主，包括单源性持续性室性心动过速、阵发性室性心动过速、心室颤动，甚至是猝死。部分患者可在常规心电图检查中发现室性期前收缩，后者常起源于右心室游离壁并呈左束支传导阻滞图形。24％的患者可伴随其他类型心律失常，如心房颤动、心房扑动、房性心动过速等。有少数患者可无症状只因常规胸部 X 线检查发现右心室增大而引起注意。部分儿童和青年患者首发症状为晕厥、猝死，常发生在体力活动时。

（二）既往史、个人史及家族史

本病的发生与遗传因素有一定关系，常是由于伴随外显率降低的常染色体显性遗传突变所致，研究认为本病是 14 号常染色体长臂异常所致的显性遗传病。

少数患者心肌的病理改变酷似心肌炎，部分患者有急性心肌炎病史。

研究发现运动后右心室内径明显增大，并分析这可能系运动使右心室后负荷增加所致。右心室壁伸展与儿茶酚胺分泌增多似可解释本病患者常在运动时诱发左束支传导阻滞型室性心动过速。因此本病容易在剧烈运动中诱发，甚至猝死。

二、体格检查

主要体征为右心室增大相对性三尖瓣关闭不全之收缩期杂音及肺动脉瓣听诊区第二心音固定性分裂，少数可有第三或第四心音。右心室病变广泛者可发生右心衰竭，出现体循环淤血的各种临床表现。

三、辅助检查

（1）心电图：V_1 导联 QRS 波群的时限通常大于 I 导联和 V_6 导联 QRS 波群的时限，反映右心室激动延迟。据统计分析 V_1 导联 QRS 波群时限＞110ms，对诊断本病的特异性可达 100％，敏感性为 55％。可有完全性或不完全性右束支传导阻滞。有些患者在 QRS 波群终末部分（常见于 V_1 导联）可见一直立的尖波（Epsilon 波），系因右心室的一部分激动延迟所产生。将心电图记录的灵敏度提高 2～3 倍易发现该波。半数患者右胸导联 T 波倒置，胸前导联 T 波倒置范围与右心室增大程度成正比。有室速发作的患者心室晚电位常呈阳性。心悸或晕厥发作时可发现呈左束支传导阻滞图形的室性心动过速或室颤。

（2）胸部 X 线：心脏正常或增大，轮廓呈球形，肺动脉流出道扩张，左侧缘膨隆，多数患者心胸比率≥0.5。

（3）超声心动图与放射性核素心室造影：为诊断本病的两项最主要的无创伤性检查方法。前者可见右心室舒张末期内径扩大，右心室普遍性或局限性活动降低，右心室壁呈节段性膨出；右心室与左心室的舒张末期内径比＞0.5（特异性 93％，敏感性 86％，阳性预测值 86%，阴性预测值 93%）；后者对诊断右心室收缩异常的特异性与阳性预测值均为 100%，但敏感性仅为 80%。若上述两项检查结果均显示右心室与左心室收缩末期容量比>1.8，或运动时右心室射血分数<0.50，或运动时右心室壁运动计分>1，几乎可以肯定本病的诊断。

（4）心血管造影：可见右心室扩大、右心室壁运动异常。冠状动脉造影多无异常。

（5）磁共振显像（MRI）：对发现心室肌内局限性脂肪增多有较大价值。如应用可精确测定右心室容量的磁共振成像技术，可显示右心室容量增大。

（6）心内膜心肌活检：若能发现心肌细胞被纤维脂肪所取代的典型病变，即可诊断本病。但由于心内膜心肌活检大多自室间隔取材，而多数患者右心室病变较局限，室间隔一般不受累，故活检结果阴性并不能排除本病。

（7）电生理检查：通过心内膜标测技术可发现激动通过右心室，尤其病变部位的传导缓慢。该项检查还可确定室性心动过速的起源部位而有助于消融定位。

（8）运动试验及异丙肾上腺素诱发实验：有助于诱发室性心律失常，未能诱发者亦不能排除自发的可能。但伴有冠状动脉病变者及老年人则应当慎用此试验作为诊断依据。

四、诊断及鉴别诊断

（一）诊断依据

凡是具备下列 2 项主要条件，或者 1 项主要条件加 2 项次要条件，或者具备 4 项次要条件者均可诊断为致心律失常性右心室心肌病。

1. 整体的和（或）局限性功能失调及结构改变（由超声心动图、心血管造影、MRI 或者心脏核素扫描确定）

（1）主要条件：

① 右心室严重扩张及射血分数降低而无（或者仅为轻度的）

左心室改变；

② 局限性右心室动脉瘤（运动消失或运动障碍区在舒张期膨出）；

③ 严重的右心室节段性扩张。

（2）次要条件：

① 轻度的右心室整体性扩张和（或）射血分数降低而左心室正常；

② 右心室轻度节段性扩张；

③ 右心室局限性运动减低。

2. 室壁组织学特征

主要条件：心内膜心肌活检提示心肌被脂肪组织取代。

3. 复极异常

主要条件：右心前导联（$V_1 \sim V_3$）T 波倒置（年龄 > 12 岁，无右束支传导阻滞）。

4. 除极/传导异常

主要条件：Epsilon 波或局限性右心前导联（$V_1 \sim V_3$）QRS 波时间延长（ > 0.12ms）。

5. 心律失常

主要条件：

① 左束支传导阻滞型室性心动过速（由心电图、动态心电图、运动试验显示持续性及非持续性室性心动过速）；

② 频发室性期前收缩。

6. 家族史

主要条件：通过尸体解剖及手术证实的家族性病变。

次要条件：①早年猝死（ < 35 岁）病例，疑为有心室发育不全的家族史；②按照本标准临床诊断的家族史。

（二）鉴别诊断

本病主要与扩张型心肌病以及特发性右心室室性心动过速、Uhl 畸形以及 Brugada 综合征相鉴别。

扩张型心肌病的诊断依据参见本章第一节。

特发性右心室室性心动过速属原因不明的良性室性心动过速。特点是室速不易诱发，且晚电位阴性，各种心脏检查示右心室无异常。

心律失常性右心室心肌病的部分患者有心电图 ST 段抬高和多型室速，而这是 Brugada 综合征的特点。致心律失常性右心室心肌病患者最常见的室性心律失常是单形室速（左束支传导阻滞形态），其常由儿茶酚胺或运动诱发，与年轻患者的猝死有关。

Uh1 畸形是一种先天性右心室发育不全的心脏病，又称羊皮纸样心脏，是一种罕见的先天性畸形。主要表现为右心室畸形，右心室壁完全缺乏心肌组织，心内膜、心外膜贴在一起，称为"羊皮纸样心脏"，婴儿期即出现心力衰竭，极少因运动诱发死亡。

五、治疗

（一）非药物治疗

注意休息，避免劳累及情绪激动，此外还需要注意防寒保暖。

（二）药物治疗

药物治疗的目的在于抗心律失常。可以选用ⅠA、ⅠC类抗心律失常药物，或者 β 受体阻滞药，以及盐酸胺碘酮等。药物治疗有效率依次为：索他洛尔（83%）、维拉帕米（50%）、β 受体阻滞药（29%）、胺碘酮（25%）。亦有人认为，胺碘酮或胺碘酮与其他抗心律失常药物联合使用，是预防 ARVD/C 患者室性心动过速复发的最有效药物。

① 盐酸胺碘酮片　0.2g　po　tid

【说明】　1 周后改为每日 2 次，每次 0.2g，半月后减量至 0.2g/d，此后逐渐减量，建议长期服药时隔日服用 0.2g。长期使用胺碘酮应当定期复查心电图、肺部 X 线检查、血清肌酐及尿素氮检测、肝转氨酶测定及检测血清 T_4、T_3 等。在与其他抗心律失常药物联用时，注意监测心率变化及心电图 Q-T 间期。

② 盐酸索他洛尔片　120mg　po　bid/q12h（开始时）

【说明】 盐酸索他洛尔 40～80mg　bid 起始（根据体重和肾功能作调整），在用药最初 3d 进行严密心电监测，尤其注意监测 QT 间期。如初始剂量不能取得满意疗效，且 QT 间期＜500ms，在使用 3d 后，日剂量再增加 40～80mg。最大剂量可增加至 320mg/d。索他洛尔的疗效和不良反应发生率均呈剂量依赖性，据报道 120mg bid 的剂量具有最佳获益风险比。根据室性心律失常的发生率调整剂量，常规剂量为 160～320mg/日。有支气管哮喘病史及低血压患者禁用。长期使用也需要经常复查心电图。本药物与氢氯噻嗪合用，有协同降压作用；与普罗帕酮，氟卡尼合用，可增强抗心律失常作用。许多治疗药物如Ⅰ类抗心律失常药物，包括奎尼丁、普鲁卡因酰胺和丙吡胺，三环抗抑郁药、吩噻嗪、特非那定和阿司咪唑已知都可延长 Q-T 间期，最好避免与本品同时使用。然而，某些情况下必须使用时，不管单用或配合其他药物应用本品，如果患者 Q-Tc 间期＞500ms，接受本品治疗时，必须特别小心，应考虑减小剂量，或当 Q-Tc 间期＞550ms 时停止使用本品治疗。在服药期间，应尽量避免并用利尿药，以防低钾血症。

（三）介入治疗

对于不能够耐受抗心律失常药物或者使用抗心律失常药物无效者，可以考虑行射频消融术。但是射频消融术不应当作为治疗本病的首选治疗方案，而且术后仍然有较高的复发率。

对于频繁发生持续性室性心动过速、心室颤动者，可以行埋藏式自动心律转复除颤起搏器 ICD。ICD 是预防猝死的最主要手段，现越来越多的应用于猝死二级预防。但是费用较为昂贵。

（四）外科手术

适用于药物治疗无效的致死性心律失常患者。视病情，并结合术中标测的室性心动过速起源部位，可施行右心室局部病变切除术、心内膜电灼剥离术；对病变广泛者还可以进行完全性右心室离断术。对于顽固性室性心律失常或者反复心力衰竭者，如经济条件许可，可以行心脏移植术。

六、预后

致心律失常性右心室心肌病是一种慢性进展性疾病，有些患者病情长期保持稳定，甚至可健康生活至高龄。虽然本病室性心动过速常反复发作，但药物治疗后，其预后多比其他器质性心脏病引起的左心室起源的室性心动过速为好。据统计，接受正规抗心律失常药物治疗的患者因心律失常导致的年病死率为 2.5%。但有晕厥发作史，特别是反复发作晕厥者，预后较差。此外合并左心室受累者猝死危险性较高；超声心动图或心室造影发现有明显的右心室壁运动异常或室速不易控制者预后亦较差。

第五节　酒精性心肌病

酒精性心肌病是指长期大量饮酒所引起的心肌变性，临床表现为心脏扩大、充血性心力衰竭、高血压、心律失常和猝死。本病是西方国家非缺血性扩张型心肌病的第二大病因。

一、病史采集

（一）现病史

酒精性心肌病常见于 30～55 岁男性，多数有 10 年以上过量饮酒史。

本病的病程较长，症状一般较为隐匿。在出现明显心力衰竭等临床症状之前，患者在过量饮酒后常出现心悸、胸闷或者头晕等不适感。

患者就诊时的首诊症状表现不一，症状轻者可以表现为阵发性心悸、胸闷或者一过性晕厥等，严重者则以心力衰竭为首发症状。其心力衰竭表现为进行性加重的劳力型心力衰竭。发病前过量饮酒常是急性心力衰竭的主要诱因。部分患者则以体循环栓塞为首发症状，多数是因为左心室或者心房附壁血栓脱落引起。

多数患者通过戒酒后，通常在 6 月后临床症状可明显缓解。

（二）既往史、个人史及家族史

主要是询问既往饮酒史，包括饮酒的时间长短、酒精度数、饮酒频率等。

二、体格检查

由于脉压变窄，常因周围血管过度收缩而引起继发性舒张压增高；心脏体征与原发性扩张型心肌病相似。心脏增大，常可闻及舒张早期奔马律（S_3）/室性奔马律及收缩前期奔马律（S_4）/房性奔马律，由于心室腔扩大导致房室瓣相对关闭不全，在心尖部可以闻及反流性杂音。在无其他充血性心力衰竭表现时，房性奔马律可以是心肌疾病存在的唯一线索。当疾病发展至全心衰竭时可以出现颈静脉怒张、肝颈静脉回流征阳性、下肢水肿等体循环淤血症状；本病的早期，患者的肝脏大小尚在正常范围。当疾病进展至晚期，肝脏肿大、肝区压痛及叩痛。部分患者还可以出现黄疸征。

三、辅助检查

（1）心电图：心电图的改变常是酒精性心肌病临床前期的唯一表现。可有多种心电图异常，最常见为左心室肥厚伴 ST-T 异常，亦可见低电压、心房颤动、室性期前收缩、房性期前收缩、房室传导阻滞和室内传导阻滞等心电图改变，部分患者可见病理性 Q 波。早期的酒精性心肌病患者的心电图的 ST-T 改变可以在停止饮酒数天后恢复正常。

（2）胸部 X 线检查：心影普遍增大，心胸比率＞0.55，在疾病早期随着治疗和戒酒，增大的心影可以在短期内明显缩小。合并心力衰竭时可有肺淤血、肺水肿改变，晚期可见心脏明显增大、肺淤血、肺动脉高压，部分患者还可出现右侧胸腔积液。

（3）超声心动图：主要为左心室重量增加，早期室间隔及左心室后壁轻度增厚不伴有收缩功能减退，左心室舒张内径正常。出现充血性心力衰竭时各房室收缩和舒张内径均增加，室壁运动减弱，左心室射血分数减低。超声心动图对早期诊断及判断预后有重要价值。

（4）心导管检查和心血管造影：酒精性心肌病亚临床状态时就可有血流动力学改变，常表现为射血分数减低，心室舒张末压增高，舒张末容积和张力增加。心室造影可见左心室扩大，弥漫性室壁运动减弱，心室射血分数下降。

（5）放射性核素检查：用^{111}In标记的单克隆抗心肌抗体检查发现，酒精性心肌病患者在心功能恶化时放射性核素摄取量增加，而临床症状改善时摄取减少。虽然这对酒精性心肌病的诊断无特异性，但其摄取量与饮酒量密切相关，并可根据摄取量进行预后判断。

四、诊断及鉴别诊断

（一）诊断依据

酒精性心肌病目前的诊断标准主要有四条，满足这四条标准的心肌病，要考虑诊断酒精性心肌病。

① 有长期大量的饮酒史。所谓长期大量的饮酒史，指的是每天纯酒精的摄入量＞125mL。也就是白酒＞150g或者啤酒＞4瓶，这样的饮酒强度持续6～10年。

② 心脏出现符合扩张型心肌病特点的心肌病变，主要表现是心脏的扩大，尤其是左心室的扩大合并心肌收缩功能的减低。

③ 可以除外由高血压、冠心病、先天性心脏病等其他心脏疾病引起的心肌病变。

④ 一条补充诊断，也就是在早期戒酒后心肌的临床表现能够得到逆转，心功能可以得到恢复。

（二）鉴别诊断

（1）与扩张型心肌病鉴别：酒精性心肌病与扩张型心肌病酷

似，但扩张型心肌病的部分患者系心肌炎演变而来故其心肌细胞肥大、纤维化程度以及细胞核等改变均较酒精性心肌病明显。此外，后者在临床测得的心胸比值、心脏指数以及收缩压测值/收缩末期容积，在停止摄取酒精饮料后明显获得改善，而前者不明显。

（2）维生素 B_1 缺乏性心脏病：酒精性心肌病表现的心腔扩张、心动过速、静脉压增高以及下肢水肿等易与维生素 B_1 缺乏性心脏病（脚气病性心脏病）相混淆。然而，前者多为心室收缩力降低致低心排量状态，而后者则为高心排量状态，临床可资鉴别。

五、治疗

（一）非药物治疗

治疗的关键在于病变早期有效地彻底地戒酒。病变早期完全戒酒可以使充血性心力衰竭的临床表现得以缓解，使扩大的心脏逐渐恢复至正常或者接近正常。

饮食治疗以补充维生素 C、B 族维生素及低盐高优质蛋白饮食为主。

（二）药物治疗

（1）疾病早期通过饮食治疗和彻底戒酒控制，可能治愈疾病；

（2）酒精性心肌病所引起的急性心力衰竭的治疗同原发性扩张型心肌病引起的急性左心衰竭；

（3）慢性心力衰竭者的治疗也与原发性扩张型心肌病相似。但是不主张酒精性心肌病合并心房颤动者加用华法林抗凝治疗，一则是与患者对使用华法林抗凝的依从性和配合度不佳有关，二则是酒精性心肌病患者多数合并不同程度的肝功能损害，故容易增加出血的风险。

（4）部分酒精性心肌病患者是以心律失常为主要临床表现的。乙醇可干扰心肌细胞膜钙离子的转运。因此早期有明显心律失常的酒精性心肌病者，可首选地尔硫䓬或维拉帕米抗心律失常，尤其是房性心律失常，包括快速性心房颤动、阵发性室上性心动过速等。

（5）重度心力衰竭者建议加用硫胺素（维生素 B_1），可以防止由于合并脚气病而加重心力衰竭。

六、预后

早期酒精性心肌病患者可以通过彻底地戒酒达到控制甚至治愈疾病。当疾病进展至中重度心力衰竭阶段，其预后同原发性扩张型心肌病。

第六节　围产期心肌病

围产期心肌病是指发生在妇女分娩前、后，病因不明，以心肌病变为基本特征和以充血性心力衰竭为主要表现的心脏病变。本病国内发病率约占产妇的 0.023%。高龄、多产、多胎及有妊娠中毒史的产妇发病率较高。本病预后较原发性心肌病为好。

一、病史采集

（一）现病史

多见于妊娠中晚期及妊娠后 1 周内的孕产妇，尤其是高龄孕产妇。

临床上主要以心力衰竭及心律失常为主要表现。心力衰竭以进行性加重的劳力性呼吸困难为主，到妊娠后期及妊娠后 1 周内随着孕产妇血容量的增加，心力衰竭发生及加重的概率增加。部分患者可以出现各种心律失常，以房性期前收缩、心房颤动、室性期前收缩及窦性心动过速较为常见。少数患者还可以合并外周血管栓塞或者肺栓塞。

(二) 既往史、个人史

既往有无心脏病史，有无多产史等。

二、体格检查

（1）常见体征为体重的增长远超过正常孕产妇。

（2）心脏增大，可闻及心尖部及三尖瓣听诊区收缩期杂音，多数在 3 级以内。部分患者还可闻及第三心音。

（3）下肢轻、中度水肿，少数患者可以合并右侧胸腔积液。

三、辅助检查

（1）心电图：左心室高电压或者左心室肥厚，继发性 ST-T 改变；各种心律失常，部分可见传导阻滞。

（2）胸部 X 线：心影增大，肺静脉淤血伴间质水肿或者肺泡水肿征，少数可见右侧胸腔积液。

（3）超声心动图：全心扩大，尤其是以左心室扩大为主，伴左心室收缩功能明显减退。部分可见二尖瓣、三尖瓣轻度至中度反流。少数患者可以出现少量心包积液。

四、诊断及鉴别诊断

(一) 诊断依据

（1）妊娠晚期或产后数月内的孕产妇，多数超过 30 岁；进行性加重的劳力性呼吸困难及心律失常；体重增长明显超过同期孕产妇。

（2）超声心动图示 LVEF<45%（类似 DCM）伴或不伴左心室扩张，可闻及心尖部收缩期杂音。

（3）除外其他引起心力衰竭的疾病。

(二) 鉴别诊断

主要与合并风湿性心脏病或者先天性心脏病的孕产妇相鉴别。

可以通过病史、超声心动图等鉴别。

五、治疗

(一) 非药物治疗

注意休息，避免劳累，控制氯化钠摄入量。给予适当氧疗。在接近分娩期时加强心电监护及胎心监护。

(二) 药物治疗

(1) 急性期或重症患者应争取尽快控制病情，宜考虑以静脉给药途径用药，如毛花苷 C、呋塞米、硝普钠等，给予心电监护、血压及血氧饱和度监测等。

(2) 慢性心功能不全时应优先口服途径给药，并注意各种治疗用药带来的并发症。

(3) 禁用血管紧张素转换酶抑制药及血管紧张素受体阻滞药，以免导致胎儿畸形。

六、预后

早期对本病患者开始积极治疗约可使 50％患者痊愈。说明虽然缺乏特异性的治疗措施，但本病预后较原发性心肌病好得多。部分患者对药物治疗反应欠佳则预后不良，本病终末期患者心脏移植仍将为患者提供生存的机会。

曾患围产期心肌病的妇女再次妊娠时容易病情再发，而且孕产妇的母体致残率及病死率较高。因此曾有围产期心肌病的患者应避免再次妊娠。

第七节　心动过速性心肌病

心动过速就是心跳的速度过快，正常的心跳是 60～100 次/min，如果长期的心跳维持在 100 次/min 以上，甚至高达 150 次/min，这时候心肌也会发生损害，就称之为心动过速性心肌病

（tachycardiomyopathy，TCM）。心动过速性心肌病分为两种，一种是指患者在长期心动过速发生的基础之上出现心肌的疾病。

心动过速性心肌病，其最大特点是具有可逆性，因此识别和治疗这种类型的心肌病具有重要的临床价值。TCM可产生于各种快速性心律失常，包括室上性心动过速如房性心动过速、心房扑动、心房颤动、房室结内和房室旁道折返性心动过速，可发生在任何年龄，以及正常和异常的心脏，心动过速发作的时间和频率影响本病的发生。

一、病史采集

（一）现病史

本病病程较长，从亚临床期到临床症状期可以长达数年甚至数十年。

本病通常有室性心动过速所致的症状，如心悸、胸闷、晕厥等，严重者可导致心功能不全、心源性休克或死亡。部分患者亦无明显血流动力学改变。

本病的临床表现谱很广，原来心脏正常者对慢性心动过速的耐受性较好，可无症状，而原有器质性心脏病者易产生症状，多较早就医。持续性快速心律失常发生该病的时间可从发现心动过速后的几周至20年不等，心律失常控制或终止后心功能恢复时间及程度亦不同，可以是完全性、部分性或不能恢复。

（二）既往史、个人史及家族史

本病的既往史、个人史及家族史均无特殊。

二、体格检查

（1）亚临床期：可以无明显体征或者偶发心律失常。在此阶段，患者的心脏体征不明显。

（2）临床症状期　随着心律失常发作频繁及持续时间越久，心脏病变程度越严重，可以出现心脏扩大，体循环淤血体征。部分患

440

者可因出现严重血流动力学改变而出现血压下降、休克等体征。但是这些心脏改变的体征可以随着疾病好转、控制而逐渐改善甚至消失。

三、辅助检查

进入临床症状期后，心电图可表现为各种快速型心律失常，如阵发性室上性心动过速、快速心房颤动、心房扑动等室上性心律失常，以及频发多源性室性期前收缩、阵发性室性心动过速、持续性室性心动过速、心室颤动等。

超声心动图可以表现为心室腔扩大、左心室收缩运动减低等改变。部分患者超声心动图无异常征象。

心脏正侧位片可以表现为心影增大，心胸比例＞0.5。

四、诊断及鉴别诊断

（一）诊断依据

（1）符合 DCM 的诊断标准。

（2）慢性心动过速发作时间超过每天总时间的 12%～15%，包括窦房折返性心动过速、房性心动过速、持续性交界性心动过速、心房扑动、心房颤动和持续性室性心动过速等。

（3）心室率多在 160 次/min 以上，少数可能只有 110～120 次/min，与个体差异有关。

（4）心律失常发作前左心室功能正常。

（5）心律失常治愈或控制后心室功能改善。

（二）临床分型

（1）单纯型心动过速性心肌病：除心动过速外，心脏无其他异常，在整个发病过程中，心动过速是导致心脏扩大、心功能不全的原因。

（2）不纯型心动过速性心肌病：心脏存在除心动过速以外的病变和（或）除心动过速以外还有其他导致心功能恶化的因素。

（三）鉴别诊断

（1）与致心律失常型右心室心肌病鉴别：根据反复发作的来源于右心室的室性心律失常、右心扩大，MRI 检查提示右心室心肌组织变薄可考虑致心律失常型右心室心肌病。

（2）与肥厚型心肌病鉴别：肥厚型心肌病是以左心室或右心室肥厚为特征，常为不对称肥厚并累及室间隔，左心室血液充盈受阻、舒张期顺应性下降为基本病态的心肌病。根据左心室流出道有无梗阻又可分为梗阻性肥厚型心肌病和非梗阻性肥厚型心肌病。

（3）与扩张型心肌病鉴别：扩张型心肌病缺乏特异性诊断指标，临床上看到心脏增大、心律失常和充血性心力衰竭的患者时，如超声心动图证实有心腔扩大与心脏弥漫性搏动减弱，即应考虑有扩张型心肌病的可能，但应除外各种病因明确的器质性心脏病。

五、治疗

（一）非药物治疗

注意休息，避免劳累。出现心力衰竭及严重心律失常时还可以配合氧疗。

（二）药物治疗

本病无特异性治疗，以对症治疗为主。出现心力衰竭者，则按照急性或者慢性心力衰竭的治疗措施进行系统治疗。出现恶性室性心律失常者，则酌情给予抗心律失常药物，如盐酸胺碘酮片/注射液，必要时可以电复律。对于快速性室上性心律失常者，如果无明显心脏器质性改变，首选维拉帕米注射液或者普罗帕酮注射液，合并预激综合征者首选普罗帕酮注射液。

六、预后

单纯型者对长期心动过速的耐受性较好，从心动过速发展到心动过速性心肌病一般需要数年或更长的时间，出现症状较晚，预后较好，部分患者可以达到临床治愈标准。心动过速发作的时间持续越久和发作频率越多者，其心脏受累及的程度越大，甚至引起不可逆转的心脏损害，从而导致疾病预后不佳。

第八节　放射性心肌病

放射性心肌病是指受到放射性物质辐射后产生的心肌病变。在放射治疗过程中（或者在较少发生的放射性事故后）所用的电离辐射可引起各种心脏并发症，这些并发症通常是慢性的，偶尔也可以为急性发生的，其中包括渗出性心包炎、心脏压塞或者缩窄性心包炎、冠状动脉纤维化、心肌梗死、瓣膜异常、心肌纤维化以及传导障碍等。这些由于受到放射性物质辐射后产生的心肌病变而导致的临床疾病称之为放射性心肌病（DCM）。放射性心肌病多数是因肿瘤放射治疗中接受了大剂量射线的胸部照射引发，如乳腺癌、食管癌、肺癌、纵隔肿瘤及霍奇金病等的放射照射。

一、病史采集

（一）现病史

有极少数患者会在放射治疗时出现急性心脏异常的临床表现。

在放射治疗早期可见到轻度一过性无症状性的左心室功能抑制。

暴露在辐射后数月或者数年出现放射性心脏病较为常见的临床表现。心包是常见的临床累及部位，常伴有慢性心包渗出或者心包缩窄。心肌受损较少见。

部分患者在放射治疗后 5～20 年可出现静息状态时或者运动时左心室和（或）右心室功能不全，通常是无症状性的，尤其在那些采用现在已经过时的单一性后前向射孔技术中更为常见。

个别患者可出现通常无症状的左侧（右侧者罕见）瓣膜反流（偶尔有瓣膜狭窄），但是极少数需要行瓣膜置换术。从暴露于射线到发生瓣膜畸形往往有长达十年或者以上的潜伏期。

在治疗性放射后数月至数年，可出现传导阻滞及各种心律失常等心电图异常，但其临床意义往往有限。

（二）既往史、个人史及家族史

肿瘤患者出现不明原因的心脏增大伴心力衰竭时要仔细询问是否接受过肿瘤放射性治疗，以及放疗的时间、疗程长短及放射性物质名称等。

二、体格检查

多数患者可出现心音减弱，二尖瓣听诊区收缩期反流，部分患者可以闻及 S_3。

出现心包炎的患者，其心音低钝，脉压减小。心包积液量少时还可闻及心包摩擦音。

三、辅助检查

（1）血常规：多数出现白细胞总数下降，甚至为粒细胞缺乏症。

（2）心电图：可以出现多种心律失常，包括室性期前收缩、房性期前收缩，以及房室传导阻滞等。部分可出现肢导联低电压改变及 ST-T 改变。

（3）心脏 X 线检查：心影增大，心胸比例＞0.5。部分患者有右侧胸腔积液的 X 线征。

（4）超声心动图：心脏扩大，室壁收缩运动普遍性减弱。部分患者可见房室瓣轻度反流。部分可见心包少量积液。

四、诊断及鉴别诊断

（一）诊断依据

（1）符合 DCM 的诊断标准。

（2）由一次性受到 X 射线、中子流、γ 射线等物质的大剂量辐射造成，如原子弹爆炸、核反应堆泄漏、放射性物质的误服误用、同位素实验的操作不当及失误等。

（3）也可以因肿瘤放疗中接受了大剂量射线的胸部照射引发，如乳腺癌、食管癌、肺癌、纵隔肿瘤及霍奇金病等的放射照射。

（4）还有长时间在 X 线照射下进行射频或介入治疗引起的放射性心肌病。

（二）鉴别诊断

（1）心包积液：心影多呈烧瓶形，且随体位变化而改变；超声心动图可明确诊断。

（2）风湿性心脏病：风湿性心瓣膜病的杂音则在心力衰竭时由于心脏收缩力减弱、反流减少而减弱，心力衰竭控制后杂音增强，且可伴有震颤。风心病 UCG 检查可显示瓣膜有明显病理性改变。而心肌病则无，但可见二尖瓣环扩大。

五、治疗

本病缺乏有效治疗，只能以对症支持治疗为主。

六、预后

本病的自然病程长短与所接受的放射性辐射量正相关，部分患者的疾病亚临床阶段可以长达数年甚至数十年。一旦出现明显临床症状则预后欠佳。

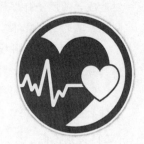

第十二章
病毒性心肌炎

　　心肌炎是指心肌局限性或弥漫性的急性、亚急性及慢性的炎性病变，还可以累及心内膜、心包及心瓣膜。可分为感染性和非感染性，分别为病原微生物感染或物理化学因素引起的心肌炎症性疾病。病毒性心肌炎指由嗜心肌性病毒感染引起的，以心肌非特异性间质性炎症为主要病变的心肌炎，多为免疫应答互相作用的结果。

一、病史采集

　　（1）现病史：患者常因胸闷、心悸就诊。由于该病多发生于青壮年或儿童，故问诊时详细询问患者发病前 2～3 周有无病毒感染症状，如发热、咽痛、咳嗽、急性胃肠炎症状、肌肉酸痛等。有无夜间心率增快，有无类似心绞痛的胸闷、胸痛等症状。有无气短、劳力性呼吸困难及夜间呼吸困难，有无咳泡沫痰。
　　（2）过去史：有无呼吸系疾病、糖尿病、甲状腺功能亢进史。有无高血压、冠心病、心绞痛病史。有无风湿性关节炎、病毒感染史。可以提供诊断和鉴别诊断的依据。

二、查体

　　心动过速与体温升高不相称；心律失常尤以期前收缩常见，其次为房室传导阻滞；心界扩大，心尖部第一心音减弱或分裂，较重病例可出现奔马律、交替脉；并发心包炎、胸膜炎者，可闻及心包摩擦音、胸膜摩擦音。

三、辅助检查

（1）胸部 X 线检查：可见心影扩大或正常。

（2）心电图：常见 ST-T 改变和各型心律失常，特别是室性心律失常和房室传导阻滞等。如合并有心包炎可有 ST 段上升，严重心肌损害时可出现病理性 Q 波，需与心肌梗死鉴别。

（3）超声心动图检查：可示正常，左心室舒张功能减退，节段性或弥漫性室壁运动减弱，左心室增大或附壁血栓等。

（4）血清肌钙蛋白（I 或 T）、心肌肌酸激酶（CK-MB）增高，血沉加快，高敏 C 反应蛋白增加等有助于诊断。

（5）发病后 3 周内，相隔两周的两次血清病毒中和抗体滴度呈四倍或以上增高，或一次高达 1：640，病毒特异型 IgM≥1：320（按不同实验室标准），外周血白细胞肠道病毒核酸阳性等，均是一些可能但不是肯定的病因诊断指标。

（6）病毒感染心肌的确诊有赖于心内膜、心肌或心包组织内病毒、病毒抗原、病毒基因片段或病毒蛋白的检出，反复进行心内膜心肌活检有助于本病的诊断、病情和预后判断。但一般不作为常规检查。

四、诊断及鉴别诊断

（一）诊断要点

1. 病史与体征

在上呼吸道感染、腹泻等病毒感染后 3 周内出现与心脏相关的表现，如不能用一般原因解释的感染后严重乏力、胸闷头晕（心排血量降低）、心尖第一心音明显减弱、舒张期奔马律、心包摩擦音、心脏扩大、充血性心力衰竭或阿-斯综合征等。

2. 上述感染后 3 周内出现下列心律失常或心电图改变者

① 窦性心动过速、房室传导阻滞、窦房传导阻滞或束支传导阻滞。

② 多源、成对室性期前收缩，自主性房性或交界性心动过速，阵发或非阵发性室性心动过速，心房或心室扑动或颤动。

③ 两个以上导联 ST 段呈水平型或下斜型下移≥0.05mV 或 ST 段异常抬高或出现异常 Q 波。

3. 心肌损伤的参考指标

病程中血清心肌肌钙蛋白 I 或肌钙蛋白 T（强调定量测定）、CKMB 明显增高。超声心动图示心腔扩大或室壁活动异常和（或）核素心功能检查证实左心室收缩或舒张功能减弱。

4. 病原学依据

① 在急性期从心内膜、心肌、心包或心包穿刺液中检测出病毒、病毒基因片段或病毒蛋白抗原。

② 病毒抗体第 2 份血清中同型病毒抗体（如柯萨奇 B 组病毒中和抗体或流行性感冒病毒血凝抑制抗体等）滴度较第 1 份血清升高 4 倍（2 份血清应相隔 2 周以上）或一次抗体效价≥1：640 者为阳性，≥1：320 者为可疑（如以 1：32 为基础者则宜以≥1：256 为阳性，≥1：128 为可疑阳性，根据不同实验室标准作决定）。

③ 病毒特异性 IgM 以≥1：320 者为阳性（按各实验室诊断标准，需在严格质控条件下）。如同时有血中肠道病毒核酸阳性者更支持有近期病毒感染。

注：同时具有上述 1、2（①、②、③中任何一项）、3 中任何二项。在排除其他原因心肌疾病后临床上可诊断急性病毒性心肌炎。如具有 4 中的第①项者可从病原学上确诊急性病毒性心肌炎；如仅具有 4 中第②、③项者，在病原学上只能拟诊为急性病毒性心肌炎。

如患者有阿-斯综合征发作、充血性心力衰竭伴或不伴心肌梗死样心电图改变、心源性休克、急性肾衰竭、持续性室性心动过速伴低血压发作或心肌心包炎等在内的一项或多项表现，可诊断为重症病毒性心肌炎，如仅在病毒感染后 3 周内出现少数期前收缩或轻度 T 波改变，不宜轻易诊断为急性病毒性心肌炎。

对难以明确诊断者,可进行长期随访,有条件时可做心内膜心肌活检进行病毒基因检测及病理学检查。

为了明确病毒性心包炎的诊断,需要考虑对心包液和心包/心外活检进行全面的组织学、细胞学、免疫组化和分子生物学检查。不建议常规的病毒血清学检查,除非存在 HIV 或丙肝病毒感染。

(二)分期

一般以 3 个月以内为急性期,6 个月到 1 年为恢复期,1 年以上为慢性期。

(三)鉴别诊断

本病需要与风湿性心肌炎、冠状动脉粥样硬化性心脏病、β 受体功能亢进、甲状腺功能亢进症、二尖瓣脱垂综合征等疾病相鉴别。

五、治疗

(一)一般治疗

有心律失常、心力衰竭、晕厥、血栓栓塞、低血压、休克患者应住院治疗。

怀疑心肌炎患者,应卧床休息,一般至少应休息至体温正常。伴有心律失常、白细胞计数升高、血清 CPK 升高者应严格卧床休息 2～4 周,或至检验指标正常,然后逐渐增加活动量。伴有心脏扩大者应休息半年至 1 年,力求心脏缩小恢复正常为止。补充营养,进食富含维生素及蛋白质的食物,严重心力衰竭者应限制钠盐,并吸氧。

(二)药物治疗

1. 抗病毒治疗

① 金刚烷胺　100mg　po　tid

② 吗啉胍　200mg　po　tid

③ 复方板蓝根冲剂 1包 po tid

④ 双黄连口服液 20mL po tid

【说明】 抗病毒治疗尚无特效药物。对原发病毒感染，用干扰素或干扰素诱导剂预防和治疗心肌炎。中草药板蓝根、连翘、大青叶、虎杖等可能对病毒感染有效。

2. 改善心肌营养、代谢药物

① 维生素 C 0.2g po tid

② 辅酶 Q_{10} 10mg po tid

③ 曲美他嗪 20mg po tid

④ 肌苷 0.2g po tid

⑤ 维生素 B_1 10mg po tid

⑥ 维生素 C 2.0～3.0g

  三磷酸腺苷 20～40mg

  辅酶 A 100U   iv drip qd

  维生素 B_6 0.1～0.2g

  5%葡萄糖注射液 250mL

⑦ 1,6-二磷酸果糖 5g iv drip qd

【说明】 可有改善心脏功能等作用，具一定疗效。

3. 糖皮质激素

① 泼尼松 10mg po tid

② 地塞米松 10～20mg iv qd

【说明】 糖皮质激素治疗有较大分歧。一般认为发病初始前14天内轻症不宜使用，因为能加速病毒复制。下列情况可以使用：严重的进行性恶化的心肌炎，尤其是小儿心肌炎；严重的缓慢心律失常。皮质激素有利于自律及传导细胞的炎症消退，功能恢复，而防止永久性的心动过缓；同时若合并肌肉神经系统炎症损害者；心功能不全迁延不愈所谓"难治性心力衰竭"者；并发急性肺水肿、心源性休克者可以应用。应用原则一般为大剂量，中短期使用。一般情况下在病毒性心包炎时不建议皮质类固醇治疗。

4. 抗心力衰竭、心律失常治疗

① 地高辛　0.125～0.25mg　po　qd

② 毛花苷丙　0.2～0.4mg

　20％葡萄糖注射液　20mL　｜ iv　qd

③ 氢氯噻嗪　25mg　po　qd～tid

④ 胺碘酮　0.2g　po　tid

⑤ 索他洛尔　40～80mg　po　tid

【说明】　同一般心力衰竭、心律失常治疗。应注意炎症心肌易发生洋地黄中毒，可能使心肌损害加重，均应小剂量，密切观察使用。

5. 中药治疗

① 黄芪注射液　20～40mL

　5％葡萄糖注射液　250mL　｜ iv drip　qd

② 生脉注射液　50～80mL

　5％葡萄糖注射液　250mL　｜ iv drip　qd

③ 参麦注射液　30～50mL

　5％葡萄糖注射液　250mL　｜ iv drip　qd

【说明】　黄芪注射液是由从中药黄芪中提取的有效成分精制而成，具有抗病毒、强心、提高免疫作用等功效；生脉注射液能提高心肌耐缺氧能力，促进心肌细胞的 DNA 合成，对预防心肌细胞的再损伤有一定作用；参麦注射液除具有抗心力衰竭作用外，还能改善心肌组织代谢，减少心肌耗氧量，并有保护、修复心肌细胞及抗心律失常作用。

（三）其他治疗

对有症状的缓慢型心律失常在使用糖皮质激素的同时可行临时心脏起搏，对遗留有慢性、不可恢复的缓慢型心律失常、有症状的患者应安置埋藏式永久心脏起搏器，并选择合适的起搏方式。

六、病程及预后

大多数患者经过适当治疗后痊愈，不遗留任何后遗症；极少数患者在急性期因严重心律失常、急性心力衰竭和心源性休克而死亡；部分患者经过数周或数月后病情趋于稳定，但有一定程度的心脏扩大、心功能减退、心律失常或心电图变化，历久不变，最终心肌瘢痕形成，成为后遗症；部分患者急性期后炎症持续，转为慢性心肌炎。

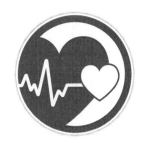

第十三章
心包疾病

第一节　急性心包炎

急性心包炎是由于心包脏层和壁层急性炎症而引起的以心胸痛、心包摩擦音为特征的综合征，是最常见的心包疾病，可以同时并存心肌炎和心内膜炎，也可以是唯一的心脏病损。常是全身疾病的一部分或由邻近器官组织病变蔓延导致。急性心包炎可因感染、结缔组织病、代谢异常、损伤、心肌梗死或某些药物引起，或非特异性。目前我国感染致病的心包炎仍以结核最常见，其次为化脓性，第三为非特异性，第四为风湿性。

一、病史采集

（一）现病史

询问有无发热、全身不适、肌痛等。有无心前区疼痛，此为纤维蛋白性心包炎的主要症状。

应注意询问患者疼痛的部位、特点、性质，本病疼痛部位多位于心前区，可为锐痛，与呼吸运动有关，常因咳嗽、深呼吸或变换体位而加重。

有无呼吸困难，呼吸困难为心包积液时最突出的症状，严重时患者呈端坐呼吸、身躯前倾、呼吸浅快、面色苍白，可有发绀。

应该详细询问患者有无干咳、声音嘶哑及吞咽困难等伴随症状。

有无畏寒、发热、多汗、食欲不振、倦怠、全身不适等症状，为寻找病因提供线索。

（二）过去史

有无呼吸系疾病、肾脏病等病史，有无结核病、心肌炎、细菌及病毒感染史。有无风湿热、系统性红斑狼疮等病史。

二、查体

注意听诊心包摩擦音，深吸气或前倾坐位摩擦音明显，表现为表浅的抓刮样、粗糙的刺耳的高频音。心脏搏动减弱或消失，心音低钝遥远，心率快，少数人可听到心包叩击音；颈静脉怒张、动脉压下降、奇脉为心脏压塞征的主要症状；常伴有肝肿大、腹水和下肢水肿。

三、辅助检查

（1）化验检查：取决于原发病，感染性者常有白细胞计数增加、血沉增快等炎症反应。

（2）X线检查：对纤维蛋白性心包炎诊断价值不大，对渗出性心包炎有一定价值；可见心脏阴影向两侧增大，心脏搏动减弱或消失；肺部无明显充血现象而心影显著增大是心包积液的有力证据，可与心力衰竭相区别。成人液体量少于250mL、儿童少于150mL时，X线难以检出其积液。

（3）心电图：急性心包炎时心电图异常来自心包下的心肌，主要表现如下。

① ST段抬高，见于除aVR导联以外的所有常规导联中，呈弓背向下型，aVR导联中ST段压低；

② 一至数日后，ST段回到基线，出现T波低平及倒置，持续数周至数月后T波逐渐恢复正常；

③ 心包积液时有QRS低电压，大量渗液时可见电交替；

④ 除aVR和V_1导联外P-R段压低，提示心包膜下心房肌受损；

⑤ 无病理性Q波，无Q-T间期延长；

⑥ 常有窦性心动过速。

（4）超声心动图：对诊断心包积液简单易行，迅速可靠。M型或二维超声心动图均可见液性暗区，可确定诊断。心脏压塞的特征为右心房及右心室舒张期塌陷、吸气时右心室内径增大、左心室内径减少、室间隔左移等。可反复检查以观察心包积液量的变化。

（5）磁共振显像：能清晰地显示心包积液的容量和分布情况，并可分辨积液的性质，低信号强度一般系病毒感染等非出血性渗液；中、重度信号强度可能为含蛋白、细胞较多的结核性渗出液等。

（6）心包穿刺：可证实心包积液的存在并对抽取的液体做生物学（细菌、真菌等）、生化、细胞分类的检查，包括寻找肿瘤细胞等；抽取一定量的积液也可解除心脏压塞症状；同时，必要时可经穿刺在心包腔内注入抗菌药物或化疗药物等。心包穿刺的主要指征是心脏压塞和未能明确病因的渗出性心包炎。

（7）心包镜及心包活检：有助于明确病因。

四、诊断及鉴别诊断

（一）诊断要点

炎症性心包综合征，符合 4 项中的 2 项：

① 与心包炎性质一致的尖锐性胸痛（坐位前倾减轻）；

② 心包摩擦音；

③ 心电图上新出现的广泛 ST 段抬高或 P-R 段压低；

④ 心包积液（新出现或恶化）并炎症标志物升高（CRP、ESR、WBC），心包炎症的影像学证据（CT、CMR）。

首次记录的急性心包炎复发，且无症状间隔期为 4～6 周或更长为复发性；持续＞3 个月为慢性。

（二）急性心包炎诊断流程

见图 13-1。

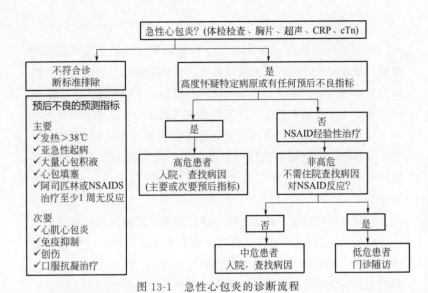

图 13-1　急性心包炎的诊断流程

（三）心包炎病因及鉴别

见表 13-1、表 13-2。

表 13-1　心包炎的病因

特发性心包炎	检测不出特定原因
感染性	病毒感染、细菌感染、真菌感染、寄生虫等
自身免疫疾病	系统性红斑狼疮、类风湿性关节炎、硬皮病、多发性大动脉炎、混合性结缔组织病等
	急性风湿热、自身反应性心包炎、心脏损伤后综合征:心肌梗死后综合征、心包切开综合征等
代谢性疾病（原发性、继发性）	尿毒症、胆固醇性心包炎、黏液性水肿、痛风、糖尿病酮症酸中毒、妊娠等
肿瘤性疾病	原发性或继发性肺癌、乳腺癌、霍奇金病、淋巴瘤、白血病、胃肠肿瘤等
药物反应性	普鲁卡因酰胺、肼屈嗪、抗凝药、苯妥英钠、异烟肼、阿霉素、保泰松等
创伤	胸部创伤(直接/间接非穿透伤)、心脏术后、起搏器置入、心脏导管诊断或治疗操作等
邻近脏器病变	急性心肌梗死、心肌炎、夹层动脉瘤、肺梗死、肺炎、食管病变、胸导管病变、慢性心力衰竭漏出性积液等

表 13-2 不同病因急性心包炎的鉴别要点

项目	急性非特异性	结核性	化脓性	肿瘤性	心脏损伤后综合征
病史	发病前数日常有上呼吸道感染,起病急骤,常反复发作	常伴原发性结核病或与其他浆膜腔结核并存	常有原发病灶,伴败血症病症表现	转移性肿瘤多见,罕可见于淋巴瘤及白血病	有手术、心肌梗死、心脏创伤等心脏损伤史,可反复发作
发热	持续发热	常无	高热	常无	常有
心包摩擦音	明显,出现早	有	常有	少有	少有
胸痛	常剧烈	常无	高热	常无	常有
白细胞计数	正常或增高	正常或轻度增高	明显增高	正常或轻度增高	正常或轻度增高
血培养	阴性	阴性	可阳性	阴性	阴性
心包积液量	较少	常大量	较多	大量	一般中量
心包积液性质	草黄色或血性	多为血性	脓性	多为血性	常为浆液性
细胞分类	淋巴细胞占多数	淋巴细胞较多	中性粒细胞占多数	淋巴细胞较多	淋巴细胞较多
细菌	无	有时找到结核分枝杆菌	能找到化脓性细菌	无	无
治疗	非甾体类抗炎药	抗结核药	抗生素及心包切开	原发病治疗及心包穿刺	糖皮质激素

（四） 鉴别诊断

（1）急性心肌梗死：非特异性心包炎的剧烈胸痛酷似急性心肌梗死，但前者起病前常有上呼吸道感染史，胸痛因呼吸、咳嗽或体位改变而明显加剧，早期出现心包摩擦音，以及血清门冬氨酸氨基转移酶、乳酸脱氢酶、肌酸磷酸激酶及肌钙蛋白等正常，心电图无异常 Q 波；后者发病年龄较大，常有心绞痛或心肌梗死的病史，心包摩擦音出现于起病后 3～4 天，心电图有异常 Q 波、有 ST 段动态改变和 T 波倒置等，常有严重的心律失常和传导阻滞。见表 13-3。

表 13-3　急性心包炎胸痛与缺血性胸痛的区别

	缺血性胸痛	急性心包炎胸痛
部位	胸骨后、左肩、前臂	心前区、左斜方肌嵴
性质	压迫样、烧灼样、渐进性	锐痛、钝痛、闷痛
胸部运动	无影响	随呼吸、胸部转动而加剧
持续时间	心绞痛：数分钟至 15min；心肌梗死：30min 至数小时	数小时或数天
劳累	稳定型心绞痛：多数有关	无关
体位	一般不影响	前倾坐位缓解，卧位加重

（2）急腹症：如果急性心包炎的疼痛主要在腹部，可能被误诊为急腹症，详细的病史询问和体格检查可以避免误诊。

（3）主动脉夹层：对中老年患者要密切注意并详细询问病史，行 X 线检查、超声心动图检查，以确定先前是否存在主动脉夹层分离，因主动脉夹层分离最早可表现为血液缓慢渗入心包腔所致亚急性炎症性心包炎。

（4）肺栓塞：肺栓塞常有长期行动不便或卧床的特点，胸痛突发伴有严重呼吸困难和低氧血症，可有咯血、发绀等，ECG 显示 I

导联 S 波加深、Ⅲ 导联 Q 波显著，T 波倒置等。

五、治疗

推荐高危急性心包炎患者住院治疗（至少一个危险因素），推荐低危急性心包炎患者门诊治疗，推荐 1 周后抗炎治疗反应评估。急性和复发性心包炎的治疗流程见图 13-2。

（一）一般治疗

应停止使用可能引起或加重心包炎的药物，如抗凝剂、普鲁卡因酰胺、苯妥英钠等，以消除诱因。急性心包炎患者应收住院，以评估病因，对症处理。最关键是针对原发病因有效治疗，预防和治疗并发症，临床观察一旦出现心包填塞应及时心包穿刺引流。对症处理主要是限制运动或卧床休息。

（二）药物治疗

1. 镇痛药物

① 布洛芬　100～200mg　po　tid

② 吲哚美辛　25～50mg　po　tid

③ 阿司匹林　0.3～0.6g　po　tid

④ 秋水仙碱　0.5mg　po　qd

【说明】　大部分患者给予大剂量非甾体类抗炎药物治疗，并用数月的时间缓慢减量直至停药。镇痛以非甾体类抗炎镇痛药（NSAIDS）为主要药物，首选布洛芬 300～800mg，每天 3～4 次，布洛芬副作用少，对冠状动脉血流无影响。其他，阿司匹林 300～600mg，每 4～6h 一次。应用 NSAIDS 者必要时给予胃肠保护治疗。老年患者避免用吲哚美辛，因其可减少冠状动脉血流。严重者可选用镇痛药如可卡因 15～30mg 口服，或吗啡 5～10mg、哌替啶（度冷丁）50～100mg 肌内注射；通过上述处理仍不缓解时可选用泼尼松 1mg/(kg·d)，以控制疼痛、发热和渗出，共 3～4 天，如反应良好渐减量，2 周后停用，尽量避免长期应用泼尼松。

秋水仙碱是辅助阿司匹林/NSAIDs 的一线药物。阿司匹林/

NSAIDs 和秋水仙碱禁忌或治疗失败的急性心包炎病例,排除感染或存在特殊禁忌证如自身免疫性疾病,应考虑使用低剂量皮质类固醇。皮质类固醇不推荐作为急性心包炎一线治疗。

2. 减轻心包填塞药物

① 氢氯噻嗪　25mg　po　qd~tid

② 呋塞米　20mg　po　qd~bid

【说明】　如果有心包积液,除心包穿刺外,可以用利尿药,应用时注意复查电解质。

3. 复发性心包炎

醋酸泼尼松　25~50mg　po　qd

【说明】　在其他药物治疗基础上,可使用皮质激素类药物。除特殊病例外,避免使用较高剂量,且仅限数天时间,快速减量至25mg/d,患者无症状且 C 反应蛋白正常时可减量,尤其是剂量<25mg/d 时。所有接受糖皮质激素治疗的患者应每天补充钙、维生素 D。此外,长期糖皮质激素治疗,≥50 岁男性或绝经女性患者,

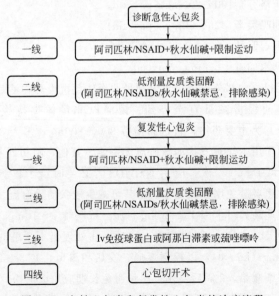

图 13-2　急性心包炎和复发性心包炎的治疗流程

要预防骨质疏松。

(三) 病因治疗

不必对所有患者查明病因，尤其是结核病发病率低的国家，因为常见病因引起的心包炎病程相对缓和，病因检查的诊断获益较低。但对于有潜在病因或提示预后不良的，应住院治疗。除此之外，可门诊治疗。

（1）结核性心包炎：结核性心包炎用抗结核药治疗有效。主张尽早用药、足够剂量的强化治疗：异烟肼、利福平、吡嗪酰胺、乙胺丁醇联合治疗，2个月后多数患者可二联药物联合治疗半年，难治者疗程须一年。早期应用足量糖皮质激素，泼尼松 $1\sim2mg/(kg \cdot d)$，$5\sim7$ 天，逐渐减量，$6\sim8$ 周后停用，糖皮质激素可预防心包积液再发，并可预防进展成缩窄性心包炎。对抗结核和糖皮质激素治疗 $4\sim6$ 周后仍持续性静脉压升高的复发性积液或缩窄性心包炎，应采取心包开窗引流并活检，既可预防心包积液再发，又可提供组织学检查以进一步确诊。

（2）肿瘤性心包炎：治疗选择依据肿瘤的组织学及其基础情况决定。确诊的敏感肿瘤可采取抗肿瘤治疗，如化疗、放疗（淋巴瘤、白血病），治疗以缓解症状、改善生活质量为目标。有心包填塞者可予心包穿刺引流，以缓解症状。大量积液、高复发率者应持续引流或心包内滴注细胞生长抑制药/硬化剂（如四环素）等，或经皮球囊心包开窗。

（3）病毒性心包炎：治疗主要是对症处理，缓解胸痛。以非甾体类抗炎镇痛药为主要药物。心包积液多数为自限性，无需特殊处理。重症者可选糖皮质激素治疗。多数预后好，但 25% 复发；感染人类免疫缺陷病毒（HIV）导致的获得性免疫缺陷综合征（AIDS）相关的心包炎预后差，除特异治疗外需同时给予标准的抗结核治疗。

（4）尿毒症性心包炎：经强化血液透析治疗 2 周，心包积液不消退者需进行非肝素化的血液透析，如无效或不能进行非肝素化的

461

血液透析者可选非肝素化的腹膜透析。当强化血液透析无效时可选用 NSAIDs 和糖皮质激素全身治疗，可能有一定效果。发生心包填塞或大量慢性心包积液对透析无效者必须采取心包穿刺引流。顽固性大量心包积液症状不能缓解时可采用心包内滴注糖皮质激素治疗，乙酸丙炎松 50mg，每 6h 一次，滴注 2～3 天。经上述处理仍反复复发，且有严重症状者可考虑心包切除。

（5）自身免疫相关性心包炎：治疗原则：为针对基础自身免疫疾病的全身抗免疫强化治疗和对症治疗。泼尼松、布洛芬、秋水仙碱药物应早期应用，逐渐减量。必要时可心包内给予不易吸收的糖皮质激素，如注入氟羟泼尼松龙，并口服秋水仙碱 0.5mg，bid，疗效好，可减少全身性激素的副作用。

（6）化脓性心包炎：静脉应用足量有效抗生素（根据药敏选择）；心包穿刺引流，使用大的导管应用尿激酶、链激酶冲洗，溶解化脓性渗液；剑突下心包切开引流更好。

（7）急性心肌梗死后心包炎：症状轻者无需特别治疗。药物首选阿司匹林，阿司匹林 650mg，每 4h 一次，2～5 天，布洛芬 300～800mg，每 6～8h 一次。糖皮质激素仅用于心梗已愈合而心包炎顽固复发者，胸痛不缓解者短程使用泼尼松。心包破裂者紧急手术。

（8）心脏损伤后综合征：阿司匹林 650mg，每 4h 一次，对复发性、顽固性类型应给予长期口服糖皮质激素或心包内滴注泼尼松龙 300mg/m^2。必要时心包切开或二次开胸手术。

（四）其他治疗

（1）心包穿刺：临床上出现心包压塞，往往预示病情发展严重，必须及时诊断，并给予心包穿刺抽脓等积极治疗。行心包穿刺，须观察有无心脏穿破、出血等并发症，并应观察治疗的疗效。同时给予心电监护，应备心脏除颤器及人工呼吸器械，以防万一。

（2）外科治疗：心包积液反复出现或发生心脏压塞及心包增厚时，尤其是结核性心包炎抗结核治疗 4～6 周后体静脉压持续升高，可行心包切除术。

六、预后

心包炎的预后与其病因有关，如心包炎是因为病毒引起或原因不明时，常在 1～3 周恢复；如癌症侵犯心包，患者存活时间很少超过 12～18 个月。

第二节　心包积液

正常的心包囊内有 10～50mL 的液体，在心包膜间充当润滑剂。任何病理过程引起炎症时，都能增加心包积液的产生（渗出液），充血性心力衰竭或肺动脉高压引起静脉压力升高可使心包积液吸收减少（漏出液）。

心包积液可分为急性、亚急性、慢性；据超声心动图半定量分为轻度（10mm）、中度（10～20mm）、重度（20mm）。很大一部分心包积液患者无临床症状，仅是在 X 线、超声心动图检查时发现。

一、临床表现

心包积液的临床表现与积液产生的速度有关系，短时间内积液量达 200mL，心包无法迅速伸展适应，致使心包压力急剧上升而出现心脏压塞；慢性积液可达 2000mL，患者可无明显症状。典型的表现为呼吸困难，继而进展为端坐呼吸、胸痛。其他的表现与局部受压有关，如恶心（膈肌）、吞咽困难（食管）、声音嘶哑（喉返神经）、打嗝（膈神经）。非特异性症状有咳嗽、乏力、疲倦、厌食和心悸、血压下降、窦性心动过缓。发热可能与心包炎、感染及免疫反应有关。

血流动力学正常的患者，体格检查常无异常表现。发生心包填塞时，典型的表现为颈静脉怒张、奇脉、心音消失。心包摩擦音很少闻及，合并心包炎时可见。

二、诊断

心包积液的诊断主要依赖于超声心动图检查，同时可以进行积液半定量及评价血流动力学受影响程度。CT 和心脏核磁共振对诊断包裹性心包积液、心包增厚及胸廓异常有重要意义。

三、治疗

治疗流程见图 13-3。

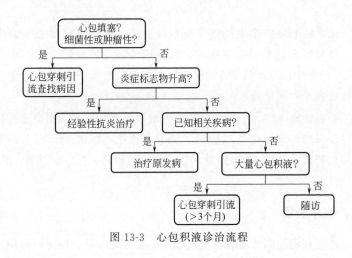

图 13-3　心包积液诊治流程

第三节　心包压塞

心脏压塞是一种危及生命的临床症状，心脏压塞患者临床症状及体征包括心动过速、低血压、奇脉、颈静脉怒张、心音低钝，心电图上可见电压降低及心脏电交替现象，胸部 X 线片示心脏轮廓扩大及胸腔积液。

一、临床表现

患者可出现明显心动过速、血压下降、脉压变小和静脉压明显上升，如心排血量显著下降，可产生急性循环衰竭、休克等。如积液积聚较慢，可出现亚急性或慢性心脏压塞，表现为体循环静脉淤血、颈静脉怒张、静脉压升高、奇脉等。奇脉是指大量积液患者在触诊时桡动脉搏动呈吸气时显著减弱或消失、呼气时复原的现象。也可通过血压测量来诊断，即吸气时动脉收缩压较吸气前下降10mmHg或更多，而正常人吸气时收缩压仅稍有下降。

二、辅助检查和实验室检查

（1）X线检查：可见心脏阴影向两侧增大，心脏搏动减弱或消失，可见半环状透光带，尤其是肺部无明显充血现象而心影显著增大。

（2）超声心动图：右心房及右心室舒张期塌陷；吸气时右心室内径增大，左心室内径减少，室间隔左移等。可反复检查以观察心包积液量的变化。

三、诊断与鉴别诊断

（一）诊断

根据临床表现、X线及超声心动图检查可作出心包压塞的诊断。见表 13-4。

表 13-4　心包压塞的诊断要点

项目	相应表现
临床表现	体循环静脉压力升高、心动过速、奇脉、低血压、呼吸困难或呼吸过快而肺野清晰
触发因素	药物、新近手术、胸部钝伤、肿瘤、结缔组织病、肾衰竭、败血症等
ECG	可正常或有非特异性改变、电交替、心动过缓、电-机械分离，可以显示心包炎的迹象，特别是低 QRS 波和电交替
胸部 X 线	心影增大、肺野清晰

项目	相应表现
M 型/二维超声心动图	RV 游离壁和 RA 塌陷,LA 和极少情况下 LV 塌陷,VCI 增宽,吸气无塌陷,摇摆心
多普勒	吸气时,三尖瓣流速增快、二尖瓣流速减弱(呼气时相反),呼气时,体循环静脉血流减少,但心房收缩时血流反而增多
M 型彩色多普勒	二尖瓣/三尖瓣血流随呼吸大幅度波动
RV/LV 造影	心房塌陷,心室小,但室壁运动幅度增强
冠状动脉造影	舒张期冠状动脉受压
CT	没有见到两心室心外膜下的脂肪,显示管样征以及前向运动的心房

(二) 鉴别诊断

主要与心脏扩大相鉴别,在 X 线下后者亦可出现心脏阴影增大,在短轴缩短率明显下降时有时通过 X 线不易鉴别,可结合心脏彩色超声协助鉴别。

四、治疗

对于慢性心包积液发生的心脏压塞,可在 B 超定位后行心包穿刺,证实心包积液的存在并对抽取的液体做生物学(细菌、真菌等)、生化、细胞分类的检查,包括寻找肿瘤细胞等,此外抽取一定量的积液也可解除心脏压塞症状,同时在必要时可经穿刺在心包腔内注入抗菌药物或化疗药物等。

如患者血流动力学不稳定,应立即行心包穿刺(有部分学者提倡在证据较充分的情况下可以不必等待超声诊断,以免延误时机),特别是介入治疗时发生的心脏压塞。在 X 线透视或超声指示下行心包穿刺引流术可提高心包穿刺的安全性和可靠性,降低操作难度。穿刺的常用部位有两处:

① 胸骨剑突与左肋缘相交的尖角处,针尖向上略向后,紧贴

胸骨后面推进，穿刺时患者采取半卧位。此穿刺点对少量渗液者易成功，不易损伤冠状动脉，引流通畅，且不经过胸膜腔，故特别适用于化脓性心包炎。

② 左侧第 5 肋间心浊音界内侧 1～2cm，针尖向后向内推进，指向脊柱，穿刺时患者应取坐位。

不建议血管扩张药和利尿药的使用。

第四节　缩窄性心包炎

缩窄性心包炎是心脏被致密厚实的纤维化心包所包围，使心脏舒张期充盈受限而产生一系列循环障碍的临床征象。急性心包炎中，最容易进展为缩窄性心包炎的是细菌性心包炎，特别是化脓性心包炎（20％～30％），其次是免疫介导的心包炎和肿瘤相关性心包炎（2％～5％），病毒性和特发性心包炎最少（＜1％）。在我国缩窄性心包炎主要是结核性心包炎所致，其次为化脓性心包炎。

一、病史采集

（1）现病史：患者主要表现为乏力、呼吸困难、尿少、颈静脉充盈/怒张、肝脏肿大、双下肢水肿、腹腔积液等。问诊时询问患者是否有呼吸困难，呼吸困难是否为劳力性；有无上腹胀满、食欲不振、腹痛、疲乏等临床表现。有无低热、盗汗等结核毒血症的表现，以进一步寻找病因。

（2）过去史：是否有急性心包炎、结核病、肾脏疾病、糖尿病、病毒感染等病史，有无药物过敏史，如有应询问治疗过程和药物的名称。

二、查体

颈静脉怒张、肝脏肿大、腹腔积液、下肢水肿、Kussmaul 征；心率增快、心尖搏动不明显、心浊音界不增大、心音较低、心包叩击音；脉搏细弱、动脉收缩压降低、脉压变小。

三、辅助检查

（1）X 线：心影可偏小、正常、增大，心包增厚，广泛钙化或心包腔内积液。心影呈三角形，因上腔静脉扩张，心力衰竭时血管影增大，常见胸腔积液，但肺影清晰。

（2）心电图：异常的窦性心动过速，QRS 低电压，广泛 T 波倒置或低平，二尖瓣型 P 波，晚期可出现心房纤颤。

（3）超声心动图：一般心脏大小正常，室壁运动良好，双心房增大或正常，见心包增厚、钙化或心包腔内积液。

（4）心导管检查：右心导管检查示右心房、右心室、肺毛细血管锲压升高水平相当。右心房压力曲线示 M 或 W 波形，右心室收缩压轻度升高并呈下陷-高原波形。

四、诊断及鉴别诊断

（一）诊断要点

缩窄性心包炎的诊断主要依靠典型临床表现和实验室检查。

如患者有腹水、肝肿大、颈静脉怒张（吸气时更加扩张，心脏舒张期凹陷）和静脉压显著增高等体循环淤血体征，而无显著心脏扩大或心瓣膜杂音时，应考虑缩窄性心包炎，如再有急性心包炎的过去史，心脏搏动减弱，听到舒张早期额外音，脉压变小、奇脉和下肢水肿，X 线检查发现心包钙化和心电图发现 QRS 波、T 波和 P 波改变，常可明确诊断。进一步可做 CT 和 MRI 检查有无心包增厚。个别不典型病例需进行右心导管检查。

（二）鉴别诊断

（1）充血性心力衰竭：既往心脏病病史，心脏增大，常可存在心脏瓣膜杂音，下肢水肿明显而腹胀相对较轻。应用利尿剂后静脉压明显下降，而慢性缩窄性心包炎应用利尿剂对静脉压影响不大。

（2）肝硬化或肝静脉血栓形成的门静脉高压症：均可有肝肿大和（或）腹水。依据临床症状及头部、上肢静脉压有无升高，易于和缩窄性心包炎进行鉴别。此外，门静脉高压症患者行食管钡餐造影检查，可见食管下段静脉曲张。

（3）原发性心肌病：扩张型心肌病患者体检可见心脏明显增大，心尖搏动向左移位，听诊二尖瓣或三尖瓣可有收缩期杂音。心电图示左心室肥厚或左束支传导阻滞，或病理性 Q 波及 T 波倒置。X 线示心脏影像向两侧扩大，尤以左心室明显，搏动减弱，上腔静脉扩张不明显。右心室型和双室型限制型心肌病和缩窄性心包炎的血流动力学改变及临床表现颇为相似。但限制型心肌病超声心动图检查可有心肌、心内膜特征性增厚和反射性增强，室腔缩小及心尖闭塞等特点可资鉴别。

（4）三尖瓣狭窄：其具有特征性的杂音及有关瓣膜损害（主动脉瓣及二尖瓣），颈静脉无舒张早期凹陷，多普勒超声探及三尖瓣舒张期跨瓣压力阶差。伴三尖瓣关闭不全时可产生收缩期颈静脉搏动、肝搏动及全收缩期杂音。

（5）限制型心肌病与缩窄型心包炎的临床表现极为相似，有时鉴别甚为困难。见表 13-5。

表 13-5　缩窄型心包炎与限制型心肌病的鉴别要点

临床征象		缩窄型心包炎	限制型心肌病
疲劳和呼吸困难		逐渐发生,后来明显	一开始就明显
吸气时颈静脉扩张		有	无
触心尖搏动		常不明显	常扪及
奔马律		无	有
心包叩击音		有	无
奇脉		常有	无
X 线、CT、MRI 心包钙化		有	无
血流动力学检查	左右心室舒张末压	一致	左心室＞右心室
	左心室充盈率	80%在舒张期开始一半	40%在舒张期开始一半
	心内膜心肌活检	正常	异常

五、治疗

（一）一般治疗

主要包括休息、限制钠盐摄入，完善入院的各项检查。

（二）药物治疗

① 氢氯噻嗪　25mg　po　qd 或 bid

② 呋塞米　20mg　po　qd 或 bid

【说明】　利尿药的应用可暂缓部分患者的临床症状。用药过程中注意复查电解质。避免使用 β 受体阻滞药或钙通道阻滞药治疗窦性心动过速，因为这是心搏量不足的代偿机制，抑制窦性心动过速，可导致低血压甚至休克，发生心房纤颤时可以应用洋地黄制剂。静脉输液时不应量过大，以防引起急性左心衰竭。

（三）手术治疗

患者应及早施行心包剥离术。心包剥离术不但可以提高心功能的等级，改善生活质量，还可以减少病死率。

病程过久，心肌常有萎缩和纤维变性，会影响手术的效果。因此，只要临床表现为心脏进行性受压，用单纯心包渗液不能解释，或在心包渗液吸收过程中心脏受压征象越来越明显，或在进行心包腔注气术时发现壁层心包显著增厚，或 MRI 显示心包增厚和缩窄，若心包感染已基本控制，就应及早争取手术。

结核性心包炎患者应在结核活动已静止后考虑手术，以免过早手术造成结核的播散。如结核尚未稳定，但心脏受压症状明显加剧时，可在积极抗结核治疗下进行手术。

手术时应尽量剥离心包，尤其两心室的心包必须彻底剥离。因心脏长期受到束缚，心肌常有萎缩和纤维变性，所以手术后心脏负担不应立即过重，应逐渐增加活动量。静脉补液必须谨慎，否则会导致急性肺水肿。由于萎缩的心肌恢复较慢，因此手术成功的患者常在术后 4～6 个月才逐渐出现疗效。有心包缩窄的患者其右心房多伴有血栓，可能会部分影响三尖瓣的功能，所以手术时注意去除血栓。

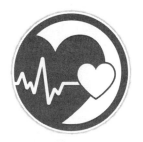

第十四章
感染性心内膜炎

感染性心内膜炎（IE）是由病原微生物（细菌、真菌和其他微生物）经血流直接侵犯心内膜、心瓣膜或大动脉内膜所致，伴赘生物形成。IE 最常累及的部位是心脏瓣膜，包括自体瓣膜和人工瓣膜，也可以累及心房或心室的内膜面。常见的病原体为草绿色球菌，近年来由于抗生素的广泛应用，由葡萄球菌、肠球菌、革兰阴性杆菌及真菌等所致的 IE 数量正逐渐上升。

一、病史采集

（1）现病史：IE 的临床表现多变，诊断 IE 必须详细问诊。急性感染性心内膜炎患者往往有高热、寒战，但老人和患充血性心力衰竭、尿毒症、严重衰弱的人可能不会出现发热，少数患者因应用抗生素、激素可不发热。同时可以有进行性贫血、肌肉关节疼痛、乏力、食欲不振、多汗、体重下降，或出现急性充血性心力衰竭的症状或栓塞症状；仔细询问症状持续的时间、治疗过程、一般情况。

（2）过去史：IE 往往发生于有器质性心脏病的患者，常有风心病（尤其是二尖瓣和主动脉瓣关闭不全）、先天性心脏病、瓣膜脱垂、退行性心瓣膜病、梗阻性肥厚型心肌病等病史。临床应该详细询问，临床上许多操作如心脏手术、拔牙、扁桃体摘除、尿道手术、人工流产、心导管术，也是诱发 IE 的重要原因。询问是否有白血病、肝硬化、癌症、炎性肠病和系统性红斑狼疮等促进体内非细菌性血栓性赘生物形成的疾病。

（3）个人史：是否有吸毒史、静脉不洁注射麻醉药品史，静脉药物滥用者发生 IE 的危险性可升高 12 倍。

二、查体

体温是否升高，有无贫血，是否伴脾肿大；心脏的表现主要为出现杂音或杂音的性质、强度较前改变；出现血管栓塞的相应组织的缺血坏死和脓肿，皮肤或黏膜出现瘀点，指甲下线状出血，Roth 斑，Osler 结节，Janeway 损害。

三、辅助检查

（1）血常规：红细胞、血红蛋白降低，白细胞升高。

（2）尿常规：可出现镜下血尿和微量蛋白尿，约占 50%，或出现脓尿等。

（3）血培养：是诊断感染性心内膜炎的两个主要标准之一，是确诊的微生物学方法，每一名疑似患者均应做血培养，病原体持续阳性是指相隔 12h 以上的两次血培养阳性或所有 3 次或大于 4 次中的大多数血培养阳性。血培养建议见表 14-1。

表 14-1　怀疑感染性心内膜炎血培养建议

建议或结论	推荐级别
至少取 2 次血标本培养	A 级（有助于鉴别污染菌，增加血培养阳性率）
每个培养皿中接种 8～10mL 血标本	B 级（最大限度增加血培养阳性率）
在最终做出血培养阴性的结论之前，将培养时间延长至 14～21 天，将有助于增加阳性率	C 级（延长培养时间几乎不能增加阳性率）
如果静脉培养阴性而仍怀疑感染性心内膜炎者，取动脉血培养	D 级（动静脉的培养结果无差异或差异很小）

（4）超声心动图和经食管超声心动图：瓣膜或腱索等有摆动的

团块，也可以在反流瓣膜口、心脏植入物上、心脏脓肿或置换的瓣膜有新的部分裂开，新的瓣膜反流。赘生物可由经胸超声心动图探得，经食管超声心动图检出率更高。

四、诊断及鉴别诊断

（一）诊断标准

见表 14-2、14-3。

表 14-2　诊断和排除心内膜炎的 Duke 标准

确诊 IE	病理标准	微生物，通过培养得以表现，包括源于手术当中的微生物、血栓赘生物至心内脓肿。 病理切片：赘生物或心内脓肿的出现，通过组织学表现证实的活动性心内膜炎
	临床标准	2 个主要标准，或 1 个主要标准＋3 个次要标准，或 5 个次要标准(标准见表 14-3)
可疑病例		有感染性心内膜炎的表现，达到确诊标准，但又不能排除者
排除 IE		临床表现不符合心内膜炎的诊断，或经抗生素治疗 4 天内，心内膜炎的表现消失，或经抗生素治疗 4 天内，手术或尸检中无感染心内膜炎的病理依据

表 14-3　诊断 IE 的 Duke 标准中的术语定义

主要标准

1. 血培养阳性(符合以下至少一项标准)

①两次不同时间的血培养中检出同一典型 IE 致病微生物(如草绿色链球菌、链球菌、金黄色葡萄球菌、社区获得性肠球菌)；

②多次血培养检出同一 IE 致病微生物。2 次间隔 12h 以上的血培养阳性；所有 3 次血培养均阳性，或≥4 次的多数血培养阳性(第一次与最后一次抽血时间间隔≥1h)。

③Q 热病原体 1 次血培养阳性或其 IgG 抗体滴度＞1∶800。

2. 影像学阳性证据(符合以下至少一项标准)

(1)超声心动图异常：赘生物；脓肿、假性动脉瘤、心脏内瘘；心脏瓣膜穿孔或动脉瘤；新发生的人工瓣膜部分破裂。

(2)通过 F-FDG PET-CT (仅在假体植入＞3 个月时)或放射标记的白细胞 SPECT-CT 检测出人工瓣膜植入部位周围组织异常活动。

(3)由心脏 CT 确定的病灶

次要标准

（1）易患因素：心脏本身存在易患因素，或静脉药物成瘾者。
（2）发热，38.0℃以上。
（3）血管征象（包括仅通过影像学发现的）：主动脉栓塞，感染性肺梗死，细菌性动脉瘤，颅内出血，结膜出血，Janeway损害。
（4）免疫性征象：肾小球肾炎、Osler结节，Roth斑，类风湿因子阳性。
（5）致病微生物感染证据，不符合主要标准的血培养阳性，或与IE一致的活动性致病微生物感染的血清学证据

（二）鉴别诊断

（1）风湿热：有风湿活动症状，心电图示P-R间期延长，抗溶血性链球菌抗体滴度增高。抗风湿治疗有效。

（2）系统性红斑狼疮：常有颊面部蝶形红斑，白细胞计数减少，血液或骨髓液内可找到狼疮细胞，抗核抗体阳性，血培养阴性，抗生素治疗无效，而糖皮质激素可使其缓解。

（3）心房黏液瘤：可有发热、栓塞及心脏杂音，酷似感染性心内膜炎，但血培养阴性，无脾肿大，超声心动图可显示肿瘤回声图像。

此外，尚需与伤寒、结核、上呼吸道感染等疾病相鉴别。

五、治疗

（一）一般治疗

感染性心内膜炎诊断后，应尽早评估患者的家庭环境及进行家庭静脉治疗的可行性。对于大多数自身瓣膜心内膜炎，至少应住院治疗5~7天之后，再进行几周的静脉抗生素治疗，一些患者，可以在家完成后者。大多数瓣膜置换后感染性心内膜炎和由抗体引起的自身瓣膜心内膜炎需6周的治疗。尤其是在有毒力强的耐药菌株（例如耐庆大霉素的肠球菌）存在的情况下常常需6周以上的治疗。

（二）药物治疗

1. 抗生素治疗

① 青霉素　320～400 万 U

　　0.9％氯化钠注射液　100mL　｜ iv drip　4h 或 6h×4 周

② 苯唑西林　2g

　　0.9％氯化钠注射液　100mL　｜ iv drip　4h×4 周

③ 头孢曲松钠　2～4g

　　0.9％氯化钠注射液　100mL　｜ iv drip　qd×4 周

④ 庆大霉素　4～8mg

　　0.9％氯化钠注射液　100mL　｜ iv drip　tid×2 周

　或　庆大霉素　8mg　im　tid

⑤ 万古霉素　1g

　　0.9％氯化钠注射液　100mL　｜ iv drip　bid×4 周

⑥ 丙磺舒　0.5g　po　tid

【说明】　抗生素治疗原则：尽早治疗，但对于无并发症的病例，推迟抗生素的使用（甚至48h），直到最初的血培养结果明确，如果患者在前 8 天已经接受抗生素治疗，更应等待血培养结果。而合并有败血症、严重的瓣膜功能不全或栓塞事件的病例，在三个血培养标本抽取完后马上开始经验性治疗。

根据临床特点及可能的感染途径，选择可能有效的抗生素进行经验性治疗。用杀菌剂，由于要消灭包裹在赘生物内部的细菌，必须选择既能杀菌又能穿透赘生物的抗生素如青霉素、链霉素、先锋霉素、万古霉素等；剂量足够，为了彻底杀灭赘生物与血液循环中的病原微生物，抗生素的剂量必须达到血清有效杀菌浓度的 6～8 倍以上；疗程要够，一般需 4～6 周（在有效抗生素治疗下），对抗生素敏感性差的细菌或有并发症的顽固病例可延长至 8 周。

对致病菌不明者，β-内酰胺类抗生素（青霉素、头孢菌素）和氨基糖苷类抗生素（链霉素、卡那霉素、庆大霉素）联合应用对大多数细菌有杀灭作用。头孢菌素类抗菌范围较广，对青霉素有耐药性者亦可选用此类抗生素。丙磺舒因减慢青霉素由肾脏排泄，可使青霉素浓度提高4倍，对无明显肾功能损害者，可给予丙磺舒。革兰阴性杆菌感染，亦可选用头孢菌素。

随着免疫抑制患者、麻醉药品成瘾患者、心脏外科手术患者以及滥用广谱抗生素和肠外营养住院患者的日益增多，真菌性感染性心内膜炎的发病率也在升高，真菌感染可用两性霉素，首次10mg加入液体中静脉滴注，后每次增加5～10mg/天，直到0.5～1mg/(kg·d)，总剂量达3.0g，共6周。

2. 抗凝、抗血小板治疗

① 低分子肝素　4000～5000U 皮下注射 q12h

② 肠溶阿司匹林　100mg　po　qd

【说明】　抗凝也可以用普通肝素，充分检测，避免出血。目前尚无证据表明 IE 患者抗凝治疗可防止血栓并发症，同时 IE 患者抗凝治疗有增加颅内出血的危险性，对换瓣术后 IE 的抗凝治疗谨慎维持，一旦出现中枢神经栓塞伴有出血则应暂时中断抗凝治疗。阿司匹林对 IE 患者血栓并发症防治作用未肯定。

3. 中药处方

① 鱼腥草注射液　40～80mL
　 5%葡萄糖注射液　500mL ｜ iv drip　qd

② 醒脑静注射液　10～20mL
　 5%葡萄糖注射液　250mL ｜ iv drip　qd

③ 双黄连注射液　3.6～6g
　 5%葡萄糖注射液　250mL ｜ iv drip　qd

④ 柴胡注射液　2～4mL　im

【说明】　柴胡注射液可以退热；醒脑静具有息风止痉、化痰开窍、清热解毒作用，提高机体对缺氧的耐受性，并具有抗炎作用，对急性感染伴高热、神昏等症状者有良好的退热作用；双黄连由金银花、黄芩、黄连等组成，对革兰氏阳性菌有良好的抗菌效果。

4. 药物预防

IE 的预防是至关重要的，有心脏结构疾病的患者在菌血症时易发生 IE，某些操作技术如外科、牙科操作累及黏膜和污染组织的器械均可引起短暂的菌血症，细菌沉积在有病变的瓣膜或心内膜则可导致 IE。

（1）牙科/口腔/上呼吸道操作的标准预防方案：危险患者的标准方案（包括心脏瓣膜置换术后和其他高危患者），阿莫西林 2.0g，术前 1h 口服；对阿莫西林/青霉素过敏者，用克林霉素 600mg，口服；头孢氨苄或头孢羟氨苄 2g，口服，或霉菌素 500mg，术前 1h 口服。

（2）可用于选择的牙科/口腔/上呼吸道操作的给药方案：不能口服药物者，阿莫西林 2.0g，iv（或 im），术前 30min；然后，阿莫西林 1.0g，iv（或 im），第一次给药后 6h；对氨苄青霉素/阿莫西林/青霉素过敏感者，克林霉素 600mg，iv，或头孢唑啉 1g，iv，术前 30min。

（3）胃肠/泌尿道操作的标准方案：高危患者的标准方案，阿莫西林 2.0g，iv（或 im），加庆大霉素 1.5mg/kg（总量不超过 120mg），iv（或 im），术前 30min 应用，然后在第一次给药 6h 后，阿莫西林 1.0g 口服（或 im 或 iv）。对氨苄青霉素/阿莫西林/青霉素过敏者，万古霉素 1.0g，iv，术前 1h 应用，加庆大霉素 1.5mg/kg（总量不超过 120mg），iv（或 im），术前 1h 应用。

（4）可选择的胃肠/泌尿道操作的给药方法：中度危险的患者，羟氨苄青霉素 3.0g 口服，氨苄青霉素 2.0g，iv；或万古霉素 1.0g，iv，术前 30min 应用。

（三）外科治疗

（1）自身瓣膜心内膜炎的手术适应证

① 主要适应证：由瓣膜功能衰竭引起的心力衰竭；抗生素治疗后的持续败血症；再发栓塞。

② 次要适应证：心内脓肿或窦道形成；Valsalva 窦瘤破裂；抗生素治疗后仍病原不明；真菌性心内膜炎；伴有心力衰竭的左侧急性金葡菌感染的内膜炎，血培养阴性，足够抗生素治疗，持续发热 10 天以上的再发。

（2）置换瓣膜心内膜炎的手术适应证

① 主要适应证：由瓣膜功能衰竭引起的心力衰竭；真菌性心内膜炎；再发的脓毒性血栓；心内脓肿或窦道形成；持续败血症（应用 3 种抗生素），抗生素治疗后无效，瓣膜功能受累。

② 次要适应证：非链球菌病原体感染；抗生素治疗后再发；发热＞10 天，血培养阴性。

六、预防

感染性心内膜炎的预后与所感染微生物的毒性、患者的总体健康状况、相关的瓣膜结构、感染期是否出现充血性心力衰竭等因素均有关系。尽管经最好的内、外科治疗，金葡菌心内膜炎的病死率仍为 20％～40％。相反，链球菌心内膜炎的预后情况普遍良好。90％～95％的由草绿色链球菌引起的心内膜炎患者都能被内科或内外科结合治愈。由其他种类的链球菌引起的该病患者的预后状况也同样良好。真菌性心内膜炎，事实上不可能用内科方法治愈，仅有小部分的患者用抗真菌结合外科治疗得到治愈。即使认为感染区已经过彻底治疗，这些患者也应延长抗真菌治疗时间。

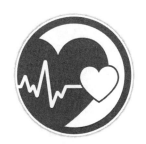

第十五章
心脏神经官能症

心脏神经官能症（cardiovascular neurosis）是指现在临床上常见的一种以心血管疾病有关症状为主要表现的临床综合征。患者主观感觉有复杂多样的心血管症状，包括心悸、心前区疼痛、气短等，且通常合并明显的焦虑、抑郁、恐惧、强迫、疑病或神经衰弱等心理障碍。但临床无任何与其具有因果关系的对心脏及其周围血管造成实质性损害的心脏病（即器质性心脏病）或对心脏有影响的其他躯体疾病的证据，故一般预后良好。

大多发生在中青年，20～50岁较多见，女性多于男性，尤其是更年期妇女，脑力劳动者多于体力劳动者。心脏神经官能症可单独存在，亦可与器质性心脏病同时存在或在后者的基础上发生。随着社会竞争的日益紧张、激烈，工作、生活压力的增大，该病发病率逐年升高。

一、病史采集

应详细询问有无焦虑、情绪激动、精神创伤或过度劳累等诱因，是否曾被诊断为"心脏病"，心慌、气短或心前区不适等感觉与活动、劳累和心情的相关关系，睡眠状况如何。

症状是否常在受惊、情绪激动或久病后首次出现，入睡前、欲睡和刚醒时以及情绪波动等状态下最易发作，过度劳累或情绪改变可使之加重。心血管系统最常见的症状是心悸、心前区痛、气短或过度换气；此外尚有乏力、头晕、多汗、失眠、焦虑等一般神经系

479

统的症状。

心悸是最常见的症状，患者能感觉到心跳、心前区搏动和心前区不适，运动后或情绪激动时症状更明显。多数患者有心率增快、心排血量增加与短暂血压升高，偶有过早活动或阵发性室上心动过速，轻度活动可使心率不相称地明显增快，患者的活动常因此而受到限制。

心前区疼痛的部位常不固定，以位于左前胸乳部或乳下者为多见，也可在胸骨下或右前胸。疼痛的性质不尽相同，大多为一过性刺痛，每次 1 至数秒，或持续隐痛，发作可持续数小时或数天。体力活动时常无心前区疼痛发作，但活动后或精神疲劳后，甚至休息时均可出现。心前区的肋骨、软组织及其表面皮肤可有压痛点。

气短主要是患者主观上感到空气不足，呼吸不畅，呼吸频率常不增快。屋内人多拥挤或通风较差的地方容易引起发作。有时发生在夜间，发作时喜坐起或起床开窗而后在窗口深吸气。平时经常有叹息样呼吸，即深吸气后做一个长而带叹息样的呼气，自觉如此才能解除憋气感。较长时间深吸气可导致血中二氧化碳浓度降低，出现过度换气所致的呼吸性碱中毒，伴四肢发麻、手足搐搦、头晕等表现。

既往的心脏检查结果、用药史及疗效有助于诊断。

二、查体

体格检查常无特殊发现。患者可有焦虑和紧张的表情，手掌多汗，两手颤抖，体温有时略升高，血压轻微升高且易波动。心率增快、心搏强有力和心音增强，可能伴有心前区 1～2 级柔和的收缩期杂音，或胸骨左缘第二、三肋间 2 级左右的收缩期杂音，偶有过早搏动。

三、辅助检查

心电图常表现为窦性心动过速，部分患者出现 ST 段压低或水平性下移，T 波低平、双相或倒置，多在 Ⅱ、Ⅲ、aVF 或 $V_4 \sim V_6$

导联出现，并经常发生变化，普萘洛尔试验阳性。部分患者运动试验阳性，但进行"普萘洛尔试验"时 ST 段和 T 波恢复正常。心脏超声检查可排除心脏、大血管和瓣膜的结构异常。

四、诊断及鉴别诊断

（一）诊断要点

根据上述心血管系统功能失调的症状，加上全身性神经官能症的表现，且经详细的全身和心血管系统方面检查证实并无器质性心脏病证据时，应考虑本病的诊断。但某些器质性心脏病的起始可无明显客观证据，且器质性心脏病可与心脏神经官能症同时存在，或后者发生在前者的基础上，因此诊断时要慎重且全面的考虑。必要时定期随访，观察病情发展后再下结论。

（二）鉴别诊断

心脏神经官能症的诊断需在排除心脏器质性病变的基础上做出，诊断时宜慎重。应排除内分泌性疾病，如甲状腺功能亢进、嗜铬细胞瘤及器质性心脏病如冠心病、心肌病或病毒性心肌炎等。冠心病患者的胸部不适常与活动或体力劳动有关，普萘洛尔试验阴性，运动试验阳性；心肌病患者心脏超声检查有阳性发现；病毒性心肌炎患者多有上呼吸道感染病史，急性期血清心肌酶升高可供鉴别。

（1）心绞痛：冠心病心绞痛患者以中、老年男性居多，多数有冠心病发生的危险因素，例如高血压、高胆固醇血症、糖尿病、吸烟史。心绞痛常发生在体力活动、运动或情绪激动过程时，疼痛部位较固定，多为胸骨后，持续时间一般不超过 $3\sim5min$，含服硝酸甘油可缓解疼痛。如果仅从症状表现难以鉴别时，可做运动心电图、核素心肌显像检查，必要时做冠状动脉造影。

（2）甲状腺功能亢进症：典型表现有甲状腺肿大、颈部血管杂音、双手细颤动、突眼、怕热与消瘦等，鉴别不困难。不典型表现时与心脏神经官能症较难区别，测定血清 T_3、T_4 可做出诊断。

（3）心肌炎：通常在起病前1～2周有明确感染（病毒或细菌）病史，典型表现有心脏扩大、心音减弱、奔马律、心电图P-R间期延长，各种类型心律失常等。不典型或轻症者较难鉴别。病原学检查，例如血清病毒中和抗体滴定度，有辅助诊断价值。

（4）二尖瓣脱垂综合征：二尖瓣脱垂可以有很多症状酷似心脏神经官能症，而且在以往被诊断为心脏神经官能症的患者中有一小部分是二尖瓣脱垂而被误诊。仔细听诊，二尖瓣脱垂常可听到收缩期喀喇音和收缩期杂音，而超声心动图检查常可做出确切的诊断。

（5）嗜铬细胞瘤：一般有特征性的体征或实验室检查指标，鉴别并不困难。

五、治疗

心脏神经官能症以心理治疗为主，药物治疗为辅。无论心脏神经官能症还是器质性心血管疾病合并精神心理问题者，都提倡针对心血管疾病和心理问题双管齐下，即双心医学的治疗模式。

（一）一般治疗

（1）首先医生要让患者正确认识心脏神经官能症是一种功能性疾病，建立相互信任的医患关系，共同详细分析发病的因素。医生通过倾听病史，了解可能的发病原因和有关因素，进行仔细的体格检查和必要的实验室检查，以解除患者疑虑。用通俗易懂的语言向患者讲解疾病性质，以帮助患者解除顾虑。

（2）鼓励患者调整心态，安排好作息时间，适量进行文娱、旅游活动。

（3）过度换气患者可辅导其采用腹式呼吸松弛疗法。

（4）对于心脏神经官能症合并高血压、高血脂等心血管危险因素而无明确心脏及其血管病变者，应该积极进行危险因素干预。

（5）必要时进行包括心电图、心脏超声、普萘洛尔试验等检查，向患者仔细解释病情，让患者解除不必要的顾虑。一般不必卧床休息，应生活有规律，去除不良生活习惯，适当参加体力活动。

（二）药物治疗

① 美托洛尔　12.5～25mg　po　bid

② 地西泮　2.5mg　po　qn 或 bid

③ 阿普唑仑片　0.4mg　qn

④ 谷维素　20mg　po　tid

⑤ 氟西汀　20mg　po　qd

【说明】　对于以交感神经兴奋为主、心率快、精神紧张患者可给予 β 受体阻滞药，如美托洛尔、比索洛尔等；焦虑症状明显的患者可选用抗焦虑药物，如氯硝西泮、劳拉西泮等苯二氮䓬类抗焦虑药。伴有抑郁的患者可选用三环类抗抑郁药如阿米替林、多塞平等或选用选择性 5-羟色胺再摄取抑制剂如氟西汀、舍曲林等。目前认为选择性 5-羟色胺再摄取抑制剂对心血管系统副作用较小，安全性高于三环类抗抑郁药物。但该类药物起效较慢，一般服药后 2 周开始有效，可以考虑作为伴有抑郁患者的首选。

六、预后

心脏神经官能症的临床危害主要表现在巨大精神痛苦与心理负担，严重者可影响活动能力及生活质量，长期的心理生理障碍有可能最终导致器质性疾病，包括器质性心脏病的发生。

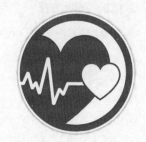

第十六章
常见先天性心脏病

第一节　房间隔缺损

　　房间隔缺损（atrial septal defect，ASD）是左右心房之间的间隔发育不全遗留缺损造成血流可相通的先天性畸形，是先天性心脏病中最常见的一种病变，但因临床表现不明显，或者心脏杂音较轻甚至无心脏杂音而常被忽视。根据胚胎学和病理解剖，分为两大类，即原发孔缺损和继发孔缺损，后者远较前者多见。继发孔缺损可分为四个类型，卵圆孔型（中央卵圆孔缺损）、下腔型（或称低位缺损）、上腔型（或称高位缺损）、混合型（兼有上述两种以上的缺损），继发孔型房间隔缺损是最常见的先天性心脏病，占先心病的10％～15％，男女之比为1：2。而原发孔型房间隔缺损又称部分心内膜垫缺损或房室管畸形。

一、病史采集

（一）现病史

　　（1）原发孔缺损：主要临床表现为活动后感心悸、气短，易发生呼吸道感染。伴有严重二尖瓣关闭不全者，早期可出现心力衰竭及肺动脉高压等症状。患儿发育迟缓。

　　（2）继发孔缺损：以活动后心悸、气短、疲劳为最常见的症状。但部分儿童可无明显症状。房性心律失常多见成年患者。若有严重肺动脉高压引起右向左分流时，出现发绀。

（二）既往史、个人史及家族史

仔细询问患儿母亲在怀孕初期有无病毒感染、接受放射线治疗或者辐射，有无接触猫狗等动物而感染弓形虫等。此外，还需要询问患者出生时新生儿评分，以及生长发育与其他正常同龄儿有无异常。

二、体格检查

（1）原发孔缺损：心脏扩大，心前区隆起。胸骨左缘及心尖区可听到响亮的收缩期杂音，肺动脉瓣区第 2 心音亢进和分裂。

（2）继发孔缺损：心脏浊音界正常或者轻度向左扩大。在胸骨左缘第 2、3 肋间隙可听到柔和的吹风样收缩期杂音，杂音由于增多的肺血流流经肺动脉瓣孔产生。肺动脉瓣区第 2 心音亢进和分裂。

三、辅助检查

（1）心电图检查：继发孔缺损者心电图可呈电轴右偏，不完全性或完全性右束支传导阻滞，右心室肥大，P 波高大。原发孔缺损则常呈电轴左偏和 P-R 间期延长，可有左心室高电压、左心室肥大。30 岁以上的病例以室上性心律失常多见，起初表现为阵发性心房颤动，以后持续存在。房间隔缺损成年人病例，呈现心房颤动者约占 20％。

（2）胸部 X 线检查：右心房、右心室增大，肺动脉圆锥突出，主动脉弓缩小，肺门阴影增大，肺野血管影纹增多。原发孔缺损可呈现左心室扩大、肺门血管增大较显著。

（3）超声心动图：右心房、右心室增大，室间隔与左心室后壁同向运动。剑突下四心腔切面，继发孔型可见心房间隔中部连续中断，原发孔型则在心内膜垫处缺损或者连续性中断。多普勒证实左右心房间有分流。伴有二尖瓣裂缺者可见二尖瓣前叶分叉状多普勒显示反流。

（4）心导管检查：右心导管检查是诊断心房间隔缺损的可靠方法。右心房、右心室和肺动脉的血液氧含量高于腔静脉的平均血液氧含量达 1.9％容积以上，说明心房水平有左至右血液分流。

四、诊断及鉴别诊断

（一）诊断依据

结合患儿心脏杂音的部位、性质以及超声心动图等资料可以确诊。右心导管检查不作为房间隔缺损的常规诊断依据，而是作为外科手术前对房间隔缺损面积、程度以及合并肺动脉高压的评估。

（二）鉴别诊断

主要是与胸骨左缘生理性杂音、室间隔缺损、原发性肺动脉高压以及先天性肺动脉瓣狭窄等相鉴别。

五、治疗

房间隔缺损可以通过内科介入治疗或者外科手术治疗达到根治。而药物治疗则用于术前控制感染、心力衰竭等。

房间隔缺损封堵术的适应证请参见本章第九节。

六、预后

房间隔缺损患者经过内科介入治疗或者外科手术治疗后可以达到临床治愈。术后可以像正常同龄人一般正常生活、工作。极少数房间隔缺损面积较小的患者可在 5 岁之前缺损口自行愈合。

对于病程长久未经治疗而导致重度肺动脉高压者，手术疗效一般，甚至部分患者失去手术机会，预后不佳。

第二节　室间隔缺损

室间隔缺损（ventricular septal defect，VSD）是指室间隔在胚胎发育不全，形成异常交通，在心室水平产生左向右分流的先天性畸形。它可单独存在，也可是某种复杂心脏畸形的组成部分。

一、病史采集

（一）现病史

室间隔缺损患者临床症状的有无以及程度与室间隔缺损面积、部位以及病程长短有关。

缺损口径较小、分流量较少者，一般无明显症状。

缺损较大、分流量较多者，可有发育障碍，活动后心悸、气急，反复出现肺部感染，严重时可出现呼吸窘迫和左心衰竭等症状。当产生轻度至中度肺动脉高压、左至右分流量相应减少时，肺部感染等情况有所减轻，但心悸、气急和活动受限等症状仍存在或更加明显。

合并重度肺动脉高压、产生双向或反向（右向左）分流时，会出现发绀，即所谓艾森曼格综合征，体力活动和肺部感染时发绀加重。最终发生右心衰竭，而且容易罹患感染性心内膜炎。

（二）既往史、个人史及家族史

仔细询问患儿母亲在怀孕初期有无病毒感染、接受放射线治疗或者受过辐射，有无接触猫狗等动物而感染弓形虫等。

二、体格检查

心尖搏动增强并向左下移位，心界向左下扩大，典型体征为胸骨左缘第三至四肋间有（4～5）/6级粗糙收缩期杂音，向心前区传导，伴收缩期细震颤。若分流量大时，心尖部可有功能性舒张期杂音。肺动脉瓣第二心音亢进及分裂。严重的肺动脉高压，肺动脉瓣区有相对性肺动脉瓣关闭不全的舒张期杂音，室间隔缺损的收缩期杂音可减弱或消失。

晚期病例，可见唇、指发绀，严重时可有杵状指（趾）以及肝脏肿大、下肢水肿等右心衰竭表现。分流量较大的患者，可见心前区搏动增强，该处胸壁膨隆，叩诊时心浊音界扩大。

部分合并肺动脉高压，即艾森曼格综合征者，除了上述体征之外，还可见唇、指发绀，严重时可有杵状指（趾）以及肝脏肿大、下肢水肿等右心衰竭表现。

三、辅助检查

（1）心电图检查：缺损小者心电图正常或电轴左偏。缺损较大者常可见左心室高电压、肥大或左、右心室肥大。

（2）胸部 X 线检查：缺损小者心影多无改变。缺损中度时，心影有不同程度增大，以右心室为主。缺损明显大者，左、右心室均增大，肺动脉干凸出，肺血管影增强，严重肺动脉高压时，肺野外侧带反而清晰。

（3）超声心动图：左心房、左心室、右心室内径增大，室间隔回音有连续中断。多普勒超声由缺损右心室面向缺孔和左心室面追踪可探测到最大反流。

（4）心导管检查：右心室水平血氧含量高于右心房 0.9％容积以上，偶尔导管可通过缺损到达左心室。依分流量的多少，肺动脉或右心室压力有不同程度的增高。

四、诊断及鉴别诊断

（一）诊断依据

根据心脏杂音的部位、性质，结合超声心动图即可临床诊断。

（二）鉴别诊断

主要与房间隔缺损、动脉导管未闭、先天性主动脉瓣狭窄、先天性肺动脉瓣狭窄等疾病相鉴别。

五、治疗

室间隔缺损可以通过内科介入治疗或者外科手术治疗达到根治。而药物治疗则运用于术前控制感染、心力衰竭等。

室间隔缺损封堵术的适应证参见本章第九节。

六、预后

对于室间隔缺损不大者，经过内科介入治疗或者外科手术治疗后可达到临床治愈。缺损大合并严重肺动脉高压者，可能在1~2岁时即可发生心力衰竭，预后差。

第三节 动脉导管未闭

动脉导管未闭（patent ductus awrteriosus，PDA）是小儿先天性心脏病常见类型之一，占先天性心脏病发病总数的15％，胎儿期动脉导管被动开放是血液循环的重要通道，出生后，大约15h即发生功能性关闭，80％在生后3个月解剖性关闭。到出生后一年，在解剖学上应完全关闭。若持续开放并产生病理生理改变，即称动脉导管未闭。

根据未闭动脉导管的大小、长短和形态，一般分为三型。管型：导管长度多在1cm左右，直径粗细不等。漏斗型：长度与管型相似，但其近主动脉端粗大、向肺动脉端逐渐变窄。窗型：肺动脉与主动脉紧贴，两者之间为一孔道，直径往往大。

一、病史采集

（一）现病史

临床症状的有无及严重程度取决于主动脉至肺动脉分流血量的多少，以及是否产生继发性肺动脉高压及其程度。

绝大多数患者由于分流量小，常无临床症状。

中等分流量者常有乏力、劳累后心悸、气喘、胸闷等症状。

分流量大者常伴有继发性严重肺动脉高压，可导致右向左分流，患者多有发绀现象，且临床症状严重。

（二）既往史、个人史及家族史

仔细询问患儿母亲在怀孕初期有无病毒感染、接受放射线治疗或者受过辐射，有无因接触猫狗等动物而感染弓形体虫等。

二、体格检查

心尖搏动增强并向左下移位，心浊音界向左下扩大。胸骨左缘第二肋间偏外侧有响亮的连续性杂音，向左上颈背部传导。伴有收缩期或连续性细震颤。出现肺动脉高压后，可能仅听到收缩期杂音。肺动脉第二心音亢进及分裂，肺动脉瓣可有相对性关闭不全的舒张期杂音。

分流量较大时，由于通过二尖瓣口血流增多、增速，心尖部有短促的舒张中期杂音。

三、辅助检查

(1) 心电图：分流量大者可有不同程度的左心室肥大，偶有左心房肥大，肺动脉压力显著增高，左、右心室肥厚。

(2) X线检查：动脉导管细者心血管影可正常。大分流量者心胸比率增大，左心室增大，心尖向下扩张，左心房亦轻度增大。肺血增多，肺动脉段突出，肺门血管影增粗。当婴儿有心力衰竭时，可见肺淤血表现，投影下左心室和主动脉搏动增强。肺动脉高压时，肺门处肺动脉总干及其分支扩大，而远端肺野肺小动脉狭小，左心室有扩大肥厚征象。主动脉结正常或突出。

(3) 超声心动图：对诊断极有帮助。二维超声心动图可以直接探查到未闭合的动脉导管，常选用胸骨旁肺动脉长轴观或胸骨上主动脉长轴观。脉冲多普勒在动脉导管未闭处也可探测到典型的收缩期与舒张期连续性湍流频谱。叠加彩色多普勒可见红色流柱出自降主动脉，通过未闭导管沿肺动脉外侧壁流动。在重度肺动脉高压时，当肺动脉压超过主动脉时，可见蓝色流注自肺动脉经未闭导管进入降主动脉。

(4) 心导管检查：肺动脉平均血氧含量高于右心室 0.5% 容积以上，肺动脉高压不同程度增高。必要时可作主动脉造影，可见主动脉与肺动脉同时显影，并能明确未闭导管位置形态及大小。

490

四、诊断及鉴别诊断

（一）诊断依据

根据心脏杂音的部位、性质，结合超声心动图即可临床诊断。

（二）鉴别诊断

主要是与高位室间隔缺损合并主动脉瓣脱垂、主动脉窦瘤破裂、主动脉-肺动脉间隔缺损、冠状动脉瘘以及冠状动脉开口异位等相鉴别。

五、治疗

动脉导管未闭可以通过内科介入治疗或者外科手术治疗达到根治。而药物治疗则用于术前控制感染、心力衰竭等。

动脉导管未闭封堵术的适应证请参见本章第九节。

六、预后

除外少数分流量大而且合并重度肺动脉高压者，绝大多数患者在经过心内科介入治疗或者心外科手术治疗后，疾病可以治愈。

第四节　肺动脉瓣狭窄

肺动脉瓣狭窄（pulmonarystenosis，PS）是由于各种原因致心脏肺动脉瓣结构改变，造成右心室收缩时肺动脉瓣无法完全张开，导致心脏一系列病理生理改变。先天性肺动脉瓣狭窄最常见，单纯性肺动脉瓣狭窄约占先心病的 10％，约有 20％的先心病合并肺动脉瓣狭窄。由于此病可通过手术治愈，故预后一般较好。

一、病史采集

（一）现病史

轻度狭窄可完全无症状。

中度狭窄在 2～3 岁内无症状，但年长后劳动时即感易疲及气促。

严重狭窄者中度体力劳动时亦可出现呼吸困难和乏力，突有昏厥甚至猝死。

亦有患者活动时感胸痛或上腹痛，可能由于心排出量不能相应提高，致使心肌供血不足或心律失常所致，提示预后不良，应着手准备手术。

患儿生长发育多正常。

(二) 既往史、个人史及家族史

仔细询问患儿母亲在怀孕初期有无病毒感染、接受放射线治疗或者受过辐射，有无因接触猫狗等动物而感染弓形虫等。

二、体格检查

心前区可较饱满，有严重狭窄伴有心力衰竭时心脏扩大。

左侧胸骨旁可摸得右心室的抬举搏动，在心前区搏动弥散，甚至可延伸到腋前线。胸骨左缘第二、三肋间可触及收缩期震颤并可向胸骨上窝及胸骨左缘下部传导。新生儿患者亦可无震颤。

听诊时胸骨左缘上部有洪亮的 4/6 级以上喷射性收缩期杂音，向左上胸、心前区、颈部、腋下及背部传导。第一心音正常，轻度和中度狭窄者可听到收缩早期喀喇音，狭窄越重，喀喇音出现越早，甚至与第一心音相重，使第一心音呈金属样的声音。喀喇音系由于增厚但仍具弹性的瓣膜在开始收缩时突然绷紧所致。第二心音分裂，分裂程度与狭窄严重程度成比例。多数病例肺动脉瓣区第二心音不同程度减弱。

三、辅助检查

（1）心电图：心电图将显示右心房扩大、P 波高耸。心电图还可显示右心室肥大、电轴右偏，其程度依赖于狭窄的严重程度。右胸前导联将显示 R 波高耸，狭窄严重时出现 T 波倒置、ST 段压低。

（2）X 线检查：轻中度狭窄时心脏大小正常，重度狭窄时如果心功能尚可，心脏仅轻度增大；如有心力衰竭，心脏则明显增大，主要为右心室和右心房扩大。狭窄后的肺动脉扩张为本病特征性的改变，有时扩张延伸到左肺动脉，但在婴儿期扩张多不明显。

（3）超声心动图：二维超声心动图可显示肺动脉瓣的厚度、收缩时的开启情况及狭窄后的扩张。多普勒超声可检查心房水平有无分流，更重要的是较可靠地估测肺动脉瓣狭窄的严重程度。

（4）心导管检查：右心室压力明显增高，可与体循环压力相等，而肺动脉压力明显降低，心导管从肺动脉向右心室退出时的连续曲线显示明显的无过渡区的压力阶差。右心室造影可见明显的"射流征"，同时可显示肺动脉瓣叶增厚和（或）发育不良及肺动脉总干的狭窄后扩张。

四、诊断及鉴别诊断

（一）诊断依据

胸骨左缘第二肋间可触及收缩期震颤，听诊时可听到 2～5 级粗糙收缩期喷射样杂音。

X 线检查：胸片示肺血管影细小，整个肺野异常清晰，肺动脉总干弧凸出，右心室增大。

超声心动图：肺动脉瓣回声曲线的 a 斜波加深（＞10mm），可见肺动脉瓣狭窄、右心室肥大。

（二）鉴别诊断

主要与先天性心脏病中的动脉导管未闭、室间隔缺损以及后天获得性心脏病中的二尖瓣狭窄、主动脉瓣狭窄等相鉴别。

五、治疗

球囊瓣膜成形术是大多数患儿的首选治疗方法。具体手术适应证请参见本章第九节。

严重肺动脉瓣狭窄（右心室收缩压超过体循环压力），如无球囊瓣膜成形术适应证，则应接受外科瓣膜切开术或者瓣膜置换术。

对于病变严重、反复心力衰竭者，治疗参见慢性心力衰竭的治疗。主要以利尿、扩血管等减轻心脏负荷治疗为主。

第五节　法洛四联症

法洛四联症（congenital tetralogy of Fallot，简写为 F4 或者 TOF）是联合的先天性心血管畸形，包括肺动脉口狭窄、心室间隔缺损、主动脉右位（主动脉骑跨于缺损的室间隔上）、右心室肥大四种异常，是最常见的青紫型先天性心脏病，在成人先天性心脏中所占比例接近 10%。

一、病史采集

（一）现病史

主要是自幼出现的进行性青紫和呼吸困难，易疲乏，活动耐力差，在剧烈活动、哭闹或清晨刚醒时可有缺氧发作。患儿突然呼吸困难、发绀加重，严重者可致抽搐、昏厥，活动时喜欢蹲踞也是本病的特征之一。

严重缺氧时除明显青紫外，可引起晕厥，长期右心压力增高及缺氧可发生心功能不全。

鼻衄、咯血、脑血管意外、感染性心内膜炎、肺部感染为本病常见并发症。

（二）既往史、个人史及家族史

仔细询问患儿母亲在怀孕初期有无病毒感染、接受放射线治疗或者受过辐射，有无因接触猫狗等动物而感染弓形虫等。

患者在儿童期及青少年成长发育期，其身高、体重以及智力发育与正常同龄儿有无差别。

二、体格检查

发育较差，胸前部可能隆起，有发绀与杵状指（趾）。心浊音界可无增大或略增大。心前区和中上腹可有抬举性搏动。

胸骨左缘第二、三肋间有收缩期吹风样喷射性杂音，可伴有震颤。此杂音为肺动脉口狭窄所致，其响度与狭窄的程度呈反比例。肺动脉口狭窄严重者此杂音几乎消失而可出现连续性杂音，为支气管血管与肺血管间的侧支循环或合并的未闭动脉导管所引起。

非典型的法洛四联症和肺动脉口狭窄程度较轻而在心室水平仍有左至右分流者，还可在胸骨左缘第三、四肋间听到由心室间隔缺损引起的收缩期杂音。

肺动脉瓣区第二心音减弱并分裂，但亦可能呈单一而响亮的声音（由主动脉瓣区第二心音传导过来）。主动脉瓣区可听到收缩期喷射音，并沿胸骨左缘向心尖部传导。

三、辅助检查

（1）血常规检查：红细胞计数、血红蛋白含量和红细胞比容均显著增高。

（2）动脉血气分析：动脉血氧饱和度降低至89％以下。

（3）心电图检查：心电图示右心室肥大和劳损，右侧心前区各导联的 R 波明显增高，T 波倒置。部分患者标准导联和右侧心前区导联中 P 波高而尖，示右心房肥大。心电轴右偏。

（4）X 线检查：肺野异常清晰，肺动脉总干弧不明显或凹入，右心室增大，心尖向上翘起，在后前位片上心脏阴影呈木鞋状。在近 1/4 的患者可见右位主动脉弓。

（5）超声心动图检查：见主动脉根部扩大，其位置前移并骑跨在心室间隔上，主动脉前壁与心室间隔间的连续性中断，该处室间隔回声失落，而主动脉后壁与二尖瓣则保持连续，右心室肥厚，其流出道、肺动脉瓣或肺动脉内径狭窄。超声造影法还可显示右心室到主动脉的右至左分流。

（6）心脏导管检查：可见肺动脉口狭窄引起的右心室与肺动脉间收缩压阶差，分析压力曲线的形态可帮助判定狭窄的类型。心导管可能由右心室直接进入主动脉，从而证实有骑跨的主动脉和心室间隔缺损。动脉血氧饱和度降低至 89% 以下，说明有右至左分流，如同时有通过心室间隔缺损的左至右分流，则右心室的血氧含量高于右心房。心室间隔缺损较大而主动脉右位较明显的患者，主动脉、左心室与右心室的收缩压相等。选择性心血管造影，通过右心导管向右心室注射造影剂，可见主动脉与肺动脉同时显影，并可了解肺动脉口狭窄属瓣膜型、漏斗型或肺动脉型，此外还有可能见到造影剂经心室间隔缺损进入左心室。

四、诊断及鉴别诊断

(一) 诊断依据

根据临床表现、X 线及心电图检查可提示本症，超声心动图检查基本上可确定诊断。

(二) 鉴别诊断

主要与大动脉错位合并肺动脉瓣狭窄、右心室双出口及艾森曼格综合征相鉴别。

五、治疗

本病的治疗以外科手术为主，内科治疗仅适用于控制感染及心力衰竭、防治感染性心内膜炎等。

本病确诊即应考虑手术。出生 3 个月内无症状的患儿根治手术可以推迟至 3~12 月进行。症状严重的患者可以先做姑息手术而后改根治手术。一般患者多是可以根治的。

手术禁忌证：周围肺动脉发育、左心室发育小者为手术的相对禁忌证，可行姑息性手术。体-肺动脉分流术后出现严重肺动脉高压者为手术禁忌证。

六、预后

儿童期未经手术治疗者预后不佳，多于 20 岁之前死于心功能不全或脑血管意外、感染性心内膜炎等并发症。

第六节 艾森曼格综合征

艾森曼格综合征（Eisenmenger's syndrome）严格意义上并不能称为先天性心脏病，而是一组先天性心脏病发展的后果。由于左心房、左心室或主动脉系统（体循环系统）向右心房、右心室或肺动脉系统（肺循环系统）分流，肺动脉血流量大量增加，导致肺血管发生器质性改变，如肺动脉中层肥厚、内膜纤维化、管腔闭死等，出现不可逆的肺动脉高压时，使得血液自右心房、右心室或肺动脉系统向左心房、左心室或主动脉系统分流，临床表现为发绀现象，即称之为 Eisenmenger 综合征。本综合征为先天性心脏病后期，已失去手术多次治疗机会，预后不良。

一、病史采集

（一）现病史

因本症多发生于大型室间隔缺损患儿，故在婴儿期即显症状，常有呼吸急促、多汗、喂养困难、体重不增及反复发生肺炎。年龄渐长，随着肺动脉压力的增高，患儿出现明显活动后呼吸困难，活动受限，并逐渐出现青紫，至青春期青紫明显，伴有杵状指（趾）及红细胞增多症。动脉导管未闭者下肢青紫较上肢重。晚期可咯血，出现心力衰竭及心律失常。

（二）既往史、个人史及家族史

仔细询问患儿母亲在怀孕初期有无病毒感染、接受放射线治疗或者受过辐射，有无因接触猫狗等动物而感染弓形虫等。

患者在儿童期及青少年成长发育期，其身高、体重以及智力发育与正常同龄儿有无差别。

二、体格检查

心界扩大，心前区膨隆，搏动强烈。室间隔缺损者胸骨左缘第

3、4肋间典型的全收缩期响亮杂音减轻或消失，并在胸骨左缘第2、3肋间听到高调舒张期杂音；此杂音系肺动脉扩张引起相对性肺动脉瓣关闭不全所致。动脉导管未闭所具有的连续性机器样杂音亦消失，或仅有轻度收缩期杂音，也可出现肺动脉相对性关闭不全的杂音。肺动脉瓣区第2心音亢进。

三、辅助检查

（1）心电图：常呈现右心室肥厚，可同时伴有右心房肥大，有些病例左心室亦可肥厚。

（2）X线诊断：心脏增大，左、右心室均增大，肺动脉段凸出，肺门血管影增粗，搏动明显，周围血管影则纤细，此为肺动脉高压的典型表现。

（3）心导管检查：肺动脉压力明显增高，与主动脉压相等或更高，动脉血氧饱和度降低。室间隔缺损者，右心室血氧可高于右心房，说明在心室水平有双向分流，导管可通过缺损直接进入左心室和主动脉。动脉导管未闭者，肺动脉血氧高于右心室，说明在肺动脉水平有双向分流。下肢血氧饱和度降低较上肢为明显，导管可通过未闭的动脉导管而进入降主动脉。

（4）心血管造影：应用选择性心血管造影可确定缺损部位，如为动脉导管未闭，造影剂通过未闭的动脉导管进入降主动脉，主动脉与肺动脉同时显影。如为室间隔缺损，则左心室、主动脉与右心室同时显影。

（5）超声心动图：超声心动图检查可显示心脏结构变化和血流动力学状态，有助于了解心脏病变情况。患者一般可见右心室显著肥厚、右心房扩大、左心室肥大或充盈不足、肺动脉扩张，以及原发心脏畸形如房、室间隔缺损等。多普勒超声心动图可探查到右向左血流信号、肺动脉瓣和三尖瓣反流信号。

四、诊断及鉴别诊断

（一）诊断依据

根据病史及临床上晚发青紫，结合X线检查及超声心动图检查等可以确诊。

（二）鉴别诊断

主要是与先天性青紫型心脏畸形鉴别。

五、治疗

本征已无手术矫治机会，有条件者可行心脏移植术。

第七节　右位心

右位心（dextrocardia）是心脏在胸腔的位置移至右侧的总称。心脏无其他先天性畸形的单纯右位心不引起明显的病理生理变化，也不引起症状，以后和常人一样可能也患后天性心脏病。但右位心常和较严重的先天性心血管畸形同时存在。

一、病史采集

（一）现病史

右位心临床症状的轻重程度与其临床类型、是否合并心脏其他器质性病变（如纠正型大血管转位、肺动脉瓣狭窄和心室或心房间隔缺损等其他畸形）、机体内脏是否发生移位及其程度有关。

如果纯属右位心而没有并发心脏的其他畸形，则心脏的生理功能正常，无明显临床症状。

如果合并其他心脏疾病，临床症状的轻重则与所合并的心脏病变程度相关。这类右位心患者容易出现心脑血管疾病，如肺动脉高压、肺心病、右心衰竭、全心衰竭等。

由于肺部、胸膜或者膈肌病变等导致的心脏移位，其临床特点主要表现为原发疾病的临床症状及体征。

（二）既往史、个人史及家族史

母亲在妊娠早期有无感染史或者服用特殊药物史。

家族中有无类似病史。

二、体格检查

心脏浊音界位于胸骨右缘，心界可以正常或者向右侧、右下扩大。合并其他心脏畸形者，还可以在相应的听诊区闻及相应的杂音等。

三、辅助检查

（1）心电图：在镜像右位心中，I导联各波形态均倒置，即 P、QRS 及 T 波均倒置，II 与 III 导联、aVR 与 aVL 导联波形互换，V_{3R}、V_{5R} 导联波形类似正常时的 V_3、V_5 导联，代表左心室波形，V_2 和 V_1 导联代表右心室波形。右位心伴内脏正位时，P 电轴仍在 $0\sim90°$ 范围，其中右旋心 Q 波仍出现在 I、V_5 导联，左心前导联出现进行性 QSR 幅度降低，伴 L-IGA 时 Q 波出现在 $V_{4R}\sim V_{6R}$ 导联。

（2）X 线检查：心脏位于胸腔之右侧，心尖指向右侧，如合并其他心脏畸形，则心脏各腔室形态异于正常。由于房室位置异常，较难根据 X 线平片判断房室准确位置及大小。观察 X 片时应注意胃泡及肝脏影，以此判断有无内脏反位。

（3）超声心动图：可清楚显示内脏与心脏位置关系，房室与大动脉的连接关系及合并心脏畸形。

四、诊断

（一）诊断依据

主要根据心电图、X 线检查（胸腹平片、肺门断层片、高千伏胸片、超高速 CT）、超声心动图或者心导管检查明确诊断。

（二）分型

（1）真正右位心：心脏在胸腔的右侧，其心房、心室和大血管的位置宛如正常心脏的镜中像，亦称为镜像右位心，常伴有内脏转位。

（2）右旋心：心脏位于右胸，但心尖虽指向右侧而各心腔间的关系未形成镜像倒转，为心脏移位并旋转所致，亦称为假性右位心，常合并有纠正型大血管转位、肺动脉瓣狭窄和心室或心房间隔缺损。

（3）心脏右移：由于肺、胸膜或膈的病变而使心脏移位于右胸。

五、治疗

单纯右位心，如不合并其他心内、心外畸形的话，不算任何疾病，只是一种解剖变异。右位心不影响血流动力学，一般无症状，不合并其他心血管畸形时无需特殊治疗，如合并其他心血管畸形则需手术矫治。

如果出现房间隔继发孔缺损、室间隔膜部缺损、肺动脉高压需到医院行手术处理，如果有手术禁忌证或术后疗效欠佳，则行姑息对症治疗。

第八节　冠状动脉窦瘤

冠状动脉窦瘤（coronary aneurysm）是指冠状动脉发生局部性或弥漫性扩张，超过局部原来直径的两倍以上，呈单发性或多发性的瘤样改变。冠状动脉瘤分为先天性和后天性两种，先天性冠状动脉瘤患者占冠状动脉瘤的20％。常见的后天性冠状动脉瘤病因有冠状动脉粥样硬化、川崎病、严重发绀型先天性心脏病、瓣膜病等，以及晚期梅毒、心内膜感染后脓毒栓塞、创伤性赘生物、硬皮症等。同时也可继发于冠状动脉成形术后或心内手术后（如心内膜活检、冠状动脉搭桥和心脏移植后）。

一、病史采集

（一）现病史

冠状动脉瘤的临床表现是多种多样的而且是非特异的。这主要取决于动脉瘤本身的病理改变，以及是否有合并症。

冠状动脉瘤本身不引起症状，有时很大也没有任何症状，只有在尸检或行冠状动脉造影时偶然发现冠状动脉瘤的存在。其临床表现可为心绞痛或急性心肌梗死。瘘口大也可以发生心力衰竭。

当冠状动脉瘤破入心包腔则发生急性心包填塞，甚至心源性猝死。巨大的冠状动脉瘤也可出现右心室流出道受阻的症状和体征。

川崎病合并冠状动脉瘤者，可能伴有持续高热，一般持续 5 天以上，伴随咽炎、手足脱皮、多发性的红斑和颈部淋巴结肿大，部分患者可出现双侧结膜炎等。

本病常见的并发症有冠状动脉血栓栓塞、急性心肌梗死、急性心包填塞等。

(二) 既往史、个人史及家族史

询问患者有无高血压、冠心病、血脂异常、颈动脉硬化等大动脉粥样硬化斑块形成病史，有无长期吸烟、饮酒史。少年时期有无川崎病、先天性心脏病史等。有无冶游史、隐性梅毒史等。

二、体格检查

由于多数患者无明显临床特点，也缺乏特征性体征。

明显的体征出现与所引起的并发症相关。

三、辅助检查

（1）心电图：通常正常，也可表现为 ST-T 改变或急性心肌梗死的相应改变。

（2）心脏 X 线：特别是在右心缘偶尔可发现心脏轮廓发生异常改变或伴有动脉瘤壁钙化，可以怀疑本病。

（3）超声心动图、CT、磁共振：对正确诊断冠状动脉瘤有很大的帮助。

（4）血管造影或冠状动脉造影：能提供最正确的诊断，准确提供冠状动脉血管受累的情况；动脉瘤的大小、部位、远端血管床情况及是否合并冠状动脉瘘等。

四、诊断及鉴别诊断

（一）诊断依据

冠状动脉瘤患者常无临床症状，心电图也可以正常。体检可无任何阳性体征。直至发生并发症（如冠状动脉血栓形成、心肌梗死等）才出现相应的临床症状和体征。因此本病的早期诊断较困难。一般年轻的患者（尤其 20 岁左右）发生急性心肌梗死时都应想到此病的可能性。要进一步检查心脏 X 线、超声心动图等，尤其升主动脉造影和选择性冠状动脉造影可提供直接的影像学征象，为诊断和今后手术治疗提供依据。

（二）鉴别诊断

本病主要与冠状动脉粥样硬化性心脏病、急性心包炎、主动脉瘤等鉴别。

五、治疗

冠状动脉瘤无论是单纯性还是继发于冠状动脉瘘，一经确诊均需要手术治疗。对于川崎病导致的冠状动脉瘤一般不需要手术治疗，应用阿司匹林和 γ-球蛋白治疗可取得显著效果。

冠状动脉瘤手术需在低温体外循环下进行动脉瘤切除或瘤体两端结扎，用大隐静脉或乳内动脉搭桥。

对合并急性冠状动脉血栓形成或心肌梗死者可采取溶栓治疗，经静脉或冠状动脉内注射链激酶或尿激酶溶解血栓。溶栓治疗效果不满意者，仍需手术治疗。

六、预后

此类患者大多死于栓塞血栓形成导致的急性心肌梗死，或因动脉瘤破裂造成急性心包填塞而死亡；伴川崎病的患者病情大多是一过性的，而且可以自愈，只有 1.2％死于发病以后 6 个月。

第九节　常见先天性心脏病的介入治疗

一、先心病介入治疗主要的手术方式

（1）球囊扩张：解除血管及瓣膜的狭窄，适用于主动脉瓣狭窄、肺动脉瓣狭窄、主动脉缩窄等。

（2）血管及心内缺损堵塞术：适用于室间隔缺损、动脉导管未闭、房间隔缺损以及其他先天性血管异常通路。先天性血管异常通路包括很多种类，常见的可进行堵塞术的血管畸形有冠状动脉瘘、肺动静脉瘘、体-肺循环侧支血管等。近来也有封堵主肺动脉窗和瓦氏窦瘤获得成功的报道。

（3）血管内支架：主要用于主动脉缩窄、肺动脉分支狭窄、肺静脉狭窄、腔静脉狭窄、左或右心室流出道狭窄、全腔静脉与肺动脉吻合口狭窄和体-肺循环分流术后、完全型大血管转位矫正治疗术后等。

（4）经皮瓣膜植入术：临床初步结果显示经皮瓣膜植入术近期疗效较好，为危重的瓣膜病患者提供了一种过渡性的治疗方法，但其植入技术仍不完善，远期疗效尚需要随访评价。

二、术前注意事项

（1）严格把握适应证及禁忌证，可以减少介入治疗的并发症。

（2）不同类型的先天性心脏病的治疗方法应因人而异。

（3）最佳手术时间：2～4岁，体重＞10kg，没有明显肺动脉高压，没有右向左分流。

（4）目前最适合做内科介入治疗的先心病为动脉导管未闭、房间隔缺损、室间隔缺损、肺动脉瓣狭窄。

三、常见的四种先天性心脏病的介入治疗

目前临床上普遍使用内科介入治疗先天性心脏病的有动脉导管未闭、房间隔缺损、室间隔缺损、肺动脉瓣狭窄。先将这四类先天性心脏病介入治疗的适应证、禁忌证及术前术后治疗以图表方式简单归纳，以便于读者查阅及理解。见表16-1。

表 16-1 常用先天性心脏病介入治疗一览表

疾病名称	动脉导管未闭	房间隔缺损	室间隔缺损	肺动脉瓣狭窄
手术方式	动脉导管未闭封堵术，常用弹簧栓子法或Amplatzer法	房间隔缺损封堵术	室间隔缺损封堵术	肺动脉瓣球囊扩张术
适应证	①左向右分流不合并需外科手术的心脏畸形的PDA，PDA最窄直径≥2mm、≤14mm，年龄≥6个月、体重≥4kg； ②外科术后残余分流者	①年龄≥2岁； ②直径≥5mm、≤36mm的继发孔型左向右分流ASD； ③缺损边缘至冠状静脉窦、上、下腔静脉及肺静脉的距离≥5mm，至房室瓣≥7mm； ④房间隔的直径大于所选用封堵伞左、右侧的直径； ⑤不合并必须外科手术的其他心脏畸形	①膜周部VSD，年龄≥2岁，对心脏有血流动力学影响的单纯性VSD；VSD上缘距主动脉右冠瓣≥2mm，无主动脉右冠瓣脱入VSD及主动脉瓣反流； ②肌部室缺，通常≥5mm； ③外科手术后残余分流； ④心肌梗死或外伤后室缺虽非先天性，但其缺损仍可采用VSD封堵术进行关闭缺损口	(1)最佳适应证：典型肺动脉瓣狭窄，心排血量正常时经心导管检查跨肺动脉瓣压差≥50mmHg。 (2)相对适应证 ①典型肺动脉瓣狭窄，心电图示右心室大，右心室造影示肺动脉扩张，射流征存在，但心导管检查跨肺动脉瓣压差<50mmHg、>35mmHg者； ②重症新生儿肺动脉瓣狭窄； ③重症肺动脉瓣狭窄伴心房水平右向左分流； ④轻、中度发育不良型肺动脉瓣狭窄； ⑤典型肺动脉瓣闭或房间隔缺损等先天性心病，可同时进行介入治疗者

疾病名称	动脉导管未闭	房间隔缺损	室间隔缺损	肺动脉瓣狭窄
禁忌证	①依赖PDA存在的心脏畸形； ②严重肺动脉高压并已导致右向左分流； ③败血症，封堵器感染，1个月内患有严重感染； ④窗型PDA 提示：PDA最窄直径≥14mm，操作困难，成功率低，并发症多，应慎重	①原发孔型ASD及静脉窦型ASD； ②心内膜炎及出血性疾病； ③封堵器安置处有血栓存在，导管插入处有静脉血栓形成； ④严重肺动脉高压导致右向左分流； ⑤伴有与ASD无关的严重心肌疾病或瓣膜疾病	①有活动性心内膜炎，有赘生物，或可引起菌血症； ②封堵器安置处有血栓存在，导管插入处有静脉血栓形成； ③缺损解剖位置影响主动脉瓣或房室瓣功能； ④重度肺动脉高压伴双向分流	①单纯性肺动脉瓣下漏斗部狭窄，但瓣膜正常者； ②重度发育不良型肺动脉瓣狭窄； ③伴重度三尖瓣反流需外科处理者
术后长期用药	无	儿童及青少年患者术后口服阿司匹林肠溶片50mg/d，成人剂量为100mg/d，疗程为半年		无
麻醉方式	2～10岁患儿多采取静脉麻醉；大龄儿童或者成年人采取局部浸润麻醉			
术前、术后注意事项	①需要静脉麻醉者术前12h禁食，术前6h禁饮； ②静脉麻醉者术后患者清醒后6h方可开始给予半流质或者流质饮食； ③术后术右给予抗生素预防感染； ④术后右侧股动脉和或股静脉穿刺处弹性绷带包扎24h，术侧下肢暂时制动24h； ⑤注意术后患者尿量变化，注意对比双侧足背动脉搏动及皮肤温度变化			

疾病名称	动脉导管未闭	房间隔缺损	室间隔缺损	肺动脉瓣狭窄
注意事项	①术后半年后尽量避免剧烈运动； ②注意有无血尿或者茶样尿，必要时送检查尿常规，注意每日粪便颜色形状变化，如出现黑便请及时留样标本送检查粪便隐血试验； ③术后及出院前复查体表心电图，注意有无心室传导阻滞出现； ④3~6月复查超声心动图			

507

第十七章
血管疾病

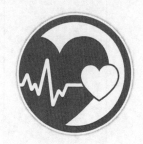

第一节　肺栓塞

肺栓塞（PE）是指肺动脉或某一分支被来自于静脉系统或右心的血栓及其他异物嵌塞，造成血液循环和气体交换障碍。死于肺栓塞的患者大约 1/3 死于症状出现后 1h 内，死亡的患者 60% 诊断明确，未经治疗的有症状的肺栓塞患者病死率高达 30%，多种损伤、制动和卧床均使患者特别是老年人发生深静脉血栓的危险性增高。

一、病史采集

（1）现病史：PE 的症状多无特异性，临床表现多种多样，主要取决于血管堵塞的多少、发生速度和心肺的基础状态，所以问诊时应予注意。呼吸困难、胸痛及气促是 PE 的最常见症状，呼吸频率>20 次/min，伴或不伴有发绀，或胸闷、心悸、窒息感，可有剧烈咳嗽或咳暗红色或鲜血痰、胸痛或放射到肩部。几乎所有的深静脉血栓患者可有患肢的疼痛、肿胀。严重时出现烦躁、焦虑、出冷汗、恶心、呕吐、晕厥、大小便失禁、昏迷等。

（2）既往史：患者常有下肢和盆腔静脉血栓形成或血栓性静脉炎，长期卧床或不活动，或有慢性心肺疾病、手术、创伤、恶性肿瘤、肥胖、血液病等病史及妊娠、口服避孕药史。

二、查体

（1）体温可升高，通常为低热。

（2）呼吸系统：呼吸急促，呼吸频率＞20 次/min，肺萎陷或不张时，可出现气管向患侧移位，患侧呼吸运动减低，膈肌上抬，肺底活动度减少，病变部位叩诊浊音，栓塞后数小时 18％～51％可出现湿啰音，5％可于栓塞后即刻出现哮鸣音，24％～30％可出现胸膜炎的体征。

（3）循环系统

① 肺动脉高压的体征：肺动脉第二心音亢进或分裂，肺动脉瓣听诊区收缩期喷射音或喷射性杂音。

② 右心扩大的体征：心脏顺钟向转位，三尖瓣相对关闭不全的收缩期杂音；

③ 右心功能不全的体征：舒张早期奔马律，或颈静脉充盈、怒张、搏动增强，肝脏增大，下肢水肿。

（4）下肢深静脉血栓形成所致的肿胀、僵硬、色素沉着和浅静脉曲张，1/3 的患者有红斑和皮温高，3/4 的患者有肿胀和压痛。

三、辅助检查

（1）血常规：白细胞升高，ESR 增快。

（2）D-二聚体：敏感性高，但特异性低，＜500μg/L 有排除诊断的价值。

（3）血气分析：多数急性肺栓塞患者有呼吸性碱中毒，PaO_2 下降，PH 降低，伴有或不伴 $PaCO_2$ 下降。

（4）心电图：敏感性不高且特异性不强，9％～26％心电图完全正常，肢体导联 $S_I Q_{III} T_{III}$，顺钟向转位，ST 改变，肺性 P 波及 P-R 段压低，胸前导联 T 波倒置，一般从右向左逐渐变浅，窦性心动过速、房颤等；

（5）胸部 X 线：胸片本身不能用来诊断或排除肺栓塞，但可以用来排除其他潜在的威胁生命的疾病如张力性气胸，可见栓塞部位肺血减少，患侧膈肌抬高及胸腔积液。

（6）CT、MRI：螺旋CT可清楚显示血栓部位、形态与管壁关系及内腔受损状况。MRI对左肺动脉和右肺动脉主干的栓塞诊断有价值。

（7）肺动脉造影：是诊断肺栓塞最可靠的方法。

（8）下肢深静脉检查：肺栓塞的栓子70%～90%来自下肢深静脉，有下肢深静脉血栓形成（DVT）患者半数可能发生肺栓塞，因此，DVT被认为是肺栓塞的标志。

以上检查优缺点见表17-1。

表17-1　肺栓塞不同辅助检查诊断价值的评价

检查	优点	缺点
D-二聚体	正常结果基本可排除急性肺栓塞	许多类似急性肺栓塞的疾病亦可增高
心电图	简单易行	精确性低，近端非阻塞性PE可漏诊
胸片	使用方便，可排除其他肺部疾病，偶有特异性表现	无特殊表现
静脉超声检查	诊断近端DVT很敏感	较难发现髂静脉血栓，完全性血栓阻塞性DVT可呈阴性结果
静脉造影	对检测静脉血栓极为精确	可引起化学性静脉炎，完全阻塞的大型DVT可不显影而漏诊
放射性核素肺显像	为急性肺栓塞标准的基础影像检测方法，高度可疑扫描符合急性肺栓塞诊断；正常/接近正常	大多数扫描结果既不符合高度可疑亦不属于正常/接近正常，故通气扫描精确性差，大多数检查结果可疑
胸部CT	扫描可基本排除急性肺栓塞	对远端急性肺栓塞不敏感
MRI	诊断近端肺动脉急性肺栓塞可靠性大	经验不足

检查	优点	缺点
超声心动图	对心脏解剖与心功能评价能力强,可辨认右心室扩大与心功能不全,协助判断预后	非特异性,不少 PE 患者无异常
肺血管造影	诊断急性肺栓塞的金标准	属有创检查

四、诊断及鉴别诊断

(一) 诊断要点

(1) 较长时间的卧床,突发的呼吸困难,低氧血症,晕厥,低血压,休克,胸痛。

(2) 急查心电图提示急性右心负荷改变,如 $S_1 Q_{III} T_{III}$ 型,心前导联 T 波倒置。

(3) 急查动脉血气提示低氧血症。

(4) ELISA 法测得血浆 D-二聚体升高。

(5) 胸部螺旋 CT 增强扫描阳性。

(6) 胸部 X 线正常但高分辨率肺通气灌注扫描或高分辨率肺灌注扫描异常。

(7) 下肢静脉超声阳性并具有确切临床病史及肺扫描证据。

(8) 肺血管造影阳性。

(二) 临床分类

(1) 按血栓大小分型

① 大块型肺栓塞:临床表现为呼吸困难、晕厥、发绀、低血压、肺血管阻塞面积>50%常伴有右心室功能不全。

② 中到大块肺栓塞:除有呼吸困难等症状外,血压一般正常,但亦有右心室功能不全的表现,肺血管阻塞面积>30%。

③ 小到中块肺栓塞:有胸膜型胸痛、咯血和肺实变,血压正常,很少有右心室功能不全。

（2）按临床表现分型：猝死型、急性心源性休克型、急性肺心病型、肺梗死型、原因不明呼吸困难型。

（3）按时间分类：发病时间短的为急性，发病时间长的为慢性。

（三）鉴别诊断

原来就有心血管病的患者发作房颤通常由肺栓塞导致，虽然原理不清。突然进展的充血性心力衰竭加重也暗示栓塞性疾病。PE临床表现缺乏特异性，其临床表现易与下述疾病相混淆，故应与鉴别：急性心肌梗死、急性呼吸窘迫综合征、肺炎、充血性心力衰竭、心肌炎、原发性肺动脉高压、心包炎、哮喘、肋骨骨折、气胸或肋软骨炎等。

五、治疗

（一）一般治疗和治疗目的

治疗目的是缩小或消除血栓，改善心肺功能，防止复发。肺栓塞伴有血流动力学不稳定者应收入监护病房，监测血压、心率、呼吸、心电图及血气分析，患者应绝对卧床，吸氧，积极镇静止痛，防治感染等。肺栓塞的治疗方案依赖于肺栓塞的程度、部位和患者血流动力学情况。

（二）药物治疗处方

1. 溶栓治疗处方

① 尿激酶　100万～150万 U

　0.9％氯化钠注射液　100mL　｜　iv drip（2h 内）

② 尿激酶　20万～40万 U

　0.9％氯化钠注射液　20mL　｜　iv（4400U/kg）

继　尿激酶　150万～180万 U　｜　iv drip［2200U/

　0.9％氯化钠注射液　100mL　｜　（kg·h），维持 24h］

③ r-tPA　50～100mg

　0.9％氯化钠注射液　100mL　｜　iv drip（2h 内）

【说明】 溶栓可迅速溶解肺血栓栓子，是目前治疗大面积肺栓塞的首选方法，主要适用于大面积急性肺栓塞，伴有休克和右心功能不全的患者，溶栓治疗的时间窗越短越好，通常在发病的 2 周内。溶栓治疗不能和肝素同时使用，但溶栓治疗后应用肝素治疗可迅速溶解血栓，恢复肺组织再灌注，使血流动力学参数迅速改善，有利于静脉栓子的溶解，有可能降低肺栓塞的复发率，可阻止慢性肺血管的阻塞的发生、发展，从而降低肺动脉高压的发生率。禁忌证和注意事项参见急性心肌梗死溶栓部分内容。

2. 抗凝治疗处方

① 普通肝素　3000～5000U　iv（80U/kg）

继　普通肝素　12000U

　　0.9%氯化钠注射液　250mL ｜ iv drip（18U/(kg·h)）

② 低分子肝素　4000～5000U 皮下注射　q12h

③ 华法林　2～3mg　po　qd

【说明】 抗凝治疗是肺栓塞的基本治疗，只要临床高度怀疑急性肺栓塞，在进行检查前应开始肝素抗凝治疗，不能因为等待检查结果而延误治疗。肝素不能溶解已经形成的血凝块，但可以防止新的血凝块形成和进展，持续静脉应用可以减少并发症的发生。普通肝素给药应快速、足量，使最初 24h 内的 APTT 延长为基础值的 1.5～2.5 倍，以有效地抑制凝血正反馈机制，在肝素治疗前 24～36h 内，通常很难达到和持续足够的抗凝效果，因此每 4h 要检测 APTT。必须指出是，抗凝不充分，急性肺栓塞的复发率、病死率都明显增高。

肝素给药方法：静脉持续给药法，持续静脉泵入普通肝素较间断静脉用药安全、效果好，适用于大块肺栓塞患者治疗。静脉给药速度必须依据 APTT 调整，一般静脉负荷量肝素后 4～6h 测第一次 APTT，维持在基础值的 1.5～2.5 倍。目前推荐的肝素用量是首剂负荷量 80U/kg，随后以 18U/(kg·h) 速度静脉滴入或泵入；间歇静脉注射，每 4h 静脉注射 5000U，或每 6h 静脉注射 7500U，每日总量 30000；间歇皮下注射，可每 4h 皮下注射 5000U，或每

8h 皮下注射 1000U，或每 12h 皮下注射 20000U。具体肝素用量调整参见表 17-2。

表 17-2　Raschke 抗凝方案——根据体重调整的肝素用量表

| APTT | | 肝素剂量的调节 |
时间/s	控制倍数	
—	—	首剂负荷量 80U/kg，随后以 18U/(kg·h) 速度静脉滴入或泵入
<35	<1.2	80U/kg 静推，随后以 4U/(kg·h) 速度静脉滴入或泵入
36～45	1.2～1.5	40U/kg，随后以 2U/(kg·h) 速度静脉滴入或泵入
46～70	1.5～2.3	维持原来剂量
71～90	2.3～3.0	将维持减少 2U/(kg·h)
>90	>3.0	停药 1h，随后减量 3U/(kg·h) 继续应用

低分子肝素已经成为治疗深静脉血栓和肺栓塞的首要药物，该药物安全有效，而且疗效和普通肝素相当。低分子肝素可以用于起始治疗，并且不需要实验室检测，可以用于门诊治疗。通常应用 5～7 天，但目前对于大块的肺栓塞，低分子肝素不能取代肝素。

最常用的口服抗凝药物为华法林，华法林起始剂量为 2～3mg/d，两者合用至少 4～5 天，以后根据国际标准化比值（INR）调整剂量，当 INR 达 2.0～3.0 持续 2 天，则停用肝素，长期服用者 INR 宜维持在 2.0～3.0，口服抗凝药至少持续 6 个月，静脉血栓形成危险因素长期存在者应长期抗凝治疗。

3. 呼吸及循环支持

① 多巴胺　40～60mg

　0.9%氯化钠注射液　250mL ｜ iv drip [5～10μg/(kg·min)]

② 多巴酚丁胺　40～60mg

　0.9%氯化钠注射液　250mL ｜ iv drip [3.5～10μg/(kg·min)]

【说明】 急性大块肺栓塞的患者多伴有血流动力学不稳定，主要是由于肺血管床的横截面积减少及存在的心肺疾病所致。急性大块肺栓塞引起右心室缺血及左心室舒张功能障碍，最终导致左心室衰竭。许多大块肺栓塞的患者在出现症状后数小时即死亡。因此对于伴有血流动力学不稳定的患者支持治疗非常重要。对于低血压或休克者，可静脉滴注多巴胺、阿拉明等，维持体循环收缩压在 90mmHg 以上。

缺氧及低碳酸血症在肺栓塞患者中是常见的。若 $PaO_2 < 60 \sim 65mmHg$，且心排血量降低时，应面罩或气管插管给氧。如果需要机械通气，应注意避免血流动力学方面的副作用。机械通气所致的胸腔内正压可使大块肺栓塞患者静脉回流减少、右心衰竭恶化。一些学者建议用低潮气量（7mL/kg），并提倡给予低液体负荷。

(三) 其他方法治疗

1. 介入治疗

（1）肺栓塞介入治疗：适应证包括急性大面积肺栓塞伴进展性低血压、严重呼吸困难、休克、晕厥、心搏骤停；溶栓禁忌证者；开胸禁忌证者和（或）伴有极易脱落的下腔静脉及下肢静脉血栓者。肺栓塞介入治疗主要包括以下几个方面。

① 导管内溶栓：肺动脉内局部用药特别是小剂量时可减少出血并发症，但局部治疗的不利方面是需要通过肺动脉导管，故现已多采用外周静脉给药方法。

② 导丝引导下导管血栓捣碎术：用可旋转猪尾导管进行碎栓。

③ 局部机械消散术（ATD）：是一种机械性的血栓切除装置，利用再循环式装置可以将血栓块溶解成 $13\mu m$ 的微粒。应用 ATD 进行的肺动脉血栓切除术适用于致命性 PE、循环低血压者、不伴低血压的急性右心扩张者、有溶栓禁忌证者，其最适于中心型栓子，对新鲜血栓有较好疗效且无需完全溶解血栓。

④ 球囊血管成型术：通过球囊扩张挤压血栓使得血栓碎裂成细小血栓，利于吸栓或溶栓。若急性肺栓塞合并肺动脉狭窄，球囊

扩张还可使管腔扩大，必要时行支架置入术。

⑤ 导管碎栓和局部溶栓的联合应用：用旋转猪尾导管破碎巨大血栓同时局部应用溶栓剂，48h 后肺动脉平均压明显下降，有效率为 60%，病死率为 20%。

急性肺栓塞的介入治疗安全性较高、技术难度不大，是一种有效方法，有着广阔的应用前景，但仍有待于进一步的补充与完善，特别是碎栓、吸栓的导管装置还有待于改进和创新。

(2) 深静脉血栓的介入治疗：永久性腔静脉滤器置入术（IVC）的主要适应证为虽经充分抗凝治疗仍再发静脉血栓者、下肢静脉近端反复血栓形成者和预防有绝对抗凝禁忌证者的 PE 的发生。此外大面积肺栓塞或近端深静脉血栓溶栓前、慢性血栓栓塞性肺动脉高压外科手术前、高危患者骨科手术前等也可考虑应用滤器，但这种预防性的治疗方式的价值仍有待于进一步的评价，而且此类患者更适合应用临时性滤器。应严格掌握 IVC 的适应证和禁忌证，目前的研究表明 IVC 并未延长首次出现静脉血栓栓塞患者的生存率，而且虽然 IVC 可以减少肺栓塞的发生率，但并未降低 DVT 的复发率，因此安置滤器后应长期口服华法林，维持 INR 在 2.0～3.0。安置滤器后可能出现下肢静脉淤滞、阻塞以及滤器移行、脱落和静脉穿孔等并发症。

2. 外科治疗

肺动脉血栓摘除术主要用于伴有休克的大块 PE、收缩压低于 100mmHg、中心静脉压增高、肾功能衰竭、内科治疗失败或有溶栓禁忌证不宜内科治疗者。急性肺栓塞的手术死亡率较高，国外一些资料报道可高达 80%。

六、预防

药物预防主要是抗血液的高凝状态，包括华法林、低分子肝素和肝素：使用肝素可有效地减少手术后 DVT 的发生，抗血小板聚集有一定作用，但效果不如肝素。一般普通外科手术，可在术前皮下注射 5000U 肝素，术后无出血危险性者，每 8～12h 皮下注射

5000U，持续 3~5 天。

第二节　肺动脉高压

肺动脉高压（PPH）是指静息时肺动脉平均压＞25mmHg（3.33kPa）或运动时＞30mmHg（4kPa）。继发性肺动脉高压可发生于重症慢性肺疾病、心脏瓣膜病、冠心病、先天性心脏病、风湿性心脏病、艾滋病等，除有肺动脉高压的表现外，还有原发病的表现。PPH 指已诊断为不明原因的肺动脉高压，发病率约为 2/100万，以无明显原因的肺动脉压力升高及肺血管阻力增加、进行性右心室衰竭和极低的生存率为特征。

一、病史采集

（1）现病史：患者往往缺乏特异的临床表现，主要的症状是劳力性呼吸困难、乏力、晕厥、胸痛、声音嘶哑、咯血及雷诺现象。

（2）家族史：家族中是否有类似病史。

二、查体

肺动脉压明显升高引起右心房扩大，右心衰竭时可出现以下体征：颈静脉 a 波明显，肺动脉瓣区搏动增强，右心室抬举性搏动，肺动脉瓣区收缩期喷射性杂音，三尖瓣区收缩期反流性杂音，右心室性第 3、4 心音，右心衰竭后可出现颈静脉怒张，肝脏肿大，肝颈静脉回流征阳性，下肢水肿。严重肺动脉高压，心排血量降低者脉搏弱和血压偏低。

三、辅助检查

（1）心电图：肺动脉压升高使右心室负荷过重，久之引起右心室、右心房肥厚，心电图改变可反映肺动脉高压程度，显示右心室及右心房增大图形，包括心电轴右偏、肺型 P 波、V_1~V_3 大 R

波、T波倒置与ST段降低。当心电图示右心室肥厚则平均肺动脉压已超过30mmHg。但不同病因可不一致，如房间隔缺损当肺动脉压达25mmHg即显示右心室肥大图形，而室间隔缺损、动脉导管未闭通常要超过35mmHg，原发性肺动脉高压超过40mmHg才能出现右心室肥大图形。

（2）X线检查

① 心脏改变：右心房、右心室扩大，肺动脉段"圆锥部"膨突，右前斜位胸片圆锥高度≥7mm，主动脉结缩小。

② 右下肺动脉干扩张：正常右下肺动脉干宽度为（12.1±1.2)mm，＞15mm为异常，其扩张程度与肺动脉高压相关，右下肺动脉横径与气管横径比值≥1.07。

③ 肺门阴影增宽：肺门与胸廓比正常为（34±4)%，其值增加与肺动脉压升高相关（相关系数0.74）。

④ 心胸比率增大：正常心胸比率＜0.5，肺动脉高压时心胸比＞0.5。

⑤ 中心肺动脉扩张：外周分支细小，两者形成鲜明对比。

（3）超声心动图：超声心动图检查对肺动脉高压诊断比X线更敏感，其敏感性52%，正确性85%，故能较早期发现右心室壁肥厚及右心腔、心血管扩大。主要指标如下。

① 肺动脉瓣回声曲线a波消失，其敏感性为82.35%；

② 右心室舒张期内径增加（＞20mm）；

③ 室间隔厚度增加，与左心室后壁呈同向运动；

④ 二尖瓣初始开放斜率下降；

⑤ 肺动脉瓣回声曲线收缩中期切迹，其敏感性为94.12%；

⑥ 右心室射血前期（RVPEP）延长，右心室射血期（RVET）缩短，因此RVPEP/PVET比值增加。

（4）肺阻抗图：利用阻抗技术，在肺部指定部位通过弱高频电流以电阻抗测定肺血管在心动周期的血流容积变化测得肺动脉压，在正常人心排出血液很快进入肺组织，肺组织电导率及阻抗变化量很快达到最大值，当肺动脉高压时收缩期只有部分血液进入肺组织，还有部分储积在扩张的肺动脉内，舒张期血流仍继续缓慢地通过肺小动脉进入肺，故肺组织电导变化较小。肺阻抗血流图与肺循环的血流动力学有较好的相关性，其波幅及微分波值高低可反应肺动脉压差大小，与右心搏出量和肺血管阻力顺应性的改变相关，从而根据右心室射血阻抗与心室收缩时相的关系推算出肺动脉平均压的高低，肺动脉高压肺阻抗血流的特点是阻抗波到达高峰时间延迟，延迟的程度与肺动脉压呈正相关。

（5）磁共振显像：磁共振能检测肺动脉直径和管壁肥厚的程度，右心室肥厚程度与肺动脉压升高及室间隔突度相平行，舒张终末右心室壁厚度与平均肺动脉压相关（$r=0.79$），收缩期右肺动脉内磁共振信号与肺血管阻力相关（$r=0.89$）。

（6）肺动脉造影：自心导管注入造影剂可显示肺动脉及主要分支扩张或堵塞情况。

（7）心导管检查：经皮股静脉穿刺插入右心导管，使用 Swan-Ganz 漂浮导管进入肺总动脉直接测量压力，可取得正确可靠的肺循环系统血流动力学资料，如肺动脉压、心排血量、肺血管阻力、肺毛细血管楔压、肺血管顺应性等，从而全面了解肺循环血流动力学状态。因是一种创伤性检查，必须有一定设备和技术，且有一定危险性，其广泛应用受到一定限制。故必须对每个患者全面衡量心导管检查的必要性、危险性以及检查所获得资料对患者诊断和治疗的预期价值而选用。心导管检查的目的是确定有无肺动脉高压、明确肺动脉高压程度、观察肺动脉高压的可逆性、找出肺动脉高压的原因。

四、诊断及鉴别诊断

（一）诊断要点

肺动脉高压早期临床症状不典型，常被误诊或漏诊。为及早获得诊断必须密切结合临床表现、体征和实验室检查，根据不同情况选用无创伤或有创伤的检查方法，首先肯定有无肺动脉高压，然后确定其严重程度，最后确定是原发性还是继发性。

（1）警惕早期自觉症状：疲乏、劳力性呼吸困难及晕厥不能认为是慢性病非特异性表现，它可能就是肺动脉高压患者的最早表现。

（2）特殊体征可提示病因：如端坐呼吸、阵发性夜间呼吸困难、肺底湿啰音及胸腔积液，提示肺动脉高压为毛细血管后病变所致；心脏杂音不同可判断风湿性瓣膜病还是先天性心脏病引起；体动脉血管杂音可能是大动脉炎；肺血管杂音提示血流通过的肺血管狭窄，可能在此部位有血栓形成或肺动静脉瘘。

（3）充分选用非创伤性检查：心电图有左心房或左心室肥厚，提示肺动脉高压可能是心源性的；X 线胸片显示大的肺静脉血流再分布或 Kerley's B 线反映肺静脉高压，肺血增多主要发生于左向右分流性心脏病；超声心动图能够准确地诊断某些心脏病变引起的肺动脉高压；肺功能测定能帮助鉴别阻塞性或限制性肺疾病；血气分析可分清是否缺氧性肺动脉高压；放射性核素可显示肺段及其以上的血栓栓塞性肺动脉高压。

（4）右心导管检查：是最可靠的检查手段，可明确肺动脉高压的严重性、有无可逆性，有助于病因诊断，如肺毛细血管楔压升高，表示毛细血管后肺动脉高压，测定不同部位血氧含量可发现左向右分流。也可通过选择性肺动脉造影，发现血栓、血管畸形、发育不全或狭窄。

（5）肺组织活检：用以上排除诊断法仍不能明确病因的肺动脉高压，可能为慢性反复性肺血栓栓塞、肺静脉闭塞疾病和原发性肺动脉高压，肺活组织检查可资鉴别。

（二）鉴别诊断

应排除其他原因导致的急性胸痛、背痛和腹痛，如急性心肌梗死、急腹症等，此外还应与其他原因所致的主动脉瓣关闭不全、非夹层动脉瘤、心包炎、窦瘤破裂、纵隔肿瘤等鉴别。

五、治疗

(一) 肺动脉高压的传统治疗

(1) 氧疗：肺动脉高压患者吸氧治疗的指征是血氧饱和度低于90%。必要时长期氧疗，长期氧疗即每天供氧>15h，连续数月或数年。氧疗可纠正低氧血症，随着 PaO_2 上升，缓解由缺氧引起的肺动脉痉挛，降低肺动脉压，增加肺血流量，舒张支气管，改善通气/血流 (V/Q) 比例。

(2) 药物治疗

① 地高辛　0.125～0.25mg　po　qd

② 氢氯噻嗪　25mg　po　bid

③ 螺内酯 (安体舒通)　20mg　po　bid

④ 多巴胺　40～60mg

　　0.9%氯化钠注射液　250mL ｜ iv drip (5～10μg/(kg・min))

⑤ 华法林　3mg　po　qd

【说明】　对于合并右心功能不全的肺动脉高压患者，初始治疗应给予利尿药；当心排血量低于 4L/min，或心指数低于 2.5L/min/m^2，是应用地高辛的绝对指征；为了对抗肺动脉原位血栓形成，一般给予华法林使 INR 控制在 1.5～2.0 之间。重度右心室衰竭时可以考虑使用多巴胺。

(二) 肺血管扩张剂

(1) 钙通道阻滞药

① 氨氯地平　5mg　po　qd

② 维拉帕米　40～80mg　po　tid

【说明】　只有急性肺血管扩张阳性的患者才能获益，对正在服用且疗效不佳患者应逐渐减量至停止使用。从小剂量开始，逐渐增加剂量。

(2) 前列腺素类药物

依前列醇　500μg

0.9%氯化钠注射液　100mL ｜ iv drip　5ng/(kg・min)

【说明】 主要用于治疗某些心血管疾病（如心肺分流术、血液透析等）时作为抗血小板药以防止高凝状态。也用于严重外周血管性疾病（如雷诺病）、缺血性心脏病、原发性肺动脉高压和血小板消耗性疾病等。该药可以选择性作用于肺血管，能快速降低肺血管阻力，增加心排血量，起效迅速，但作用时间短。常见的不良反应有低血压、心率加速、面部潮红、头痛等，其发生率随剂量加大而增多。也可有胃痉挛、恶心、呕吐、胃部不适、血糖升高、嗜睡、胸痛等。

（三）其他治疗

（1）一氧化氮吸入：近年来一氧化氮（NO）与肺动脉高压的关系认识不断深化，为肺动脉高压治疗提供了新的手段。吸入 NO 同样可达到肺血管扩张作用。因 NO 半衰期短（2～4s），易被血红蛋白灭活，故吸入 NO 后只扩张肺血管而对体循环无影响。吸入 NO 仅使通气良好部位的血管扩张，从而也纠正 V/Q 比值，提高氧合能力。

（2）手术及基因治疗：房间隔造口术，主要的目的是减轻右心室负荷，增加左心搏出量从而改善症状。另外还有肺移植或基因治疗。

第三节　主动脉夹层

主动脉夹层也称主动脉夹层动脉瘤，指动脉内血液渗入并分离主动脉壁中层形成的夹层血肿，这是一种威胁生命的严重的血管疾病。74%～90%的患者表现为严重的胸痛或背痛，超过 80%的患者胸部 X 线检查提示纵隔增宽，主动脉成像检查可证实胸主动脉夹层存在。

一、病史采集

（1）现病史：患者往往有突发性疼痛，是本病最主要和突出的特征，约 90%呈突发腹背部持续性刀割样或撕裂样疼痛，痛苦难受。患者有面色苍白、出冷汗及四肢发冷，心率加速，神志改变等休克样表现；但血压常较高或血压下降突然死亡。患者可有头晕、精神失常、偏瘫，或引起声音嘶哑、截瘫、大小便失禁、少尿、恶心呕吐等。

（2）过去史：患者是否有高血压、结缔组织病、动脉粥样硬化、严重外伤、先天性心血管病、先天性主动脉缩窄或合并妊娠等，询问以上疾病有助于了解病因。

（3）个人史：是否有吸烟、嗜食高盐、高脂饮食等不良生活方式史。

（4）家族史：家族中是否有动脉瘤、结缔组织病等。

二、查体

血压常常较高，于主动脉瓣区闻及舒张期杂音，患者出现神经系统症状，甚至发生缺血性脑卒中，夹层压迫颈交感神经节常出现Horner综合征，压迫喉返神经引起声带麻痹、声音嘶哑。

三、辅助检查

（1）D-二聚体：血液 D-二聚体水平低于 500ng/mL 可以排除主动脉夹层的诊断，减少进一步影像学检查的需要。

（2）心电图：可示左心室肥大，非特异性 ST-T 改变。病变累及冠状动脉时，可出现心肌急性缺血甚至急性心肌梗死改变。心包积血时可出现急性心包炎的心电图改变。

（3）胸部 X 线平片：胸部 X 线平片见上纵隔影扩大，对诊断主动脉夹层具有中等程度的敏感性（67%），但特异性较低。主动脉钙化影是判断主动脉夹层的一个指征。钙化是内膜和主动脉外软组织分离的征象，增到 10mm 时提示夹层分离的可能，若超过10mm 则可肯定为主动脉夹层。

（4）CT 检查：CT 血管造影显示病变的主动脉扩张。发现主动脉内膜钙化优于 X 线平片，如果钙化内膜向中央移位则提示主动脉夹层，如向外围移位提示单纯主动脉瘤。此外 CT 还可显示由于主动脉内膜撕裂所致内膜瓣，此瓣将主动脉夹层分为真腔和假腔。CT 对降主动脉夹层分离诊断准确性高，主动脉升、弓段由于动脉扭曲，可产生假阳性或假阴性。但 CT 对确定裂口部位及主动脉分支血管的情况有困难，且不能估测主动脉瓣关闭不全的存在。

（5）超过心动图：对诊断升主动脉夹层分离具有重要意义，且易识别并发症（如心包积血、主动脉瓣关闭不全和胸腔积血等）。在 M 型超声中可见主动脉根部扩大，夹层分离处主动脉壁由正常的单条回声带变成两条分离的回声带。在二维超声中可见主动脉内分离的内膜片呈内膜摆动征，主动脉夹层分离形成主动脉真假双腔征。有时可见心包或胸腔积液。多普勒超声不仅能检出主动脉夹层分离管壁双重回声之间的异常血流，而且对主动脉夹层的分型、破口定位及主动脉瓣反流的定量分析都具有重要的诊断价值。应用食管超声心动图结合实时彩色血流显像技术观察升主动脉夹层分离病变较可靠，对降主动脉夹层也有较高的特异性及敏感性。

（6）磁共振成像（MRI）：MRI 能直接显示主动脉夹层的真假腔，清楚显示内膜撕裂的位置和剥离的内膜片或血栓。能确定夹层的范围和分型，以及与主动脉分支的关系。但其不足是费用高，不能直接检测主动脉瓣关闭不全，不能用于装有起搏器和带有人工关节、钢针等金属物的患者。

（7）数字减影血管造影（DSA）：创伤性 DSA 对 B 型主动脉夹层分离的诊断较准确，可发现夹层的位置及范围，有时还可见撕裂的内膜片，但对 A 型病变诊断价值较小。DSA 还能显示主动脉的血流动力学和主要分支的灌注情况。易于发现血管造影不能检测到的钙化。

（8）血和尿检查：白细胞计数常迅速增高。可出现溶血性贫血和黄疸。尿中可有红细胞，甚至肉眼血尿。

四、诊断及鉴别诊断

1. 诊断

急起剧烈胸痛、血压高、突发主动脉瓣关闭不全、两侧脉搏不等或触及搏动性肿块应考虑此症。胸痛常被考虑为急性心肌梗死，但心肌梗死时胸痛开始不甚剧烈，逐渐加重，或减轻后再加剧，不向胸部以下放射，用止痛药有效，伴心电图特征性变化，若有休克外貌则血压常低，也不引起两侧脉搏不等，以上各点足资鉴别。

近年来各种检查方法对确立主动脉夹层有很大帮助，超声心动图、CT扫描、磁共振均可用以诊断，对考虑手术者主动脉造影仍甚必要。

2. 分型

Ⅰ型：内膜裂口多位于主动脉瓣上5cm，夹层病变向两端扩展，向近端扩展引起主动脉瓣关闭不全及冠状动脉阻塞，向远端扩展到升主动脉弓、胸降主动脉、腹主动脉，甚至达髂动脉部位。

Ⅱ型：内膜破裂口与Ⅰ型相同，夹层血肿仅限于升主动脉，此型多见于马方综合征。

Ⅲ型：内膜裂口多位于主动脉峡部，即左锁骨下动脉开口下2～5cm内，夹层向两侧扩展。Ⅲa夹层仅限膈上降主动脉者，Ⅲb扩展仅限于膈下腹主动脉者。

根据手术需要将以上分型简化为AB两型。

A型：相当于Ⅰ型及Ⅱ型。

B型：相当于Ⅲ型，其夹层病变仅限于腹主动脉。

3. 分期

按发病时间分为急性期（48h之内）；亚急性期（48h至6周内）；慢性期（超过6周）。

4. 鉴别诊断

（1）与急性心肌梗死鉴别：主动脉夹层疼痛发作开始时即达高峰，为撕裂样剧痛，部位更广泛，可涉及头颈、背部、腹部、腰部和下肢，常不能被止痛药所缓解。急性心肌梗死疼痛一般逐渐加剧，呈钝痛或绞痛，有紧缩感，止痛或扩冠药物能减轻或缓解；主动脉夹层伴有休克表现时，血压不一定下降常反而增高，心肌梗死并发休克，血压则下降。心肌梗死引起脑动脉或周围动脉栓塞，一般多在发病后数天或数周之后，而主动脉夹层引起周围动脉阻塞或脑血管症状多在发病后数小时内。心肌梗死有典型心电图改变和血清酶活力增高，而主动脉夹层除少数侵及冠状动脉引起心肌梗死外，一般无特异心电图改变。X线胸片和超声心动图可提供主动脉夹层的诊断线索依据。

（2）急腹症：夹层病变侵犯主动脉及其主要分支时，可出现各种类似急腹症的表现，易误诊为肠系膜动脉栓塞、急性胆囊炎、胰腺炎、溃疡病和肠梗阻等。急腹症一般腹部有压痛或反跳痛，主动脉夹层疼痛程度常与腹部体征不符，腹痛常呈移行性，身体其他部位可出现血管阻塞体征。超声检查、CT或主动脉造影可做出鉴别。

（3）脑血管意外：除神经系统体征外，主动脉夹层常可出现身体其他部位血管阻塞体征或突然出现主动脉瓣关闭不全的体征。

（4）肺梗死：表现为突然胸痛呼吸困难、咳嗽和咯血，类似主动脉夹层症状但胸痛不及后者剧烈广泛，胸部X线有助于鉴别。

（5）引起突然主动脉瓣关闭不全的其他疾病：主动脉窦瘤破裂、感染性心内膜炎等也可于胸痛后出现主动脉瓣反流的杂音，并发生进行性充血性心力衰竭，但其胸痛不及夹层动脉持久剧烈，超声心动图和主动脉造影可鉴别。

五、治疗

（一）一般治疗、治疗目标

一旦疑诊为本病，即应住院监护治疗，检测血压、心律、尿量，稳定血流动力学，尽量少搬动患者，良好的休息对减少夹层扩展至关重要，对于低血压患者，监测中心静脉压及肺动脉楔压，应尽量避免股动脉插管或股动脉穿刺采血，对于没有并发症的远端主动脉夹层患者，可以用药物治疗。

治疗目标是收缩压控制在 $100 \sim 120$mmHg，平均压 $60 \sim 70$mmHg，心率 $60 \sim 75$ 次/min，这样能有效地稳定或终止主动脉夹层继续分离，使症状缓解，疼痛消失。

(二) 药物治疗

1. 止痛、镇静处方

① 吗啡　3～5mg　iv

② 度冷丁　100mg　im

③ 安定　2.5mg　po　tid

【说明】 疼痛可升高血压，加快心率，对主动脉夹层患者不利，故应该尽快止痛，可用吗啡与镇静药，止痛效果好，6～8h 一次。也可以用芬太尼止痛泵，可有效止痛，或可选择心血管副作用少的镇静药，如安定、氟哌啶醇等。

2. 控制血压处方

① 普萘洛尔　1mg　iv（3～5min 1 次，直至达到满意疗效，后 4～6h 可追加 2～6mg）

② 拉贝洛尔　25mg　iv

$\left.\begin{array}{l}\text{后　拉贝洛尔　25～50mg}\\ \text{5\%葡萄糖注射液　250mL}\end{array}\right|$ iv drip（1～4mg/min）

③ 艾司洛尔 25～50mg　iv

$\left.\begin{array}{l}\text{后　艾司洛尔　200mg}\\ \text{5\%葡萄糖注射液　250mL}\end{array}\right|$ iv drip[50～200μg/（kg·min）]

④ $\left.\begin{array}{l}\text{0.9\%氯化钠注射液　50mL}\\ \text{乌拉地尔　100mg}\end{array}\right|$ 以 3～12mL/h（100～400μg/min）静脉泵入

⑤ $\left.\begin{array}{l}\text{硝普钠　50mg}\\ \text{5\%葡萄糖注射液　250mL}\end{array}\right|$ iv drip（10～100μg/min）

⑥ $\left.\begin{array}{l}\text{0.9\% 氯化钠注射液　30mL}\\ \text{地尔硫䓬　180mg}\end{array}\right|$ 0.5～1.5mL/h（5～15μg/（kg·min））静脉泵入

【说明】 降低与控制血压，高血压与主动脉夹层发生与发展有密切关系，迅速有效地控制血压是防止病情恶化的一项重要措施，血管扩张剂临床常用硝普钠，根据血压调节剂量。但若单纯应用血管扩张剂，反而引起心肌收缩力和收缩速率增加，使夹层恶化，故主张 β_1 受体阻滞药与血管扩张剂联合应用，前者比后者更重要，不管患者有无收缩期高血压，都应首先使用 β 受体阻滞药。急性期除选择以上药物外可选用美托洛尔 5～15mg 每小时一次静脉注射。静脉使用药物使血压得到控制后，如果病情允许，可以同时开始口服降压药。钙通道阻滞剂也可用于治疗主动脉夹层，特别是如果存在 β 受体阻滞剂的禁忌证。最常用的钙通道阻滞剂是维拉帕米和地尔硫䓬，因为他们有血管扩张及减弱肌肉的联合作用。通常需要多种降压药联合应用才能达到静脉给药的效果，如硝苯地平、美托洛尔、吲达帕胺，如果肾功能正常还可以加用 ACEI 及 ARB 制剂。

长期治疗应用适当的药物有效控制血压和主动脉 dP/dt。无并发症 B 型夹层，可内科保守治疗。

(三) 其他治疗

1. 手术治疗

主动脉夹层手术治疗的适应证：急性近端主动脉夹层、急性远端主动脉夹层合并一个或多个并发症。并发症包括累及重要器官、主动脉破裂或即将破裂、夹层逆行剥离至升主动脉以及有马方综合征或 Ehlers-Danlos 综合征的病史等。

主动脉夹层手术治疗的目的是切除破坏最严重的主动脉段，阻止血液进入假腔（包括主动脉的原始撕裂口以及后续的撕裂段）。虽然也可以进行撕裂内膜的切除术，但这并不会显著改变病死率。

2. 介入治疗

是高危主动脉夹层的最有希望的治疗方法。使用覆膜支架进行腔内隔绝治疗可以闭合破口，使假腔血栓化，减小血管破裂的风险。另外置入覆膜支架后真腔扩大，血管阻力降低，有利于血压控制，并改善器官供血。

第四节　主动脉瘤

主动脉瘤是指主动脉一段或几段管腔病理性扩大，一般认为受累的主动脉较正常的有关主动脉直径局部持续性扩张至少达 1.5

倍。主动脉在解剖上可分为胸主动脉和腹主动脉。胸主动脉瘤，尤其是马方综合征主动脉瘤伴主动脉瓣关闭不全和主动脉夹层，起病凶险。腹主动脉瘤是由于腹主动脉遭到破坏或结构异常形成的。

一、病史采集

（1）现病史：询问患者是否有上腹部或下背部疼痛，疼痛常呈持续性，不受活动影响。是否发现腹部主动脉异常搏动。主动脉瘤出现严重的并发症破裂时，疼痛的特征是持续、剧烈、位于背部或下腹部，有时伴有向腹股沟、臀部或大腿方向的放射痛。

（2）过去史：患者是否有动脉硬化、高血脂、高血压、冠心病等病史。如果有应详细询问诊治过程。

（3）个人史：是否有饮酒、吸烟，嗜食高脂肪、高热量等，以了解危险因素。

（4）家族史：家族中是否有类似疾病发作，该病的形成有遗传倾向。

二、查体

动脉瘤体积增大至相当程度后，向前可侵蚀胸骨、肋骨或锁骨；向后可侵蚀肋骨或椎骨而使胸廓表面膨出，故晚期病例胸廓上可见搏动性肿块，咽部皮肤局部隆起，并可发生溃烂。升弓部动脉瘤压迫上腔静脉时，常出现上腔静脉阻塞综合征，即颈静脉和胸壁静脉怒张、面颈部肿胀和发绀等。叩诊时，胸前区有异常的浊音区。听诊时，常可闻及局限性收缩期杂音，胸主动脉瘤伴有主动脉瓣关闭不全时，则在主动脉瓣区第二心音之后有舒张期吹风样杂音。此外，尚有周围血管征象如低舒张压和水冲脉等。动脉瘤压迫胸交感神经时，可出现霍纳综合征。腹主动脉瘤大多数患者可触及搏动性腹部包块；部分患者表现为低血压。通常将腹痛或背部疼痛、搏动性腹部包块、低血压称为三联征，具有诊断意义。

三、辅助检查

（1）超声：是筛选主动脉瘤最有价值的方法，敏感性接近100％，瘤体测量精确度达±0.3cm以内。

（2）CT：是主动脉瘤诊断和测量的一种非常精确的方法，精确度达±0.2cm以内。其优点是能够明确瘤体的形态、范围及其与内脏、肾血管的解剖关系。

（3）主动脉造影：是主动脉瘤术前进行解剖结构的影像学诊断标准，是判断肾上段动脉瘤范围及其与股动脉关系的极好方法，也是判断肾动脉、肠系膜动脉受累情况的一种很好的方法。

（4）磁共振血管造影：已替代主动脉造影作为主动脉瘤术前评价。

四、诊断及鉴别诊断

（一）诊断

胸主动脉瘤的发现除根据症状和体征外，X线检查有帮助，在后前位及侧位片上可以发现主动脉影扩大，从阴影可以估计病变的大小、位置和形态，在透视下可以见到动脉瘤的膨胀性搏动，但在动脉瘤中有血栓形成时搏动可以不明显。主动脉瘤须与附着于主动脉上的实质性肿块区别，后者引起传导性搏动，主动脉造影可以作出鉴别。超声心动图检查可以发现升主动脉的主动脉瘤，病变处主动脉扩大。CT对诊断也有帮助。

腹主动脉瘤常在腹部扪及搏动性肿块，但腹部扪及动脉搏动不一定是动脉瘤，消瘦脊柱前凸者正常腹主动脉常易被扪及。腹部听到收缩期血管杂音可能来自肾、脾、肠系膜等动脉的轻度狭窄，也未必来自主动脉瘤，须加注意，超声检查对明确诊断极为重要。当前不少病例是在常规超声体检中发现，故此症的诊断检出率比过去大为提高。检查见主动脉内径增宽，动脉前后壁间液性平段宽度增加，如有血栓形成则增宽的平段不明显，但动脉瘤的前后壁与心搏同步的搏动均存在，动脉的外径仍增大。X线计算机断层扫描同样有用，尤其腔内血栓及壁的钙化更易发现，并能显示动脉瘤与邻近结构如肾动脉腹膜后腔和脊柱等的关系。MRI检查在判断瘤体大小及其与肾动脉和髂动脉的关系上价值等同于CT及腹部超声，MRI的主要不足是图像分析费时、费用高。主动脉造影对定位诊断也有帮助，但腔内血栓可能影响其病变程度的评估，但对于诊断不明确者、合并有肾动脉病变的高血压患者、动脉瘤范围不清楚时疑有阻塞或瘤样病变的患者及准备手术治疗者仍主张做主动脉造影。

（二）鉴别诊断

（1）主动脉夹层：多数在胸主动脉瘤的基础上并发主动脉内膜分离而产生，两者很相似，较难鉴别。但主动脉夹层往往有突发病史，发病时剧烈胸痛，呈撕裂样或刀割样，常伴休克症状。如果得不到及时诊断和治疗，病情迅速进展而死亡。

（2）胸主动脉假性动脉瘤：此病可发生于升主动脉、主动脉弓及降主动脉。但假性动脉瘤往往有创伤史或感染史。超声心动图、CT和MRI检查可提供鉴别，必要时行血管造影。

（3）中心型肺肿瘤：有时不易与胸主动脉瘤相鉴别，但此病有咳嗽、咳痰带血史，痰瘤细胞检查呈阳性，纤维光束气管镜检查，取病理标本检查可以确诊。

（4）食管肿瘤：中下段食管肿瘤与降主动脉瘤在X线检查时易混淆。但食管肿瘤有进行性吞咽困难史，食管钡餐造影和食管镜检查可以确诊。

（5）肾绞痛：腹痛、休克、腰背痛是腹主动脉瘤破裂最常见的表现，在休克症状缺如时，剧烈的腰痛、肾区明显叩击痛、镜下血尿等表现常易误诊为尿路结石、肾绞痛。

（6）其他腹腔疾病：腹主动脉瘤破裂产生类似肠道出血及破裂、乙状结肠憩室炎、肠梗阻、胆囊炎、胆石症、胰腺炎等这些疾病的症状，可能与腹主动脉消化道瘘、瘤体内附壁血栓脱落、肠系膜下动脉急性缺血等因素有关。腹膜后肿物可能将腹主动脉向前方顶起，造成可疑腹主动脉瘤，需通过腹部 CT 检查鉴别。

五、治疗

（一）一般治疗

减少动脉粥样硬化的危险因子及减少血流对动脉瘤的冲击。戒烟、低脂饮食；避免引起动脉压力增高的动作如咳嗽、喷嚏等。如不做手术或介入治疗，应定期 CT 随访。

（二）药物治疗

① 美托洛尔　12.5～50mg　po　bid

② 富马酸比索洛尔　5mg　po　qd

【说明】　使用 β 受体阻滞药以降低心肌收缩力，降低心室 dP/dt，控制心率等，还应积极调脂治疗，控制高血压等。

（三）其他治疗

1. 手术治疗

由于主动脉瘤患者大多年老、体弱，通常合并其他内科疾病，而且手术切口比较大，步骤较复杂，因此手术的致残率较其他一般外科手术要高。目前认为凡出现以下三种情况都应该考虑手术治疗：瘤体直径＞5cm；瘤体直径每年增加 0.5cm；出现破裂或其他并发症的征象。腹主动脉瘤修补术包括主动脉瘤切除术和人造血管植入。

2. 介入治疗

有以下情况应考虑介入治疗：患者年龄较大，超过 75 岁；髂动脉严重钙化；有心绞痛或心肌梗死史；有脑卒中史；不易控制的高血压；严重的肝肾功能障碍；呼吸系统疾病。因此经皮血管内扩张性支架植入术已部分替代手术治疗。包括经皮血管内扩张性支架植入术和人造血管覆盖支架置入术。

第五节 深静脉血栓形成

静脉血栓栓塞症（VTE）包括深静脉血栓形成（DVT）和肺血栓栓塞症（PTE），DVT 是血液成分在深静脉血管腔内形成血栓，多发生于下肢深静脉，临床常见。

一、临床表现

主要临床表现是患侧肢体的突然肿胀、疼痛。下肢深静脉血栓形成患者，局部感疼痛，行走时加剧。轻者局部仅感沉重，站立时症状加重。根据静脉血栓的部位不同，可出现各种不同的临床表现，分述如下。

（1）小腿深静脉血栓形成：常见的症状有小腿部疼痛及压痛，小腿部轻度肿胀或肿胀不明显，Homans 征可阳性，浅静脉压常属正常。股静脉血栓形成在内收肌管部位、腘窝部和小腿深部均有压痛。患侧小腿及踝部常出现轻度水肿，患肢静脉压较健侧升高 2～3 倍。

（2）髂股静脉血栓形成：绝大多数髂股静脉血栓形成继发于小腿深静脉血栓，但有时原发于髂股静脉或髂股脉。产后妇女、骨盆骨折、盆腔手术和晚期癌肿患者易发生。本病发病急骤，数小时内整个患肢出现疼痛、压痛及明显肿胀。股上部及同侧下腹壁浅静脉曲张。沿股三角区及股内收肌管部位有明显压痛。在股静脉部位可摸到索条物，并压痛。严重者，患肢皮色呈青紫，称"股青肿"，提示患肢深浅静脉广泛性血栓形成，伴有动脉痉挛，有时可导致肢体静脉型坏疽。全身症状一般不明显，体温上升不超过 39℃，可有轻度心动过速和疲倦不适等症状，"股青肿"较罕见。

（3）体征

① 患肢肿胀：肿胀的发展程度须依据每天用卷带尺精确的测量，并与健侧下肢对照才可靠，单纯依靠肉眼观察是不可靠的。这一体征对确诊深静脉血栓具有较高的价值，小腿肿胀严重时，常致

组织张力增高。

② 压痛：静脉血栓部位常有压痛。因此，应检查小腿肌肉、腘窝、内收肌管及腹股沟下方股静脉；

③ Homans 征：将足向背侧急剧弯曲时，可引起小腿肌肉深部疼痛。小腿深静脉血栓时，Homans 征常为阳性。这是由于腓肠肌及比目鱼肌被动伸长时，刺激小腿血栓静脉而引起。

④ 浅静脉曲张：深静脉阻塞可引起浅静脉压升高，发病 1～2 周后可形成浅静脉曲张。

二、辅助检查

（1）D-二聚体阳性：明显增高者应高度怀疑，它是血栓形成的非特异性标志，见于几乎所有血栓的形成和溶解过程。因此主要用于 DVT 的排除诊断。

（2）多普勒超声检查：可确定静脉内血栓，对诊断 DVT 的敏感性和特异性分别达 90％、95％，是首选筛查方法。

（3）核磁共振：可用于鉴别新旧血栓。

（4）下肢血管 CTA 检查可发现血栓；静脉造影可显示 DVT 的部位、范围及侧支循环建立情况。

三、诊断及鉴别诊断

（一）诊断依据

（1）多见于产后、盆腔术后、外伤、晚期癌肿、昏迷或长期卧床的患者。

（2）起病较急，患肢肿胀发硬、疼痛，活动后加重，常伴有发热、脉快。

（3）血栓部位压痛，沿血管可扪及索状物，血栓远侧肢体或全肢体肿胀，皮肤呈青紫色，皮温降低，足背、胫后动脉搏动减弱或消失，或出现静脉性坏疽。血栓伸延至下腔静脉时，则两下肢、臀部、下腹和外生殖器均明显水肿。血栓发生在小腿肌肉静脉丛时，

Homans 征和 Neuhof 征阳性。

（4）后期血栓吸收机化，常遗留静脉功能不全，出现浅静脉曲张、色素沉着、溃疡、肿胀等，称为深静脉血栓形成后综合征。分为：周围型，以血液倒灌为主；中央型，以血液回流障碍为主；混合型，既有血液倒灌，又有回流障碍。

（5）血栓脱落可致肺栓塞。

（6）放射性纤维蛋白原试验、多普勒超声及静脉血流图检查有助于诊断。静脉造影可确定诊断。

（二）鉴别诊断

（1）急性动脉栓塞：本病也常表现为单侧下肢的突发疼痛，与下肢静脉血栓有相似之处，但急性动脉栓塞时肢体无肿胀，主要表现为足及小腿皮温降低、剧痛、麻木、自主运动及皮肤感觉丧失，足背动脉、胫后动脉搏动消失，有时股、腘动脉搏动也消失，根据以上特点，鉴别较易。

（2）急性下肢弥散性淋巴管炎：本病发病也较快，肢体肿胀，常伴有寒战、高热、皮肤发红，皮温升高，浅静脉不曲张，根据以上特点，可与下肢深静脉血栓相鉴别。

（3）还应与心力衰竭、肝衰竭、黏液性水肿、静脉功能不全的下肢水肿鉴别。

四、治疗

（一）急性期治疗

1. 卧床休息和抬高患肢

急性深静脉血栓患者，需卧床休息 1～2 周，使血栓紧紧粘附于静脉内膜，减轻局部疼痛，促使炎症反应消退。在此期间，避免用力排便以防血栓脱落导致肺栓塞。患肢抬高需高于心脏水平，离床 20～30cm，膝关节处安置于稍屈曲位。如抬高适宜，就不需用弹力绷带或穿弹力袜。开始起床活动时，需穿弹力袜或用弹力绷带，适度地压迫浅静脉，以增加静脉回流量，以及维持最低限度的静脉压，阻止下肢水肿发展。弹力袜使用时间：对小腿深静脉或浅静脉血栓性静脉炎，一般不需用，但如踝部及小腿下部出现水肿，可用数周；对腘、股静脉血栓形成，一般使用不超过6周；对髂股静脉血栓形成，先使用3个月，以后间断取除，一般不超过6月，但如水肿出现，则需继续应用。患者在早期，禁忌久站及久坐。对重型髂股静脉血栓形成患者，适当限制站立及坐位，并抬高患肢3个月，这样可促使下肢建立侧支静脉以减轻下肢水肿。

2. 抗凝治疗

① 普通肝素　5000U　iv（80U/kg）

继　普通肝素　12000U
　　0.9%氯化钠注射液　250mL ∣ iv drip［18U/（kg·h）］

② 低分子肝素　4000～5000U 皮下注射　q12h

③ 华法林　2～3mg　po　qd

【说明】　静脉注射普通肝素是 DVT 首选的起始治疗之一，首剂静脉推注 5000U，随后第一个 24h 内给予 80U/kg 静脉滴注，继以 18U/（kg·h）维持，此后采用每 4～6h 根据 APTT 再做调整，检测 APTT 维持在基础值的 1.5～2.5 倍。皮下注射肝素可以作为静脉注射的替代方法。低分子肝素与肝素相比疗效相当，安全性更好，根据体重调节皮下注射剂量，每日一次或两次，多数患者无需检测。

低分子肝素或肝素至少应用 5 天，并在治疗第一天开始口服维生素 K 拮抗药，当 INR 稳定在 2 以上水平时，停止肝素治疗。

单纯抗血小板治疗无效，不推荐应用非甾体类抗炎药。

3. 溶栓治疗

① 尿激酶　100 万～150 万 U
　　0.9%氯化钠注射液　100mL ∣ iv drip　（2h 内）

② 尿激酶　20 万～40 万 U
　　0.9%氯化钠注射液　20mL ∣ iv（4400U/kg）

继　尿激酶　150～180U
　　0.9%氯化钠注射液　100mL ∣ iv drip（2200U/（kg·h））
　　　　　　　　　　　　　　　　　　维持 24h

【说明】 与抗凝比较，溶栓能迅速改善影像学和血流动力学异常，但临床预后指标如病死率或症状缓解率没有明显差异。大多数DVT患者不推荐常规应用静脉溶栓治疗。下列情况可以考虑：新发生大面积髂、股DVT患者，尽管经足量肝素治疗仍存在因静脉闭塞继发性肢体坏疽危险患者，早期溶栓获益大，溶栓的时间窗为14天，随着时间延长溶栓的疗效逐渐降低。

4. 手术疗法

下肢深静脉血栓形成，一般不做手术取栓。但对于广泛性髂股静脉血栓形成伴动脉血供障碍而肢体趋于坏疽者（股青肿），则常需手术取栓。髂股静脉血栓取栓术的手术时间，一般在发病72h内，尤以48h内效果最好。其他包括导管溶栓治疗，导管抽吸或破碎血栓等治疗。

（二）长期治疗

抗凝治疗，首选维生素K拮抗药，包括使用腔静脉滤器等。下肢深静脉血栓发病一年之内，一般不做任何静脉重建手术。在此期间，大量侧支循环可望建立。经药物治疗和其他辅助治疗后，许多病例下肢静脉回流障碍可明显减轻。根据病理过程，下肢深静脉血栓形成可粗略分成阻塞期和再通期两个阶段，其手术治疗方法截然不同。

第十八章
围 PCI 手术期药物治疗

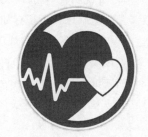

　　因为 PCI 的一切操作均在有病变的冠状动脉内进行（包括导引钢丝的通过、球囊扩张、支架置入等），可导致急性冠状动脉闭塞、支架内血栓形成等一系列严重的并发症，为防治这些并发症，除规范技术操作、选择适合的手术器械外，PCI 术后药物治疗亦是一个重要环节。

一、围 PCI 手术期治疗

1. 一般治疗

　　PCI 术后应该观察血压、心率、心律等生命体征及尿量变化，注意穿刺部位有无出血、血肿，经股动脉路径者应注意足背动脉搏动情况，并警惕腹膜后血肿的发生；常规全导心电图并与术前比较，有疑似心绞痛症状时应随时复查心电图；监测血清心肌损害标志物的水平，介入治疗后 5%～30% 患者发生血清心肌损害标志物水平增加，其机制包括分支闭塞、远端血管栓塞、内膜撕裂、冠状动脉痉挛等，这些患者发生心脏事件的危险性增高，术前、术后 6～8h，术后 24h 分别监测，能准确检出小范围心肌梗死，如果 CK-MB 达到正常高限 3 倍以上，应按 AMI 处理；有肾功能障碍和糖尿病的患者应监测有无造影剂肾病。

2. 术前用药物治疗

　　（1）抗血小板治疗

　　① 阿司匹林　100～325mg　po

538

② 氯吡格雷　300mg　po

③ 替格瑞洛　180mg　po

【说明】 阿司匹林能减少介入治疗后心脏缺血性并发症的发生，一般术前2～3d开始服用，既往未服用阿司匹林的AMI患者，在决定进行紧急介入治疗之前至少2h，最好24h应口服300mg阿司匹林，若无，可给肠溶片嚼服，以利胃肠道吸收。不能耐受阿司匹林或过敏者，给氯吡格雷口服，术前2h给予负荷量的氯吡格雷，术前至少6h给予300mg，较大的负荷剂量增加血小板抑制的强度和速度，服用氯吡格雷75mg/d，至少5天才能达到最大血小板抑制水平，研究表明375mg顿服能在90min内抑制60%的血小板活性，6h内达最大血小板抑制效应。或替格瑞洛口服负荷剂量180mg，维持剂量90mg，2次/天；或普拉格雷口服负荷剂量60mg，维持剂量10mg/d。

（2）抗心绞痛治疗

① 单硝酸异山梨酯　20mg　po　bid

② 美托洛尔　12.5～25mg　po　bid

③ 地尔硫䓬　30～90mg　po　tid

【说明】 抗心绞痛治疗包括硝酸酯类、β受体阻滞药和钙通道阻滞药。一般情况下，患者应继续口服原有的常规用药，不必仅仅为介入操作而另服特殊药物，当患者安静下心率低于50次/min，应考虑术前停用一次β受体阻滞药（服用较小剂量时）或减量服用（服用较大剂量时）。

（3）慢性肾功能不全的输液治疗

① 5%葡萄糖注射液　500mL　iv drip

② 0.9%氯化钠注射液　500mL　iv drip

【说明】 对于慢性肾功能不全患者在术前给予适当容量液体以维持足够的尿量，一般可于术前2～3h开始持续静脉滴注0.9%氯化钠注射液或5%葡萄糖溶液100mL/h，术后持续静脉滴注10h或直至出现充足的尿量，同时给予非离子造影剂。

3. 术中用药

（1）抗凝、血小板糖蛋白Ⅱb/Ⅲa受体拮抗药

① 普通肝素　7500～10000U　iv

② 替罗非班（欣维宁）　5mg　iv drip

【说明】　普通肝素是目前标准的术中抗凝药物，PCI术中须肝素化，PCI术前用过普通肝素者，PCI术中根据ACT测定值必要时追加普通肝素。术中使用普通肝素可减少动脉损伤部位及介入治疗器械的血栓形成，由于患者的体重、合用的其他药物以及是否合并急性冠脉综合征等因素不同，同样剂量的肝素在不同患者中产生的抗凝强度不同，最好根据激活全血凝固时间（ACT）监测结果使用，使ACT≥300s，但ACT超过400s时出血并发症的发生率增高，一般介入治疗开始时给予一般肝素用量为100U/kg，操作时间每超过1h者，追加1000～2000U。保持ACT≥300s。对于术前使用低分子肝素的患者，目前仍建议介入治疗开始时给予普通肝素，但剂量酌减。对于无并发症的PCI，不主张术后常规使用普通肝素，特别是应用血小板糖蛋白Ⅱb/Ⅲa受体拮抗药，以减少出血事件的发生，但对于术后有血栓形成的高危患者，可皮下注射低分子肝素3～5d。

如果术前使用了足量依诺肝素（1mg/kg）皮下注射至少2次，距离依诺肝素最后一次使用时间＜8h，则PCI术中不需要追加依诺肝素；如术前依诺肝素皮下注射少于2次，或距离依诺肝素最后一次使用时间8～12h，则追加依诺肝素，剂量0.30mg/kg；如距离依诺肝素最后一次使用时间超过12h，则按照0.75mg/kg剂量追加依诺肝素。

阿司匹林抑制血栓烷A_2的生成，氯吡格雷抑制ADP受体，均只能部分抑制血小板的聚集。纤维蛋白及其他粘附蛋白通过Ⅱb/Ⅲa受体将相邻的血小板连接起来，是形成血小板血栓的最后通路，因此，血小板糖蛋白Ⅱb/Ⅲa受体拮抗药能有效抑制血小板聚集，降低介入后缺血性并发症的发生率。如果在手术时给予氯吡格雷，与单纯应用氯吡格雷相比，加用糖蛋白Ⅱb/Ⅲa受体拮抗药，

有助于加强血小板抑制。有阿司匹林绝对禁忌证的患者，可以在 PCI 手术前至少 6h 给予 300～600mg 负荷量的氯吡格雷，在手术时给药后和（或）加用血小板糖蛋白Ⅱb/Ⅲa 受体拮抗药。有血栓的病变、急性冠脉综合征、糖尿病小血管病变、静脉旁路移植血管病变、介入治疗中发生慢血流或无复流现象者可以应用，在 ACS 早期行 PCI、复杂病变以及 AMI 溶栓和直接 PCI 时常规应用。替罗非班是一种非肽类血小板糖蛋白Ⅱb/Ⅲa 受体高选择拮抗药，它能够与该受体结合，静脉给药，30min 后对血小板的抑制率可达 90%，停药后，血小板的聚集功能恢复，即抑制是可逆的，持续静脉滴注可使血栓不易形成，给药开始 30min 给药的速度为 0.4μg/(kg·min)，然后速度减少维持在 0.1μg/(kg·min)，2～5 天为一个疗程，患者至少给药 48h。用药期间不宜手术，常见的不良反应有出血，一般较轻微，无需治疗，停药后即可消失，在出血症状明显时，可减少肝素用量，如果出血严重，应停药。其禁忌证是对本品过敏、内出血或 30 天前有出血体质的历史、颅内出血史、颅内肿瘤、动静脉异常或动脉瘤、血小板减少、严重高血压等。有观点认为，是否应用不能一概而论，对于血栓负荷较重的患者行 PCI 时，可以考虑冠状动脉内推注替罗非班，推荐剂量为每次 500～750μg，间隔 3～5min 可酌情重复，并持续静脉滴注维持。

（2）硝酸酯类

① 硝酸甘油　0.5mg 含化

② 硝酸甘油　100～300μg 冠状动脉内注射

【说明】　对血压正常者，介入治疗冠状动脉内注射硝酸甘油可减少冠状动脉痉挛的发生率，并有助于正确判断血管直径和选择合适的器械，一般可在操作开始时于冠状动脉内注射硝酸甘油 100～300μg，必要时可重复，每次 100～200μg。术中有心绞痛发作时可舌下含服硝酸甘油，症状持续时间较长的多支血管病变患者可持续静脉滴注硝酸甘油。

（3）其他用药

① 吗啡　3～5mg　iv

② 硝普钠　100～200μg　冠状动脉内注射

【说明】　术中如患者出现心力衰竭、胸痛烦躁，可静脉注射吗啡 3～5mg，并酌情重复。术中如出现无复流或慢血流现象，可冠状动脉内静脉注射硝普钠 100～200μg/次，硝酸甘油 100～200μg，或地尔硫䓬、维拉帕米等。术中如患者较为焦虑，可酌情应用镇静剂。

4. 术后用药

（1）抗血小板、抗凝治疗

① 阿司匹林 300mg　po　qd

② 氯吡格雷 75mg　po　qd

③ 低分子肝素　5000u　皮下注射　q12h（3～5d）

【说明】　介入后长期口服阿司匹林，氯吡格雷与阿司匹林联合应用，已经成为支架置入术后抗血栓治疗的标准方案。PCI 术后，没有阿司匹林抵抗、过敏或增加出血危险性的患者，金属裸支架置入后至少 1 个月、西罗莫司洗脱支架置入后 3 个月、紫杉醇洗脱支架置入后 6 个月，之后应当每日给予 75～150mg。应用药物支架患者应每日给予 75mg 氯吡格雷，给药 12 个月，金属裸支架置入后至少 1 个月，理想的是 12 个月。

对于择期行非复杂性 PCI 者，术后一般可停用抗凝药物。若为NSTE-ACS 患者，术后可应用低分子肝素 3～5 天。

（2）抗心绞痛治疗

① 单硝酸异山梨酯　20mg　po　bid

② 美托洛尔　12.5～25mg　po　bid

（3）控制危险因素等治疗：包括抗高血压治疗、调脂治疗、糖尿病治疗。除非有禁忌证，所有 LVEF＜40% 及高血压、糖尿病或慢性肾脏疾病的患者均应开始长期服用 ACEI。不能耐受 ACEI 者，可以应用 ARB。建议用于 MI 后无明显肾功能障碍或高钾血症，且接受治疗剂量 ACEI 和 β 受体阻滞剂、LVEF＜40%、合并糖尿病或心力衰竭的患者。除非有禁忌，对 MI 后、ACS、左心室功能障碍的患者，均应长期应用。

二、出院和随访

（1）介入治疗术后：患者应每月定期门诊随访，以及时发现药物毒副反应和心肌缺血症状的复发。

（2）冠心病危险因素的控制：对危险因素进行适当的药物治疗，作为冠心病二级预防措施。治疗措施包括控制血压、糖尿病、戒烟、控制体重、控制血脂等；

（3）复查：建议对高危患者于介入治疗术后6个月复查冠脉造影，对有可疑心肌缺血复发者更应及时造影复查。

第十九章
相关疾病与心血管病变

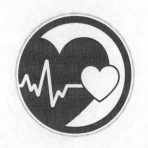

第一节　肺源性心脏病

　　慢性肺源性心脏病是由肺组织、肺血管或胸廓的慢性病变引起肺组织结构和（或）功能异常，产生肺血管阻力增加，肺动脉压力增高，使右心室扩张或（和）肥厚，伴或不伴右心功能衰竭的心脏病，并排除先天性心脏病和左心病变引起者。本病病程进展缓慢，可分为代偿与失代偿两个阶段，但其界限有时并不清楚。

一、病史采集

　　（1）现病史：应注意询问慢性咳嗽、咳痰的病程，有无活动后胸闷、气促和呼吸困难，有无反复双下肢水肿，有无上呼吸道感染等诱发因素。询问本次发病的特点和用药情况。

　　（2）过去史：应注意询问有无肺结核、慢性阻塞性肺病、支气管扩张等慢性肺部疾病史。

　　（3）个人史：应注意询问有无吸烟史，如有，应记录吸烟的量和年限。

二、查体

　　（1）胸廓有无畸形或明显肺气肿的征象，肺部听诊有无呼吸音减弱、干湿啰音。

　　（2）是否心浊音界常因肺气肿而不易叩出，是否心音遥远。

（3）三尖瓣区是否出现收缩期杂音，心尖搏动是否位于剑突下。

（4）有无发绀，球结膜充血，肢体温暖多汗，颈静脉怒张，肝颈静脉反流征阳性，肝、脾肿大，双下肢水肿，胸腹水等症状。

三、辅助检查

（1）参照 X 线、心电图、肺功能检查、超声心动图来确定诊断。

（2）血气分析、血常规、血液生化检查有助于具体了解病情。

（3）肺功能检查对早期或缓解期肺心患者有意义。

（4）痰细菌学检查对急性加重期肺心病可以指导抗生素的选用。

四、诊断及鉴别诊断

（一）诊断要点

（1）有慢性肺胸疾病特别是慢性支气管炎、阻塞性肺气肿病史。

（2）有肺气肿体征：桶状胸，呼吸运动减弱，双肺触觉语颤减弱，叩诊过清音，双肺下界下移，呼吸音减弱。

（3）肺动脉高压、右心室肥大表现：剑突下出现收缩期搏动，肺动脉瓣区第二心音亢进，三尖瓣区心音明显增强和出现收缩期杂音。

（4）心电图、X 线胸片、超声心动图有右心室肥大表现。

（5）失代偿期可出现右心功能不全、缺氧和二氧化碳潴留。表现为颈静脉怒张、肝颈静脉回流征阳性、肝肿大、下肢水肿、静脉压增高、发绀、烦躁不安、甚至神志不清、球结膜水肿等。

（二）鉴别诊断

（1）冠心病：肺心病与冠心病均多见于老年人，冠心病患者可发生全心衰竭，并出现下肢水肿及发绀，与肺心病相似，但冠心病有典型的心绞痛、心肌梗死的病史。体检、X线及心电图检查肺心病呈左心室肥厚为主的征象,可资鉴别。

（2）风湿性心脏病:风湿性心脏病三尖瓣疾病应与肺心病的相对三尖瓣关闭不全相鉴别。前者多见于青少年,有风湿活动史,X线表现为左心房扩大为主。而肺心病多见于40岁以上患者,常有慢性肺、胸疾病史和右心室肥大的体征,X线检查左心房不大。可资鉴别。

（3）原发性心肌病:原发性心肌病多见于中青年,无明显慢性呼吸道疾病史,无明显肺气肿体征,无肺动脉高压的X线表现等,而以心肌广泛损害多见。心脏多为全心增大,心脏彩色多普勒检查可见各心室腔明显增大,室间隔和左心室后壁运动幅度减低,可资鉴别。

五、治疗

(一) 急性加重期治疗

积极控制感染;通畅呼吸道,改善呼吸功能;纠正缺氧和二氧化碳潴留;控制呼吸和心力衰竭。指导患者正确咳嗽,鼓励患者咳嗽,勤翻身拍背,促进排痰。合理用氧,采用低流量给氧,流量1～2L/min,吸入前湿化。多饮水,给予高热量、高蛋白质、高维生素的流质、半流或软食,少量多餐,少吃产气食品,防止产气影响膈肌运动。加强护理工作,加强心肺功能的监护。

1. 控制感染

① 青霉素 G　320 万～400 万 U ｜
　0.9%氯化钠注射液　100mL ｜　iv drip　bid～tid（AST 后）

② 头孢呋辛　1.5g～3.0g ｜
　0.9%氯化钠注射液　100mL ｜　iv drip　bid（AST 后）

③ 阿奇霉素　0.5g ｜
　5%葡萄糖注射液　500mL ｜　iv drip　qd

④ 左氧氟沙星　0.2g ｜
　0.9%氯化钠注射液　100mL ｜　iv drip　bid

【说明】 可以参考痰菌培养及药物敏感试验选择抗生素。在还没有培养结果前，根据感染的环境及痰涂片革兰染色选用抗生素。院外感染以革兰阳性菌占多数；院内感染则以革兰阴性菌为主，或选用二者兼顾的抗生素。常用的有青霉素类、氨基糖苷类、喹诺酮类及头孢类抗生素。原则上以选用窄谱抗生素为主，选用广谱抗生素时必须注意可能的继发真菌感染。

2. 控制心力衰竭

肺心病心力衰竭的治疗与其他心脏病心力衰竭的治疗有其不同之处，因为肺心病患者一般在积极控制感染，改善呼吸功能后心力衰竭便能得到改善。患者尿量增多，水肿消退，肿大的肝缩小、压痛消失。不需加用利尿药，但对治疗后无效的较重患者可适当选用利尿、强心或血管扩张药。

（1）利尿药

① 氢氯噻嗪　25mg　po　qd～tid

② 呋塞米　20mg　im 或 iv　st

【说明】 有减少血容量、减轻右心负荷、消除水肿的作用。原则上宜选用作用轻、小剂量的利尿药。尿量多时需加用 10%氯化钾 10mL，3 次/日或用保钾利尿药，如氨苯蝶啶 50～100mg，1～3 次/日。重度而急需行利尿的患者可用呋塞米肌内注射或口服。利尿药应用后出现低钾、低氯性碱中毒，使痰液黏稠不易排痰和血液浓缩，应注意预防。

（2）强心剂

毛花苷 C　0.2mg　iv　st

【说明】 肺心病患者由于慢性缺氧及感染，对洋地黄类药物耐受性很低，疗效较差，且易发生心律失常。强心药的剂量宜小，一般约为常规剂量的 1/2 或 2/3 量，同时选用作用快、排泄快的强心药，如毒毛花苷 K 0.125～0.25mg，或毛花苷 C 0.2～0.4mg 加于 10%葡萄糖注射液内静脉缓慢推注。用药前应注意纠正缺氧，防治低钾血症，以免发生药物毒性反应。低氧血症、感染等均可使心率增快，故不宜以心率作为衡量强心药的应用和疗效考核指征。应用指征是：感染已被控制，呼吸功能已改善，利尿药不能取得良好的疗效而反复水肿的心力衰竭患者；以右心衰竭为主要表现而无明显急性感染的患者；出现急性左心衰竭者。

（3）血管扩张药：血管扩张药作为减轻心脏前、后负荷，降低心肌耗氧量，增加心肌收缩力，对部分顽固性心力衰竭有一定效果，但并不像治疗其他心脏病那样效果明显。血管扩张药对降低肺动脉压力仍有不同看法。因为目前还没有对肺动脉具有选择性的药物应用于临床。血管扩张药在扩张肺动脉的同时也扩张体动脉，往往造成体循环血压下降，反射性使心率增快，氧分压下降、二氧化碳分压上升等副作用。因而限制了一般血管扩张药在肺心病的临床应用。

3. 控制心律失常

一般心律失常在治疗肺心病的感染、缺氧后可自行消失。如果持续存在可根据心律失常的类型选用药物治疗。

4. 支气管舒张药

① 氨茶碱　0.1g　po　tid

② 氨茶碱缓释片　0.1g　po　bid

③ 氨茶碱注射液　0.25～0.5g　$\Big|$ iv drip　qd
　　5％葡萄糖注射液　250mL

（二）缓解期治疗

进行生活指导，使患者了解发病的诱因及防治常识，做好生活日志，记录呼吸频率、痰量、痰色、体温、体重等，以利于及时发现病情变化，早期治疗。锻炼腹式呼吸及缩唇呼气。提高机体免疫力。镇咳、祛痰。长期家庭氧疗，对合并慢性呼吸衰竭者可提高生活质量和生存率。加强营养，少食多餐，增加热量，并发高碳酸血症者应限制碳水化合物的摄入。

第二节　甲状腺功能亢进性心脏病

甲状腺功能亢进性心脏病（简称甲亢性心脏病），是指甲状腺功能亢进时，过量的甲状腺素对心脏直接的毒性作用或间接的影响而引起的心脏扩大、心力衰竭、心律失常及心绞痛等一系列心血管系统症状和体征的一种内分泌代谢紊乱性心脏病。甲亢性心脏病可发生于任何甲状腺功能亢进患者，其发生率占甲状腺功能亢进患者的 10.0%～22.6%，多发生于 40 岁以上的患者，男与女之比为 1∶2。

一、病史采集

（1）现病史

① 高代谢临床表现：注意询问患者怕热、多汗、低热、心悸、兴奋多动、易怒或焦虑等症状。有无易饿多食、体重明显下降，是否有大便频数、不成形等。

② 眼部情况：注意有无突眼，询问有无眼内异物感、胀痛、畏光、流泪、复视、斜视、视力下降等。

③ 如为女性，应询问有无月经稀少、闭经、不孕等。

④ 如为男性，则询问有无乳房发育、阳痿。

⑤ 有无发作性低钾血症以及肌肉柔软无力等甲状腺功能亢进症的表现。

（2）过去史：询问既往有无甲亢史，如有，应询问患者以往的诊治经过、所用药物及效果如何。有无长期服用含碘的药物，如有，应询问具体药物名称、剂量及时间。

（3）个人史：家族中是否有甲亢病史。

二、查体

（1）心脏：听诊可闻及心动过速，休息和睡眠时心率仍＞100 次/min，心前区第一心音亢进，有收缩期杂音，严重者表现为心律失常、心脏扩大及心力衰竭，老年甲亢可表现为心房纤颤。收缩压升高，舒张压正常或偏低，表现为脉压差增大。

（2）突眼：多为中度或重度进行性单侧或双侧突眼，突眼多在 19～20mm 以上。眶内、眶周组织充血，眼睑水肿，伴眼球胀痛、畏光、流泪、视力减退、眼肌麻痹、眼球转动受限，或伴有斜视、复视，甚至球结膜膨出、红肿而易感染。因眼球突出，眼睑收缩，眼睑闭合不良或不能闭合，角膜暴露，出现角膜干燥、炎症、溃疡甚至角膜穿孔而失明。

（3）甲状腺肿大：可有不同程度的弥漫性肿大，肿大程度与病情不一定平行，质软，有弹性，无压痛，随吞咽上下移动，肿大的甲状腺上可听到血管杂音，呈吹风样，以收缩期为主，重者可扪及震颤。

（4）皮肤：温暖潮湿、多汗和低热。

（5）消化系统：肠蠕动增快。

（6）生殖系统：女性常有月经减少或闭经，男性有阳痿、乳腺发育等表现。

（7）运动系统：手震颤试验阳性。部分患者有甲亢性肌病、肌无力、肌萎缩、周期性瘫痪、骨质疏松、杵状指、胫前黏液性水肿等表现。

（8）精神、神经系统：紧张焦虑，偶尔表现为抑郁、神情冷漠。腱反射亢进，跟腱反射时间缩短。

三、辅助检查

（1）基础代谢率（BMR）多数增高大于+15%。

（2）甲状腺摄[131]碘率明显高于正常。

（3）T_3、T_4 值升高。

（4）甲状腺扫描可见甲状腺结节性或弥漫性肿大。

（5）心电图检查可出现各种类型的心律失常，如心房纤颤、房扑、房早或室早，窦性心动过速或阵发性室上速以及 ST-T 改变。

（6）超声心动图及心脏 X 线检查可见心脏扩大。

四、诊断及鉴别诊断

（一）诊断要点

甲亢性心脏的诊断标准应包括：

① 确诊为甲亢；

② 甲亢伴有 1 项或 1 项以上的心脏异常（包括心律失常，以心房颤动多见；心脏增大；心力衰竭；心绞痛或心肌梗死）；

③ 排除其他原因引起的心脏病。甲亢控制后，上述心脏情况好转或明显改善。

（二）鉴别诊断

（1）冠心病：甲亢性心脏病尤其是中、老年患者，伴有心绞痛、心房纤颤和心肌缺血心电图改变时常易误诊为冠心病。因此，对具有诊断冠心病标准的中、老年人，虽无典型或明显的甲亢征象，如有下列情况时，应进一步做有关甲亢方面的检查：心绞痛、阵发心房纤颤或心肌缺血的心电图改变，经扩冠等药物治疗无明显好转；长时间丧失劳动力之后发生心力衰竭；有不可解释的进行性消瘦、腹泻或血脂明显降低者；有代谢升高与交感神经兴奋的征象；伴有甲亢的症状，如多汗、焦虑、兴奋、失眠（易被误诊为神经官能症的表现）以及周期性瘫痪或明显肌无力等。

（2）心房纤颤：甲亢性心脏病所致心房纤颤有如下特点。以45 岁以上的甲亢患者较为多见；初为阵发性，继之窦性心律与阵发性心房纤颤交替出现，最后可发展为持续性房颤；房颤多为快速型，心室率多＞130 次/min，而冠心病房颤心室率常＜130 次/min；对洋地黄反应差，用一般抗心律失常药物无效。

五、治疗

1. 一般性治疗

合理安排饮食，需要高热量、高蛋白、高纤维素和低碘的膳食，精神放松，适当休息，避免重体力活动。当甲亢出现心房颤动、心力衰竭和急性冠脉综合征时应住院治疗。

2. 药物治疗

① 甲巯咪唑（他巴唑） 15～60mg/d po 分 2～3 次

② 丙硫氧嘧啶（PTU） 150～600mg/d po 分 2～3 次

【说明】 应用抗甲状腺药物初始常用剂量后按症状和甲状腺激素水平的改善程度，逐步减至维持量，如此坚持1.5～2年或更久，定期（2～3个月）随访甲状腺功能测定，随时调整剂量。抗甲状腺药物的副作用主要有粒细胞减少或缺乏，多发生于用药后2～3个月内，但也可见于任何时期，应警惕。定期监测外周血白细胞数，若总数$<3\times10^9/L$或中性粒细胞数$<1.5\times10^9/L$，应考虑停用抗甲状腺药物，试用升白细胞药物如鲨肝醇、利血生、脱氧核糖核酸等，并应严密观察。此外，药疹常见，可用抗组胺药，一般不必停药，但仍应严密观察，以免发生剥脱性皮炎。甲亢或抗甲状腺药物均可引起肝损害，严重者可致中毒性肝炎甚至死亡，应警惕。

③ 普萘洛尔（心得安） 10～30mg po tid 或 qid

④ 比索洛尔 2.5～5mg po qd

⑤ 毛花苷 C（西地兰） 0.2～0.4mg 稀释后 iv

⑥ 呋塞米注射液 20～40mg iv qd

⑦ 单硝酸异山梨酯片 20mg bid（缓解期）

【说明】 心率过快者，给予β受体阻滞药，不仅可减慢心率，还可抑制外周T_4转换为T_3，有利改善症状。大约75%的甲亢并发房颤者在甲亢控制3周内可自行转为窦性心律，但发生房颤时间久者，甲亢控制也难以复律，可考虑给予药物复律或电击复律，但复律前要给予充分的抗凝治疗；若甲亢未控制并发快速房颤者，宜加用洋地黄和β受体阻滞药，以控制心室率。同时预防栓塞，应用抗凝剂降低栓塞的发生，但老年人抗凝治疗应注意出血并发症。β受体阻断药的作用机制是：阻断甲状腺激素对心脏的兴奋作用，阻断外周组织T_4向T_3的转化。主要在 ATD 初治期使用，可较快控制甲亢的临床症状。通常应用普萘洛尔每日10～30mg，每天3～4次。对于有支气管疾病者，可选用β_1受体阻断药，如阿替洛尔、美托洛尔等。在有充血性心力衰竭时，应用β受体阻滞药需慎重，如心力衰竭与心率过快有关，则心率减慢后心力衰竭症状可以改善。普萘洛尔在支气管哮喘、心源性休克、心脏传导阻滞（二至三度房室传导阻滞）、重度或急性心力衰竭、窦性心动过缓禁用。

发生心力衰竭时仍按常规强心、利尿、扩血管治疗心力衰竭，但必须预先或同时使用抗甲状腺药物，否则心力衰竭症状不能得到满意控制。甲亢时心肌对洋地黄的耐受性增加，因此一般用量偏大，但在老年人肾功能不全者，过多的洋地黄又易引起中毒，所以治疗过程中随时根据临床情况和洋地黄浓度来调整剂量，以防过量。

若有心绞痛发作，除常规抗心绞痛、抗血小板治疗外，必须有效控制甲亢方能奏效。除选用扩张冠状动脉的药物外，如硝酸甘油，也可合用 β 受体阻滞药，因为 β 受体阻滞剂不仅抗心绞痛，而且还能降低组织对甲状腺激素的反应。

3. 放射性 ^{131}I 治疗

对甲亢性心脏病，尤其是伴有器质性心脏病的甲亢，为了防止复发，主张用放射性碘治疗；对老年患者，当抗甲状腺药物治疗不佳时，或病情较重时，可选用碘治疗；对曾一次或数次行甲状腺切除术，而甲亢复发的患者，碘治疗更为合适。

4. 手术治疗

可行甲状腺次全切除术，部分患者术后可复发或致永久性甲减。对毒结节性甲状腺肿、治疗前或药物治疗后甲状腺显著肿大者、甲状腺压迫了邻近器官、抗甲状腺药物治疗后病情复发者、胸骨后的毒性甲状腺肿及长期药物治疗有困难者考虑手术治疗。

六、预后

多数甲亢性心脏病在甲亢治愈后心脏病变亦逐渐恢复，不仅心律失常消失、心力衰竭不再发生，且增大的心脏可恢复正常。少数患者由于治疗过晚，病情迁延，致使心脏病变不可逆转而遗留永久性心脏增大、心律失常或房室传导阻滞等，此类患者甲亢虽已控制但预后仍差。个别患者及年龄较大者可因病情严重或治疗不当而死于心力衰竭或心律失常，甚至发生猝死。

第三节　糖尿病心脏病

糖尿病心脏病是糖尿病患者致死的主要原因之一，尤其是在 2 型糖尿病患者中。广义的糖尿病心脏病包括冠状动脉粥样硬化性心脏病（冠心病）、糖尿病心肌病和糖尿病心脏自主神经病变等。糖尿病心脏病与非糖尿病心脏病患者相比常起病比较早，糖尿病患者伴冠心病常表现为无痛性心肌梗死，梗死面积比较大，穿壁梗死多，病情多比较严重，预后比较差，病死率较高；如冠状动脉造影和临床排除冠状动脉病变，糖尿病患者出现严重的心律失常、心脏肥大、肺淤血和充血性心力衰竭，尤其是难治性心力衰竭，临床可考虑糖尿病心肌病。以下重点介绍糖尿病冠心病和糖尿病心肌病。

一、病史采集要点

（1）现病史

① 重点深入采集与糖尿病及其并发症相关病史。

② 仔细询问患者有无多饮、多尿、多食和体重下降的表现，及其发生的时间和进展，有无手足麻木及疼痛，是否肢体水肿等，一般实验室检查及确诊糖尿病的相关检测结果。

③ 询问是否有胸痛、胸闷、呼吸困难等心血管表现。

（2）既往史：询问患者既往有无高血压、痛风、肥胖、慢性胰腺炎病史。询问患者就诊前的生活方式，包括饮食结构、营养状况、体重变化、儿童及青少年的生长发育史、运动史，吸烟、饮酒史。

（3）家族史：询问患者有无家族相关疾病的家族遗传史。女性患者询问妊娠史及妊娠期高血糖、糖尿史，分娩巨大胎儿史及早产、过期产等其他妊娠并发症史。

二、查体要点

（1）疾病早期常无阳性体征，体格检查在一般患者全身体格检查内容及程序基础上，还应重点检查与糖尿病及相关并发症（心、脑血管、眼、肾、神经、足部、皮肤等）的表现。

（2）有无继发性糖尿病或特殊类型糖尿病的表现。

（3）测量患者身高、体重、腰围、臀围；计算 BMI 和 WHR（腰臀比值，男性＞0.9，女性＞0.85 定为腹型肥胖）。亚洲成人暂定为男性＞90cm，女性＞80cm 作为腰围的较低标准，超过此值为腹型肥胖。

（4）血压测量：糖尿病患者，尤其是 2 型糖尿病患者常伴血压升高。

（5）心脏检查：注意心界大小，有无心律失常，有无心脏杂音、心音变化等。

三、辅助检查

（1）血常规、尿常规、血糖、肾功能、血脂等血液检查。

（2）心电图检查；必要时可进行 24h 动态心电图和（或）心脏负荷试验。

（3）X 线、心电图、超声心动图和心向量图检查提示心脏扩大，心肌酶检查对心肌梗死可起辅助诊断作用。

（4）CT 检查、心脏形态、心功能、心肌组织检查和心肌灌注的定量和定性分析，确定有无冠心病的存在，必要时行冠状动脉造影。

四、诊断及鉴别诊断

1. 诊断要点

（1）糖尿病诊断明确。

（2）临床曾发生心绞痛、心肌梗死、心律失常或心力衰竭。

（3）心电图显示 ST 段呈水平或下斜型压低，且幅度≥0.05～0.1mV，T 波低平倒置或双相。

（4）多普勒超声提示左心室舒张和收缩功能减退，室壁节段性运动减弱。

（5）冠状动脉造影提示管腔狭窄＞50%；是诊断冠心病最准确的方法。

（6）放射性核素检查出现心肌灌注缺损，结合单光子发射计算机断层显像（SPECT）或正电子发射断层显像（PET），可发现心肌的代谢异常，有助于提高诊断的准确性。

（7）核磁共振显像（MRI）可提示心脏大血管病变和心肌梗死部位。

（8）排除其他器质性心脏病。

2. 鉴别诊断

（1）与其他原因所致的冠状动脉病变引起的心肌缺血鉴别，如冠状动脉炎（风湿性、血管闭塞性脉管炎）、栓塞、先天畸形、痉挛等。

（2）与其他引起心力衰竭、心脏增大的疾病鉴别，如先天性心脏病、风湿性心脏病、肺源性心脏病、原发性心肌病等。

（3）与其他引起心前区疼痛的疾病鉴别，如肋间神经痛、心脏神经官能症等。

五、治疗

（一）一般治疗

注意劳逸结合，低脂肪高纤维饮食，戒烟酒，逐渐减肥，适当做有氧运动。

（二）糖尿病的治疗

1. 口服降糖药物

（1）磺脲类药物

① 格列本脲(优降糖)　2.5～10mg　po(餐前0.5h)　qd 或 bid

② 格列齐特(达美康)　80mg　po(餐前0.5h)　bid

③ 格列吡嗪(美吡哒)　2.5～10mg　po(餐前0.5h)　bid 或 tid

（2）非磺脲类胰岛素促泌剂

瑞格列奈(诺和龙)　0.5～2mg　po(进餐同服)　tid

（3）增加胰岛素敏感性的药物

① 二甲双胍　250～500mg　po(餐前或餐中)　bid 或 tid

② 罗格列酮　4～8mg　po　qd

（4）α-糖苷酶抑制药

阿卡波糖(拜糖平)　25～100mg　po(进餐同服)　tid

（5）二肽基肽酶-4 抑制剂

西格列汀　100mg　po　qd

（6）钠-葡萄糖协同转运蛋白 2（SGLT-2）抑制剂

达格列净　10mg　po　qd

【说明】 磺脲类适用于轻、中度的 2 型糖尿病，如格列本脲、格列齐特、格列喹酮。磺脲类药物不主张同时合用。目前，主张选用格列齐特、格列喹酮等第二代磺脲类药物，其不良反应较少，效果更为满意；双胍类主要用于肥胖或伴高胰岛素血症的 2 型糖尿病患者，或磺脲类治疗效果不佳的，亦可用于 1 型糖尿病患者，如二甲双胍；α-糖苷酶抑制药可降低餐后血糖，如阿卡波糖，随餐同时服用。胰岛素增敏剂主要用于 2 型糖尿病，尤其存在明显胰岛素抵抗者可和其他口服降糖药及胰岛素合用，如文迪雅（马来酸罗格列酮）。餐时血糖调节剂，如诺和龙（瑞格列奈），系非磺脲类促胰岛素分泌的药物。磺脲类、双胍类和 a-葡萄糖苷酶抑制药 3 种药物联合应用时，可以任选 1 种磺脲类药物，与二甲双胍和阿卡波糖（拜糖平）联用。

西格列汀是二肽基肽酶 4（DPP-4）抑制剂，在 2 型糖尿病患者中可通过增加活性肠促胰岛激素的水平而改善血糖控制。单独使用盐酸二甲双胍血糖控制不佳时，可与盐酸二甲双胍联合使用，在饮食和运动基础上改善 2 型糖尿病患者的血糖控制。达格列净属于钠-葡萄糖协同转运蛋白-2（SGLT-2）抑制剂类药物，能够阻断肾脏中葡萄糖的再吸收作用，将过多的葡萄糖排泄到体外，从而达到降低血糖水平的效果，而且该降糖效果不依赖于 B 细胞功能和胰岛素抵抗。SGLT-2i 可降低心脏前、后负荷，防止肾功能恶化，预防心力衰竭并改善血流动力学效应。SGLT-2i 可能对心肌能量代谢产生直接影响，并降低心肌氧化应激，达格列净是目前唯一成功跨界心力衰竭治疗的 SGLT-2i。

（三）胰岛素治疗

应该接受胰岛素治疗（适应证）者包括：1 型糖尿病（胰岛素依赖型糖尿病）人；口服降糖药失效的 2 型糖尿病（非胰岛素依赖型）人；妊娠糖尿病及糖尿病合并妊娠的妇女，妊娠期、分娩前后、哺乳期，如血糖不能单用饮食控制达到要求目标值时，需用胰岛素治疗，禁用口服降糖药；糖尿病患者并发急性感染、慢性重症感染（结核、病毒性肝炎等）、外伤、手术、急性心脑血管梗塞等情况时应暂时或阶段性改用胰岛素治疗，待病情平稳后 2～3 周改回原治疗方案；糖尿病患者合并任何原因的慢性肝肾功能不全者，及其他原因（如对口服降糖药过敏等）不能接受口服降糖药治疗者；明显消瘦的 2 型糖尿病患者，适量胰岛素治疗有助于食物的吸收、利用、促进体重增加；部分其他类型糖尿病患者，尤其是垂体性来源的肿瘤、胰腺病变、B 细胞功能缺陷致病者。

（四）合并冠心病的治疗

冠心病是糖尿病的主要大血管合并症，糖尿病并发冠心病者高达 72.3%，约 50% 的 2 型糖尿病患者在诊断时已有冠心病，糖尿病患者粥样斑块发病年龄较早、更规范、更弥漫，涉及远端侧支，且粥样斑块更易形成溃疡并使斑块不稳定。

1. 抗血小板药物

① 阿司匹林　75～300mg　po　qd

② 氯吡格雷　75mg　po　qd

2. β 受体阻滞药

① 美托洛尔　12.5～25mg　po　bid

② 比索洛尔　5～10mg　po　qd

【说明】　在控制糖尿病的基础上，按一般治疗心绞痛的处理原则进行治疗，即改善冠状动脉的供血和减轻心肌的耗氧，同时治疗动脉粥样硬化。采用 β 受体阻滞剂治疗本病时应注意以下情况：使

用非选择性 β 受体阻滞剂时应警惕发生低血糖，应用大剂量 β 受体阻滞剂时，若突然停药可诱发严重的心脏并发症，故应逐渐减量，若必须停药，可在医院内连续监护下进行。

3. 调脂治疗

① 辛伐他汀　5～40mg　po　qn

② 普伐他汀　10～40mg　po　qn

4. ACEI 或 ARB 类药物

① 培哚普利　4～8mg　po　qd

② 贝那普利　5～20mg　po　qd

③ 氯沙坦　50mg　po　qd

5. 硝酸酯类

① 硝酸异山梨酯　10mg　po　tid

② 单硝酸异山梨酯　20mg　po　bid

（五）糖尿病心肌病

糖尿病心肌病是糖尿病引起的特殊心肌病变，单独发生或与糖尿病血管病变伴随。目前无特效的治疗方法，可采取以下治疗措施：

（1）控制血糖：应及时、有效地控制高血糖。

（2）降血压：治疗高血压是基本治疗措施，ACEI 对心肌收缩、冠状动脉收缩、心肌细胞生长、心肌肥大、再灌注损伤均有益处，也可以减轻心肌肥厚，保护肾脏，降低胰岛素抵抗，是理想的降压药物。

（3）降血脂：糖尿病患者较正常人群患高脂血症的概率高，需进行降血脂治疗。

① 培哚普利　4～8mg　po　qd

② 贝那普利　5～20mg　po　qd

③ 氯沙坦　50mg　po　qd

【说明】　ACEI、ARB 类或他汀类药物对心肌细胞有良好的影响或保护作用。

(六) 糖尿病与心力衰竭

糖尿病可影响患者的心肌功能，导致心肌病变，表现为心力衰竭或无症状的左心室收缩功能异常，糖化血红蛋白每升高 1%，心力衰竭发生危险就可增加 8%～15%。心力衰竭患者糖尿病患病率可达 20%，糖尿病患者合并心力衰竭的发生率明显高于非糖尿病。

① 卡托普利　　12.5～50mg　po　tid

② 美托洛尔　　12.5～200mg　po　qd

③ 氢氯噻嗪　　12.5～25mg　po　qd 或 bid

④ 硝酸异山梨酯　5～10mg　po　tid

【说明】　对糖尿病患者的心力衰竭的处理原则与对非糖尿病患者处理原则基本相同。尽管利尿药明显减轻心力衰竭的症状，但目前为止，利尿药能否改善糖尿病患者心力衰竭预后尚不明确。地高辛不增加心力衰竭患者的病死率，对于糖尿病心力衰竭患者，如果经 ACEI、利尿药、β 受体阻滞剂治疗后，心力衰竭症状仍然存在，可考虑地高辛改善症状。

同时注意的是，在控制血糖方面，并非所有控制血糖的药物均能用于心力衰竭的糖尿病患者，罗格列酮可以增加心力衰竭的发病率。双胍类在缺血、缺氧、应激等严重心肺疾病情况下易导致乳酸中毒，所以心力衰竭和严重的心肺患者慎用二甲双胍。

第四节　妊娠和心脏疾病

妊娠伴有心脏病者不到 5%，其中先天性心脏病和瓣膜病性心脏病最常见。妊娠合并心脏病是严重的产科合并症，是中国孕产妇死亡的第 3 位原因，占非直接产科死因中的第一位。由于妊娠时子宫增大，血容量增多，加重了心脏负担，分娩时子宫及全身骨骼肌收缩使大量血液涌向心脏，产后循环血量的增加，均易使有病变的心脏发生心力衰竭。在妊娠 32～34 周，分娩期及产褥早期 3 天内是患心脏病孕产妇最危险时期，此时心脏负担最重，极易发生心力衰竭而危及母婴安全。

一、临床表现

心脏器质性疾病患者妊娠后期出现进行性疲劳、夜间阵发性呼吸困难、端坐呼吸、心悸、咯血、晕厥、胸痛等心力衰竭的表现；查体见静息心率增快、脉压增高、颈静脉充盈、水肿，妊娠一般可增加主动脉瓣、二尖瓣和肺动脉瓣狭窄的杂音，而减弱主动脉、二尖瓣关闭不全和梗阻性肥厚型心肌病的杂音，收缩中期咯喇音和二尖瓣脱垂杂音通常在妊娠时减弱。或有心包摩擦音、舒张期奔马律、交替脉等。

房间隔缺损患者通常耐受良好；轻中度肺动脉狭窄耐受良好，严重的狭窄可导致充血性心力衰竭；主动脉狭窄主要风险是胎儿发育不良和母亲高血压；法洛四联症是进行性发绀、晕厥和猝死；二尖瓣狭窄时有呼吸困难、乏力、端坐呼吸和晕厥；二尖瓣脱垂合并反流，除非反流严重，通常耐受良好；围生期心脏病，必须把左心室功能不全的症状和正常妊娠时症状和体征鉴别开来；肥厚型心脏病在妊娠之前没有症状，通常耐受良好。

二、辅助检查

（1）妊娠试验阳性。

（2）常规心电图示有严重心律失常、心动过速、ST-T异常；或有房室增大的心电图表现。

（3）超声心动图示心腔扩大、心肌肥厚、瓣膜运动异常、心脏结构畸形，并有助于确诊有无肺动脉高压及先天性心脏病的类别。

三、诊断要点

首先应了解妊娠伴随的心脏病史，不同心脏病的症状、体征和超声心动图的证据及相关辅助检查。心脏听诊，如发现舒张期杂音，一般提示有器质性病变，3级或3级以上收缩期杂音，性质粗糙而时限较长者应考虑心脏病的诊断。

应与正常妊娠时的症状和体征相鉴别。

四、治疗

1. 妊娠期一般处理

对心功能二级以下患者应加强产前检查,至少每2周1次。患者应有足够的休息,避免较重的体力劳动,低盐饮食,注意预防呼吸道感染,有贫血者应积极治疗,于预产期前2周入院待产。有心力衰竭者应立即入院治疗。

2. 药物治疗

避免不必要的心脏药物治疗,特别是妊娠头3个月,不安全的药物包括 ACEI、ARB、胺碘酮、钙通道阻滞药和华法林。

合并心力衰竭患者可用地高辛、利尿药和硝酸酯类药物。孕妇对毛地黄类药物耐受性较差,用药时(尤其在快速毛地黄化时)应注意毒性反应,如呕吐、脉搏缓慢及胸痛等。孕期最好服用作用及排泄较迅速的毛地黄类药物,如地高辛0.25mg,口服,2次/日,2～3天后酌情加服一次,不要求达饱和量,以防万一发生心力衰竭后,有加大剂量的余地。心律失常可以应用地高辛、腺苷、奎尼丁、利多卡因和β受体阻滞药治疗。应用人工瓣膜者要进行抗凝治疗,头3个月应用低分子肝素,然后应用华法林直到36～38周,再换用肝素直到分娩4～6h。

其他治疗,感染者应用抗感染治疗。

3. 终止妊娠

(1) 终止妊娠适应证

① 心脏病较重,代偿功能在三级以上者。

② 既往妊娠有心力衰竭史或妊娠早期即发生心力衰竭者。

③ 风湿性心脏病有中、重度二尖瓣病变伴有肺动脉高压者或发绀型先心病。

④ 患有活动性风湿热、亚急性细菌性心内膜炎及有严重的心律失常者。

⑤ 严重的先天性心脏病及心肌炎。

（2）终止妊娠的方法：妊娠在 3 月以内可行人流术，＞12 周而＜15 周者，必要时可慎重考虑用钳刮术终止妊娠。中孕引产，尤其须手术时，有较大危险性，应尽量避免。如有条件，可在积极治疗观察下，使妊娠继续下去。凡出现心力衰竭者，必须在控制心力衰竭后，再终止妊娠。

第五节　电解质与心血管病

低钾血症

血清钾低于 3.5mmol/L 为低钾血症。低钾血症是临床最常见的电解质紊乱之一，老年患者及长期服用利尿药的患者最容易发生低钾血症。引起低钾血症的原因为摄入不足、丢失过多、钾分布异常。

一、病史采集

（1）现病史：患者就诊时应仔细询问发病前有无长期厌食、饥饿史，有无剧烈恶心呕吐、腹泻、过度出汗史，有无尿频、多尿及大量使用排钾利尿药物及纠正高钾血症、胰岛素及阳离子交换树脂使用过量史。神经、心血管等表现，仔细询问患者有无乏力、疲劳、对称性肌肉无力、痉挛、瘫痪、压痛，肢体麻木，腹胀，便秘，尿潴留，心悸，胸闷，心律失常，多尿，烦渴，夜尿增多等表现。

（2）既往史：询问患者既往有无慢性肾病、糖尿病、醛固酮增多症等病史，家族中有无周期性瘫痪、Liddle 综合征患者。

二、查体

（1）心血管系统：低钾可使心肌应激性减低和出现各种心律失常和传导阻滞。轻症者有窦性心动过速、房性或室性期前收缩、房室传导阻滞；重症者发生阵发性房性或室性心动过速，甚至心室纤颤。缺钾可加重洋地黄和锑剂中毒，可导致死亡。周围末梢血管扩张，血压可下降；心肌张力减低可致心脏扩大，重者发生心力衰竭。

（2）神经肌肉系统：肌肉压痛，肌张力减弱，对称性肌力下降，一般从下肢开始，继而出现躯干、上肢肌力下降，直至肌力为0级，严重可影响呼吸肌，呼吸频率及深度下降，呼吸衰竭。腹部叩诊鼓音，肠蠕动减缓，肠鸣音减弱，腹壁可见肠形。中枢神经系统一般无异常，神志清楚，可有表情淡漠，记忆力及定向力丧失，浅反射减弱或完全消失，深腱反射、腹壁反射较少受影响。

三、辅助检查

（1）心电图表现为 T 波低平、U 波升高（超过 T 波）、Q-T 间期延长，进一步加重表现为 ST 段下移、QRS 波增宽、P-R 间期延长、出现室上性或室性异位节律，乃至心室颤动、心跳骤停。

（2）血、尿检查：肾功能、电解质、血常规、血气分析、血糖、卧立位醛固酮、尿常规、酮体、尿渗透压、NAG 酶、尿钾等实验室检查。

四、诊断及鉴别诊断

1. 诊断要点

① 血清钾＜3.5mmol/L，根据血钾降低的不同程度可分为轻度（3.0～3.5mmol/L）、中度（2.5～3.0mmol/L）、重度（＜2.5mmol/L）。

② 有乏力、呼吸困难、腹胀、便秘、肠蠕动减弱甚至肠鸣音消失等轻重不一的表现。

③ 心电图出现 T 波低平、ST 段下降、U 波明显、Q-T 间期延长中的一项或多项。

④ 排除假性低钾血症，见于血标本体外存留时钾离子被代谢活跃的细胞摄取所致，常见于急性白血病患者。

2. 鉴别诊断

与原发性醛固酮增多症、皮质醇增多症、17α-羟化酶缺乏症和11β-羟化酶缺乏症、肾小管酸中毒、低血钾性周期性瘫痪、遗传性疾病的低钾血症相鉴别。

五、治疗

1. 一般治疗

积极治疗原发病。低钾血症临床表现与缺钾的严重程度有关，可诱发严重心律失常甚至危及生命。对长期低钾血症，给予富含钾的食物。原发病治疗效果不佳须长期口服补钾者宜进食富含钾的食物（如红枣、香蕉、橘子），定期复查监测血钾浓度变化。严重心律失常须进行动态心电监护，呼吸费力给予吸氧，呼吸肌麻痹时须行呼吸机辅助通气，并注意尿量。Bartter综合征低钾血症部分病例可用吲哚美辛治疗而使症状缓解。

2. 药物治疗处方

（1）轻、中度缺钾

① 10%氯化钾口服液　10～20mL　po　tid

② 氯化钾缓释片　1.0g　po　bid

【说明】　如需长期补钾，可给予缓释剂型的氯化钾（如"补达秀"）以减少对胃肠道的刺激和血钾浓度的波动。

（2）重度缺钾或不宜口服补钾时

① 5%葡萄糖注射液　500mL ｜ iv drip（慢！）
　　10%氯化钾注射液　15mL ｜

② 5%葡萄糖注射液　50mL ｜ 微泵泵入（慢！）
　　10%氯化钾注射液　15mL ｜

【说明】　静脉补钾时，浓度不超过0.3%，严重者最高浓度不超过0.45%氯化钾；速度宜在20mmol/h（相当于氯化钾1.5g）以内，每日最大剂量不超过12g氯化钾；伴高氯性酸中毒的低钾血症不宜用氯化钾补钾，可使用枸橼酸钾；伴代谢性酸中毒者在纠正酸中毒时可进一步加重低钾血症，此时应在允许的范围内相应提高补钾的剂量和速度；注意见尿补钾；合并低钙血症者补钾过程中出现抽搐应及时补钙；需控制输液量的患者用微泵泵入。

高钾血症

血清钾高于 5.5mmol/L 时称为高钾血症。高钾血症常见于肾功能不全、老年、糖尿病和应用血管紧张素抑制药等药物治疗的患者。心肌细胞对高血钾的敏感性远远超过其他组织的细胞，因此临床上高血钾患者以心脏功能的异常和损害为主要特征。急性高钾血症可引起心搏骤停，应及时抢救。

一、病史采集

（一）现病史

应仔细询问有无口渴、头晕、嗜睡、胸闷、心悸、肌无力、肌肉酸痛、肢端麻木、发热，饮食情况，注意尿量及尿液的颜色。

近日有无过快过多的摄入富钾食物、输注氯化钾、使用洋地黄类药物和（或）血管紧张素转换酶抑制药、输库存血、创伤、发热、溶血、应用大剂量青霉素钾盐、含钾中草药、潴钾利尿药及高渗药物。

（二）既往史

有无慢性肾病、各种原因引起的肾血流灌注不足、急性肾小管坏死、泌尿系梗阻、原发性醛固酮减少、肿瘤化疗术后等相关疾病。家族中有无高钾性周期性瘫痪（本病为常染色体显性遗传性疾病）者。

二、查体

（1）心血管系统：心动徐缓、心脏扩大、心音减弱、心律失常，无心力衰竭。

（2）神经肌肉系统：皮肤感觉异常，肌肉无力、甚至松弛性瘫痪，浅反射消失，中枢神经系统表现为烦躁不安或神志不清。

（3）其他：高血钾症引起乙酰胆碱释放增加，兴奋肠道，引起肠鸣音亢进。

三、辅助检查

（1）心电图：开始 T 波高尖，Q-T 间期缩短，随后 T 波改变逐渐更加明显，QRS 波渐增宽，并幅度下降，P 波形态逐渐消失，心电图呈正弦波形，进一步可演变为室性心动过速、心室扑动和心室纤颤，最后停搏于舒张期。

（2）血、尿检查：肾功能、电解质、血气分析、血糖、尿常规、尿渗透压、尿钠、尿血红蛋白等检查。

四、诊断及鉴别诊断

（一）诊断要点

（1）有使血钾增高的病史及存在诱发高血钾的因素（输库存血、高分解代谢、应用潴钾利尿药、血液浓缩等）；血清钾＞5.5mmol/L。

（2）心电图表现：血清钾＞5.5mmol/L 时 T 波高尖；血清钾＞6.5mmol/L 时 P-R 间期延长、QRS 波增宽以及 S 波加深；血清钾＞7.0mmol/L 时 P 波扁平或消失；血清钾＞8.0mmol/L 时可见房室传导阻滞；血清钾＞10mmol/L 时则出现心室颤动、心跳骤停。

（3）神经、肌肉系统症状：迟钝、嗜睡、意识模糊、肌无力、肌肉酸痛、肢端麻木等。

符合上述第（2）项，伴有其他一项或多项，可诊断为高钾血症；若不存在血液浓缩，但有第（2）项即可诊断。

（二）鉴别诊断

高钾血症首先排除试管内溶血引起的假性高钾血症后，应进行病因鉴别。与急性肾衰竭少尿期、慢性肾功能不全、低肾素性低醛固酮症、α_1-羟化酶缺乏症、高血钾性周期性瘫痪等鉴别。

五、治疗

(1) 药物治疗

① 50％葡萄糖注射液　20mL

　10％葡萄糖酸钙注射液　10～20ml │ iv（慢）

【说明】　静脉注射时严密注意心率、心律的变化，1～2h后可重复一次，但10％葡萄糖酸钙注射液24h总量不超过40mL。

② 5％碳酸氢钠注射液　150～250mL　iv drip

【说明】　碱性药物通过使血液中的钾往细胞内转移起到降血钾的作用。

③ 50％葡萄糖注射液　50mL

　普通胰岛素针　10U │ iv（缓慢泵入）

④ 呋塞米注射液　20～40mL　iv

【说明】　适用于肾功能正常无血容量不足者，有较强的排钾作用。

⑤ 离子交换（降钾）树脂　15g～30g　po　tid

【说明】　如不能口服，可给予灌肠，可引起恶心、便秘，可使钙离子从肠道排出，另外树脂中所含钠离子与血钾交换后进入体内，在心脏功能不全者有可能促使心力衰竭产生。

(2) 血液透析：为最快最有效的方法。

(3) 其他治疗：包括处理原发疾病，如清创、排除肠道积血、避免摄入含钾过多的饮食。如酸中毒引起高钾血症应尽快同时纠正酸中毒。停用可使血钾升高的药物及抑制钾离子在远端肾小管分泌的药物，如果循环功能允许，可予补液扩容治疗，促进钾离子排出。

第六节　肥胖与心脏病

肥胖症是糖尿病、冠状动脉粥样硬化性心脏病、脑血管疾病、高血压、高血脂等严重危害人体健康的危险因子，体重增加

10%，冠心病危险增加 38%；体重增加 20%，冠心病危险增加 86%。

一、病史采集

（1）现病史

① 询问患者有无肥胖家族史，出现肥胖的时间，有无暴饮暴食及过度摄取高脂肪类食物的不良饮食习惯。

② 询问平素运动量多少，及有无焦虑、忧郁等心理性疾病。

③ 询问患者有无善食易饥、倦怠思睡、多汗怕热、腹胀便秘、恶心、厌油腻、胆绞痛等表现。

④ 有无呼吸气促，睡眠呼吸暂停，憋喘、胸闷气短、胸痛、不能平卧、活动后加重的表现。

⑤ 有无关节疼痛、肌肉酸痛、体力活动减少表现，有无关节肿痛、痛风石表现，有无双下肢水肿、晨轻暮重表现。

⑥ 有无皮肤出现淡紫纹或白纹，皮肤皱褶处有无磨损、皮炎、皮损等。

⑦ 女性有无闭经、不育、多毛、男性化表现，男性有无阳痿不育、睾丸成熟迟缓等表现。

（2）既往史：询问患者既往有无糖尿病、高血压、冠心病、动脉粥样硬化、痛风、胆石症等病史。询问患者有无服用肾上腺皮质激素、口服避孕药、他莫西芬、苯二氮䓬类精神药物、三环类抗抑郁药物及噻唑烷二酮等降糖药物史。

二、查体

（1）测量患者身高（m）、体重（kg）、体温、血压、腹围及臀围等；了解患者有无肥胖及其程度是否合并有体温调节异常（下丘脑综合征时体温调节异常）和血压升高。

（2）观察身体外形及脂肪分布情况：男性单纯性肥胖症患者脂肪分布以颈项部、头部、躯干部为主；女性以腹部、下腹部、胸部乳房及臀部为主；继发性肥胖随不同病因而异。如向心性肥胖、满月脸、水牛背、多脂外貌、紫纹痤疮为皮质醇增多症的特征；女性肥胖伴多毛、闭经、不孕可能为多囊卵巢所致；体态肥胖伴面容虚肿、皮肤干而粗糙、反应迟钝为甲状腺功能减退特征；四肢末端肥大、面容丑陋为肢端肥大症特征。

（3）视力及视野检查：下丘脑及垂体性肥胖，尤其是该部位的肿瘤，可导致视力障碍、偏盲等。

三、辅助检查

（1）体重指数（BMI）：BMI＝体重(kg)/[身高(m)]^2。

（2）理想体重（IBW）：IBW(kg)＝身高(cm)－105；或IBW(kg)＝[身高(cm)－100]×0.9(男性)或0.85(女性)。

（3）腰围或腰/臀比（WHR），其中腰围更为简单可靠。

（4）CT或MRI：计算皮下脂肪厚度或内脏脂肪量，是评估体内脂肪积聚最重要的临床指标，但不作为常规检查。

（5）其他：身高密度测量法，生物电阻抗测定法，双能X线（DEXA）吸收法测定体脂总量。

四、诊断及鉴别诊断

1. 诊断

（1）体质指数（BMI）

① 正常BMI为18.5～23.9。

② BMI≥24为超重。

③ BMI为25～29为肥胖前期。

④ BMI为30.0～34.9为Ⅰ度肥胖（中度）。

⑤ BMI为35.0～39.9为Ⅱ度肥胖（重度）。

⑥ BMI≥40.0为Ⅲ度肥胖（极重度）。

（2）腰围（WC）：标准为男性＞90cm，女性＞80cm就为肥胖。

（3）腰臀比（WHR）：判断标准为男性＞0.9，女性＞0.8就为肥胖。

（4）Broca 公式计算理想体重：理想体重（kg）＝身高（cm）－105；肥胖度＝（实际体重－理想体重)/理想体重×100%。根据肥胖度来判断，正常为±10%；超重为＞10%；肥胖为＞20%；轻度肥胖为 20%～30%；中度肥胖为 30%～50%；重度肥胖为＞50%。

（5）皮肤皱褶卡钳测量皮下脂肪厚度：人体脂肪常用测量部位为三角肌外皮脂厚度及肩胛角下。成人两处相加，男性≥4cm，女性≥5cm 即可诊断为肥胖。如能多处测量则更可靠。

2. 分类

根据病因分类，可以将肥胖症分为单纯性肥胖症和继发性肥胖症两类。其中单纯性肥胖症可以分为体质性肥胖症和获得性肥胖症；继发性肥胖症主要继发于下丘脑病、垂体病、糖尿病、甲状腺功能减退症、肾上腺皮质功能亢进症、性腺功能减退症及水钠潴留性肥胖症及痛性肥胖等。

3. 鉴别诊断

（1）肥胖症确定后可结合病史、体征及实验室资料等，鉴别属于单纯性还是继发性肥胖症。

（2）如有高血压、向心性肥胖、紫纹、闭经等伴 24h 尿 17-羟类固醇偏高者，则应考虑为皮质醇增多症。

（3）代谢率偏低者宜进一步检查 T_3、T_4 及 TSH 等甲状腺功能试验，以明确有无甲状腺功能减退症。

（4）有垂体前叶功能低下或伴有下丘脑综合征者宜进行垂体及靶腺内分泌试验，检查蝶鞍、视野、视力等，必要时须做头颅 CT 检查等，蝶鞍扩大者应考虑垂体瘤并除外空蝶鞍综合征。

（5）闭经、不育、有男性化者应除外多囊卵巢综合征。

（6）无明显内分泌紊乱，午后脚肿、早晨减轻者应除外水、钠潴留性肥胖症，立卧位水试验颇有帮助。

（7）此外，常须注意有无糖尿病、冠心病、动脉粥样硬化、痛风、胆石症等伴随病。

五、治疗

肥胖症是慢性疾病，其治疗要坚持一生。肥胖的防治应从幼年开始，治疗上强调以饮食、运动及行为治疗为主，必要时辅以药物和手术的综合疗法。

1. 饮食治疗

控制总进食量，采用低热量、低脂肪饮食。对肥胖患者应制订能为之接受、长期坚持下去的个体化饮食方案，使体重逐渐减轻到适当水平，再继续维持。饮食的合理构成极为重要，须采用混合的平衡饮食。避免油煎食品、方便食品、快餐、巧克力和零食等，少吃甜食，少吃盐。适当增加膳食纤维、非吸收食物及无热量液体以满足饱腹感。

2. 运动疗法

体力活动和体育运动与医学营养治疗相结合，并长期坚持，可以预防肥胖或使肥胖患者体重减轻。

3. 行为治疗

通过宣传教育使患者及其家属对肥胖症及其危害性有正确认识从而配合治疗，采取健康的生活方式，改变饮食和运动习惯，自觉地长期坚持，是治疗肥胖症最重要的步骤。

4. 药物治疗

（1）药物治疗的适应证

① 食欲旺盛，餐前饥饿难忍，每餐进食量较多。

② 合并高血糖、高血压、血脂异常和脂肪肝。

③ 合并负重关节疼痛。

④ 肥胖引起呼吸困难或有睡眠阻塞性呼吸暂停综合征。

⑤ BMI≥24 有上述合并症情况，或 BMI≥28 不论是否有合并症，经过 3～6 个月单纯控制饮食和增加活动量处理仍不能减重 5%，甚至体重仍有上升趋势者，可考虑用药物辅助治疗。

（2）下列情况不宜应用减重药物：儿童；孕妇、乳母；对该类药物有不良反应者；正在服用其他选择性 5-羟色胺再摄取抑制药。

（3）食欲抑制药

西布曲明　5～15mg　po　qd

【说明】　该药物主要为抑制中枢对 5-羟色胺去甲肾上腺素的再摄取，3～6 月后体重下降 10kg 左右，主要副作用有口干、厌食、便秘、失眠、恶心、腹痛、眩晕等，一般可耐受。另可增加心率和升高血压，停药可恢复。

（4）减少肠道脂肪吸收的药物

奥利司他　120mg　po　tid

【说明】　非中枢性作用减重药。治疗早期可见轻度消化系统副作用如肠胃胀气、大便次数增多和脂肪便等。需关注是否影响脂溶性维生素吸收等。

5. 手术治疗

（1）手术治疗的适应证：BMI＞40kg/m² 或超过标准体重 45kg 或肥胖指数 200％ 以上的重症肥胖；经内科治疗 3 年以上的难治性肥胖或此基础上有并发症者；依从性差无法坚持常规的减肥疗法的肥胖患者；青春期单纯性肥胖需手术治疗长期消除肥胖者。

（2）方法：吸脂术、切脂术和各种减少食物吸收的手术，如空肠回肠分流术、胃气囊术、小胃手术或垂直结扎胃成形术等。但手术可能并发吸收不良、贫血、管道狭窄等，有一定危险性。

第七节　睡眠呼吸暂停综合征与心血管病

睡眠呼吸暂停综合征（SAS）患病率 2％～4％，该综合征对机体多个系统尤其是心血管系统有明显影响。同时心血管疾病患者中睡眠呼吸障碍的患病率明显增加。SAS 与高血压、冠心病、心律失常、猝死、心力衰竭、脑卒中有关。

一、病史采集

（1）现病史：如疑有睡眠呼吸暂停综合征要特别注意询问以下情况。

① 向同床人及家人询问夜间睡眠时有无打鼾、打鼾程度（打鼾程度分级：轻度打鼾为鼾声较正常人呼吸声音粗重；中等度打鼾为鼾声响亮程度大于普通人说话声音；重度打鼾为鼾声响亮，以致同一房间的人无法入睡），鼾声是否规律，有无呼吸暂停情况。

② 是否反复发生觉醒；是否存在夜尿增多。

③ 晨起是否头晕、头痛；白天有无嗜睡及其程度，是否有记忆力进行性下降、性格变化，如急躁易怒、行为异常；有无遗尿、性功能障碍等。

（2）既往史：是否有心脑血管病史，是否有肥胖、颈粗短、鼻中隔偏曲、鼻甲肥大、鼻息肉、扁桃体肿大、舌体肥大、舌根后坠、悬雍垂过长或过粗、咽腔狭窄、小颌畸形及下颌后缩等。

（3）个人史：是否有吸烟、大量饮酒等生活习惯。

（4）家族史：家族中是否有肥胖、心脑血管疾病。

二、查体

是否有血压增高，肥胖程度，其他心脑血管疾病的体征。

三、辅助检查

动态心电图、夜间血氧监测、家庭或门诊无人看守多导睡眠仪、住院有人看守多导睡眠仪等。

四、诊断及鉴别诊断

（1）诊断：SAS 每晚 7h 睡眠中，呼吸暂停反复发作 30 次以上或呼吸暂停低通气指数（AHI 指全夜睡眠期平均每小时呼吸暂停和低通气总次数）＞5 次/h，白天过度嗜睡。

（2）鉴别诊断：与鼻中隔偏曲、鼻甲肥大、鼻息肉、扁桃体肿大、舌体肥大、舌根后坠、悬雍垂过长或过粗、咽腔狭窄、小颌畸形及下颌后缩等鉴别。

五、治疗

（1）一般治疗：包括减肥、鼓励侧卧睡眠、戒烟酒等。

（2）药物治疗

① 乙酰唑胺　250mg　po　tid

② 甲地孕酮　20mg　po　tid

【说明】 疗效不肯定。

（3）其他治疗：包括经鼻持续正压治疗，应用口腔矫治器。

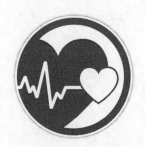

第二十章
心血管综合征

第一节　颈动脉窦综合征

颈动脉窦综合征又称"颈动脉窦性晕厥""颈动脉窦过敏综合征"。本病发生持续时间短暂，一般仅 1～4min，有时有意识丧失，可长达 20min 左右，很少发生惊厥。男性较多，大都 50 岁以上。有器质性心脏病者更为多见，老年人冠心病、高血压者可达 30%。

一、病史采集

（1）现病史：常见于老年患者，50 岁以上男性多见，也可见于青年女性。发作前诱因有衣领过紧、持物过重、演奏小号等，摇头或仰望时突然出现症状，发作时血压下降、心率减慢、眩晕甚至昏倒及抽搐。刺激颈动脉窦可引起发作，所以在临床上做颈动脉窦加压试验时，则可因颈动脉窦神经兴奋，引起晕厥发作或心跳停止，甚至死亡。

（2）过去史：既往有无类似发作史，有无高血压、冠心病、癫痫、脑血管、颈动脉瘤及其头颈部肿瘤病史，或颈动脉手术史。是否有颈动脉窦处的动脉硬化、颈动脉炎、颈动脉周围病变如淋巴结炎、淋巴结肿大、肿瘤瘢痕压迫等，此外，胆管疾病、食管憩室、食管裂孔疝、使用洋地黄等均可使颈动脉窦敏感性增高。

二、查体

一般无特殊体征，或有心脏病、高血压的体征、颈动脉杂音。发作时血压下降，意识改变。

三、辅助检查或试验

（1）颈动脉窦刺激试验：方法是在患者的床旁用手指施以中等压力依次对左侧和右侧颈动脉进行持续按摩。按摩点一般选在颈总动脉分叉部（相当于胸锁乳突肌上 1/3）。应注意左侧颈动脉窦低于右侧。平喉结节上方做一横指与胸锁乳突肌内缘交点处为 Hering 第一点，压迫此点则血压下降和脉搏减慢。在颈总动脉干上取一点为 Hering 第二点（相当于颈动脉窦下方），若压迫此点可使颈动脉窦部压力降低，相反地引起血压上升，脉搏加速。因此，对颈动脉窦综合征诊断试验，应选择 Hering 第一点。一般在按摩的 2～4s 即出现心率减慢、血压下降，5～50s 时达最低值。正常人按摩颈动脉窦时心率减慢 6～10 次/min。若减慢 10 次/min以上，即可认为颈动脉刺激试验阳性。此时应严密观察心电图及心率变化，每次按摩时间不超过 5s，左右两侧按摩的时间间隔应＞15s，且避免同时做双侧按摩。为避免压力过大，检查者宜同时触摸同侧颈动脉的强度。必须注意，伴有颈动脉粥样硬化、颈动脉炎、颈动脉周围淋巴结肿大的老年人需慎重使用，以防止发生脑血管意外。颈动脉刺激诱发心动过缓和血压下降或出现晕厥者常可确定诊断。

（2）直立倾斜试验：约 50% 的颈动脉窦综合征患者在此试验中出现阳性，因此在与血管抑制性晕厥中的鉴别方面，直立倾斜试验的价值不大。

（3）颈部血管彩超：有助于发现动脉瘤、颈动脉硬化或狭窄。

（4）其他如心电图、动态心电图、脑电图、血脂、血常规等。

四、诊断及鉴别诊断

1. 诊断

中老年患者常出现晕厥，尤其是晕厥发作时与头部突然转动、仰头或穿紧领衣等诱因有关时应疑为本病，可行颈动脉窦刺激试验。

2. 分型

(1) 心脏抑制型：心脏抑制型刺激颈动脉窦时出现心室停搏≥3s。此型约占颈动脉窦综合征患者的60%~80%。

(2) 单纯血管降低型：单纯血压降低型刺激颈动脉窦时出现收缩压降低≥50mmHg（6.7kPa）。此型约占颈动脉窦综合征患者的5%~11%。此型晕厥以瘦长型个体为主，晕厥发作是由于血压过低引起脑缺血。

(3) 混合型：混合型刺激颈动脉窦时，心脏抑制和血压降低均出现。一般以按摩颈动脉窦时心率减慢50%以上，收缩压降低40mmHg（5.3kPa）以上作为此型的诊断标准。此型占颈动脉窦综合征的30%左右。

(4) 脑型：刺激颈动脉窦时，尽管无明显的心率及血压变化，但患者出现晕厥或晕厥先兆的症状，常极为短暂。常见于颈动脉大脑前动脉及椎-基底动脉系统的阻塞性病变患者。

3. 鉴别诊断

(1) 血管迷走性晕厥：多见于年轻体弱女性。多于站立位时，目击出血、发热、疼痛、紧张时出现，发作前有面色苍白、恶心、出冷汗、过度换气等症状，发作时突然出现血压下降、心动过缓、短暂性意识不清，平卧后意识即恢复。反复发作，无后遗症。

(2) 迷走反射性晕厥：常见于某些特定动作，如在排尿、排便、咳嗽和吞咽等动作时出现晕厥，称之为情景性晕厥。

(3) 心源性晕厥：心室流出道梗阻性疾病、心室流入道梗阻性疾病、严重快速型心律失常和缓慢型心律失常、心力衰竭、急性心包填塞均可引起晕厥。可根据病史、心电图及心脏彩色多普勒鉴别。

（4）其他：与重度贫血、急性脑血管病、颅脑损伤等疾病导致的晕厥鉴别。

五、治疗

1. 一般措施

颈动脉窦综合征，一旦伴有反复的晕厥发作或晕厥先兆，即必须经过有效治疗，否则，可能有 25％的患者可发生意外损伤，如骨折、烧伤、颅脑外伤等。颈动脉窦综合征的治疗措施包括一般措施、药物治疗、起搏治疗和外科治疗等多种方法，可根据患者的发作次数及严重程度不同而选用。

一般治疗包括避免刺激颈动脉窦，平时应保持情绪稳定及禁止穿衣领较高较紧的衣服。发作时立即将患者置于平卧位。尽量避免使用利尿药和负性变时性药物。

2. 药物治疗

① 阿托品　0.3～0.6mg　po　tid

② 麻黄碱　15～30mg　po　tid

③ 溴丙胺太林片　15mg　po　tid

④ 异丙肾上腺素　5mg　po　tid

或　异丙肾上腺素　1mg

　　5％葡萄糖注射液　500mL ┃ iv drip（1～4μg/min）　st

【说明】　心脏抑制型急性发作心率缓慢时可用阿托品。反复发作者可常服溴丙胺太林、盐酸麻黄碱片。血管抑制型急性发作血压下降时可使用升压药物。如异丙肾上腺素、肾上腺素。药物疗效不佳时，可用普鲁卡因做颈动脉窦局部封闭。

3. 其他治疗

（1）起搏治疗：对于心脏抑制型颈动脉窦综合征，起搏治疗是最有效的治疗措施。最佳适应证是颈动脉窦刺激引起反复发作性晕厥或在无任何药物抑制窦房结和窦房传导功能情况下轻压颈动脉窦引起 3s 以上的窦性停搏者。

（2）外科治疗：采用外科手术去除颈动脉窦上的神经可使75％以上的患者症状减轻或消失。一般行单侧手术，否则术后可发生体位性低血压或高血压危象。

4. 预防

（1）颈动脉窦综合征患者，由于颈动脉窦对外界刺激的敏感性异常增高，要注意体位的突然变化和减少对颈动脉窦局部的刺激（如突然转头等动作），防止摔伤。

（2）对反复发生晕厥的颈动脉窦综合征患者植入永久性人工心脏起搏器。

第二节　直立性低血压

直立性低血压是指由于体位改变，如从平卧位突然转为直立，或长时间站立发生的低血压。见于 15％～20％ 的一般老年人。其患病率随年龄、患心血管病和基础血压的增高而增多。许多老年人其体位变化时血压有大范围的变化，并与其基础卧位收缩期血压的高低密切相关。

一、病史采集

（1）现病史：有无脑供血不足的临床表现，如眩晕、晕厥、乏力，有无诱因如晨起、餐后或运动后。

（2）过去史：有无既往发作史，有无使用利尿药、血管扩张药等药物史，有无呕吐腹泻等，有无帕金森病、糖尿病、多发性硬化等。

二、查体

（1）随体位的变化血压下降，基础卧位收缩期血压最高，直立性低血压立位时收缩期血压下降 20mmHg（2.7kPa）。

（2）自主神经系统检查。

（3）记录仰卧时血压和心率以及直立时长达3min来研究站立时的心血管反应。如果主动站立试验为阴性，特别是如果病史提示OH，以及运动障碍患者，如帕金森病、MSA和脊髓病变，则推荐被动抬头倾斜试验并连续心率和血压测量。

三、辅助检查

（1）实验室检查：测量血浆去甲肾上腺素水平，而仰卧和直立可能是有价值的。

（2）12导联心电图检查、24h心率变异和动态血压监测。

四、诊断及分类

1. 诊断

直立2min之内血压显著下降（收缩压下降＞20mmHg或舒张压下降＞10mmHg）；直立体位时出现脑供血不足症状如头晕或晕厥。除外液体丢失、原发性自主神经功能障碍、帕金森病、糖尿病等。

2. 分类

（1）生理性直立性低血压：多发于健康老年人。它常为一般的低血压应激所诱发，例如血容量减低、服用降压药物或排尿时所做的Valsalva动作。

（2）病理性直立性低血压：常有症状，并有肾上腺皮质功能不全、Shy-Drager综合征、周围自律神经系统疾病、药物导致。

（3）直立性低血压患者如查不出低血压的原因，可能为原发性或特发性。

五、治疗

1. 一般治疗

去除可能的致病因素，对于药物、相关疾病导致的OH，予以更换、停用相应的药物，避免及慎用血管扩张药物及利尿药等。治疗原发病。改变体位时动作要慢，可将一个动作分解成几个阶段实施，这可为血压调节系统提供足够的时间使血压稳定在正常水平，减轻症状。尤其是要提醒长期卧床的患者，站立前先做轻微的四肢活动后再站立；睡眠者醒后几分钟再坐起，随后在床边坐几分钟，逐渐过渡到站立，避免 OH 发生。穿弹性长袜及腹部加绷带，清晨起床即穿可显著缓解症状，但在热带地区及夏季，患者不易接受。进行物理对抗动作，如腿交叉、弯腰、下蹲和紧绷肌肉。夜间入睡时抬高床头 $10°\sim20°$，可诱发减压反射，刺激肾素释放，增加血容量。此法患者易接受，可长期坚持，使部分患者获得缓解。适当增加液体摄入、禁高盐饮食。

2. 药物治疗

① 氟氢可的松 $0.1\sim0.2$mg po bid

【说明】 无特殊治疗药物，部分患者可试用。一般在用氟氢可的松治疗原发性肾上腺皮质功能减退症中，可与糖皮质类固醇一起用于替代治疗。在妊娠期、肝病、黏液性水肿，本品半衰期延长，作用时间延长，故剂量可以减少。米多君为 α_1 肾上腺素受体激动剂，用于治疗心血管调节功能紊乱，适用于直立性血压、体质性低血压和症状性低血压以及气候敏感性低血压。高血压、嗜铬细胞瘤、急性肾炎、严重肾功能障碍、青光眼、前列腺增生伴尿潴留、机械性排尿梗阻、甲状腺功能亢进者禁用。如有严重的器质性心脏病变，心血管疾病或心律失常以及肾功能不全者，用药时应注意使用剂量。

② 米多君 2.5mg po qd$\sim$tid

【说明】 初始用量为 2.5mg，口服二至三次，每日逐渐增加至 10mg tid。卧位高血压是一种常见的（25%）不良反应，可能是严重的。最后一次剂量应在睡觉前至少 4h 给药，并应监测血压。在肝功能障碍患者中应谨慎使用，严重心脏病、急性肾衰、尿潴留、嗜铬细胞瘤和甲状腺中毒者禁用。

六、预防

使用血管扩张药或剂量的调整应监测血压。

第三节　马方综合征

马方综合征属于一种侵犯多系统的常染色体先天性遗传性结缔组织疾病，为常染色体显性遗传，有家族史。主要表现为骨骼、眼和心血管系统受累。心血管方面表现为大动脉中层弹力纤维发育不全，主动脉或腹主动脉扩张，形成主动脉瘤或腹主动脉瘤。主动脉扩张到一定程度以后，将造成主动脉大破裂死亡。发病率 $0.04‰{\sim}0.1‰$。

一、病史采集

（1）现病史：患者是否常有胸痛、背痛、呼吸困难、心悸等不适及发病时间、治疗效果。

（2）家族史：家族中是否有类似病史。

二、查体

（1）心血管系统：约 80％的患者伴有先天性心血管畸形。常见主动脉瓣关闭不全体征、二尖瓣脱垂体征。可合并先天性房间隔缺损、室间隔缺损、法洛四联症、动脉导管未闭、主动脉缩窄等。

（2）骨骼肌肉系统：主要有四肢细长、蜘蛛指（趾）、双臂平伸指距大于身长、双手下垂过膝、上半身比下半身长。长头畸形、面窄、高腭弓、耳大且低位。皮下脂肪少，肌肉不发达，胸、腹、臀皮肤皱纹。肌张力低，呈无力型体质。韧带、肌腱及关节囊伸长、松弛，关节过度伸展。有时见漏斗胸、鸡胸、脊柱后凸、脊柱侧凸、脊椎裂等。

（3）眼：主要有晶状体脱位或半脱位、高度近视、白内障、视网膜剥离、虹膜震颤等。

三、辅助检查

（1）X 线检查

① 心血管方面：主动脉窦扩张是马方综合征主要特征，选择

性升主动脉造影可见主动脉窦呈瘤样扩张；升主动脉梭形扩张。主动脉边缘光滑，无迂曲延伸。

②骨骼方面：表现为管状骨异常伸长，其伸长比例愈向远端愈明显，所以指掌骨和趾跖骨特别增长。根据双手X线后前位片计算出的掌骨指数可作为马方综合征诊断的客观指标。骨骼长度和宽度极不相称，骨长而细。骨皮质变薄，骨小梁纤细。骨成熟过程正常或加速。常见漏斗胸，可有脊柱侧弯后突畸形、下颌骨增大、髋内翻及髋臼向盆腔内突出等表现。

（2）心电图检查：可显示左心室肥大、心脏传导阻滞和T波倒置等表现。

（3）超声心动图：马方综合征在超声心动图上有主动脉根部明显增宽（左心房/主动脉内径＜0.7，主动脉宽度＞$22mm/m^2$，主动脉内径＞$37mm$）。可合并二尖瓣脱垂，以后叶多见。若有主动脉瓣或二尖瓣关闭不全，可出现左心室和（或）左心房增大。除外高血压、风湿性心脏病、冠心病等引起的主动脉根部增宽。发生主动脉夹层时，可出现主动脉夹层的超声心动图表现。

（4）数字减影造影（DSA）和选择性升主动脉造影：心血管造影对马方综合征有较高诊断价值。可明确显示升主动脉扩张、二尖瓣脱垂和Valsava窦瘤，对手术治疗患者术前头臂动脉受累情况、主动脉瓣关闭不全程度做出诊断和评估，是术前必要的检查。

（5）计算机断层扫描（CT）：CT扫描可显示升主动脉扩张及动脉内膜钙化。

（6）磁共振成像（MRI）：MRI可确定升主动脉扩张病变。

四、诊断及鉴别诊断

（一）诊断要点

当患者身材高大并肢体过长，并出现下列表现时提示本病：晶状体脱位；主动脉瘤；主动脉夹层；主动脉反流；二尖瓣脱垂并反流；有家族或遗传史。

无家族或遗传史者，需有吻合两个以上不同系统的主要标准并牵涉到 1/3 以上的器官，才能确诊其患有马方综合征。

（二）鉴别诊断

（1）同型胱氨酸尿症：同型胱氨酸尿症患者含硫氨基酸代谢异常，导致同型胱氨酸在血和尿中浓度增高，是常染色体隐性遗传病。患者也有晶状体脱位、鸡胸、细长体型及心血管体征。但患者易出现中等大小动、静脉多发血栓栓塞，骨质疏松，骨折，精神紧张不安、神经质状态，智能异常。使用维生素 B_6 治疗后患者症状好转。

（2）家族性或散在性二尖瓣脱垂综合征：有扁平胸或直背的骨骼改变，骨骼改变轻，无脊柱侧凸或后凸及非对称前胸部畸形。有二尖瓣脱垂，但无主动脉根部扩张，无眼部晶状体脱位及硬脊膜膨出。

（3）Well-Marchesani 综合征：患者体型粗短，有晶状体脱位，无心血管病变。

（4）蜘蛛指样（关节）过度活动综合征：大耳、双耳轮、迎风耳，高腭弓，智力发育迟缓，睾丸下降不全。

（三）分型

临床上分为两型：三主征俱全者称完全型；仅二项者称不完全型。

五、治疗

（1）目前尚无特效治疗：β 受体阻滞药可以降低主动脉扩张，提高生存率。降压治疗推荐 ACEI/ARB，收缩压目标为＜120mmHg，撕裂患者＜110mmHg。外科治疗后应继续药物治疗。主张使用男性激素及维生素，对胶原形成和生长可能有利。对先天性心血管病变宜早期手术修复，对心功能不全、心律失常者宜内科治疗。

（2）外科手术治疗：一旦确诊为合并有主动脉瘤或心脏瓣膜关

闭不全，则应视情况考虑手术治疗，因为药物是不能去除此病的。由于动脉瘤有破裂出血的危险，心脏瓣膜关闭不全也有致心力衰竭死亡的危险。

第四节　Brugada 综合征

Brugada 综合征是一种编码离子通道基因异常所致的家族性原发心电疾病，患者的心脏结构多正常，可发生威胁生命的心律失常（室颤或室速），引起晕厥或夜间猝死。多见于东南亚，被认为是亚洲年轻男性睡眠猝死的原因之一。引起心电图具有特征性的"三联征"：右束支传导阻滞、右胸导联（$V_1 \sim V_3$ 导联）ST 段呈下斜形或马鞍形抬高、T 波倒置，临床常因室颤或多形性室速引起反复晕厥，甚至猝死。Brugada 综合征多见于男性，男女之比约为 8：1，发病年龄多数在 30～40 岁之间。Brugada 综合征是由遗传决定的，具有常染色体显性遗传的传播模式。其准确发病率尚不清楚。

一、临床表现

不发作时无症状，或仅感心悸，夜间梦中惊醒，恶性心律失常发作时，可有晕厥、猝死等。有猝死家族史，体检一般正常。

二、辅助试验或检查

（一）心电图表现

心电图显示 RBBB 伴 $V_1 \sim V_3$ 导联 ST 段抬高，心率慢时更明显。

Ⅰ型：以突出的"穹隆型"ST 段抬高为特征，表现为 J 波或抬高的 ST 段顶点≥2mm，伴随 T 波倒置，ST 段与 T 波之间很少或无等电位线分离；

Ⅱ型：J 波幅度（≥2mm）引起 ST 段下斜型抬高（在基线上方并≥1mm），紧随正向或双向 T 波，形成"马鞍型"ST 段图形；

Ⅲ型：右胸前导联 ST 段抬高＜1mm，可以表现为"马鞍型"或"穹隆型"，或两者兼有。

Brugada 综合征心电图的 ST 段改变是动态的，不同的心电图图形可以在同一个患者身上先后观察到，三种类型心电图之间可以自发或通过药物试验而发生改变。Brugada 综合征心电图的 ST 段改变具有隐匿性、间歇性和多变性。

（二）其他

如超声心动图、遗传学检查等。

三、诊断和鉴别诊断

（一）诊断

详细询问病史和家族史是诊断的关键。不能解释的晕厥、晕厥先兆、猝死生还病史和家族性心脏猝死史是诊断的重要线索。有下列情况考虑诊断：

① 心源性晕厥发作；

② 右束支传导阻滞；

③ $V_1 \sim V_3$ 导联 ST 段呈尖峰状抬高并迅速降至基线以下；

④ 心电图见多源性期前收缩及短阵性心动过速，Q-T 间期正常；

⑤ 除外其他心脏疾患。

（二）鉴别诊断

（1）急性前间壁心肌梗死：急性前间壁心肌梗死心动图 ST 段呈弓背向上型抬高，有动态变化。心肌酶、肌钙蛋白升高，呈动态改变；冠脉造影、冠状动脉 CTA 可见冠状动脉狭窄或闭塞。而 Brugada 波上述检查均为正常，无心动图、心肌酶的动态变化。

（2）早期复极综合征：早期复极综合征表现为多导联 ST 段抬高、T 波高耸、QRS 波后的 J 波。早期复极综合征的 ST 段抬高常见于胸导联 $V_3 \sim V_5$ 导联，呈弓背向下型，伴有较高振幅的耸立 T

波，J 点及 J 波与 ST 段分界明显；而 Brugada 综合征时心电图 ST 段抬高多见于 $V_1 \sim V_3$ 导联，呈下斜型或马鞍型抬高，常伴 T 波倒置，J 点及 J 波与 ST 段分界均不明显。

（3）急性心包炎：急性心包炎心电图表现为除 aVR、V_1 导联以外广泛导联的 ST 段弓背向下型抬高，常伴肢体导联低电压，ST 段的抬高在一段时间内较稳定。心脏超声多普勒检查可见心包积液。而 Brugada 波为 $V_1 \sim V_3$ 导联 ST 段抬高，个别可见于 V_4 导联，且心肌酶、肌钙蛋白均正常，心脏超声多普勒检查心脏结构无异常。

（4）右束支传导阻滞：单纯右束支传导阻滞在 I、aVL 和 $V_5 \sim V_6$ 导联应有明显增宽粗顿的 S 波，不伴 $V_1 \sim V_3$ 导联 ST 段抬高。

（5）肺栓塞：肺栓塞可以表现为右束支传导阻滞，$V_1 \sim V_3$ 导联 T 波倒置及 ST 段抬高。但肺栓塞可见窦性心动过速、电轴右偏、顺钟向转位及特征性的"$S_1 Q_{\text{III}} T_{\text{III}}$"表现，且临床上多有"胸痛、呼吸困难、咯血"等急性症状。CT 肺血管成像可见肺血管内有血栓形成。

（6）特发性心室颤动：无明显器质性心脏病，常呈尖端扭转型室性心动过速和 Q-T 间期延长，不具有右束支传导阻滞及 $V_1 \sim V_3$ 导联 ST 段抬高。

（7）"J 波异常"所致的室性心律失常和猝死：部分患者 J 波高尖、颇似 ST 段尖峰状抬高，但多导联可见明显 J 波，不伴有右束支传导阻滞，且室速发生可呈尖端扭转型。

（8）意外猝死综合征（SUDS）：意外猝死综合征的死亡者多是年轻健康生活正常男性，且死亡多发生于夜晚睡眠中，病检发现无异常改变。

四、治疗

1. 一般措施

有过心搏骤停、夜间濒死呼吸者应进一步检查，有心电图异常但无症状者，暂不住院。治疗目的在于防止室颤的发生，减少这部分患者的猝死率，目前尚缺乏这种理想的有效药物。

2. 药物治疗

① 奎尼丁　0.2g　po　bid

② 胺碘酮　0.2mg　po　bid

③ 美托洛尔片　12.5～25mg　po　bid

【说明】　药物治疗的方法主要通过调节右心室心外膜早期动作电位电流的再平衡来减轻动作电位的切迹形成，修复动作电位平台期。常用的有胺碘酮和（或）β受体阻滞剂，以防治严重性心律失常，但最近研究表明胺碘酮和β受体阻滞剂被证实对 Brugada 综合征治疗效果不明显。但临床疗效需进一步证明。

奎尼丁是一个特殊的Ⅰ类抗心律失常的药物，奎尼丁因其具有对 1 相阻滞特性，又能抑制 2 相折返和室速的发生，成为目前唯一推荐治疗 Brugada 综合征的药物。奎尼丁是目前临床应用评价最多的药物。奎尼丁可使心外膜动作电位的 1 相、2 相恢复，并使升高的 ST 段恢复正常，进而预防 2 相折返及多形性室性心动过速、心室颤动的发生。奎尼丁是植入 ICD 后多次放电以及 Brugada 综合征电风暴的一个很好的辅助治疗手段，也是有症状恶性心律失常高危的儿童患者 ICD 的一个有效的替代治疗手段。奎尼丁应用时大剂量使用，1200～1500mg/d。奎尼丁使用可预防室性心律失常发作。还可以用于阵发性心动过速、心房颤抖、早搏，预防室性心动过速及对房室结折返性心动过速，还可预防有症状的室上性和室性早搏。用药时注意：

① 与地高辛合用，由于奎尼丁可减少地高辛的经肾排泄而增加地高辛的血药浓度，故联合应用时，应减少地高辛的用量。

② 与扩血管或降血压药并用，本品之作用增强。

③ 与苯妥英钠、苯巴比妥、利福平并用，可降低本品血药浓度；若与西咪替丁并用，可提高血药浓度。

④ 与抗凝药合用可使血中凝血酶原进一步减少，需注重调整剂量。

⑤ 由于本品具有抗胆碱能作用，使房室结传导加速。因此，在治疗房颤或房扑时，应预服洋地黄类药物，以免心室率加快，促发心力衰竭。

⑥ 治疗期间，应定期测定 Q-T 间期和 QRS 时间。当 QRS 时间>25%～35%，Q-T 或 QTU 间期>500ms 时，宜减量或调整治疗。

⑦ 与胺碘酮、索他洛尔或其他延长 Q-T 间期的药物并用，必须非常谨慎，最好避免使用。

⑧ 服后有恶心、呕吐、腹泻、头痛、耳鸣、视觉障碍等不良反应，特异体质者服药后可有呼吸困难、发绀、心室颤动和心室停搏。

⑨ 用于纠正心房颤动、心房扑动时，应先给洋地黄饱和量，以免心律转变后心跳加快，导致心力衰竭。

⑩ 每次给药前，应仔细观察心律和血压改变，并避免夜间给药。在白天给药量较大时，夜间也应注重心律及血压。

⑪ 如血压偏低是由于心动过速、心脏排血量小所造成，则应一面提高血压，一面使用奎尼丁。

⑫ 奎尼丁的毒性反应一般与剂量有关。但对本品过敏者，虽用小量，亦可发生严重反应。

⑬ 常见的副作用有恶心、腹泻、腹痛、呕吐及厌食、耳鸣、耳聋、视物模糊、神经错乱、谵妄、严重的心律失常等。严重心肌损害的患者和孕妇忌用。

3. 其他治疗

（1）植入型心脏复律除颤器（ICD）：ICD 是目前唯一已证实对 Brugada 综合征治疗有效的方法。对有 I 型 Brugada ECG 表现的症状性患者如果曾有过心脏猝死发作史，无需再做电生理检查，应接受 ICD 治疗。患者如果出现相关的症状如晕厥、抽搐或夜间濒死性呼吸，在排除非心脏原因后，可接受 ICD 治疗。无症状患者有 I 型 Brugada ECG 表现时如有心脏猝死家族史怀疑是由 Brugada 综合征导致的应进行电生理检查。如果 I 型 Brugada 心电图表现是自发的，当猝死家族史是阴性时电生理检查可进行明确诊断。如果可诱发出室性心律失常，患者应该接受 ICD 治疗。

（2）射频消融术治疗：射频消融室性期前收缩治疗 Brugada 综合征发作室性心动过速、心室颤动，但目前这种方法积累的病例尚少，其长期效果有待大规模试验和长期随访来验证。

（3）起搏器治疗：由于 Brugada 综合征患者的猝死和晕厥常发生在夜间心率较慢时，提示 Brugada 综合征患者室速或室颤的发生可能有慢心率依赖性，因此应用双腔起搏器治疗有希望达到预防的疗效，但目前这种治疗的疗效还未进行过大规模的研究，尚无肯定的结论。

第五节　小心脏综合征

小心脏综合征系指心脏相对较小，造成活动后心排血量相对不足继而产生头晕、心悸、胸骨后（心前区）疼痛、呼吸急促、易疲劳、乏力等，其特征为胸部 X 线检查显示心脏阴影较正常人为小。

一、诊断要点

（1）X 线胸片提示，心脏小，心脏横径＜12cm（成人正常值为 12～14cm），即为小心脏，心胸比＜0.40。

（2）有上述临床表现。

（3）由卧位到立位，心率增加＞20 次/min。

（4）除外其他心脏病。

二、鉴别诊断

临床上极易误诊为心脏神经官能症、甲状腺功能亢进症、心肌炎甚至冠心病，须引起注意，予以鉴别。

三、治疗

小心脏综合征目前无特效治疗。建议患者适度地增加体育锻炼和增加营养，可逐渐提高心肌收缩力及搏出量，提高机体免疫功能，减少肺部感染等。避免过劳或从事重体力劳动，避免情绪激动。做好患者及其家属的解释工作，消除顾虑，治疗神经功能紊乱，防止体位性低血压晕厥，避免跌倒导致机体损伤。

第六节 长 Q-T 综合征

长 Q-T 综合征（LQTS）是一种以 Q-T 间期延长伴心律失常的疾病。患者有发生多形性室性心律失常尤其是尖端扭转型室性心动过速（TdP）的倾向。在大多数病例中 TdP 可自发终止，但某些情况下，TdP 可恶化成心室颤动，导致心搏骤停以至猝死。体力和情绪应激可触发 LQTS 患者的致命性心律失常。

一、临床表现

对年龄＜40 岁，临床表现有心悸、晕厥先兆、晕厥或猝死而没有器质性心血管疾病病史及症状、体征，家族成员中有 LQTS 确诊或疑似患者，尤其发生于儿童与年轻人时，则 LQTS 的可能性较大。家族成员的 ECG 筛查对发现血亲亲属中的 Q-T 间期延长十分重要。

二、辅助检查

（1）心电图表现

① Q-T 间期延长：Q-T 间期延长是 LQTS 患者的心电图特征。Q-T 间期是心室除极和复极的时间。Q-T 间期与年龄、性别、心率有关。男性较女性及儿童短，心率快时 Q-T 间期短。通常临床上使用的是经 Bazett 公式（$Q\text{-}Tc = Q\text{-}T / \sqrt{R\text{-}R}$）校正后的 Q-T 间期（Q-Tc）。Q-Tc＞0.44s 为 Q-T 间期延长。约 12% 的先天性 LQTS 患者的 Q-Tc 在正常范围，约 30% 患者先天性 Q-Tc 在 0.46s 内。Q-Tc＞0.47s 可直接诊断，对临界病例或疑似病例，需依据临床评分进行诊断，进行基因测定、运动试验 ECG、24h 动态 ECG

检测或运用事件记录仪进行心电监测对明确诊断亦有一定价值。

② Q-T 离散度（Q-Td）增加：心电图 12 个导联中最长的 Q-T 间期与最短的 Q-T 间期之差称为 Q-Td。LQTS 患者 Q-Td 增加，Q-Td 是预测 TdP 发生的危险因素之一，也是评价 LQTS 治疗效果的指标之一。

③ T 波、U 波形态异常：LQTS 心肌细胞复极的电不稳定性表现为 T 波异常，T 波宽大、形态异常、切迹、双峰、倒置或交替。T 波交替指 T 波的极性、形态、振幅随心动周期出现的交替变化。T 波交替是心电不稳定的主要标志之一，提示患者处于发生恶性心脏事件的高危状态。

④ 先天性 LQTS 不同基因型 T 波特点：LQT1 型的 T 波基底部宽广，LQT2 型的 T 波振幅低、有切迹，LQT3 型表现为 T 波延迟出现。

（2）动态心电图，血生化，心脏超声有助于揭示心脏结构正常。基因检测是近年发展起来的一门新技术，可为 LQTS 的诊断提供更多的信息，但不能作为其诊断依据。

三、分型

（1）先天性长 Q-T 综合征：大多数先天性 LQTS 有家族聚集性，极少数是由自发的新发突变引起。心脏事件（如晕厥、心搏骤停或猝死）常发生在其他方面都健康、无心脏结构异常的年轻患者身上。

（2）获得性长 Q-T 综合征：获得性长 QT 综合征（LQTS）远较先天性 LQTS 常见，也可导致尖端扭转型室性心动过速（TdP）、心搏骤停和猝死。一些激发试验如仰卧-立位实验、运动试验恢复期或肾上腺素注射间期的 Q-T 间期测量，有助于发现静息状态下 Q-Tc 间期正常的 LQTS 患者。

四、诊断及鉴别诊断

（一）诊断

先天性 LQTS 的诊断主要依靠家族史、不明原因的晕厥和 Q-

Tc 延长。关于 LQTS 诊断，更重要的是 ECG 特点和家系调查。对于 Q-Tc 处于临界值的患者（0.44s＜Q-Tc＜0.47s），需进一步做运动试验及动态心电图检查以掌握尽可能多的信息。一般认为如果 Q-Tc＜410ms，可排除 cLQTS 的诊断，但目前 cLQTS 诊断的一大难题是，约 50% 的患者 Q-Tc 测为 420～470ms。对于这些 Q-Tc 临界或正常的临界病例或疑似病例，目前临床主要采用 1993 年国际 LQTS 协作组建议的 Schwartz 评分诊断标准，见表 20-1。评分 4分，可考虑诊断为 cLQTS；2～3 分可考虑为临界或疑似病例，需随访以进一步明确；1 分一般可排除 cLQTS 的诊断。

表 20-1　LQTS 的 Schwartz 评分诊断标准（1993 年）

	诊断依据	记分
心电图*	Q-Tc＞480ms	3
	Q-Tc：460～470ms	2
	Q-Tc：450ms	1
	TdP	2
	T 波交替	1
	T 波切迹（3 个导联以上）	1
	与同龄者相比，心率慢	0.5
病史	晕厥与应激反应有关	2
	晕厥与应激反应无关	1
	先天性耳聋	0.5
家族史	家庭成员中有肯定的 LQTS	1
	直系亲属中有＜30 岁的心脏性猝死	0.5

注：＊除外继发性 TdP；得分＞4 分为肯定的 LQTS，2～3 分为可能的 LQTS。Q-Tc 为 QT/$\sqrt{R\text{-}R}$

（二）鉴别诊断

（1）肥厚型心肌病（HCD）：可引起心室肌复极化障碍使 Q-T 间期延长，亦可出现各种心律失常。该病有客观的临床症状和体征，心脏超声可确诊，同时合并 LQTS 者极少见。

（2）甲状腺功能减退症：可引起心动过缓，心室肌复极时间延长，但很少≥440ms。该病有独特的临床症状和体征，甲状腺功能检查可确诊。

（3）低钙血症：可伴有心室肌复极化障碍，导致 Q-T 间期延长，但很少≥440ms。该病具有抽搐、横纹肌痉挛等独特的临床表现，多有明确的低钙危险因素（如慢性肾功能不全），血清钙低于正常值。

（4）药物因素：很多药物可引起 Q-T 间期延长，其中最常见的是抗心律失常药物洋地黄类及抗癫痫药物，某些中药也可通过阻碍离子通道和快速激活钾电流引起 Q-T 间期延长。根据病史、临床表现及药物其他表现可明确诊断。

（5）其他：如窦房结综合征（SSS）、Brugada 综合征、短 Q-T 综合征等。

五、治疗

1. 治疗的策略

需要区分先天性与获得性 LQTS。在获得性 LQTS 中，可发现原发病和（或）致 Q-T 延长的因素。药物、低钾血症和低镁血症导致的 LQTS 通常伴发动态 Q-TU 延长，与易发展成 TdP 的 T-U 融合。LQTS 治疗的最终目标是预防心搏骤停与猝死。对于获得性 LQTS，去除致病因素是关键。镁可有效抑制 TdP。对于先天性 LQTS，避免应用延长 Q-T 间期的药物，保持电解质平衡和避免基因特异性情景或环境刺激因素可降低心脏事件发生的危险性。治疗策略根据基因型与表型的严重程度而定。一般来说，先天性 LQTS 可用药物、器械和手术来治疗。

2. 药物治疗

（1）β 受体阻滞药治疗

① 阿替洛尔　25～100mg　po　qd/bid

② 美西律　150～300mg　po　q8h/q12h

③ 纳多洛尔　40～320mg　po　qd

④ 普萘洛尔　10～20mg　po　tid

【说明】　β受体阻滞剂控制交感神经活性，是 LQTS 患者的首选。给予患者最大耐受剂量 β受体阻滞剂能够有效减少 LQTS 患者心脏事件的发生。其中 LQTS1 的疗效最好，其次为 LQTS2，而对 LQTS3 的益处不明确。普萘洛尔临床应用最多，疗效肯定。推荐对儿童特别是青少年要进行 1 年 1 次的随访，以调整剂量与监测体重增长，依从性是有效治疗的关键。β受体阻滞药可极有效地减少 LQT1 患者的心脏事件。β受体阻滞药在诊断确立后应立即给予，且最好在患者青春期前应用。纳多洛尔为合成的长效非选择性 β受体阻滞药，作用似普萘洛尔，但强 2～4 倍，无内源性拟交感活性和膜稳定作用，可减慢窦性心律，降低自律性，降低心肌传导性和收缩力，对心肌抑制作用和抗心律失常作用较弱。尚有降低外周阻力和肾血管阻力，增加肾血流量的作用。多用于心绞痛和高血压的长期治疗，亦用于室性心律失常。支气管哮喘、过敏性鼻炎、严重阻塞性肺疾病、重症糖尿病、严重心动过缓、二度或三度房室传导阻滞、预激综合征合并房颤或房扑、心源性休克、肺动脉高压引起的右心衰竭、充血性心力衰竭、急性心肌梗死患者禁用。可有心率减慢、疲乏、眩晕、胃肠道不适、恶心、呕吐、腹胀等，偶有发热、皮疹、性功能障碍、视物模糊、直立性低血压、哮喘、血小板和粒细胞减少等副作用。不可与乙醚、氯仿、单胺氧化酶抑制药合用，不宜与钙通道阻滞药合用。长期服用不能突然停药，要逐渐减量，于 2 周内逐渐停药。治疗 LQTS 时对 β受体阻滞药不耐受或 β受体阻滞药治疗后仍有症状者停用，一般应用长效纳多洛尔或者阿替洛尔治疗对 LQST1 有效。其原因可能与 LQTS 的肾上腺素依赖有关，但对 Q-T 间期并无明显缩短作用。

（2）钾补充剂

① 氯化钾缓释片　1.0g　po　bid

② 10%氯化钾注射液　10mL　po　tid

【说明】　钾补充剂对某些种类的 LQTS 是有效的，诸如 LQT2。补达秀片是新型氯化钾缓释制剂，缓释辅料能使片中的氯化钾在胃肠道中缓慢均匀地释放，从而能稳定血钾浓度，避免血钾过高的危险；而且能延长药效时间，提高生物利用度。本品对胃肠道的刺激性明显小于普通制剂。可以治疗低钾血症，预防低钾血症，洋地黄中毒引起频发、多源性期前收缩或快速性心律失常。口服偶可有胃肠道刺激症状，如恶心、呕吐、咽部不适、胸痛（食管刺激）、腹痛、腹泻，甚至消化性溃疡及出血。在空腹、剂量较大及原有胃肠道疾病者更易发生。下列情况慎用：代谢性酸中毒伴有少尿时；肾上腺皮质功能减弱者；急慢性肾功能衰竭；急性脱水；家庭性周期性瘫痪；低钾性瘫痪应予补钾，但须鉴别高钾性或正常血钾性周期性瘫痪；慢性或严重腹泻可致低钾血症；胃肠道梗阻、慢性胃炎、溃疡病、食管狭窄、憩室、肠张力缺乏，以及溃疡性肠炎者，不宜口服补钾，因此时钾对胃肠道的刺激增加，可加重病情；传导阻滞性心律失常，尤其是应用洋地黄类药物时；大面积烧伤、肌肉创伤、严重感染、大手术后 24h 内和严重溶血，上述情况本身可引起高钾血症；先天性肾上腺皮质增生伴盐皮质激素分泌不足。用药期间需做以下随访检查：血钾；心电图；血镁、钠、钙；酸碱平衡指标；肾功能和尿量。

肾上腺盐皮质激素和促肾上腺皮质激素（ACTH），因能促进尿钾排泄，合用时降低钾盐疗效，抗胆碱酯酶药物能加重口服钾盐尤其是氯化钾的胃肠道刺激作用。非甾体抗炎镇痛药加重口服钾盐的胃肠道反应。合用库存血（库存 10 日以下含钾 30mmol/L，库存 10 日以上含钾 65mmol/L）、正服用含钾药物和保钾利尿药时，发生高钾血症的机会增多，尤其是有肾功损害者。血管紧张素转换酶抑制药和环孢素能抑制醛固酮分泌，尿钾排泄减少，合用时易发生高钾血症。肝素能抑制醛固酮的合成，尿钾排泄减少，合用时易发生高钾血症；此外，肝素可使胃肠道出血机会增多。缓释型钾盐能抑制肠道对维生素 B_{12} 的吸收。

（3）镁补充剂

5%葡萄糖注射液　　20mL
25%硫酸镁注射液　　8mL ｜ iv（1～2min 内）

【说明】 硫酸镁 2g 加入 20mL 溶液中 1～2min 内静脉注射，间隔 5～15min 可再使用。3～10mg/min 静脉持续滴注，镁补充剂对低镁血症所致的 LQTS 有效。

3. 其他治疗

（1）埋藏式心脏复律除颤器（ICD）：ICD 可自动感知致命性心律失常并立即对心脏进行电治疗或发放挽救生命的电击。这种治疗方式对终止心律失常性猝死十分有效。ICD 或 ICD/起搏器联合可用于药物无效或个体无法接受药物的不良反应者及患者的首发症状是猝死未遂。起搏器或 ICD/起搏器可用于有严重心动过缓或窦房结功能障碍的 LQTS 患者。

（2）左心交感神经切除术（LCSD）：切除范围包括左侧星状神经节下半部与左胸 1～4 或 1～5 交感神经节。此方法保证切除了足够的心交感神经，同时引起 HorneR's 综合征的可能性也很小。对于高危的 LQTS 患者，LCSD 可起到显著的保护作用。

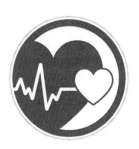

第二十一章
非心脏手术的围手术期心血管危险评估与管理

心脏病病人常因并发其他疾病而遇到各种各样的手术问题。非心脏手术围手术期死亡病人中 40％是由于心脏事件造成的。麻醉和非心脏手术对心脏病人的心脏功能、心肌供血和自主神经张力均有影响。围手术期病人焦虑、禁食和输液等情况均要求正确评估心脏病病人对非心脏手术的承受能力，预防并处理围手术期可能出现的心血管并发症，以尽可能防止严重心律失常、心力衰竭、急性心肌梗死甚至心脏性猝死的发生。因此临床医师必须对心脏病患者实行非心脏手术的危险因素进行细致评估，衡量手术的利益与风险，以期让患者获得最大收益。

一、病史及检查

（一）病史

一个详细的病史采集对发现心脏病或其他导致手术高风险的疾病起着关键的作用。病史采集的重点是鉴别严重的心血管症状，包括不稳定性冠脉综合征，以前出现过心绞痛，最近或过去有过心肌梗死，失代偿性心力衰竭，明显的心律失常，以及严重的血管疾病等。评估者还应该明确患者是否安装过心脏起搏器或植入过心脏除颤器等情况。对患有心脏病的患者，近期症状的变化、目前的治疗方法（包括中药治疗以及其他的营养补充）以及所用的剂量都必须明确。吸烟史、饮酒史以及应用违禁药物史也应该做记录。病史采集还应该了解患者的机体功能储备状态。对患者功能状态的评估与平板试验中最大氧摄取量有很好的相关性。年龄过大或已知患有冠心病的患者，如果无临床症状，心肺功能储备正常，则不需要进一步的术前评估。相反，一个久坐的患者，没有冠心病史，但存在临床危险因素，在术前应该进行全面广泛的术前评估。

（二）查体及辅助检查

一个详细的心血管系统检查应该包括检测生命体征（包括双臂血压）、颈动脉搏动和杂音、颈静脉压和搏动、肺部听诊、心前区触诊和听诊、腹部触诊以及四肢水肿和周围血管的检查。贫血会增加心血管系统的应激，加重心肌缺血，使心力衰竭恶化。血细胞比容低于28％将增加前列腺手术或血管手术患者围术期心肌缺血和术后并发症的发生率。

（三）非心脏手术术前评估辅助检查

（1）左心室功能评估：存在左心室功能障碍是预测手术前后心脏状况恶化的可靠因素，随着左心室功能的下降，患者心脏症状和病死率有增加的趋势。术前射血分数＜35％的患者较射血分数正常或稍下降的患者，手术前后危险性更高。非心脏手术前对左心室功能进行评估的方法有放射性核素血管造影、超声心动图及对比心室造影等。值得注意的是，静止状态下左心室的功能对围术期心肌缺血的发生率的预测无明显的相关性。对目前或早先出现过心力衰竭，并伴有不断恶化的呼吸困难或其他临床症状改变的患者，如果在12个月内没进行过左心室功能的评估，那么应该在术前进行左心室功能的评估。

（2）冠心病风险评估与功能状态评估：选择进行心电图、无创负荷试验、动态心电图、二维心脏彩超检查。

① 静息心电图：高、中危非心脏手术术前、术后常规检查；

② 动态心电图监测：可以发现无症状的心律失常；

③ 无创负荷试验：目的是为判断患者的功能状态，识别手术

前存在的心肌缺血和心律失常。

④ 平板试验、超声负荷试验（IB）。

（3）冠脉造影或 CTA。

二、围手术期心血管危险因素评估

（一）Goldman 心脏危险指数评估

见表 21-1、表 21-2。

表 21-1　心脏危险指数

类别	危险因素	积分
病史	年龄>70 岁	5
	过去 6 个内发生心肌梗死	10
体检	第三心音奔马律或颈静脉怒张	11
	严重的主动脉狭窄	3
心电图	术前查有窦性以外的心律失常和房性期前收缩	7
	术前在 1min 内有 5 个以上的室性期前收缩	7
一般情况	PO_2<60mmHg 或 PCO_2>50mmHg，K^+<3.0mmol/L 或 HCO_3^-<20mmol/L，BUN>17.85mmol/L（50mg/dL）或 Cr>275.2mmol/L，AST 不正常，慢性肝病	3
手术	腹腔、胸腔及主动脉手术	3
	急症手术	4
总积分	53	

表 21-2　心脏危险指数与手术并发症和心脏原因病死率

分数	分级	较大并发症的发生率（%）	心脏原因的病死率（%）
0～5	Ⅰ	0.7	0.2
6～12	Ⅱ	5	2
13～25	Ⅲ	11	3
>26	Ⅳ	22	>56

(二) 2002 年美国心脏病学会围手术期心血管危险性估计

1. 围手术期心血管危险因素分级

(1) 高危（围手术期心脏事件发生率 10% ~ 15%，其中心源性死亡 $>5\%$）：不稳定型冠状动脉综合征；失代偿心力衰竭及严重的心律失常，高度房室传导阻滞；有基础心脏病的症状性心律失常；心室率未控制的室上性心律失常。

(2) 中危（围手术期心脏事件发生率 3% ~ 10%，其中心源性死亡 $<5\%$）：轻度心绞痛（CCSC Ⅰ 级或 Ⅱ 级；心肌梗死病史或 Q 波异常；代偿性心力衰竭或有心力衰竭病史；糖尿病；肾功能不全。

(3) 低危（围手术期心脏事件发生率 $<3\%$，其中心源性死亡 $<1\%$）：高龄；心电图异常（左心室肥厚、左束支传导阻滞、ST 异常）；非窦性心律（如房颤）；运动耐力减低；脑卒中史；未控制的高血压。

手术前进行心脏危险评估是为了预测经历择期手术患者围手术期心脏并发症的危险，以区别哪些患者能够从进一步治疗中获得益处，对有高度危险因素的患者，应积极进行治疗，除非紧急情况，均应延期或取消手术；有中度危险因素者，肯定会增加围手术期的心血管并发症，所以也应积极处理；而仅有低度危险因素者，一般不会增加围手术期的心血管并发症。

2. 手术范围大小的危险性分级

(1) 高危（心脏危险性 $>5\%$）：包括急诊大手术，特别是老年人；主动脉或其他大血管手术；周围血管手术；有液体转移或失血的长时间操作的手术。

(2) 中危（心脏危险性 $<5\%$）：颈动脉内膜剥离术；头颈部手术；腹腔或胸腔手术；矫形手术；前列腺手术。

(3) 低危（心脏危险性 $<1\%$）：内镜操作；浅表操作；白内障手术；乳腺手术。

(三）五步评估法

第一步：判断非心脏手术的紧急性。如果是紧急手术，立即送入手术室，进行围手术期监护及术后风险分层并处理危险因素。如果为非紧急手术则入下一步。

第二步：患者有无活动性心脏病，如果没有，进入下一步。如果有不稳定心绞痛、失代偿性心力衰竭、严重心律失常或瓣膜疾病常导致推迟或取消手术，直到心脏疾病得到确诊和合适的治疗（IB)。许多存在这些情况的患者需行冠脉造影评估进一步的治疗方案。对计划手术的患者进行最大限度的药物治疗是恰当的。

第三步：患者进行的是低风险手术吗？如果是低风险手术，即使是高危的患者，其与低风险非心脏手术相关的致残率和致死率总数不到1%，可按计划手术。如果是高、中风险手术进入下一步。

第四步：患者功能状态好否？有无症状？功能状态可用代谢当量（METs）来判断。例如一名40岁，体重70公斤的男性在休息状态下基础性氧耗量是 $3.5mL/(kg \cdot min)$，即为1METs。功能状态分为优秀（>10METs)、良好（$7 \sim 10METs$)、中等（$4 \sim 7METs$）和差（<4METs)。如果患者METs≥4，且无症状，可按计划手术。在正常的日常生活中无法达到4METs的患者，其围手术期心脏和长期风险增加需进入下一步。

第五步：如果患者功能状态差，有症状或不清楚，可根据是否存在临床危险因素决定是否需要进一步评估。无临床危险因素，可按计划手术。如果患者有1～2个临床危险因素，用β受体阻滞剂控制心率后按计划手术是合理的，有3个以上临床危险因素，手术的心脏危险取决于手术的类型，高危手术>5%、中危手术1%～5%、低危手术<1%。

三、麻醉对心血管系统的影响

全身麻醉时心血管功能的改变由多种因素引起，包括麻醉药的直接作用及通过自主神经系统引起的间接作用。常用的吸入麻醉药，如一氧化氮、氟烷、甲氧氟烷、安氟醚和异氟醚均有心脏抑制作用，一氧化氮的心肌抑制作用最弱，而氟烷最强。一氧化氮对病人血压影响亦小，而氟烷和安氟醚的心肌抑制和扩血管作用可使血压下降。如病人有严重左心功能不全、血容量不足或合并使用血管扩张药，则血压下降更为明显。在麻醉止痛药中，吗啡的耐受性最佳，吗啡对心肌收缩力无明显影响，且能扩张静脉，降低前负荷和心排量；芬太尼较少引起低血压和血管扩张，但比吗啡更可能引起心动过缓；舒芬太尼和阿芬太尼对心血管的作用总体上与芬太尼相似。短作用巴比妥盐，尤其是硫喷妥钠对心肌收缩和交感神经张力具有抑制作用，故可引起血压下降。苯二氮䓬类镇静药对心血管具有轻度抑制作用，但偶尔在小剂量使用可出现呼吸停顿或低血压。氯胺酮对心肌有轻度抑制作用，但可通过对中枢神经系统的直接刺激和增加循环中儿茶酚胺而抵消其对心肌的抑制作用。

脊髓麻醉和硬膜外麻醉因其阻断交感神经作用，使外周小动脉和静脉扩张，导致心脏前、后负荷均下降，这两种麻醉方法对心血管的作用与麻醉平面有关，麻醉平面愈高对心血管影响愈大。

四、围手术期管理

(一) 原发病的处理

1. 冠心病

冠心病病人围手术期危险性评估见上，围手术期发生心肌梗死的病死率高。围手术期心肌梗死多发生在手术后 4 日内，尤其在术后第 2 日发生率高。约 50％的围手术期急性心肌梗死病人无胸痛症状，仅有心电图和心肌酶谱改变。所以，已确诊为冠心病或者冠心病危险因素者大手术（胸、腹腔手术，主动脉手术）后应进行心电图检查及心肌酶学的动态监测。

冠心病病人围手术期可能出现的并发症为急性心肌梗死、不稳定心绞痛、严重心律失常、心力衰竭和心源性猝死，所以，冠心病病人术前应尽可能调整用药，以最大限度地改善心肌供血，有条件的应在择期非心脏手术前做经皮冠状动脉腔内成形术（PTCA）或冠状动脉搭桥术（CABG）。围术期继续使用抗心绞痛药物β受体阻滞药、钙通道阻滞药和硝酸盐制剂。手术当天可采用长效制剂或非口服剂型。突然停用β受体阻滞药可诱发或加重心绞痛。术前一周前停用阿司匹林、双嘧达莫、噻氯匹啶，术后应尽早恢复使用上述药物。围术期静脉应用硝酸甘油可预防冠状动脉痉挛。对伴有心功能不全者，需要进行血流动力学监护。

2. 高血压

高血压病人术前应明确病因，排除主动脉缩窄、肾动脉狭窄、肾小球肾炎、嗜铬细胞瘤、原发性醛固酮增多症等引起的继发性高血压。病因未明确前应推迟择期非心脏手术，以明确诊断并控制血压。无论原发性或继发性高血压术前均应认真评估靶器官（心、脑和肾）受损程度，眼底检查是一项重要手段。

中度高血压并非围手术期发生心血管合并症的独立危险因素。但是，高血压是导致冠心病的危险因素之一，未经治疗或血压控制不满意的高血压病人可因手术中血压波动而导致心肌缺血，凡术中心电图显示心肌缺血者术后心脏事件发生率高。此外，术中血压波动易诱发心律失常、左心衰竭和神经系统并发症。因此，非急诊手术应在术前控制血压，并在围术期继续抗高血压治疗。

轻至中度高血压不合并代谢异常（如糖尿病）和心血管合并症者手术风险相对较小，对重度高血压（舒张压≥110mmHg）病人，需满意控制血压数日或数周后再做择期手术。急诊手术可经静脉选用下列药物以快速控制血压。

（1）硝普钠：50mg加入5％葡萄糖注射液250mL，避光静脉滴注，开始剂量5～10μg/min，继之根据血压调整滴速，可逐渐增加至50～200μg/min。

（2）硝酸甘油：10～20mg加入5％葡萄糖注射液250mL中静脉滴注，起始滴速5～10μg/min，根据血压逐渐加大剂量。

（3）乌拉地尔（压宁定）：静脉注射或静脉滴注，首剂25mg，观察 5min，若血压未能满意控制可再静脉注射 25mg。维持疗效以 100～250mg 加入 5％葡萄糖注射液 250mL 中静脉滴注。

（4）地尔硫草：静脉注射 10mg 后继以 50～100mg 加入 5％葡萄糖注射液 250mL 中静脉滴注。

3. 瓣膜病

有瓣膜关闭不全病人围术期应使用抗生素以防感染性心内膜炎。因瓣膜置换或心房颤动长期使用华法林者为防止术中出血过多应在术前停用。其替代疗法有：术前 5～7 日停用华法林并立即住院静脉使用肝素，维持活化部分凝血活酶时间（APTT）达正常对照值 1.5～2.0 倍，术前静脉注射鱼精蛋白以对抗肝素作用（1mg 中和 100 单位肝素，使用 1％溶液静脉注射）；术前 3 日停用华法林，待凝血酶原时间缩短至 15s 或较正常对照值延长 1～2s 时手术；对有血栓形成的高危病人术前 2 日停用华法林，改用静脉滴注肝素，术前 4h 停用肝素；急诊手术者用维生素 K_1 10～25mg 静脉注射或输注新鲜干冻血浆 15～20mL/kg 以对抗华法林作用。上述病人手术后一旦止血状态稳定，应在 12～24h 内使用肝素，并逐步过渡到用华法林治疗。注意维生素 K_1 静脉注射速度也应缓慢，个别病人可有过敏反应。

（1）二尖瓣狭窄，术前应判定二尖瓣口面积和左心房内径，轻度和中度二尖瓣狭窄病人要严格控制心室率，心动过速和（或）快速输液（血）可引起左心房衰竭，导致急性肺水肿。快速心房颤动常需联合使用洋地黄制剂与 β 受体阻滞药或地尔硫草控制心室率。重度二尖瓣狭窄病人择期手术前应先做二尖瓣狭窄分离术或经皮二尖瓣球囊扩张成形术。二尖瓣狭窄病人血容量不足会导致低心排出量，故应慎用利尿药和血管扩张药；另一方面血容量过多又可引起肺淤血或肺水肿。所以，必要时围术期需插入气囊漂浮导管监测肺动脉嵌顿压。

（2）二尖瓣关闭不全，单纯二尖瓣关闭不全最常见病因为乳头肌功能不全和二尖瓣脱垂，二尖瓣脱垂病人围术期应预防性使用抗生素。二尖瓣关闭不全病人左心大小、心脏功能与手术风险大小成正比。利尿药和降低后负荷的药物可改善血流动力学；伴心力衰竭的二尖瓣关闭不全应使用洋地黄制剂与血管紧张素转换酶抑制药（ACEI）。二尖瓣关闭不全病人在心脏功能代偿期，因左心室充盈量高于正常人，所以，反映左心室收缩功能的左心室射血分数（LVEF）高于实际水平，因而，LVEF 的轻度下降即预示左心室储备功能下降。

（3）主动脉瓣狭窄，严重主动脉狭窄病人手术风险大，病死率高达 13%，应在择期手术前解除主动脉瓣狭窄。血容量不足、心动过速、麻醉药物引起的血管扩张均可导致心功能不全，围术期维持窦性心律和正常循环血量至关重要。

（4）主动脉瓣关闭不全，该类病人主动脉瓣反流量与心率和主动脉根部压力有关，心动过缓及主动脉根部压力高使反流量增大，有效心排出量减少。所以，应恰当使用血管扩张剂和避免心动过缓。

4. 扩张型心肌病

有心力衰竭病史的扩张型心肌病病人，术前应测定左心室大小、收缩和舒张功能。扩张型心肌病伴严重心力衰竭和（或）严重心律失常者原则上不应施行非心脏手术。

5. 肥厚型心脏病

麻醉引起的体循环阻力下降和手术失血均可加重肥厚型心肌病流出道梗塞；疼痛、焦虑使交感神经兴奋亦增加动力性梗阻程度。故围术期应继续使用 β 受体阻滞药或钙通道阻滞药，监测血流动力学，并预防性使用抗生素。

（二）特殊处理

1. 心力衰竭

围术期病死率与心力衰竭程度相关，心功能愈差则病死率愈高。凡有心力衰竭病史者应明确病因，若病因不能去除，并仍有心力衰竭者，除有禁忌证外，均应于术前两周使用洋地黄制剂、血管紧张素转换酶抑制药或血管紧张素Ⅱ受体拮抗药（ARB）和利尿药。无心力衰竭症状，但胸部 X 线片显示重度心影扩大和（或）超声心动图显示左心室功能下降者可给予 ACEI 和（或）ARB 治疗，暂不使用利尿药。当 LVEF＜40％并有心脏扩大者，加用洋地黄制剂。使用上述药物时应严密观察，谨防低血钾、低血镁、血容量不足和洋地黄过量。

术中和术后发生严重心力衰竭，除可使用快速洋地黄制剂、ACEI/ARB 和利尿药外，亦可静脉滴注多巴酚丁胺以增强心肌收缩力、降低肺动脉嵌顿压和降低左心室射血阻力。用 20mg 加入 5％葡萄糖注射液 250mL 中，以 2.5～10μg/(kg·min) 静脉滴注，肥厚型梗阻性心肌病禁忌使用本药。

手术后肺水肿多发生在终止麻醉 12h 内。术中输液过多过快、麻醉药物对心肌的抑制和术后血压升高是术后肺水肿的诱发因素，故术中应控制输液速度和输液量，术后避免血压剧烈波动。

2. 心律失常

围术期心律失常较常见，发生率可达 60％，尤其在老年人中更为普遍，但绝大多数无需处理。心律失常是否需要积极治疗，关键在于有无器质性心脏病。室上性心动过速尽管是良性心律失常，但在冠心病病人可导致严重的心肌缺血产生心绞痛、心肌梗死甚至猝死。偶发室性期前收缩、多形性室性期前收缩、非持续性室性心动过速一般不需积极处理，但发生在有心肌缺血和中至重度左心室功能不全病人则要积极治疗。冠心病病人出现下列类型室性期前收缩应积极处理：室性期前收缩＞5 个/分，多源性室性期前收缩、成对室性期前收缩。先静脉给予负荷量利多卡因 50～100mg，继以 1～4mg/min 静脉滴注，并持续至手术后。室上性和室性心动过速出现血流动力学障碍时应立即给予电复律。围术期心律失常的常见原因为血容量不足、低氧血症、酸碱平衡失调、电解质紊乱、心功能低下、心肌缺血和感染，应在处理心律失常同时积极治疗这些诱发因素。

完全房室传导阻滞、高度房室传导阻滞应安装心脏起搏器后施行手术。对二度Ⅱ型房室传导阻滞，若心室率较慢亦应在手术前植入临时心脏起搏器。完全型右束支传导阻滞伴左前分支传导阻滞是否植入临时起搏器意见不一，但多数学者倾向于植入临时心脏起搏器。上述病人术中均应心电监护，临时起搏器应尽量远离电刀或电烙器的接地电极。

对高危病人，除非是抢救病人生命的急诊手术，都应暂缓手术并进行相应的治疗，降低危险度后再进行手术，以降低病人心脏事件的发生率。

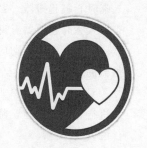

第二十二章
常用心血管疾病诊疗技术

第一节 临床心电图

一、正常心电图的命名、测量及临床意义

一系列心电图曲线是由一组组波形组成，每组波形中的不同曲线又有不同称谓。波形中首先出现的是振幅不高、圆钝小波，称 P 波；P 波后短暂的水平线称 PR 段；PR 段后第一个向下的负向波称 Q 波；Q 波后的高振幅正向波称 R 波；R 波后的负向波称 S 波；这三个紧密相连的波合称 QRS 波。QRS 波后的一段基线称 ST 段；ST 段与 S 波交接点称 J 点；继 ST 段后出现的一个缓而宽的正向波称 T 波；T 波以后还有一个低小向上的波称之为 U 波；从 P 波起始到 QRS 波起始的时间称 P-R 间期；QRS 波起始至 T 波终点的时间称 Q-T 间期。

1. P 波

P 波是基线上最早出的小圆钝波；P 波反映心房除极的电位变化，P 波前半部代表右心房激动，后半部代表左心房激动。

① P 波形态：窦性心律时 P 波在 I、II、V_4～V_6 导联直立，aVR 导联倒置；正常 P 波可有轻微切迹，正常切迹的两个波峰间距<0.03s。

② P 波测量及正常值：P 波振幅测量以 P 波起点为参比点，从基线上缘测量至 P 波顶点，肢体导联<0.25mV，胸壁导联<

0.15mV；V_1 导联 P 波负性部分<0.1mV，负向振幅与时间的乘积（$PtfV_1$）绝对值<0.03。

③ P 波时间测量：测量时从 P 波起点的内缘测量至结束时的内缘。成人 P 波为 0.08～0.11s。

2. P-R 间期

指从 P 波起始至 QRS 波起始的时间，代表心房除极开始到心室除极开始的时限。P-R 间期的时限在一定范围内随窦性心律的频率变化而变化，成人 P-R 间期正常范围在 0.12～0.20s，上限不超过 0.21s；儿童在 0.11～0.18s。

3. QRS 波

QRS 波反映心室除极过程的电位变化。典型的 QRS 波是指三个紧密相连的综合波，但并不是每一个 QRS 波都必须具有 Q、R、S 三个波。

QRS 波时限的测量与 P 波测量相同，正常成人 QRS 波时限为 0.06～0.10s，个别可达 0.11s。QRS 波时限代表心室激动持续的时间。

QRS 波振幅测量的原则是负向波振幅从基线下缘量到负向波底点（最低点），正向波振幅从基线上缘量至正向波顶点（最高点）。

① Q 波：当 QRS 波初始的除极向量背离某个导联轴时，该导联就记录到一个 Q 波（负向波）。肢体导联除Ⅲ、aVR 导联外，Q 波时间<0.03s；Ⅲ导联<0.05s，Q 波深度一般不超过同导 R 波振幅的 1/4。胸导联多数正常人左胸导联可出现小 Q 波，Q 波宽度≤0.03s；Q 波深度一般≤0.2mV；V_2 不应有 Q 波。诊断心肌梗死时，Q 波宽度更为重要。人们常根据 Q 波出现的导联对心肌梗死的部位进行定位诊断。

② R 波：当 QRS 最大向量与某个导联轴平行时，该导联 R 波振幅最高。正常成人 R 波振幅在 Ⅰ导联<1.5mV；aVL 导联<1.0mV；Ⅱ、Ⅲ、aVF 导联<1.9mV。胸导 R 波振幅从右胸导联（V_1、V_2）到左胸导联（V_4～V_6）逐渐递增。V_1 导联可以呈

QS 型，但呈 rS 型时，R 波振幅应<0.6mV。

③ S 波：常规 12 导联中右胸导联 S 波最深，正常成人 $V_1 \sim V_3$ 导联应<2.1mV，个别健康者可达 3.0mV，I、II、aVF 导联 S 波应<0.5mV。

如果所有肢体导联 QRS 波振<0.5mV，则为肢体导联低电压，所有胸导联 QRS 波振幅<1.0mV 为胸导联低电压。

4. ST 段

ST 段是指 QRS 波终点至 T 波起始前的一段水平线。ST 段代表心室除极终末至复极开始之间的无电位变化时段。

ST 段测量应以 R 波起始部为参比点，测量 QRS 波终点后 $0.06 \sim 0.08s$ 的水平位置。正常成人肢体导联 ST 段呈等电位线；ST 段抬高或压低<0.1mV 为上限。右胸导联 ST 段上移可达<0.1~0.3mV，左胸导联抬高上限<0.1mV。所有胸导 ST 压低均应<0.05~0.1mV。

5. T 波

T 波代表心室复极电位变化。T 波方向多与同导 QRS 主波相一致。

T 波振幅，所有肢体导联均<0.6mV，男女无明显差别。在胸导联上男性明显高于女性。V_2、V_3 导联男性平均 0.6mV，最高可达 1.2mV；女性平均 0.3~0.4mV，最高<0.8mV。所有以 R 波为主的导联上，T 波振幅均不应低于同导联 R 波的 1/10，不能双向、倒置。

6. Q-T 间期

Q-T 间期是指从 QRS 波起始部至 T 波终末部的时限，代表心室除极和复极过程的总时程。Q-T 间期和室性心律失常关系密切，Q-T 延长者猝死危险性显著增加。因此，Q-T 间期已日益引起临床重视。

Q-T 间期测量应以 12 导联最早出现的 QRS 起点测至最晚结束的 T 波终点，或选择 T 波较大并有清楚终末部的导联，一般测 V_2、V_3 导联。

Q-T 间期随心率的改变而变化，心率加快 Q-T 缩短；心率减慢 Q-T 延长，因此为了消除心率对 Q-T 间期的影响，有必要计算出校正的 Q-T 间期（QTc）。QTc=QT/$\sqrt{RR}$（QT 为实测的 QT 间期），目前临床认定的 QTc 正常值为＜440ms。

7. U 波

U 波是在 T 波后 20～40ms 出现的小圆波，正常情况下 U 波可出现也可不出现。U 波产生的确切机制尚未肯定。

正常人 U 波极性和 T 波一致。U 波振幅低于同导 T 波的 1/4。T 波直立时 U 波倒置，称为孤立性 U 波倒置，视为异常表现。

二、心率

体表心电图都记录在划有纵横线相交的方格纸上，每一条细线间隔 1mm，组成 1mm 见方的小格。纵向代表电压（振幅），每小格 0.1mV；横向代表时间，走纸速度 25mm/s，每小格 0.04s。心率可用 bpm 表示，即每分钟若干次。从心电图 P 波或 R 波出现的频率可计算出心率。计算方法为：

$$每分钟心率 = \frac{60}{R\text{-}R \text{ 或 } P\text{-}P \text{ 间期}(s)}$$

公式计算较繁琐，临床多用查心率推算表的方法。正常成人心率在 60～100bpm。

三、平均心电轴

通常所称的心电轴是指心室激动中产生的最大综合向量的方向，即 QRS 环在额面上的电轴。

额面六轴系统的形成及测量：将代表标准导联三个导联轴的等边三角形的三条边平行移动至三角形的中心点，再将三个加压单极肢体导联轴通过此中心点指向左、右上肢和下肢（即原来三角形的三个顶点），即可得到一个额面六轴系统。

电轴的测定方法主要有计算机测定和人工测定两类。目前临床使用的多导电脑心电图机，基本采用的是面积法计算电轴，以求获得较高的测量精度。人工测定主要有目测法和查表法。

1. 目测法

目测法是根据投影原理，利用六轴系统确定电轴的方向，此法简单实用，可迅速判断是否存在电轴偏移，与其他方法比，虽有一定误差，但基本上可以满足临床需要。

最简单的方法是根据 I、III 导联的 QRS 主波方向，粗略估计平均电轴的大致方向，如果 I 导联 QRS 主波向下，III 导联 QRS 主波向上，二者呈"针锋相对"，则电轴右偏；反之，I 导联主波向上，III 导联主波向下，二者呈现"背道而驰"则电轴左偏；I、III 导联主波方向均朝上，电轴为正常；I、III 导联 QRS 波方向均向下，呈 $S_I S_{II} S_{III}$ 时，电轴指向"无人区"，为不定电轴或电轴极度偏移；

在六个肢体导联中寻找 QRS 波振幅的代数和为零或近乎零的导联，再利用六轴系统找出与该导联垂直的导联，并确定 QRS 主波在这个导联上的方向，如果为正向，则电轴等于该导联正极的度数，如果为负向，则电轴等于该导联负极的度数。

还可在六个肢体导联中寻找 QRS 波群电压最大（振幅最高）的导联，平均电轴的方向大致与该导联轴平行，若此时 QRS 波在该导联为正向，则电轴大体上相当于该导联正极的度数，反之则大致为该导联负极的度数。

2. 查表法

目测法虽方便、快捷，深受广大临床工作者欢迎，但其精确性有限，难为科研者所求。为了进一步准确的测定电轴的度数，可根据计算出来的 I、III 导联 QRS 波电压代数和的数值直接查表求得。

正常成人电轴分布在 $-30°$ 至 $+90°$ 之间；电轴左偏的范围在 $-30°\sim -90°$；电轴右偏的范围在 $+90°\sim \pm 180°$。电轴在 $-90°\sim \pm 180°$ 称"无人区"电轴或不确定电轴。

3. 临床意义

电轴左偏多见于横位心脏，如肥胖、妊娠、腹水、左心室肥大和左前分支传导阻滞等，电轴右偏常见于体型瘦长者、儿童、右心室肥大、左后分支传导阻滞等。不确定电轴可见于器质性心脏患者，如重度肺气肿、先天性心脏病合并右心室肥大、急性心肌梗死等；也可见于个别健康人。

四、常用心电图导联

所谓导联是指引导心脏电流至心电图机的连接路程，即电极安放的部位以及电极与心电图机连接的方式叫导联。

1. 心电图导联的分类

（1）根据电极与心脏的位置关系分

① 直接导联：电极与心脏直接接触，如：心内电图、心外膜标测心电图等。

② 半直接导联：电极虽然没直接接触心脏，但距离心脏较近，如胸壁导联、食管导联。

③ 间接导联：指远离心脏的导联，如肢体导联。

（2）根据电极与心脏电位变化的关系分

① 双极导联：双极导联所反映的是两个电极之间的电位差，其两个电极均受心电位影响。

② 单极导联：单极导联反映的是探查电极所在部位的电位变化而不是二个电极间的电位差。

（3）根据导联所代表的三维空间位置分

① 额面导联：反映激动在前额面上、下、左、右的变化，如肢体导联。

② 水平面导联：反映激动在水平面前、后、左、右的变化，如胸前导联。

③ 矢状面导联：反映激动在侧面前、后、左、右的变化。如食管导联。

2. 常规心电图导联的临床应用

常规导联包括肢体导联和胸壁导联两部分。肢体导联又分成三个标准导联（Ⅰ、Ⅱ、Ⅲ）和三个加压单极导联（aVR、aVL、aVF）；胸导联共 15 个（左边 $V_2 \sim V_9$；右边 V_1、$V_{3R} \sim V_{8R}$）。

（1）标准导联（Ⅰ、Ⅱ、Ⅲ导联）：标准导联为双极导联，它反映的是两个肢体电极之间的电位差。因为左上肢在Ⅰ导联为正极、Ⅲ导联为负极，因此当Ⅰ、Ⅲ导联相加时便相互抵消。双极导联连接方式的结果，产生Einthoven定律（Ⅰ＋Ⅲ＝Ⅱ），即在同一瞬间，Ⅱ导联QRS波的电压等于Ⅰ与Ⅲ导联QRS电压的代数和。

（2）加压单极肢体导联：如果将加压单极肢体导联的三根轴加入标准导联的三轴系统，则形成额面六轴系统，每个导联轴夹角为30°。六个导联的名称均标在该导联的正侧，并围绕成360°"表盘状"。六轴系统反映心脏电位在额平面上、下、左、右的变化。Ⅰ、aVF导联轴相互垂直，划分出四个象限，分别代表左下方、右下方、右上方和左上方。

（3）胸壁导联（横面导联）：胸壁各导联的位置是以胸部骨骼的标志为参照点安排的，具体方法如下。

V_1——探查电极置于胸骨右缘第4肋间；

V_2——探查电极置于胸骨左缘第4肋间；

V_3——探查电极置于V_2与V_4连接中点；

V_4——探查电极置于左锁骨中线与第5肋间相交处；

V_5——探查电极置于左腋前线与V_4同一水平；

V_6——探查电极置于左腋中线与V_4、V_5同一水平。

在心肌梗死及一些个别病例中为了准确对病变观察、定位，还需根据具体情况加做胸壁附加导联，具体连接如下。

V_7——探查电极位于左腋后线与$V_4 \sim V_6$同一水平；

V_8——探查电极位于左肩胛线与$V_4 \sim V_7$同一水平；

V_9——探查电极位于后正中线与$V_4 \sim V_8$同一水平；

V_{3R}——探查电极位于V_3导联的对应部位；

V_{4R}——探查电极位于V_4导联的对应部位；

V_{5R}——探查电极位于V_5导联的对应部位；

V_{6R}——探查电极位于V_6导联的对应部位；

V_{7R}——探查电极位于V_7导联的对应部位；

616

V_{8R}——探查电极位于 V_8 导联的对应部位。

在特殊情况下，还可加做上述导联的上一肋间或下一肋间导联，分别用 $V_1'\sim V_6'$ 或 $V_{1/}\sim V_{6/}$ 表示。

胸导 QRS 变化有一定规律，从右到左 R 波逐渐增高；S 波逐渐减低；V_1 导 $R/S<1$；V_5 导 $R/S>1$。

第二节　心电图运动试验

心电图运动试验系指通过运动增加心脏的负荷，使心肌耗氧量增加，当负荷达到一定量时，冠状动脉狭窄患者的心肌供血不能相应增加，从而诱发静息状态下未表现出来的心血管系统的异常，并通过心电图检查结果显示出来。主要用于冠心病的辅助诊断、冠状动脉病变严重程度判定及预后判定、疗效及心功能评价等。

一、适应证

运动试验可用于诊断阻塞性冠心病，对有症状患者或有冠心病史患者进行危险评估，对心肌梗死后患者进行危险分层，对特殊人群（女性、无症状、无已知冠心病者等）及对儿童和青少年进行运动试验等提出了不同的适应证。

1. 运动试验诊断阻塞性冠心病的适应证

（1）Ⅰ类：根据年龄、性别和症状，成年患者（包括完全性右束支传导阻滞或静息 ST 段压低<1mm 者）具有中等度的患冠心病可能性者（具体的例外情况在Ⅱ和Ⅲ中注明）。

（2）Ⅱ类

① Ⅱa 类：血管痉挛性心绞痛患者。

② Ⅱb 类：根据年龄、性别和症状预测冠心病可能性大的患者；根据年龄、性别和症状预测冠心病可能性小的患者；基线 ST 段压低<1mm 并服用地高辛的患者；心电图诊断左心室肥厚并基线 ST 段压低<1mm 者。

（3）Ⅲ类：有下列基线心电图异常的患者。预激综合征

（WPW 综合征）；心室起搏心律；静息时 ST 段压低超过 1mm；完全性左束支传导阻滞。已证实心肌梗死或先前冠脉造影显示严重病变的明确诊断的冠心病患者，运动试验可测定心肌缺血和危险度。

2. 评估有症状患者或有冠心病史患者的危险性及预后的适应证

（1）Ⅰ类：初始评估可疑或已知冠心病的患者，包括那些完全性右束支传导阻滞患者或静息 ST 段压低 <1mm 的患者；可疑或已知冠心病的患者，之前进行过评估，现在临床状况有明显的改变；低危险度不稳定性心绞痛患者，发作后 8～12h，已无活动性缺血或心力衰竭表现；中等危险度不稳定性心绞痛患者，发作后 2～3 天，无活动性缺血或心力衰竭表现。

（2）Ⅱ类

① Ⅱa 类：中等危险度不稳定心绞痛患者，初始心脏标志物正常，重复心电图亦无明显改变，症状发作后 6～12h 心脏标志物正常，且在观察期间无其他心肌缺血依据。

② Ⅱb 类：有以下静息心电图异常的患者。预激综合征（WPW）；心室起搏心律；静息 ST 段压低 ≥1mm；完全性左束支传导阻滞，或任何室内传导差异并 QRS 波超过 120ms。临床稳定的患者定期监测以指导治疗。

（3）Ⅲ类：有严重合并症患者可能限制预期寿命和（或）准备行血运重建术患者；高危不稳定性心绞痛患者。

3. 心肌梗死后运动试验的适应证

（1）Ⅰ类：出院前行预后评估，运动处方，评估药物治疗（心梗后 4～76 天进行次极量运动试验）；出院后早期预后评估，运动处方，评估药物治疗，了解心脏恢复情况，如未进行出院前运动试验者（症状限制，14～21 天）；出院后晚期预后评估，运动处方，评估药物治疗，了解心脏恢复情况，如早期进行的是亚极量运动试验者（症状限制，3～6 周）。

（2）Ⅱ类

① Ⅱa 类：在已进行冠状动脉血运重建术的患者出院后，运动量咨询和（或）运动训练作为心脏康复的一部分。

② Ⅱb类：有以下心电图异常的患者。完全性左束支传导阻滞；预激综合征；左心室肥厚；地高辛治疗；静息 ST 段压低超过 1mm；心室起搏心律。对继续参加运动训练或心脏康复的患者进行定期监测。

③ Ⅲ类：严重的合并疾病可能限制预期寿命和（或）准备进行血运重建术的患者。任何时候，对急性心肌梗死伴有失代偿心力衰竭、心律失常或非心脏情况严重限制运动能力的患者进行评估；出院前评估已被选定或已进行过心导管的患者，尽管在导管术前或术后进行负荷试验，有助于评估或确认冠状动脉病变的严重性处于边沿状态引起的缺血及其分布，仍推荐应用负荷影像学检查。

4. 无症状或已知冠心病患者群行运动试验的适应证

（1）Ⅰ类：无。

（2）Ⅱ类

① Ⅱa类：对计划开始积极运动的、无症状的糖尿病患者进行评估。

② Ⅱb类：对多重危险因素人群进行评估，以指导降低危险性的治疗；对年龄超过 45 岁的无症状男性和年龄超 55 岁的无症状女性进行，计划开始积极运动的患者（尤其是惯于久坐的人群）；从事患病可能影响公众安全职业的人群；由于其他疾病（例如外周血管样病和慢性肾衰竭）发生冠心病危险性较高人群。

（3）Ⅲ类：对无症状男性或女性的常规筛查。

二、禁忌证

（1）绝对禁忌证：急性心肌梗死（2 天内）；高危的不稳定性心绞痛；未控制的、伴有症状或血流动力学障碍的心律失常；有症状的严重主动脉狭窄；未控制的有症状心力衰竭；急性肺栓塞或肺梗死；急性心肌炎或心包炎；急性主动脉夹层。

（2）相对禁忌证：左冠状动脉主干狭窄；中度狭窄的瓣膜性心脏病；电解质异常；严重的高血压；快速型或缓慢型心律失常；肥

厚型心肌病和其他形式的流出道梗阻；精神或身体异常不能运动；高度房室传导阻滞。

三、常用心电图运动试验方法和运动终点：

常用心电图运动试验有双倍二级梯运动试验、踏车运动试验和活动平板试验，目前多用后两种运动试验。

（1）踏车运动试验：让受试者在特制的自行车功量计上以等量递增负荷进行踏车。从1级至8级，每级运动2～3min。运动量以kg·m/min为单位（或以瓦为单位），起始负荷量为25～30W，每级增加25W。40岁以下可从50W开始，每级增加50W。踏车的速率保持在每分钟35～100r，最理想的速率为60转/分。也可采用另一种方式，起始3min无负荷，之后每分钟增加5～30W，如患者不能保持车速40转/分则终止试验。运动试验中连续心电图监护；每3min记录一次心电图，测血压，并逐次增加功量，直到达到预期规定的运动终点。踏车运动氧耗量受体重影响，同级运动氧耗量随体重的减少而减少。活动平板运动试验的氧耗量与体重无关。踏车运动试验较便宜，占地面积小，噪声小，上身活动少，便于测量血压及记录平稳、干扰少的ECG。但应注意避免上肢的等长或阻力运动。

（2）活动平板运动试验：让受试者在带有能自动调节坡度及转速的活动平板仪上行走，按预先设计的运动方案，规定在一定的时间提高一定的坡度及速度。活动平板运动方案有多种，应据患者体力及测试目的而定。健康个体多采用标准Bruce方案（表22-1）。老年人和冠心病患者可采用改良Bruce方案（表22-2）。满意的运动方案应能维持6～12min运动时间，方案应个体化。运动耐化以METs评价而非运动时间。运动试验时，连续心电图监护，以每3min间隔增加一级功量。记录一次心电图，测血压直到达到预期规定的运动终点。活动平板在分级运动测验中是较好的运动形式，其达到最大耗氧能力比踏车运动时为大，且易达到预计最大心率，因而更符合生理性运动。

表 22-1　标准 Bruce 方案

级	速度英里/h	坡度%	时间(分)	METs 单位	总时间(分)
1	1.7	10	3	4	3
2	2.5	12	3	6～7	6
3	3.4	14	3	8～9	9
4	4.2	16	3	15～16	12
5	5.0	18	3	21	15
6	5.5	20	3	—	18
7	6.0	22	3	—	21

表 22-2　改良 Bruce 方案

级	时间(分)	速度英里/h	坡度%
1	3	2.7	0
2	3	2.7	5
3	3	2.7	10
4	3	4.0	12
5	3	5.5	14
6	3	6.8	16
7	3	8.0	18
8	3	8.9	20
9	3	9.7	22

四、代谢当量、运动量和运动终点

1. 代谢当量（MET）

MET 是表达动量的单位。将运动时间或工作负荷转换成代谢当量〔即转换成基础代谢下耗氧量的倍数，1 代谢当量为每分钟每公斤体重消耗 $3.5mLO_2$，$1MET＝3.5mLO_2/(kg \cdot min)$〕，能使各种运动方案可以相互比较。

2. 运动量

（1）极量运动试验：受试者竭尽全力所达到的运动量及极量运

动。极量运动的目标心率（次/min）＝220－年龄。

（2）次极量运动试验：其运动量相当极量的 85%～90%，即目标心率为极量运动的目标心率的 85%。次极量运动的目标心率（次/min）＝195－年龄。因为在运动中心率和氧耗量的变化呈直线关系，所以临床常以心率作为运动量大小的一个指标。运动心率受年龄、性别、运动习惯的影响。最大心率随年龄的增长而下降。女性较男性为低，运动员的最大心率稍低。

（3）症状限制性运动试验：以患者出现心绞痛、全身乏力、气短、运动肌肉疲乏或心电图 ST 压低＞0.3mV，或血压下降＞10mmHg，PVC＞连续 3 个而终止运动。

3. 运动终点

尽管运动试验常常在患者达到预期目标心率时终止，但还有许多其他需要终止运动试验的指征。

（1）绝对指征：试验中运动负荷增加，但收缩压较基础血压水平下降超过 10mmHg，并伴随其他心肌缺血的征象；中、重度心绞痛；增多的神经系统症状（例如共济失调、眩晕、近似晕厥状态）；低灌注表现（发绀或苍白）；由于技术上的困难无法监测心电图或收缩压；受试者要求终止；持续性室性心动过速；在无诊断意义 Q 波的导联（非 V_1 或 aVR）上出现 ST 段抬高（≥1.0mm）。

（2）相对指征：试验中运动负荷增加，收缩压比原基础血压下降≥10mmHg，不伴有其他心肌缺血的征象；ST 段或 QRS 波改变，例如 ST 段过度压低（水平型或下垂型 ST 段压低＞2mm）或显著的电轴偏移；除持续性室性心动过速之外的心律失常，包括多源性室性期前收缩、室性期前收缩三联律、室上性心动过速、心脏阻滞或心动过缓；劳累、气促、哮喘、下肢痉挛、跛行；束支传导阻滞或心室内传导阻滞与室速无法鉴别；胸痛增加；高血压反应（SBP＞250mmHg 和/或 DBP＞115mmHg）。

五、检查方法

心电图运动试验广泛运用于临床，由于运动时肌肉活动及软组织的弹性作用使心电图记录有一定的干扰，所以必须严格执行操作规定。

（1）运动前的准备

① 受试者准备：患者应在运动试验前 2h 内禁食，禁烟禁酒，可饮水、洗澡、穿适合运动的衣服。在运动试验前 12h 内不要做特殊运动；运动试验的目的如果是为诊断之用，应考虑停用某些药物（尤其是 β 受体阻滞药），因药物可削弱受试者对运动的反应和难以解释运动试验的结果。

② 检查者准备：在运动试验前应简要询问病史和体检，目的是排除禁忌证和获得重要的临床体征，如心脏杂音、奔马律、肺部的干湿啰音。不稳定性心绞痛及心力衰竭患者病情稳定后方可进行运动试验。心脏体检可检查出瓣膜病及先天性心脏病患者，因为这些患者运动中可出现血流动力学异常，需严密监测，有些患者可能需要提前终止运动试验。对血压升高和主动脉狭窄的患者需要重新考虑是否进行运动试验。如果进行运动试验的指征不明确，应该询问患者并与临床医生取得联系。

（2）向患者做详细的解释，说明检查过程、危险性和可能的并发症。患者在指导下完成试验。

（3）皮肤准备：由于检查系统关键的部位是电极与皮肤的界面，对其皮肤表层准备可明显减小皮肤阻抗，降低信噪比。在放置电极之前备皮，然后用酒精清洁皮肤，再用细砂纸轻轻打磨表皮，使皮肤阻抗降至最低。

（4）连接电极：在运动中无法将电极放置在肢体上并记录到高质量的 12 导联心电图，所以将前臂的电极尽量接近肩部，腿部电极应尽量放置在脐下，这样才便于与 12 导联心电图进行比较。

（5）测量血压并记录。

（6）记录受试者运动前心电图，以便与运动中的心电图比较。

（7）运动中的注意事项：运动中要经常询问患者情况，密切注意心电图的变化，第一级和第二级各测量血压一次，并记录，第三级后因速度增快，可不测量血压。如遇到紧急情况，可按下紧急制动按钮，停止运动。

六、运动试验结果判断

运动试验结果分析应当包括运动量，临床表现，血流动力学以及心电图反应。符合心绞痛的缺血性胸痛的发生非常重要，特别是迫使患者终止试验的胸痛。运动量、收缩压对运动的反应以及心率对运动反应的异常都很重要。最重要的心电图表现是 ST 段的压低和抬高。最常用的运动试验 ECG 阳性标准是 QRS 波群之后 60～80msST 段水平或下斜型压低/抬高大于或等于 1mm。

诊断试验普遍存在的问题是正常人和患者的试验结果有很大的重叠。所有用于诊断冠心病的试验在正常人和患者中的结果范围都有相当大部分的重叠。通常采用一个特定数值（判别值）用于区分这两类人群（例如 ST 段压低 1mm）。如果该值定得较高（例如 ST 段压低 2mm），以确保几乎所有正常人都有正常试验结果，将得到较高的试验特异性，然而相当多的患者亦呈现正常结果，则同时降低了试验的敏感性。

静息 ST 段压低是严重冠心病高患病率的一个标志，提示预后不佳。标准运动试验在诊断这些患者时仍有价值。尽管出现静息时 ST 段压低＜1mm 时试验特异性下降，标准运动试验仍然是合理的第一选择，因为它的敏感性有所提高。是否在以下两类特殊患者中应用运动试验存在分歧意见：服用地高辛、ST 段压低少于 1mm 的患者以及左心室肥厚、静息 ST 段压低少于 1mm 的患者。如果出现阴性的试验结果，冠心病的可能性就大大降低。但如果阳性结果，由于试验本身较好的特异性，则需要进行进一步的试验。

运动试验阳性指标如下：运动中出现典型心绞痛；运动中或后即刻心电图出现 ST 段水平或下斜型下降≥0.1mV，或原有 ST 段下降者，运动后在原有基础上再下降 0.1mV，并持续 2min 以上方才逐渐恢复正常；运动中血压下降。

运动试验阴性指标如下：运动已达预计心率，心电图无 ST 段下降或 ST 段下降较运动前＜0.1mV。

凡能引起 ST 段降低的其他非冠心病原因均造成运动试验假阳性。

运动试验出现假阴性结果的原因可能是：抗心绞痛药物的使用，如 β 受体阻滞药、钙通道阻滞药、硝酸酯类；陈旧性心肌梗死或仅有单支冠状动脉血管病变者；运动量不足，心率反常增快，但并非心肌缺血所致者。

七、临床意义

1. 平板运动测验中临床表现和心电图变化意义

(1) 运动诱发心绞痛，同时伴有缺血性 ST-T 改变，是可靠的缺血征象。

(2) 运动耐量差，达不到标准，是左心功能不良反应，也提示缺血的可能性。

(3) ST 段改变：公认的为 J 点后 $60\sim80$ms 出现 ST 段的下降与抬高，而发生在心脏部位的导联中。ST 段抬高的弓背型，下降呈水平型与下斜型。

(4) T 波改变：在运动中，诱发 T 波倒置，不能作为心肌缺血的指标。如平静 ECG 的 T 波倒置，运动诱发心绞痛 T 波直立，认为假改善，提示心肌缺血反应（心内膜）。

(5) u 波改变：在运动中，诱发 u 波倒置，提示心肌缺血，并认为前降支严重狭窄标志。

(6) 心律失常改变：在运动中可诱发出多种类型心律失常，若在低运动量中，出现恶性室性心律失常有意义。若同时伴有 ST-T 改变，提示多支冠状动脉病变，并预告发生猝死的危险性大。

(7) QRS 波振幅改变：对于 QRS 波，在运动中、后出现振幅改变，提示心肌缺血的指征，目前尚有争论。有人认为在运动中 R 波幅较运动前增高（$1\sim2$mm）。对于 QRS 波群形态改变，在运动中、后出现 LBBB 比 RBBB 意义大。

2. 其他注意事项

(1) 运动试验引起心电图、血流动力学、症状和体征的改变，三者应结合在一起，解释运动试验的结果。

（2）ST 段压低出现的时间、持续的时间和心肌缺血程度相关。

（3）冠状动脉病变部位和支数影响试验的敏感性。单支血管病变（右冠或左旋支）敏感性 37%～60%；左前降支病变敏感性 77%；双支血管病变敏感性 67%～91%；三支血管病变敏感性 86%～100%。

（4）运动试验阳性不等于冠心病；阴性不除外冠心病。

（5）无症状者运动试验阳性应作为冠心病危险因素之一，定期（6 个月）重复运动试验。

（6）根据运动试验时的负荷（METs）可决定患者的心功能分级。

（7）试验结果可疑者应做心肌灌注显像检查，进一步明确诊断。

第三节　心脏电复律

心脏电复律是指应用电复律器所释放的电能，经胸壁或直接作用于心脏，消除各种原因引起的室性和室上性快速性心律失常，使心脏恢复为窦性心律的方法。它是一种安全有效且较简便的方法，根据患者心律失常的性质及其导致的血流动力学变化，可采用同步或非同步、体内或体外电复律方式，电流形式为直流电。

同步与非同步电复律是指发放脉冲的时间是否与 R 波一致。若一致，称同步电复律，即利用患者自身 R 波来启动放电，使脉冲电流落在心室的绝对不应期上，从而避免脉冲电流落在心室易损期。主要用于除心室颤动以外的异位快速心律失常。非同步电复律是按上放电按钮时即有脉冲电流发放，可以落在心动周期的任何时期，使心肌纤维同时除极，主要用于心室颤动。

体内、体外复律是根据心脏电复律时电极板是否直接与心脏接触而确定。心脏外科开胸手术时可采用体内直接电复律的方法。

一、患者复律前准备及注意事项

1. 患者知情

虽然电复律的即刻成功率高，但其远期疗效，即转复后窦性心律的维持却不令人满意，同时有引起并发症的隐患。因此，对复发率高、窦性心律不宜维持患者，不积极施行电复律术。择期电复律术前，应向患者及其家属解释电复律的利弊及可能出现的并发症，并签署知情同意书。

2. 经食管心脏超声

用以发现心腔内血栓尤其是左心房内血栓，对于需要急诊电复律患者，若经食管心脏超声未发现血栓，则可在静脉注射肝素的基础上即刻行电复律治疗。

3. 抗凝药物的应用

电复律转复房颤引发的栓塞发病率 $1\% \sim 5\%$，栓塞常发生于电复律后 10 天内。一般认为房颤持续 48h 即有血栓形成的可能。对于房颤病程不清楚或超过 48h 者，转复前应充分口服华法林 3 周，复律后继续 4 周（简称前 3 后 4），维持血液国际比值 INR 在 $2.0 \sim 3.0$。病程短于 48h，经食管超声心动图检查无血栓存在者，可以直接电复律，电复律前给一次静脉肝素。经食管超声心动图显示有血栓者，应正规口服华法林。血流动力学不稳定者，需要立即电复律，之前也需给肝素一次，转复后继续抗凝 4 周。

4. 抗心律失常药物的应用

电复律前使用抗心律失常药能提高复律成功率，减少复律所需电能，维持复律后窦性心律，了解患者对药物的耐受性。用于维持房颤电复律后的有效药物有胺碘酮、奎尼丁、普罗帕酮、维拉帕米、氟卡尼、索他洛尔等。具体药物选择依据有无基础心脏病及心脏病的类型而不同。

对于伴有左心室收缩功能减低、急性心肌梗死患者选择胺碘酮。长期口服洋地黄类药物的患者，电复律前应停用洋地黄至少一天。用胺碘酮者，择期电复律时，电复律前服用胺碘酮 0.2g，每日 3 次，至少三天；电复律后服用胺碘酮 0.2g，每日 3 次 4 天；改 0.2g，每日 2 次 7 天；改 0.2g，每日 1 次。

急诊电复律时，静脉使用胺碘酮 3mg/kg，以 1～0.5mg/min 静脉泵入；电复律后服用胺碘酮 0.2g，每日 3 次 7 天；改 0.2g，每日 2 次 7 天；改 0.2g 每日 1 次。用奎尼丁者，电复律前一天服用奎尼丁 0.2g，q6h，电复律后服用奎尼丁 0.2g，每日 1 次。

5. 纠正电解质及酸碱失衡

酸碱失衡、电解质紊乱可影响电复律效果，甚至引起更严重的心律失常。如低钾时心肌兴奋性增高，Q-T 间期延长，电击后易发生异位心律，若落在心动周期的易损期可引发室颤。因此复律前应积极纠正。

6. 同步方式的选择

同步除颤的适应证为房颤、房扑、室上速及血流动力学稳定的室速；非同步除颤的适应证为室颤、室扑；血流动力学不稳定的室速也可采用非同步除颤，避免因同步除颤而耽误病情。

二、适应证和禁忌证

1. 适应证

电复律前应根据电复律的必要性、成功率、复发的可能性以及可能出现的并发症，严格掌握适应证和禁忌证。电复律的适应证共五类：心房颤动（房颤）；心房扑动（房扑）；室上性心动过速（室上速）；室性心动过速（室速）；心室颤动/心室扑动（室颤/室扑）。其中，心室颤动/心室扑动为绝对适应证，其余为相对适应证。

按需要电复律的紧急程度对适应证进行分类，即包括择期电复律和急诊电复律、即刻电复律。择期电复律主要适用于有症状且药物无效的房颤、房扑患者。急诊电复律适用于室上速伴心绞痛或血流动力学异常、房颤伴预激综合征旁道前传、药物无效的室速。即刻电复律适用于任何引起意识丧失或重度低血压的异位性快速型心律失常。

2. 禁忌证

病史已多年、心脏明显增大、伴高度或完全性房室传导阻滞的房颤；伴完全性房室传导阻滞的房扑；反复发作而药物不能维持疗效或伴病态窦房结综合征的室上性心动过速（包括房颤）；洋地黄中毒；低钾血症；多源性房性心动过速，暂不宜用电复律。

三、操作步骤

（1）建立心电、血压监测：除颤监护仪的监测胸前电极避开除颤电极板放置的区域，监护导联应选择 R 波明显，且无干扰的导联。检查 R 波同步性能。

（2）吸氧。

（3）镇静或麻醉。目的在于减少患者不适感，消除恐惧不安，完全遗忘放电过程。

（4）电极板放置：将两个除颤电极板分别放置于患者胸骨右缘第 2、3 肋间及左锁骨中线第 5 肋间，安放前应将电极板涂抹耦合剂。

（5）选择能量：根据心律失常的类型选择适当的能量，以确保复律效果。以下为成人胸外电复律起始使用时参考能量。心房颤动选用 100 焦耳（J），室上性心动过速选用 50～100J，室性心动过速选用 200J，行同步心脏电复律，无效时逐次增加，每次 50J，一般不超过 300J。

紧急心脏电复律时同步电转复适用于有血流动力学明显改变的室上性、室性心动过速。非同步电转复适用于心室颤动、心室扑动。能量选用 200～300J。同步复律时强调与心电图 R 波同步。

按下放电按钮进行电击。电击后，立即听诊心脏并记录心电图，如未能转复可再次进行电击。如果转复为窦性心律，应立即测血压、听心率、记录心电图，并与术前相对照，观察有无 ST 段抬高及 T 波变化，观察患者精神状态，检查四肢活动情况。连续监护 8h，观察患者生命体征及心率、心律情况，直至病情稳定。

四、并发症

可有心律失常、皮肤局部红斑、前胸疼痛、脑栓塞、外周动脉栓塞、肺水肿。此外,还可有血压下降、发热、血清心肌酶增高等。

五、电复律术后处理

如无并发症,无需特殊护理;术后仍需坚持其他抗心律失常药物治疗;心房颤动术后抗凝治疗仍应维持 4 周;病人未清醒前持续监护心电、血压、呼吸;描记心电图一份与术前对照;如有皮肤灼伤,可对症处理;卧床休息 4~6h,保持静脉通道。

六、房颤的电复律

房颤在药物转复下无效或者不能耐受药物的副作用,以及在某些不便于使用药物的场合如正在进行的射频消融术中等应选择房颤电复律。

1. 适应证

发生房颤后,持续时间短于一年者;房颤时心室率过快,超过 100 次/min,常规药物不能控制者;心房内无明确血栓及赘生物,心脏无明显扩大(心胸比例<55%),不伴Ⅱ度以上传导阻滞心力衰竭者;二尖瓣球囊扩张术、换瓣术、外科分离术成功后 4~6 周仍持续房颤者;发生于电生理检查,射频消融术中的房颤。

2. 禁忌证

病程超过 1 年的慢性持续性房颤,尤其是重度二尖瓣病变者;右心房明显扩大>50mm,心房内有明确血栓或赘生物者;心脏扩大明显,充血性心力衰竭者;心包疾病的活动期;各种肺功能不全者;甲状腺功能亢进者;电复律术后不能耐受药物治疗者,以及已有两次以上电复律不能成功者;严重电解质紊乱者,特别是低钾血症和低镁血症者;正在进行洋地黄类药物治疗者;心室率过缓(< 60 次/min),疑有快-慢综合征或窦房结、房室结功能障碍者。

3. 并发症及其防治

（1）体循环或肺循环栓塞：发生率约 1%，主要见于房颤或有栓塞史而未予抗凝者。因此，为避免此情况发生，术前应积极抗凝处理，尤其是对择期除颤的房颤患者。

（2）心律失常：包括室速、心动过缓、室颤、心搏骤停。电复律可出现窦性心动缓（心率＜50 次/min，可用阿托品 1～2mg 静脉注射）；频发室性期前收缩或短阵性室性心动过速（可用利多卡因治疗）；若出现室颤给予非同步电复律；出现心搏骤停，则立即进行心肺复苏等处理。

（3）肺水肿。

（4）血压下降。

（5）呼吸抑制。

（6）心肌细胞损伤：电复律可致心肌损伤，血清 cTnT 和 cTnI 增高以及低血压等表现。应尽可能性选用较小的有效能量。尤其是对安置永久心脏起搏器患者更应如此，能量越高，对起搏器功能的影响越大。

（7）局部皮肤灼伤：为避免皮肤灼伤，体外电复律前，应将两个电极涂满导电糊，且应将导电糊涂满电极板的边缘，这样可降低电极板与皮肤间的接触阻抗，避免胸部皮肤局部烧伤。同时在电复律完毕后，应清除两个电极板上的导电糊，以防止导电糊干涸后造成平板面不平，导致下次电复律时的皮肤烧伤。

4. 电复律前准备

（1）工作人员准备：心脏专科医师 1～2 名，负责组织实施电复律及并发症处理，指挥全过程；护士 1～2 名，负责电复律术前、术后护理和实施抢救治疗；心电图技师 1 名，负责心电监护，配合操作有关仪器；必要时需由上级医师到场指挥，麻醉医师协助麻醉及保证呼吸道通畅。

（2）仪器准备：性能完好，配件齐全，工作正常的除颤监护仪一台；配备复苏、麻醉、抗心律失常用药和给药机械急救车一台；面罩式吸氧装置一套，呼吸机一台；紧急床边心脏起搏装置一套。

（3）患者准备：了解电解质、心电图、凝血功能，发现问题及时处理；向患者及家庭详细介绍电复律的必要性、可行性、基本方法、预期效果及可能并发症和对策，征得家庭理解并办理签字同意手续；新近有栓塞病史或凝有心内血栓者应实行不小于 4 周的抗凝治疗，目前一般采用氯比格雷 75mg qd，或华法林 3～5mg qd，或阿司匹林 300mg qd，可单独或联合应用。复律成功一仍继续用药至少 3 个月；电复律前 1 日，口服奎尼丁 0.2g q6h，注意服奎尼丁需进行严密观察有无过敏反应。次日电复律前应再口服奎尼丁 0.2g；电击前禁食 6h；建立静脉通道；保持呼吸道通畅，去除义齿等。

5. 电复律的操作要点

（1）建立心电血压监测：将除颤监护仪的监测电极安放妥当，胸前电极应避开电极板放置的区域，监护导联应选择 R 波明显，且无干扰的导联。检查 R 波同步性能。记录术前全导联心电图、血压、呼吸状况。

（2）吸氧：多采用面罩式吸入纯氧 3～5min，以增加电复律的安全性。注意在电击前应关闭氧气供应，避免电击火花引起火灾。

（3）全麻：目的在于减少患者不适感，消除恐惧不安，完全遗忘放电过程。通常采用如下药物。

① 地西泮 30～50mg 静脉推注，同时嘱病人自行从 1 开始读数，当病人读数模糊及不全时停止给药，该药起效需 2～5min，维持 1～2h，作用时间较长。

② 依托咪脂，其作用短暂，短期麻醉和遗忘效果优于地西泮，不影响呼吸、循环功能，常用 0.2～0.4mg/kg，30～60s 静脉注射，1min 左右即起效，持续不超过 5min。

（4）能量选择：通常起始能量≤100J，无效时逐次增加 50J，一般超过 200J。

（5）除颤电极板放置：一般有三种方式。后两种方式需选用一次性贴附的除颤电极膜，无需医生用手固定握持。不论何种方式都需认真清洁皮肤，电极板表层充分涂布耦合剂，紧紧贴附于皮肤，满意后即可准备实施电击。

632

① 前尖位：右上胸放置正极，负极则置于心尖区。该位置最常用，操作空间大，除颤电能可最大限度通过心脏，易获成功。

② 后尖位：是将右上胸正极板移至右背部肩胛下区，该方式避开右上胸的永久心脏起搏，以防损坏起搏器。

③ 前后位：是将心尖区的负极置于右肩脚下区，左前胸完全暴露，便于完成各种操作和观察。

（6）放电：操作者双手分别握住正负电极板，适当加压置于除颤部位，按下充电钮同时再次检查下列事项。确认 R 波同步性能；核实病人是否已进入昏睡状态；检查充电能量是否适当；氧气供应系统是否完全关闭；心电血压监护系统是否工作正常；工作人员不得与病人和铁床接触；其他有关人员各就各位。以上情况确认无误后，迅速按下放电按钮，严密观察电击效果，如不成功应赶在麻醉失效前重复电击，可适当增加能量，需重新在除颤电极板上涂抹导电糊、以免皮肤烧伤。

6. 电复律术后处理

如无并发症，无需特殊护理；术后仍需奎尼丁 0.2g　q8h，若患者不适应奎尼丁治疗亦应坚持其他抗心律失常药物（如胺碘酮等）治疗；术后抗凝治疗仍应维持，病人未清醒前持续监护心电、血压、呼吸；描记心电图一份与术前对照；如有皮肤灼伤，可对症处理；卧床休息 4～6h，保持静脉通道。

第四节　临时心脏起搏

临时心脏起搏术属于暂时、过渡、保持性治疗，通常保留时间不超过 2 周。心脏病重症患者，合并缓慢性心律失常，如房室传导阻滞和病态窦房结综合征，其存在可使患者病情加重，血流动力学不稳定，此时唯一有效而可靠的方法是进行人工临时心脏起搏。

一、适应证

临床上临时起搏的情况包括治疗性和保护性起搏。常见的心脏临时起搏的适应证主要见于如下情况：急性心肌梗死期发生的窦性心动过缓（包括窦性停搏或窦房传导阻滞）、二或三度房室传导阻滞；心脏外科围术期的房室传导阻滞、窦性心动过缓、房颤时的长RR间期等；药物（主要有β受体阻滞剂、洋地黄、I类和III类抗心律失常药物、钙拮抗药等）所致的心动过缓；心动过缓或虽无心动过缓但心电图有双束支传导阻滞，不完全性三分支传导阻滞，将要接受全身麻醉及大手术者；电解质紊乱引起的心动过缓；具有永久起搏指征但因感染、身体条件或其他原因而暂不能实施者；需要更换永久性起搏器时发现患者有起搏依赖的情况；无法通过导管消融根除、药物治疗无效并且不宜用药或电复律的室上性或室性心动过速，需要临时采用猝发脉冲刺激终止心动过速者。

保护性的临时起搏主要出于外科手术的需要。鉴于临时起搏术的易操作性和安全性，一般而言，如果患者有窦性心动过缓（包括间歇性的）、房室传导阻滞（包括间歇性）、无症状的双束支或三束支传导阻滞、迷走神经高敏状态或颈动脉窦高敏综合征、慢-快综合征而需药物控制房性心动过速等等情况均倾向于进行保护性临时起搏。

二、术前准备

术前检查：血常规、电解质、肾功能、血糖、凝血常规、心电图、胸片等；穿刺部位备皮，必要时行碘过敏试验。

三、操作要点

1. 静脉穿刺

一般选用股静脉、锁骨下静脉或右颈内静脉途径进行穿刺，将鞘管插入静脉并将临时起搏电极导线送至右心室。

（1）股静脉穿刺：常规消毒铺巾后，在腹股沟韧带下2～5cm。股动脉搏动的内0.5～1cm处以1%利多卡因局部麻醉后，将穿刺针刺入。穿刺针与皮肤表面的角度取决于患者的肥胖程度，一般在30°～45°之间。穿刺时保持负压，如见回血颜色暗红且通畅无阻，即停止穿刺，在一只手握住并保持针头不移位的情况下卸下注射器，确认针头在静脉内之后将导引钢丝软端送入穿刺针并向前推送。如在推送过程中遇到阻力时，可以通过旋转钢丝并来回微调继续尝试送入，有时甚至需要略微回撤针头 1～2mm，如均不奏效，则需拔除钢丝，以注射器回吸检查回血是否通畅，确认通畅后再重新放入导引钢丝，在无阻力情况下将其送进 20cm 左右之后退出穿刺针保持钢丝，以手术刀顺皮纹走向紧贴钢丝穿刺点将皮肤切开 2～3mm，一般无需扩张皮下组织，然后将扩张管及鞘管沿钢丝插进。此时一定注意要将钢丝尾端露出于扩张管尾端之外，以防钢丝被带入血管内。之后拔出钢丝与扩张管而将鞘管留置于静脉内。

（2）锁骨下静脉穿刺：左、右锁骨下静脉均可。患者应当取平卧位，穿刺点一般应该选在锁骨中线外锁骨下 2cm 处，尽量靠外。如局部凹陷比较明时可以在颈背部垫置物体使其尽可能突出。穿刺时针尖应朝向喉结，进针时应当尽量将针尖斜面向上、注射器保持负压沿锁骨后缘插入，不要轻易地离开锁骨。操作过程中应该嘱患者尽量平静呼吸。其他具体操作步骤同股静脉穿刺。插入钢丝后最好以 X 线透视确认钢丝可以下到下腔静脉或右心室内再插入鞘管。注意，严重慢性阻塞性肺病合并肺气肿的患者应该尽量避免采用锁骨下静脉途径以防气胸或血气胸。

（3）右颈内静脉穿刺：嘱患者无枕头平卧下取左侧卧位，在胸锁乳突肌内缘和颈外静脉交汇的三角顶端处，避开动脉，先以麻醉针头探明静脉位置，针头与皮肤成 30°～45°，注射器保持负压进行穿刺，如见到暗红回血即停止进针，否则继续进针到颈椎骨再保持负压缓慢回撤针头直至见到暗红回血。如不成功则撤回针头，将针头稍指向外侧再重复上述过程，如仍不成功，最后再小心地将针头指向内侧重复上述过程。以麻醉针探明静脉位置后，再以穿刺针按照其角度和路径穿刺，其余操作参见股静脉和锁骨下静脉穿刺。如不慎穿刺到颈内动脉，拔除针头后局部按压 5min。

如果在没有 X 线透视的情况下进行床旁盲插临时起搏术，应该首选锁骨下或右颈内静脉途径。

2. 放置电极

穿刺成功并插入鞘管之后，应该用带有肝素的0.9%氯化钠注射液冲洗鞘管，然后通过鞘管将临时起搏电极或4极电生理检查用电极送至右心室心尖部或其附近，如心尖部无法满足感知和起搏要求，也可以将其放置到右心室流出道。放置过程中应当注意操作轻柔，以免诱发恶性的室性心律失常。放置妥当之后即将电极远端与临时起搏的脉冲发生器负极相连接，近端电极与正极相连。

使用带球囊的电极进行盲插时，应在导管插入静脉之后向其内注入0.9%氯化钠注射液使其充盈，以使其随同心血流漂至右心室内，在定位良好之后再将盐水回抽。如果没有带球囊的临时起搏电极但患者病情急需进行床旁盲插起搏，也可以选用普通临时起搏电极，经锁骨下或右颈内静脉途径送入，而后凭经验和手感将其送入右心室，此时主要依靠心电监测来判定电极是否到位，最好先行将电极尾端与起搏脉冲发生器相联并设定好感知和起搏参数（一般感知灵敏度2.5mV，起搏频率60次/min或比自身频率快10%）。这样在电极进入右心室后即可由心电监测发现。此种操作应当由有经验的大夫在不得已的情况下实施，并且注意导线材质应该柔软，操作手法也要轻柔。还需要做好除颤准备。

3. 电极位置的确定和起搏阈值的测定

临时起搏电极位置的确定与永久性起搏无异、可参照相关章节。其中除影像下的解剖定位之外，最重要的还是通过阈值来定位，尤其是床旁盲插时。临时起搏阈值的确定可先将心室感知的灵敏度设置为2.5mV左右，然后以60次/min（若患者自身心率此时>60次/min，则以高于患者自身心率10次/min）的频率起搏，逐渐降低起搏输出，直至起搏不能夺获心室为止，能夺获心室的最低起搏电压即为起搏阈值，通常要求低于1V。事实上，临时脉冲发生器的输出参数一般均为电流强度，其单位为毫安（mA），根据欧姆定律 $I = U/R$，换算为 $U = IR$，此处U即为电压，R代表心室阻抗，一般我们可以估计其为700欧姆左右，相应的，输出强度10mA大致等于7V的电压，1.5mA大致等于1V的电压。在测定出起搏阈值之后，为保证起搏安全，应当设置为阈值电压的 2.5 倍以上，一般而言，如果测定 1mA 输出仍然能够保证完全夺获，则将工作输出设置为 5mA，应当足够。

4. 电极的固定

留置鞘管，用针线在皮肤切口处缝扎一针，打结后将线插入鞘管的侧孔内，留出适当的长度之后打结固定，以防鞘管脱出静脉，如鞘管末端带有锁定装置，则可以将其旋紧以固定电极防止脱位或移位。试图通过捆绑电极导线本身来固定导线是靠不住的。起搏电极出鞘管外大约 20cm 的部分盘绕后以酒精纱布覆盖，之后以无菌贴膜或胶布固定。电极导线与临时起搏器的联接头部分最好也粘贴到体表，以免因牵拉而脱位。

搬动患者要小心，防止电极脱开或刺破右心室。因外科手术而保护性起搏者在手术中应尽量不连续使用电灼，以免导致起搏系统误感知，也可以设置为非同步心脏起搏。高钾血症、代谢性酸中毒可提高心肌起搏阈值，导致丧失夺获；反之，缺氧和低钾血症则可降低心肌起搏阈值，从而可诱发心室颤动。

四、并发症

临时起搏术的并发症主要取决于术者的技术水平、起搏器导管保留时间的长短及术后起搏系统护理状况等因素。

（1）起搏信号丧失夺获：为临时起搏最常见并发症，主要见于电极移位，包括微移位，对于心外膜起搏则主要因为局部纤维化和炎性反应所致的阈值升高。通过股静脉植入电极和心外膜临时起搏的后期更容易发生。心电图表现为起搏信号丧失夺获，也可以是部分丧失夺获。解决的办法首选增大起搏输出电压，尤其是心外膜临时起搏（因为几乎不能重新调整位置），如无效则需要调整起搏电极位置，最简单的办法就是在消毒局部鞘管、电极及皮肤之后将起搏电极送入 1～2cm，必要时也可以稍稍转动电极之后再次测定阈值直至达到标准。如无效，则最好在 X 线透视下重新调整电极位置。

（2）穿刺及血栓并发症：此类并发症直接与术者的经验有关。主要有气胸、血胸、皮下血肿、气栓等。锁骨下静脉穿刺的气胸、血气胸发生率相对较高。股静脉穿刺则相对容易伴发静脉血栓。事实上，在留置临时起搏电极期间究竟有多少患者会发生血栓目前尚无准确数据，但对于永久起搏术的相关研究提示其静脉血栓形成的发生率可以高于30％，这提示在留置电极期间应该注意抗凝，在拔除电极时应注意血栓栓塞事件的可能性。

（3）感染：穿刺局部处理不妥或电极导管放置时间过长均可引起局部或全身感染。一般程度轻。应用抗生素或拔除导管后感染即可控制。临时起搏导管一般留置时间最好不超过两周。

（4）膈肌刺激：因导管电极插入位置过深，电极靠近膈神经所致，以及起搏电流过大所致。患者可觉腹部跳动感或引起顽固性呃逆（打嗝可以尝试将导管退出少许或降低起搏输出，如症状消失即可确定）。

（5）室性期前收缩和室速：在起搏电极放置和调整过程中出现室性期前收缩和/或室速很常见。但如果室性期前收缩和室速在电极位置固定后依然存在，则可能是因为电极张力过大压迫心肌或位置不稳定而在心腔内摆动所致。需要适当回撤电极或送入电极至适当位置。

（6）心肌穿孔：罕见，主要由于导管质地较硬，或患者右心室大而薄，与植入过程中用力过大也有关系。确诊除需要患者有心前区疼痛感之外，关键靠心电图和X线，超声心动图也可以有帮助。

第五节　经食管心房调搏术

经食管心房调搏术是临床心脏电生理学检查最为简单而常用的无创伤性技术，主要适用于窦房结功能、房室传导、室上性心动过速和前向性旁道电生理学检查等，并可为创伤性检查筛选病例，必要时也可做临时性起搏治疗，还可用于一些快速室上性心律失常的治疗。

一、适应证

（1）测定窦房结功能。主要测定窦房结恢复时间、窦房结传导时间、窦房结不应期。

（2）测定全传导系统的不应期。主要测定窦房结、心房、房室结、希-蒲系及心室的不应期。

（3）预激综合征中的应用。可用来测定副束的不应期、制造完全预激图形、诊断隐性预激、多旁道预激、研究预激综合征并发心律失常的机制。

（4）阵发性室上性心动过速中的应用。研究室上速的发病机制，诱发和终止室上速，测定室上速患者的回声带，有助于室上速的治疗和预后的估计，也有助于药物治疗效果的客观评价和治疗药物的筛选。

（5）研究和诊断某些特殊的生理现象。如隐匿性传导、超常传导、房室结双通道及裂隙现象。

（6）药物研究中的应用，可用来研究和评价某种药物对心脏传导系统的影响，从而揭示和解释抗心律失常药物的作用机制。

（7）作为临时起搏器，用于Ⅲ度房室传导阻滞和心跳骤停病人的抢救。也可作为心脏电复律术和外科危重病人手术时的保护措施。

二、食管调搏前准备

（1）检查前停止使用心脏活性药物三天以上。

（2）检查当日禁用咖啡饮料或油脂食物。

三、操作要点

（1）食管电极导管（极距 3cm，极宽 5mm）经 75% 乙醇浸泡 30min 后 0.9% 氯化钠注射液冲洗备用。

（2）电极导管涂液体石蜡后，从受检查者鼻孔插入食管。

（3）插入 30～40cm 或 [（受检查者身高＋200）÷10] cm 时，

电极位于左心房水平，导管尾端接心电图胸导联，记录或示波观察 P-QRS-T 形态，当 P 为先正后负双向波振幅最大、QRS 波呈 QR 型、T 波倒置时即理想定位标志。

（4）撤去导管与心电图机的连接、将导管尾部与刺激仪导管连接插座接通，刺激仪发放脉冲。调整输出脉冲幅度直到完全起搏为止。见表 22-3。

表 22-3　快速心律失常的调搏治疗

Ⅰ型房扑	右心房上部调搏，调搏频率比房率高 10～20 次/min，终止成功标志是在Ⅱ、Ⅲ、aVF 导联上 P 波由负向优势转为正向优势，其后突然停止或减慢
阵发性房速	可用超速或亚速调搏或 RS_2，RS_2 自 R-R 间期开始反扫
局灶性房速	可用超速或短阵猝发
非阵发性交界性心动过速	心室率过高可做心房超速调搏；心室率过低做心室配对调搏
室速	室内调搏，但必须做好除颤准备，少数可用刺激终止，猝发 5～7 个比室率高 40%～50% 的短阵刺激，也可用 S_1S_2 法

（5）该方法优点：无负性肌力作用，无负性变性作用，不需要麻醉，可用于洋地黄中毒，可反复使用等。但需注意的是，刺激强度由低到高，刺激频率应由慢到快，第一个刺激脉冲切勿落在 T 波上。

第六节　常见心血管疾病的超声心动图诊断

超声心动图（Echocardiography）是利用超声原理诊断心血管疾病的一种技术，自 1954 年瑞典学者 Edler 首先把超声心动图用于临床以来，随着超声诊断技术的不断进步，已经成为无创诊断心血管疾病的重要手段，越来越引起临床的重视。它包括 M 型、二维、频谱和彩色多普勒等多项技术。

一、超声心动图介绍

1. M 型超声心动图

M 型超声心动图（M-mode Echocardiography）是根据心脏组织结构密度，在距体表相应的深度产生不同强弱的反射光点的一种技术，其纵轴为光点运动的幅度，横轴为时间，主要用于心脏和血管内径的测量，观察瓣膜及室壁的运动情况，共分为：

（1）心底波群：心前区胸骨左缘第三肋间探测可见，所代表的结构自前向后分别为胸壁、右心室流出道、主动脉根部及左心房。主动脉瓣（波形）为六边形盒子形状。

（2）二尖瓣波群：胸骨左缘第 3～4 肋间探测时，可见具有特征的二尖瓣前、后叶波形。舒张期二尖瓣前叶波形为类似字母"M"的双峰曲线（E、A 峰），二尖瓣后叶波形类似字母"W"，为前叶曲线的倒影；收缩期二尖瓣前后叶闭拢成一直线（CD 段）。

（3）心室波群：在第 4 肋间探及从前向后所代表的解剖结构分别为胸壁、右心室前壁、右心室腔、室间隔、左心室腔和腱索、左心室后壁。

2. 二维超声心动图

二维超声心动图（切面超声心动图）（Two-dimensional Echocardiography）是将超声探头置于胸壁上，顺序扫描心脏结构，从而获取心脏各个部位的切面回声，可观察不同断面上的解剖轮廓、结构形态、空间方位、连续关系、房室大小及室壁和瓣膜的运动。除了经胸壁超声心动图，还有经食管、经心脏表面、血管内超声。

常用切面有：

（1）胸骨旁左心室长轴切面：探头置于胸骨左缘第 3 肋间，指向右胸锁关节，可清晰显示右心室、左心室、左心房、室间隔、主动脉、主动脉瓣、二尖瓣。

（2）大动脉短轴切面：探头方向与胸骨旁左心室长轴垂直，可显示主动脉瓣、左心房、右心房、三尖瓣、右心室、肺动脉瓣、肺动脉主干。

（3）二尖瓣水平短轴切面，探头置于胸骨左缘第3、4肋间，可见右心室腔、室间隔、二尖瓣口。

（4）心尖四腔切面，探头置于心尖搏动处，指向胸锁关节，可见左心房、右心房、左心室、右心室、室间隔、房间隔。

（5）剑下四腔切面，探头置于剑突下，取冠状面，声束向上倾斜。所见结构同心尖四腔切面，因该切面声束与房间隔近于垂直，不易出现回声失落伪像，是诊断房间隔缺损的理想切面。其他切面还有胸骨旁右心室流入道、流出道长轴、腱索、乳头肌、心尖短轴，心尖五腔、二腔、长轴，胸骨上凹和胸骨右缘多个切面。

3. 频谱多普勒超声心动图

频谱多普勒超声心动图（Spectral Doppler Echocardiography）是根据多普勒效应，在心腔和血管中流动的血流能以频谱的形式反映其时相、方向、流速快慢和血流性质。如果频谱在基线的上方，表示血流朝向探头流动，在基线下方，则血流背离探头；主要有脉冲多普勒和连续多普勒二种形式，脉冲多普勒可做精确定位，连续多普勒可测高速血流，结合心电图可判断血流出现在收缩期还是舒张期；流速异常增高往往提示瓣膜狭窄、反流或分流性疾病。

（1）正常二尖瓣口血流频谱：将取样容积置于心尖四腔切面的二尖瓣左心室侧，可记录到二尖瓣口舒张期双峰图形，其中E峰为舒张早期左心室快速充盈所致，A峰为舒张晚期左心房收缩形成。

（2）正常三尖瓣口血流频谱：其多普勒频谱与二尖瓣口类似，流速较低，随呼吸变化。

（3）正常主动脉瓣口血流频谱：将取样容积置于心尖五腔或心尖长轴切面的主动脉瓣左心室侧，可得到收缩期基线下方的层流频谱。

（4）正常肺动脉瓣口血流频谱：将取样容积置于胸骨旁大动脉

短轴切面中的肺动脉瓣下，可获得收缩期基线下方的对称频谱。

4. 彩色多普勒超声心动图

彩色多普勒超声心动图（Color Doppler Echocardiography）是80年代发展起来的一种新技术，能直观快速地显示血流动力学的变化，提供临床诊断需要的信息。为了瞬时地观察某一扫描线上众多部位的血流方向，将各个取样容积内的多普勒频移信号用自相关和移动目标跟踪技术进行彩色编码。彩色多普勒的颜色与血流方向有关，矢量方向对着探头表现为红色，反之则为蓝色，色彩的亮度与血流速度的快慢有关，血流速度快则色彩明亮，如血流图呈多色混杂、五彩缤纷时表示从狭窄孔至较大腔，呈湍流。

（1）正常二尖瓣口彩色多普勒：在心尖四腔切面上，舒张期二尖瓣开放，在左心房至左心室流入道，见一红色带状区域，收缩期二尖瓣闭合，在二尖瓣口无任何彩色出现。

（2）正常三尖瓣口彩色多普勒：三尖瓣口出现与二尖瓣相似的有规律的色彩变化，舒张期瓣口开放，由右心房经瓣口至右心室呈现红色血流区。

（3）正常主动脉瓣口彩色多普勒：心尖五腔切面上，收缩期主动脉瓣口呈蓝色为主的血流，此时血流背离探头，而胸骨上凹切面上，主动脉瓣口呈红色血流，此时血流对着探头。

（4）正常肺动脉瓣口彩色多普勒：在大动脉短轴上见肺动脉瓣区收缩期出现蓝色血流，此时血流背离探头。

5. 正常参考值

见表22-4、表22-5。

表 22-4　心内结构正常参考值

心内结构	男	女
左心室内径(mm)	＜55	＜50
左心房内径(mm)	＜40	＜35
室间隔厚度(mm)	8～12	8～12
左心室后壁厚度(mm)	8～12	8～12
主动脉内径(mm)	＜40	＜36

表 22-5　多普勒超声测定各瓣口血流速度的正常值（m/s）

部位	儿童	成人
二尖瓣口	1.0(0.8~1.3)	0.9(0.6~1.3)
三尖瓣口	0.6(0.5~0.8)	0.5(0.3~0.7)
肺动脉瓣口	0.9(0.7~1.1)	0.75(0.6~0.9)
主动脉瓣口	1.5(1.2~1.8)	1.35(1.0~1.7)

6. 超声心动图的临床价值

（1）特征性诊断：指某些心脏疾病在超声图像上的特征性改变，如风湿性瓣膜病、先天性心脏病（如房间隔缺损、室间隔缺损、动脉导管未闭等）。

（2）支持性诊断：超声心动图表现特异性不强，但可支持或符合临床诊断，如高血压心脏病、扩张型心肌病。

（3）排除性诊断：无临床诊断应表现的超声心动图改变。

（4）功能性诊断：估计心脏收缩功能、舒张功能。

（5）定量诊断：测定心肌梗死的范围、瓣口面积等。

二、高血压

1. M 型超声心动图

（1）主动脉波群：主动脉波群的重搏波消失，呈圆弓状，部分患者左心房可轻度增大。

（2）二尖瓣波群：心室壁及室间隔多形成向心性肥厚，左心室后壁及室间隔呈均匀性增厚，室间隔收缩期增厚的时间提前，并延续到舒张期。由于血压增高，心室舒张受限，左心房的压力增高，二尖瓣前叶的 A 峰可高于 E 峰。

2. 二维超声心动图

室间隔与左心室壁呈均匀的向心性增厚，心肌回声无改变。二尖瓣开放时，二尖瓣前叶贴近室间隔的左心室面。主动脉内径增宽，左心房可轻度增大。

高血压患者左心室可出现多种几何构型的变化。左心室向心性重构和离心性肥厚比向心性肥厚更常见。超声心动图不仅可以发现向心性肥厚，而且可以发现高血压患者不同左心室重构的改变，包括正常构型、向心性重构、离心性肥厚。

3. 多普勒超声心动图检查

将取样点置于二尖瓣口的左心室侧时，舒张期可探及左心房进入左心室的血流频谱 A 峰高于 E 峰，说明患者有左心室舒张功能减低的现象。

三、冠心病

1. 慢性心肌缺血

（1）静息二维与 M 型超声表现

① 节段性室壁运动异常：缺血区域节段性室壁运动异常（运动减弱，运动消失，矛盾运动），未受累区室壁运动正常或代偿性增强。

② 室壁运动不协调：由于局部室壁向心性运动明显减弱或消失，受临近供血正常的心肌收缩的牵拉，室壁运动发生顺时针或逆时针的扭动。

③ 局部心功能减低：M 型显示局部舒张早期室壁速度减低。

④ 其他表现：左心房扩大，左心室心尖圆钝，局部心内膜局部回声增强。

（2）多普勒血流频谱及 TDI 表现：二尖瓣口血流频谱或 TDI 二尖瓣环频谱均 E/A 比值<1，提示有左心室整体舒张功能减退。

2. 负荷超声

对隐匿性患者，用增加负荷的办法，使心肌耗氧量增加，诱发心肌缺血，以此提高超声心动图的检出率。常用的方法如下。

（1）运动负荷试验：握力试验。

（2）药物负荷试验：双嘧达莫和腺苷试验；多巴酚酊胺试验。

检测患者在运动、起搏、握力、药物等负荷状态下冠状动脉的储备功能，受损心肌部位，范围及严重程度，心肌存活性；评价冠状动脉内形成术及冠状动脉旁路移植术疗效。

3. 心肌梗死及并发症的超声特征

（1）心肌梗死：二维超声图表现为梗死区域心肌节段性运动异常，急性心肌梗死心肌回声减低，陈旧性心肌梗死回声增强。

（2）室间隔穿孔：二维超声图可见室间隔连续中断，附近心肌运动异常，间接表现为左心室、左心房扩大，彩色血流显像为收缩期左向右过隔分流。

（3）乳头肌断裂：二维超声图可见随二尖瓣甩动的乳头肌残端，二尖瓣收缩期呈连枷样，彩色血流显像可见二尖瓣收缩期大量反流。

（4）心脏破裂：多发生于心肌梗死的前 3 天，二维超声图可见梗死区域心肌菲薄及局部回声中断，少到中量心包积液。

（5）室壁瘤：占心肌梗死的 22%，特征性表现为室腔失去正常形态，梗死区的心肌扩张、变薄，呈矛盾运动，瘤径＞瘤体。

（6）附壁血栓：20%～60%的心肌梗死患者可发生附壁血栓，二维超声图可见左心室室壁运动消失或矛盾运动区内凸向左心室腔的形状不规则的异常团块状回声，极少有蒂，团块回声不均，固定附着于左心室内膜面，不随心动周期活动。

四、肺心病及肺栓塞

肺心病是由于支气管、肺组织及肺血管和胸廓的慢性病变，逐渐导致肺血管阻力增加，肺动脉高压，右心室扩大的疾病。

1. 肺心病诊断标准

（1）主要条件：右心室舒张末期内径≥20mm；右心室流出道≥30mm；右心室壁厚度≥5.0mm；左心室与右心室内径比值＜2.0；右肺动脉内径≥18mm 或主动脉内径≥20mm；右心室流出道与左心房内径之比＞1.4；肺动脉瓣"a"波低平或＜2mm，收缩期提前关闭。

（2）参考条件：室间隔厚≥12mm，幅度＜5mm 或呈矛盾运动；右心房≥25mm（剑下区探查）；三尖瓣前叶曲线的 DF、EF 速率增快，E 峰高尖或 AC 间期延长；二尖瓣曲线幅度降低，CE 幅度＜18mm，CD 段上升缓慢呈水平位或 EF 速率下降缓慢＜90mm/s。凡有慢性肺部疾病者，具有上述两项条件（其中必须具备一项主要条件）者，均可提示为慢性肺心病。

2. 肺动脉栓塞

该病是静脉血栓脱落引起的肺血管堵塞，有明显的病史及临床表现，超声心动图表现酷似肺心病改变，二维超声有时可在肺动脉或分叉处检出栓子，肺动脉瓣多普勒血流频谱的特征性表现为拳指征。

五、心肌病

1. DCM 超声心动图检查

在超声诊断上，扩张型心肌病极易与冠心病所产生的心力衰竭相混淆，检查时应注意鉴别。

（1）M 型超声心动图：主动脉运动幅度减低，重搏波消失，主动脉瓣口开放幅度减小，主动脉根部内径与左心房内径之比减低。心室波群显示出全心扩大，左心室明显增大，室间隔与左心室后壁的厚度明显变薄，以室间隔更明显，运动平坦，左心室流出道增宽，二尖瓣开放幅度减小，呈钻石样改变，二尖瓣开放最大点距室间隔的距离（EPSS）＞10mm，形成"大心腔、小开口、薄间隔、弱运动"的典型表现。肺动脉瓣运动曲线的形态类似于燕形，开放幅度减小。

（2）二维超声心动图：左心室明显扩大，呈球形，室壁变薄，运动减弱，收缩期增厚率减低，左心室流出道增宽。右心房、左心室扩大，二、三尖瓣叶开放幅度明显减小。肺静脉内径明显增宽，下腔静脉内径增宽。常可在左心室心尖部发现附壁血栓。

（3）多普勒超声心动图：各瓣膜均可出现关闭不全，彩色多普勒可于心房侧及流出道部位分别探及源于瓣口的反流性血流束，房室瓣的反流为蓝五彩镶嵌色，而半月瓣的反流为红五彩镶嵌色。房室瓣反流，连续多普勒于心房侧可探及收缩期位于零线下的充填状高速血流频谱，而动脉瓣反流，则于流出道内探及位于零线上的舒张期充填状反流性血流束，多呈方形波，以二尖瓣关闭不全为著。

2. 肥厚型心肌病超声心动图检查

为无创诊断肥厚型心肌病的首选方法，M 型和二维超声心动图均能够做出较准确的诊断。

（1）M 型超声心动图：心室波群可见室间隔与左心室后壁增厚，以室间隔较明显，室壁的回声紊乱、颗粒粗糙。室间隔与左心室后壁运动幅度和收缩期增厚率均降低，左心室流出道狭窄，二尖瓣前叶在收缩期出现向前运动（SAM）。多数患者室间隔与左心室后壁的肥厚程度不等，室间隔远比左心室后壁肥厚，为非对称性肥厚，两者厚度的比例常超过 1.3∶1。二尖瓣 E/A 比例降低，EF 斜率明显减低，等容舒张期延长。

（2）二维超声心动图：为诊断本病的首选方法，但在检查过程中应注意与高血压患者相鉴别。肥厚性非梗阻型心肌病（HCM），一般膜部室间隔的起始端不厚，从肌部室间隔起至心尖部呈梭形肥厚，而梗阻型者从室间隔起始端增厚，造成左心室后壁也增厚，包括乳头肌部分，但多数左心室后壁的增厚程度较室间隔轻。心肌的回声紊乱、粗糙，形似米粒。左心室心尖部局限性肥厚，超声检查过程中极易漏诊，通常其增厚的部位位于左心室心尖部和游离壁，心尖部及游离壁呈不均匀性增厚，边缘不规则，但心肌的回声改变不明显。

（3）多普勒超声：肥厚性梗阻型心肌病患者，彩色多普勒可观察到左心室血流通过流出道时，血流速增快，色彩呈五彩镶嵌色，亮度增加，表明左心室流出道狭窄，主动脉内的血流速度也升高；但流速低于左心室流出道流速。脉冲及连续多普勒探查时，可探及位于零线下的收缩期高速射流，频谱的形态似匕首状，血流加速时间延长。舒张期二尖瓣口的血流 E 峰速度减低，A 峰增高。

3. 限制型心肌病超声心动图检查

（1）M型超声心动图：本病无特异性表现，主动脉波群可显示左心房增大，二尖瓣波群左心室心内膜回声增强，多呈对称性增厚，心室舒张受限，室间隔舒缩运动呈摆动状，心室壁收缩期运动幅度和增厚率明显减低。

（2）二维超声心动图：对本病可做出提示性诊断，但应注意与缩窄性心包炎相鉴别。心内膜回声增强、增厚，室壁运动幅度减低，心室舒张受限，心室腔内径可正常或轻度增大，两侧心房多明显增大，肺静脉及腔静脉内径增宽，二尖瓣与三尖瓣关闭欠佳。有时可检出心包积液。

（3）多普勒超声：心腔扩大可造成房室瓣相对性关闭不全，脉冲多普勒显示二尖瓣前叶E峰减速时间及等容舒张期延长，而肺静脉的舒缩波峰值流速及舒张期血流速度增高。

六、心包积液

正常心包腔可容有30mL左右的液体起润滑作用。由于结核、风湿、病毒、炎症、肿瘤或外伤等原因引起的心包腔内液体增多，超过50mL时称为心包积液。

（1）少量心包积液：一般少于100mL。无回声区仅出现在左心室后壁后方，舒张期一般＜10mL。

（2）中量心包积液：100～150mL。无回声区出现于左心室后方，并且连续分布于侧壁、心尖和右心室前壁。右心室前壁无回声区＜10mm，左心室后壁心包腔暗区舒张期10～15mm。

（3）大量心包积液：一般＞500mL。无回声区连续分布于左心室后壁、右心室前壁、左心室侧壁和心尖，可出现心脏摆动。无回声区右心室前壁＞10mm，左心室后壁＞15mm。

七、风湿性心脏瓣膜病

风湿性心脏瓣膜病是由于风湿性心肌炎侵犯心脏瓣膜及其附属结构所致。可累及一个或多个心脏瓣膜，其中以二尖瓣最多，主动脉瓣次之，很少累及三尖瓣和肺动脉瓣。受累的瓣膜可出现狭窄和（或）关闭不全，其中 40% 为二尖瓣狭窄合并二尖瓣关闭不全，25% 为单纯性二尖瓣狭窄。一个以上瓣膜同时受累者称为联合瓣膜病。

1. 二尖瓣狭窄

二尖瓣狭窄时，舒张期左心室充盈受阻，左心房压力增高，容积增大，继而肺循环压力增高，右心室增大。左心室由于充盈不足，一般无增大。正常二尖瓣瓣叶质地柔软，瓣口面积为 $4 \sim 6cm^2$。一般根据瓣口面积大小来确定二尖瓣狭窄的程度及其对血流动力学的影响：瓣口面积为 $1.5 \sim 2.5cm^2$ 时为轻度狭窄；瓣口面积为 $1 \sim 1.4cm^2$ 时为中度狭窄；瓣口面积 $< 1cm^2$ 时为重度狭窄。

（1）M 型超声心动图：主动脉波群显示左心房增大；右心室及右心室流出道内径增宽；二尖瓣前叶因增厚、钙化、粘连，EF 斜率减低，双峰消失，舒张期曲线呈"城墙样"改变，二尖瓣后叶由于与前叶交界处粘连，呈同向运动，前后瓣叶的回声均增强；有肺动脉高压者肺动脉瓣曲线 EF 斜率减慢，a 波消失，有收缩中期关闭现象。

（2）二维超声心动图：左心房及右心室扩大，二尖瓣前后叶回声增强，以瓣尖为著，开放幅度受限，左心室短轴切面呈"鱼口状"。如累及到瓣下，则腱索增粗、缩短及融合，部分患者可呈管形回声，如腱索未融合或融合的程度较轻，瓣口开放时通常呈漏斗状；于左心室长轴、大动脉短轴及心尖四腔心切面，可清晰观察到左心房血栓，多附着于心房的顶部及侧壁，但对左心耳血栓多不易探及，必要时可采用经食管超声检查。

（3）多普勒超声：左心房进入左心室的血流受阻。舒张期血流通过二尖瓣口时，流速加快，血流呈红五彩镶嵌的高速血流。近二尖瓣口处可出现血流汇聚现象。脉冲多普勒检查时，窦性心律者频谱形态为双峰或方形频谱，A 峰与 E 峰之间的斜率大小，取决于二尖瓣口狭窄的程度，狭窄轻者为双峰，狭窄重者 E、A 峰融合形成方形波充填频谱。

650

2. 二尖瓣关闭不全

二尖瓣关闭不全时，收缩期左心室部分血液反流至左心房，使左心房压力升高，容积扩大，继而产生肺淤血与肺高压，右心负担加重，右心室肥厚扩张。左心房于舒张期同时接受肺循环血液及收缩期反流至左心房的血流，容量负荷过重使左心室亦增大。

（1）M型超声心动图：二尖瓣前叶曲线DE上升速度及EF斜率加快，CE幅度增大，CD段多条回声；通常均有左心室增大，有的有左心房扩大，并可伴有功能性三尖瓣关闭不全。

（2）二维超声心动图：二尖瓣前后叶增厚，回声增强，瓣叶关闭时瓣口部位可出现缝隙，关闭不全程度较重者，左心室可有不同程度的增大。

（3）多普勒超声：收缩期在左心房侧可探及源于二尖瓣口的蓝五彩镶嵌色反流性血流束，反流量多少通常可根据反流束的面积与左心房面积的比值进行半定量估测。

① 轻度反流：反流束面积与左心房面积的比值＜20％。

② 中度反流：反流束面积与左心房面积的比值21％～40％。

③ 重度反流：反流束面积与左心房面积的比值40％以上。

3. 主动脉瓣狭窄

主动脉狭窄时左心室排血受阻，狭窄前后压力阶差增大，收缩期压力负荷过重使左心室壁增厚，脉压差变小导致冠状动脉供血不足。

（1）M型超声心动图：主动脉波群主要表现出收缩期主动脉瓣口开放幅度减小，前后径＜16mm，主动脉前后壁重搏波消失，可成圆拱状。升主动脉增宽；左心室波群显示出室间隔及左心室后壁厚度增厚，运动增强。

（2）二维超声心动图：通过不同断面检查，可探查清楚主动脉瓣口病理改变的部位及程度。主动脉瓣增厚钙化三个瓣叶的交界处粘连，开放时瓣口面积减小。根据狭窄程度不同，心室壁及室间隔可有不同程度的增厚，室壁收缩运动增强，晚期也出现左心室扩大。

（3）多普勒超声检查：彩色多普勒可显示收缩期血流从左心室进入主动脉瓣口时呈蓝五彩镶嵌的高速射流。收缩期连续多普勒取样点位于心尖五腔心断面的主动脉瓣上水平，可获得位于零线下的高速射流频谱，流速＞180cm/s以上。

4. 主动脉瓣关闭不全

（1）M型超声心动图：主动脉前后壁运动曲线收缩期上升支与舒张期下降支的交界处呈锐角，且舒张期时间延长，主动脉瓣关闭时呈双线。舒张期主动脉瓣反流可冲击二尖瓣前叶，二尖瓣前叶可出现震颤。

（2）二维超声心动图：关闭时三个瓣叶之间出现菱形的漏隙。如关闭不全的程度较重，反流量较大，左心房室均可增大，左心室流出道增宽，左心室壁可有一定程度的增厚。

（3）多普勒超声检查：于舒张期左心室流出道内可探及源于主动脉瓣口的红五彩镶嵌反流性血流束，但如反流束沿二尖瓣前叶方向行走，反流束色彩可呈蓝五彩镶嵌的高速血流。取样容积位于主动脉瓣下左心室流出道水平，舒张期可探及源于主动脉瓣口的反流性血流，其频谱形态为位于零线之上的方形波。

5. 三尖瓣狭窄及关闭不全

由风心病所致的三尖瓣狭窄极为少见，通常均有二尖瓣和（或）主动脉瓣的病变。

（1）M型超声心动图：基本上与二尖瓣狭窄相同，但与二尖瓣前叶相比，三尖瓣瓣叶EF斜率的减低程度较轻。在三尖瓣波群观察，后叶与前叶呈同向运动，右心房室增大，由于三尖瓣有三个瓣叶，一般瓣口狭窄的程度不会太重。

（2）二维超声心动图：可观察到三尖瓣的开放受到限制，但一般其增厚、钙化及粘连的程度均相对较轻，故在二维超声检查时也容易漏诊。

（3）多普勒超声检查：彩色多普勒超声观察，右心房血流通过狭窄的三尖瓣口进入右心室时，在狭窄瓣口处可出现过口效应，瓣口的右心室侧产生血流的汇聚现象，提示三尖瓣口狭窄。连续多普勒的取样点位于三尖瓣叶的右心室侧，舒张期可显示出三尖瓣口血流频谱的双峰消失，血流速度增高。

风心病所引起的三尖瓣反流较为常见，多继发于肺动脉高压，可出现右心房室增大，三尖瓣叶关闭不拢，彩色多普勒于右心房内可探及源于三尖瓣口的收缩期五彩镶嵌色高速反流束。反流程度的判断与二尖瓣反流相似。

6. 肺动脉瓣狭窄及关闭不全

风心病所引起的肺动脉瓣狭窄极为少见，但由于其他瓣膜受到损害，引起心脏扩大造成肺动脉瓣关闭不全者较为多见，M 型和二维超声心动图多无明显的特异性表现，彩色多普勒超声观察时，舒张期于右心室流出道内可探及源于肺动脉瓣口的红色反流性血流束，提示有肺动脉瓣关闭不全。

第七节　心包穿刺抽液术

心包穿刺抽液术（简称心包穿刺术）是采用针头或导管经皮心包穿刺，将心包腔内异常积液抽吸或引流出，以迅速缓解心脏填塞或获取心包液，达到治疗或协助临床诊断的操作方法。

一、适应证

（1）任何原因引起的严重心脏填塞。常见病因有转移性肿瘤、特发性心包炎、慢性肾功能衰竭、医疗操作等。

（2）心脏填塞伴左心室功能衰竭。

（3）需心包腔内注入药物。如感染化脓性心包炎、肿瘤性心包炎等。

（4）虽经特殊治疗，心包积液仍进行性增加或持续不缓解者，如结核性心包炎。

（5）原因不明的心包积液。

一般而言，凡穿刺引流，抽液化验或通过心包穿刺进行心包镜检查、心包活检对患者有直接帮助的，均可进行心包穿刺，心包穿刺抽液可迅速降低心包腔内压，维持心室充盈压。但心包积液本身并不构成穿刺指征，如心包积液量较少、经一般治疗可缓解者，诊断明确的特发性心包炎、心脏病手术后、心肌梗死后综合征、慢性肾功能衰竭、放射性心包炎导致的心包积液无心包填塞征者，均无须心包穿刺。

欧洲心脏病协会（ESC）2004 年心包疾病诊断及治疗指南建议心包穿刺适应证如下。

Ⅰ类：心包填塞，UCG 显示舒张期心包积液＞20mm，可疑为化脓性或结核性心包积液。

Ⅱa 类：UCG 显示舒张期心包积液 10～20mm，但为了诊断以除外化脓性或结核性心包炎，可疑肿瘤性心包积液。

Ⅱb 类：UCG 显示舒张期心包积液＜10mm，但为了诊断以除外化脓性或结核性、肿瘤性心包炎。

二、禁忌证

择期心包穿刺应避免以下情况：患者烦躁不安，不能配合；未经纠正的凝血障碍，如有出血倾向、接受抗凝治疗、血小板＜5 万/mm³；无心胸外科医生作为后盾以备可能需急诊开胸抢救；心包积液未肯定或积液量甚少；心包积液位于心后。但对于急性心脏压塞者，前三种情况是属于相对性的，因为此时心包穿刺放液是抢救患者生命的最重要措施。主动脉夹层破裂入心包是心包引流的禁忌。因心包穿刺后主动脉内压升高，导致加重出血和使动脉夹层延展的危险，应立即采取外科修补主动脉并术中行心包引流手术。

三、设备

（1）明确和核实存在心包积液所需的仪器：超声心动图或 X 线影像摄影仪。

（2）操作过程进行生命体征监测或急救的仪器：心电监测除颤仪、血压计或血压监测仪、心电图机、复苏设备。

（3）严格无菌环境：无菌手套、口罩、帽子，消毒液。

（4）局麻药物：1％利多卡因、注射器。

（5）送检化验所需试管、培养皿等。

（6）穿刺包：无菌纱布、消毒碗，治疗巾、孔巾，穿刺针（16号或18号短斜面薄壁针，长8cm），手术尖刀，持物钳、血管钳。

（7）心包引流所需物品：J型导引钢丝、扩张管、引流导管、缝合针、线，持针钳、三通连接管、延长管、闭式引流袋。

除非是严重急性心包积液心包填塞危及生命，否则心包穿刺应在检查确保必需设备功能完好的情况下进行，目的是使操作安全性最大，并尽可能获得较多的辅助检查资料。

四、操作人员

心脏专科或急诊医师一名，护士一名协助医师操作；危重症者最好各两名医护人员以协助抢救用药治疗。非紧急抢救心包穿刺治疗需有心胸外科保驾下进行。

五、操作场所

（1）X线影像导引下在心导管室。

（2）超声心动图导引下可在患者床旁，CCU或ICU病房，心导管室或手术室。

六、术前准备

（1）征得患者的知情同意。

（2）施行超声心动图或X线影像，核实心包积液并定位，最好是术者亲自参与核实和定位，以便术中把握好穿刺针方向。

（3）核实心包穿刺有指征，且无禁忌。

（4）检查确定穿刺所需设备功能良好，描记12导联心电图。

（5）择期手术者禁食4～6h。

（6）建立静脉通道，必要的术前用药。如紧张焦虑者应用镇静药；无青光眼、明显心动过速者静脉注射阿托品0.5～1.0mg，以预防或减少血管迷走反射导致心动过缓和低血压的发生。

（7）调节患者体位，坐位或 $30°\sim40°$ 角卧位。

（8）心包液检查的安排：应准备好器皿收集心包液，特殊检查要事前与实验室联系确定，以确保心包液检查的正确性和阳性率。获取的心包液均应进行常规、生化检查，先分析是渗出性或是漏出性。心包液的其他检查应根据临床表现安排。

① 怀疑肿瘤性：细胞学检查肿瘤标志物 CEA、AFP、CA125、CA72～4、CA15～3、CA19～9、CD-30 等，上皮细胞膜抗原结合物、弹性蛋白免疫生化细胞染色有助于良性反应性间皮细胞或腺癌的诊断。

② 怀疑结核性：快速嗜酸杆菌染色，分枝杆菌培养，腺苷脱氨基酶（ADA）活性≥40U/L 对诊断结核具高度特异性。但仅有1/3 结核性心包积液者在积液中可找到抗酸杆菌，而 ADA 活性检查对结核性具有高度特异性。

③ 怀疑细菌性：至少送 3 份心包液培养（需氧菌和厌氧菌），同时应取血培养，培养为阳性者行药敏试验。

④ 怀疑病毒性：特异性聚合酶链反应（PCR）分析亲心肌病毒。

⑤ 获取心包渗液合理的送检涂片、培养、生化及病理等检查有助于病因诊断。有些特殊患者具体需要可能要做寄生虫检查，免疫学检查。

七、操作步骤

（1）定位：确定穿刺部位和方向。

① 心尖途径：胸骨左缘第五肋间，心浊音界内侧 1～2cm，针尖向后向内推进指向脊柱。进针者注意避开肋骨下缘，以避免损伤肋间动脉。

② 剑下途径：胸骨剑突与左肋缘夹角处。肋缘下 1.5cm，穿刺针指向左肩与皮肤成 $30°\sim40°$ 角，进针途径在胸膜腔外，且能避开心脏表面的大血管和乳内动脉，是较佳途径。

③ 其他有右胸径路和胸骨旁径路，需超声心动图指导下进针，

确定进针方向有较大量心包液体且无胸膜、肺组织覆盖。

（2）操作：在持续心电监测下进行，术中监测心律、血压。严格无菌操作，穿刺部位常规消毒、铺巾。

（3）局麻：用 10mL 注射器抽吸 1% 利多卡因 4～5mL，先于穿刺点皮下注射成一直径约 1cm 的小皮丘局麻，并深入皮下沿心包穿刺的预定行针途径浸润麻醉直至心包。于穿刺局麻点做 2～3mm 小切口，用血管钳钝性分离皮下组织。

（4）穿刺：采用 5mL 注射器抽吸 0.9% 氯化钠注射液 1mL，接 16～18 号薄壁短斜面静脉穿刺针进行穿刺。经剑下途径者，因穿刺径路较长，用 5mL 注射器抽吸 1% 利多卡因 2mL，接 18 号穿刺针，在穿刺过程继续浸润麻醉，针尖指向左肩，向前推进直至触及左肋缘，进针夹角稍增大，呈 30°～40° 角，针尖略偏向下，避开肋缘，即指向横膈膜部，针尖平稳缓慢地负压推进，在向前负压进针时，每推进 0.5cm 深度若无液体引出即推注小量利多卡因，0.2～0.4mL，再负压进针，即可保持针尖通畅又能使沿途获得充分浸润麻醉。当沿定位方向负压缓慢穿刺进针，依靠触觉（阻力感或落空感）确定是否进入心包腔。如进针感到心包膜被突破和抽出心包积液，表明针头已达心包，此时应停止进针。如果不能很流畅地抽到液体，将针头缓慢退出体外，避免横向移动，冲洗针头后再重复操作。若能顺利抽出心包液，即固定穿刺针在皮肤上的位置，换 20～50mL 注射器，缓慢抽吸心包液。穿刺抽液适于心包填塞危及生命时的急症处理，不必插入导管，若缓慢抽吸过程心包液流出不畅，且监测此时无心律失常，可能穿刺针短斜面尚未完全进入心包，在严密监测心律下再缓慢进针 1～2mm，可顺利引流出心包液即可。注意穿刺抽吸心包液时，一定要固定好穿刺针位置，以防针尖进入过深，刺伤心脏或损伤冠状血管。抽出一定量心包液在心包腔显著缩小之前拔除穿刺针，以避免针尖损伤心脏。

（5）心包引流：于穿刺针进入心包后撤下注射器，通过穿刺针将 J 型导引钢丝送入到心包腔适当深度，15～20cm，随后快速退出穿刺针并将导引钢丝留在原位，注意不要在导引钢丝与穿刺针成角度时回拉以免损伤导丝。用深静脉扩张管沿导引钢丝插入至心包壁层即退出，随后将导管头部穿过导引钢丝，导管远端露出导引钢丝并握紧，靠近皮肤位置处握紧导管，沿导引钢丝轻轻扭动送入中心静脉导管或猪尾导管到达适当深度，一般在 15～25cm，此时握住导管固定于皮肤均匀用力将导引钢丝抽出。将导丝撤出导管后于导管远端接注射器，回抽看心包液流出通畅，导管远端注射器撤下后换接三通，将测压连接管线与闭式引流袋连接于三通上可测定心包内压或引流心包积液。用缝合线将导管固定于皮肤上，敷上无菌纱布。引流袋固定在患者的心脏位置以下。行心包镜检查用 8F 鞘管沿导引多丝插入至心包腔适当位置，撤出导引钢丝，通过鞘管送入心包镜检查。

（6）术后观察：继续心电监测至心包填塞征缓解，观察可能发生的并发症，及时发现异常情况对症处理。穿刺完毕常规拍 X 线胸片以排除气胸并核实导管位置。留置导管者应常规应用抗生素预防感染。

（7）心包内用药：应严格掌握适应证，尽量少从导管给心包内局部用药，以避免增加感染机会。只有细菌性心包炎、肿瘤性心包炎的少数敏感类型、顽固反复发作的 Dressler's 综合征、免疫相关心包炎可据病情心包内用药。随着超声心动图、计算机断层成像（CT）学的发展能很好显示和鉴别心包内积液和占位病变、心包厚度，目前不主张向心包内注入空气后行 X 线胸部摄片了解心包壁情况，以避免针尖不在心包腔内而误入血管或心脏时注入气体导致严重气体栓塞的危险。

八、确认心包填塞缓解及拔管

心包穿刺术后心包填塞缓解证据：心包腔内压力降至－3～＋3mmHg；升高的右心房压力下降以及左右心室的充盈压分离＞5mmHg；心排血量增加，奇脉消失。

应注意，如患者为快速积蓄的心包积液或渗出液大量（1～2L）时，只要放出 50～100mL 心包液体，心包腔内压力就可回落到正常。心包腔内压力正常并不能表明心包液体已排出干净。作为紧急抢救心包穿刺抽液，只要确认心包填塞缓解，即可拔管；但对于心包穿刺引流，原则上应将心包内渗出液完全引流。引流导管留置时间一般在 24～72h。当心包液体自然引流无液体流出，再观察 2～6h 仍无液体引流，此时行超声心动图检查确认心包液排空，可将引流管拔出。不要用注射器抽吸，即便是引流导管内有纤维条索物使引流不畅也不能用注射器往返抽吸来通管道，以免增加感染机会。对复发性、顽固性大量心包积液者可持续引流心包液数日，至液体量＜25mL/d 时将导管拔除。

拔管方法：用消毒液对穿刺部位和固定缝合处消毒，无菌剪剪去缝合线，持续用力拔除导管，于穿刺部位敷上敷料即可。

九、危险性和并发症

常见并发症有：刺破心脏或致冠状动脉撕裂，引起心包积血或填塞加重；血管迷走性反射；心律失常；损伤邻近脏器或组织导致气胸或血气胸、腹腔脏器损伤；急性肺水肿；气体栓塞。在没有心电监测和超声心动图指导下进行的心包穿刺危险性较高。严密监护下的心包穿刺成功率和安全性均大大提高，并发症明显减少。近来报道超声心动图导引下的大系列心包穿刺主要并发症发生率为 1.3%～1.6%。一般来说术者操作细致，严格按定位方向进针穿刺，除非十分有把握肯定导引钢丝是在心包腔内，否则不要用扩张管进行扩张或将导管送入，可以大大减少和避免脏器损伤。

急性肺水肿常于心包液抽吸过快，心包快速减压时发生，心包穿刺前已快速扩容者在心包减压时尤应谨慎。当心包填塞者穿刺放液时，不可一次迅速排空心包积液，否则右心压力立即恢复正常、静脉血回流会剧增，右心室充盈和心排血量迅速增加，可能诱发肺水肿，急性右心室容量超负荷也可出现急性右心室衰竭。一般穿刺抽液量第一次不能＞1000mL，以避免发生急性右心室扩张。持续引流者均衡缓慢让积液流出可降低急性右心室扩张或急性肺水肿的发生，第一天液体引流量可达 1500～2000mL。抽出血性心包液体时应予鉴别是患者自身血液还是血性心包积液，在未分辨清时不要贸然继续操作或送入扩张管。鉴别要点如下：如抽出液体为血性时继续再抽吸 50～100mL，同时密切观察心率、血压和呼吸的变化，若症状改善，可以肯定液体来自心包腔，可以继续抽吸或引流积液；相反心包填塞时误将心腔内血液抽出会加重血流动力学恶化，此时应迅速撤针；若症状改善不显著，可注入 5mL 造影剂透视观察可协助定位或轻缓送入导引钢丝后拔出穿刺针，透视观察导引钢丝行径，如在心影外，心电监测无期前收缩，可以确定在心包腔内；如出现期前收缩或送入导引钢丝时有阻力则可能进入右心房、右心室，应拔出导引钢丝。等送检的液体化验报告出后再定。血性心包积液与患者自身血液的鉴别见表 22-6。

表 22-6　血性心包积液与患者自身血液的鉴别

特征	血性心包积液	血液
凝固与否	不凝固	常凝固
红细胞比积	常较低	与穿刺前血球比积相同
pH	低于静脉血	同血液
氧分压(PO_2)	低于静脉血 PO_2	同血液
二氧化碳分压(PCO_2)	低于静脉血 PCO_2	同血液
滴在纱布上	红斑周围有浅色浸润环	展开成一片均匀红斑

第八节　左心室及冠状动脉造影术

左心导管术是经动脉途径插入导管获取左侧循环系统信息的导管技术。目前临床上常用的主要有选择性冠状动脉造影术、左心室造影术及主动脉造影术。

通过冠状动脉造影可直接显示冠状动脉病变并确定其部位和程度；左心室造影可显示左心室外形，室壁运动功能，有无心肌梗死并发的室壁瘤及机械性并发症如缺血性二尖瓣反流等；从升主动脉造影可显示升主动脉的宽度、有无主动脉窦瘤、主动脉瓣畸形及主动脉瓣反流等。通过左心导管检查，可为临床医生提供确切的诊断依据，从而制定治疗方案。

一、适应证和禁忌证

1. 用于治疗目的的适应证

临床上冠心病当考虑进行冠状动脉介入治疗（PCI）或主动脉-冠状动脉旁路移植术（CABG）时，需先行冠状动脉（冠脉）及左心室造影，确定病变部位，评估狭窄程度及左心室功能，以确定治疗方案。

（1）急性心肌梗死：当急性心肌梗死出现以下情况时应急诊进行冠状动脉造影，发病时间＜12h的急性ST段抬高心肌梗死（STEMI），或时间已超过12h但仍有胸痛，拟行急诊冠脉介入治疗使梗死相关血管再通时；急性心肌梗死并发心源性休克，血流动力学不稳定者，应在主动脉内囊反搏支持下，急诊冠脉造影，若病变适宜，可行介入治疗，若病变累及多支血管或病变弥漫，可进行急诊CABG；急性心肌梗死并发室间隔穿孔或乳头肌断裂等机械并发症，出现心源性休克或急性肺水肿，内科治疗仍不能使血流动力学稳定，拟行急诊外科手术时，应急诊冠脉造影，以了解病变血管及间隔穿孔部位，为手术方案提供依据；心肌梗死后反复心绞痛发作者，是及早冠状动脉造影的指征。梗死后心绞痛往往提示冠状动脉早期再通但残余狭窄仍很严重，如不及时血运重建治疗，可能发生梗死后延展或再梗死；急性非ST段抬高心肌梗死（NSTEMI）高危患者，如肌钙蛋白增高，新近再发ST段压低，心功能衰竭，有持续性室性心动过速，或血流动力学不稳定，既往PCI（6个月内）和CABG病史者，有急诊冠状动脉造影指征。

（2）稳定型心绞痛：研究表明介入治疗或冠状动脉旁路移植术可有效缓解冠心病患者的心绞痛，提高生活质量，CABG还可延长严重冠状动脉病变患者的寿命。因此，当药物治疗效果不满意时应行冠状动脉造影，以便进行血运重建治疗。

（3）不稳定性心绞痛：心绞痛由稳定转变为不稳定，常提示冠状动脉病变发生了变化，使心绞痛发作加重。不稳定性心绞痛易发展成急性心肌梗死或猝死，故当药物治疗不能控制时，应及早冠状动脉造影以便血运重建。

（4）陈旧性心肌梗死：伴有劳力或自发性心绞痛者；合并室壁瘤、充血性心力衰竭或二尖瓣反流者，该类患者内科治疗效果不好，且预后差。应进行冠状动脉及左心室造影以明确冠状动脉病变、室壁瘤大小及部位及二尖瓣反流情况，以决定外科手术；心肌梗死后无症状者，也应做冠状动脉造影评估冠状动脉病变，如病变严重者应行血运重建。

（5）PCI 和 CABG 术后：心绞痛复发而药物治疗效果不满意时，应再次造影以便再次血运重建。

2. 用于诊断目的的适应证

（1）胸痛症状不典型，临床上难以确诊的患者，应行造影以明确诊断。

（2）原因不明的心脏扩大，室性心动过速，心力衰竭，心电图异常 Q 波等，有做冠状动脉造影的指征。

（3）无症状但运动试验阳性，尤其是多导联 ST 段压低$\geqslant 2mm$或运动时 ST 段抬高$\geqslant 2mm$，血压下降$> 10mmHg$，出现室性心动过速者以及原发性心搏骤停复苏成功者，都应进行冠状动脉造影及左心室造影以明确诊断。

3. 用于非冠心病的适应证

（1）瓣膜性心脏病：瓣膜性心脏病可合并冠心病，故如瓣膜性心脏病伴有胸痛时，应行冠状动脉造影以明确诊断。

（2）外科手术前的常规检查：各种瓣膜性心脏病，先天性心脏病年龄> 45岁以上者，没有胸痛症状，外科手术前也应常规行冠状动脉造影，以除外合并存在的冠状动脉病变。

（3）主动脉缩窄、升主动脉瘤、主动脉瓣及二尖瓣反流、左心室流出道狭窄等可通过主动脉和左心室造影来诊断。由于彩色超声心动图和多普勒检查可提供明确诊断，故这一适应证已不多用。

（4）肥厚型心肌病：肥厚型心肌病可与冠心病合并存在，故有胸痛症状者应行冠脉造影；肥厚梗阻型心肌病如行化学消融治疗应行冠状造影以定手术方案。

二、禁忌证

左心导管术一般没有绝对禁忌证，相对禁忌证如下。

（1）凝血功能异常：服用华法林抗凝治疗者，术前 48h 应停服以防造影后止血困难，应用肝素者术前 2h 应停用。血小板计数 50×10^9/L 可增加出血并发症。

（2）不能控制的严重心力衰竭和严重心律失常。

（3）急性心肌炎。

（4）活动性出血或严重出血倾向。

（5）感染性心内膜炎。

（6）严重的电解质紊乱，低钾血症。

（7）严重肝病，周身感染或其他不能控制的全身疾病。

（8）中度或重度肾功能衰竭患者进行冠脉造影，造影剂可加重肾脏损害。

（9）碘造影剂过敏，术前应行造影剂过敏试验，用非离子碘造影剂可减少过敏反应。如有严重反应或既往严重过敏者，不能做冠脉造影。

（10）严重的外周血管疾病，股髂动脉严重病变、锁骨下动脉狭窄或闭塞者，导管无法通过外周病变血管。

（11）腹主动脉夹层不能从股动脉途径，可从桡动脉途径完成。

三、血管径路及冠状动脉造影方法

1. 血管径路

目前常采用的血管径路为股动脉径路和桡动脉径路，少数不宜经股动脉或桡动脉径路者可穿刺肱动脉完成。

（1）股动脉径路：是左心导管检查应用最广泛的血管径路，具备穿刺容易、操作方便迅速等优点。缺点是患者卧床时间较长，不易耐受，局部血管并发症相对较桡动脉径路高，髂动脉粥样硬化病变严重者，导管不能穿过弯曲及狭窄的部位，手术不易成功。

股动脉穿刺方法：在腹股沟韧带下方 2cm 处触及股动脉搏动，定位后用 1％的利多卡因局部浸润麻醉，手术刀切口 2～3mm，18 号穿刺针斜面朝上进针，针尖指向股动脉搏动最明显处，与皮肤成角 30°～45°进针，有血液喷出时固定穿刺针，送入导丝，撤出穿刺针，再插入鞘管，退出导丝及扩张管，鞘管用肝素盐水冲洗。

（2）桡动脉径路：由于手术器械的改进及操作技术水平的提高，经桡动脉径路进行选择性冠状动脉及左心室造影已被广泛采用。缺点是桡动脉管径小，容易痉挛，穿刺相对较难，操作后桡动脉有闭塞的可能。选择桡动脉径路者，必须 Allen 试验阳性，如阴性，表示掌弓循环差，不能经桡动脉径路操作。

桡动脉穿刺方法：取腕横纹近端桡动脉搏动最明显处为进针点，1％利多卡因 1～2mL 局部浸润麻醉后，用手术刀尖切口 2～3mm，针与皮肤成 30°角，斜面朝上进针，有血喷出后送入导引钢丝，退出穿刺针，沿导丝置入鞘管，撤出导丝和扩张管，用肝素盐水冲洗鞘管。

2. 造影操作方法

（1）造影导管外径从 5F 至 8F 不等，股动脉径路常用的有 Judkins 左右（JL，JR）和 Amplatz 左右（AL，AR）造影导管，左冠脉造影管从 JL3.5 到 JL6 和 AmplatzLl-3，根据主动脉窦的宽度来选择。用于右冠状动脉的有 JR3.5～6 和 Amplatz R1～3；另外少数开口异常的冠状动脉需选用其他造影管，如多功能造影管，可用于左右冠状动脉及桥血管造影，左右内乳动脉造影可选专用于内乳动脉的造影管。桡动脉径路选用适用于左右冠状动脉的共用管，Judkins 和 Amplatz 导管同样适用于桡动脉径路。左心室及主动脉造影用猪尾导管完成。

（2）操作技巧

① 左冠状动脉：选用 JL4 可完成 90％的造影，少数身材矮小者选用 JL3.5，主动脉宽或身材高大者选用 JL5 或 6。导管用肝素

盐水冲洗后，送入直径 0.035in（1in＝2.54cm）J 形导丝，经股或桡动脉鞘管进入动脉后，将 J 形导丝送出导管前端外，在 X 线透视及导丝指引下推送导管前行，直至导管到达主动脉瓣上方，撤出导丝，左冠造影管多数可自然进入左冠状动脉主干内，应注意导管不要插入左主干过深，以免出现压力下降。通常采用左前斜位 45°体位将导管送入左冠状动脉口，之后手推造影剂 3～5mL，多个体位投照，从各个体位观察左冠状动脉前降支及回旋支各段有无病变。注意推注造影剂的剂量和力度要合适，使病变显示清楚，避免出现层流，又可反流至主动脉内以显示左主干开口。

② 右冠状动脉造影：将直径 0.035 英寸 J 形导丝穿入 JR4 导管中，送入动脉鞘管后，在导丝引导下将导管送至主动脉窦，撤出导丝，轻轻顺时针方向转动导管，同时回撤，可使导管尖端插入右冠状动脉内，用左手食指及拇指固定导管，手推造影剂，多体位投照完成造影。注意转动导管时要轻、慢，多数情况下旋转 180°导管即可到位；如过度旋转导管，可使导管打结或扭坏导管；照相时推造影剂不宜过多，通常 2～3mL 可以清楚显示右冠状动脉全程，但需根据造影时影像情况临时调整造影剂用量；大量推入造影剂可诱发室颤。右冠脉造影有时导管不能到位，需更换合适导管。右冠状动脉开口于左冠窦或升主动脉前壁者，选用 ALI-2 可成功。如选择性造影困难时，可先进行升主动脉造影，确定右冠状动脉开口位置，再选用合适的导管。

四、左心室造影

将猪尾型导管沿导丝送入左心室腔中部，用盐水冲洗导管并排空导管内气泡，记录左心室收缩压和舒张压，取 RAO 30°体位，经高压注射器将造影剂注入左心室内拍照，评估左心室壁各节段的运动功能，有无室壁瘤，同时观察有无二尖瓣脱垂及反流。肥厚梗阻型心肌病患者还需在 LAO 45°造影，观察左心室流出道梗阻程度，并需记录从左心室心尖部至主动脉连续压力，评价跨瓣压差。LAO 60°体位可评价室间隔及侧壁的运动功能，如有室间隔穿孔或缺损存在,加头位,可观察到造影剂从左心室通过室间隔流入右心室。如造影机具备双体位造影功能,RAO 及 LAO 可同时完成。

五、并发症

左心导管术是有创性诊断检查技术,有一定的危险性,术中术后可发生严重并发症。

(1)死亡:左心导管术约有 0.1% 的死亡风险。急性冠脉综合征急诊造影,年龄大,严重左心功能衰竭,严重左主干病变及重度主动脉瓣狭窄者风险增大。

(2)心肌梗死:冠脉造影导致心肌梗死的发生率约为 0.05%,原因有导管所致冠状动脉夹层、原有斑块破裂、较大的气栓或血栓等导致冠状动脉急性闭塞引起急性心肌梗死。

(3)脑卒中:脑卒中发生率约为 0.05%,可由气栓或血栓、粥样斑块碎片脱落堵塞脑血管引起。

(4)冠状动脉夹层:导管插入冠状动脉开口时,可直接导致夹层,如导管插入冠状动脉过深,用力注射造影剂时引起粥样斑块破裂导致夹层发生,尤其 Amplatz 导管,操作时需非常小心。

(5)冠状动脉痉挛:导管插入冠状动脉时可引起冠状动脉痉挛,右冠状动脉容易发生,撤出导管或注射硝酸甘油 $100 \sim 200 \mu g$ 可迅速缓解痉挛。

(6)肾功能衰竭:造影剂可造成患者的肾脏损害,尤其原有肾功能衰竭、糖尿病、蛋白尿、心功能衰竭、高龄患者风险增加。

(7)心律失常:冠状动脉造影术可引起各种心律失常,心动过缓较常见,咳嗽可减轻;室颤的发生率约 0.5%,右冠状动脉注入大量造影剂时易引起室颤。最好的处理,减少造影剂用量。

(8)心力衰竭:造影剂可引起心功能衰竭,大量注射造影剂(如左心室造影)可引起心力衰竭,尤其潜在心功能衰竭患者,减少造影剂用量,应用非离子型造影剂或低渗性造影剂可降低风险。

(9)迷走反射:迷走反射常发生于冠状动脉造影术中、术后,撤出鞘管及压迫止血时,主要表现为面色苍白、大汗淋漓、头晕、呕吐，最重要的表现为心动过缓和低血压状态。应立即静推阿托品1～2mg，快速输液扩容；多巴胺3～5mg静脉推注，经过上述处理，多可迅速恢复。

（10）急性肺栓塞：为严重并发症，但少见，见于经股动脉途径造影者。其原因为卧床及局部加压包扎，下肢深静脉血栓形成，起床活动时血栓脱落致肺栓塞。

（11）过敏反应：造影剂所致的过敏反应轻者可表现为皮肤发红，麻疹或血管神经性水肿，重者可出现低血压、休克、喉头水肿、支气管痉挛，甚至死亡。轻者可用非那根或苯海拉明，过敏性休克时，应给予地塞米松，静脉推注肾上腺素0.5mg。另外局部麻醉时亦可发生利多卡因过敏反应。

（12）血管并发症：多见于股动脉径路，包括假性动脉瘤、动静脉瘘、动脉血栓形成、外周血管栓塞等。

① 假性动脉瘤：典型表现为搏动性包块（血肿），听诊收缩期血管杂音，较小的假性动脉瘤（2.5cm）可再次加压包扎，减少活动，多数可消失；大的假性动脉瘤可请外科手术矫正，也可超声引导下于瘤体内注射凝血酶，形成血栓堵住破口。

② 动、静脉瘘：局部包块不明显，可闻及双期血管杂音，动脉破口＜3.0mm者，可不处理或局部压迫，多数可自行愈合；破口较大者可行外科手术矫正。

③ 动脉血栓栓塞：穿刺部位血管因导管或导丝损伤血管壁，或局部斑块被导管或导丝触及而脱落导致血栓栓塞，或压迫过紧时间过长形成血栓。患者肢体疼痛，发麻，动脉搏动减弱或消失，超声多普勒检查有助于诊断，诊断股动脉以下血管堵塞，应进行溶栓治疗，尿激酶50万～150万U（30min内）或rtPA 50mg（90min）；如为股动脉以上血管堵塞应请外科手术取栓。

④ 局部出血及血肿：局部再次出血时应立即手法压迫止血20min，加压包扎，减少肢体活动；穿刺部位血肿为压迫不当或肢体过度活动导致。一般发生较早，发现后应再次加压包扎止血。桡动脉径路出现前臂血肿时，疼痛明显。血肿一般可在1～2周吸收，

有的可形成硬结，持续存在。如股动脉穿刺点高于腹股沟韧带以上，不易压迫止血，血肿可向腹膜后扩散，形成腹膜后血肿。腹部CT可确定诊断；可表现为穿刺点同侧腹痛，或腰痛，低血压，严重者可发生出血性休克，血红蛋白下降，一旦发现应严格卧床、输血、停抗凝药，血压不稳定者应请外科手术探查，缝合出血点。

六、术前准备、术中用药及术后处理

1. 术前准备

术前应做一些常规的检查，包括血、尿、便三大常规，血生化全项（肝肾功能、血糖、电解质等），凝血酶原时间及活动度，乙肝五项、丙肝抗体、梅毒及艾滋病抗体及心电图、X线胸片、超声心动图等。术前一天备皮，做碘过敏试验。造影当日入导管室前建立静脉输液通道。如患者紧张可酌情给予安定10mg肌内注射。术前不需禁食，但不宜过饱，尽量食用易消化食物。如造影后拟行介入治疗患者，术前一天应顿服阿司匹林300mg，波立维300mg（已服用波立维75mg/天4天以上者不需顿服），以防止术中或术后支架部位出现急性血栓。另外根据病情术前还需服用硝酸酯类或钙通道阻滞药、β受体阻滞药等药物以防止术中血管痉挛或因紧张心率增快等。

术者术前应查看患者，全面掌握患者的临床资料，检查桡动脉搏动并做Allen试验、股动脉及足背搏动等，选择造影路径。

与患者及家属交流，介绍病情和造影检查的必要性及可能的并发症，获得知情同意书。

2. 术中用药

（1）肝素：动脉鞘管插好后，经动脉鞘管注入3000IU的普通肝素，以减少导管在体内操作带来的血栓并发症，如需行冠状动脉支架术，则应再补充肝素7000IU（总计10000IU），以防止支架置入后的血栓并发症。

（2）硝酸甘油：当造影发现冠状动脉狭窄时，应从相应冠状动脉注入硝酸甘油0.2mg，于相同体位重复造影，以除外冠状动脉痉挛；术中如出现冠状动脉痉挛或心绞痛发作，可立即于相应冠状动脉注入硝酸甘油 0.2mg（如血压偏低给 0.1mg），可重复应用，直到疼痛或痉挛解除。

（3）阿托品：冠状动脉内注射造影剂时可引起显著心动过缓，可用阿托品对抗。预防性用阿托品仅适用于术前心率较慢者，一般可 0.5mg 静脉推注。

3. 术后处理

（1）拔除鞘管：造影完成后立即拔除鞘管，经股动脉途径者压迫止血，手法止血需压 20min 左右，止血后用弹力绷带加压包扎，穿刺处沙袋压迫 6h，卧床 12.h，注意观察有无出血、血肿。也可采用股动脉闭合装置止血；经桡动脉途径者术后拔除鞘管，用弹力绷带加压包扎即可，调整弹力绷带的松紧度，手腕处止血带可在 3～6h 后撤除，严密观察穿刺部位有无出血、血肿等。不需常规卧床。

（2）返回病房后，应严密监测血压、心率的变化，常规检查心电图，复查血、尿常规和肾功能等，并心电遥测 24h。酌情应用抗生素。

（3）适量多饮水，以利于造影剂排出，不宜过急过多，以免胃过度膨胀。

第九节　心血管系统常见疾病影像学诊断

一、心脏影像学检查概述

X 光摄片：包括心脏正侧位，心脏左右前斜位，观察心脏形态、大小、密度；两肺血情况。多层螺旋 CT（MSCT）：包括心脏三轴位断层、容积重建、心脏冠状动脉血管分析，现阶段心脏CTA 的重要临床价值主要是无创性评估冠状动脉形态。高场强磁共振成像（MRI）：用于对心脏结构和功能的全面评估，包括心肌收缩与舒张功能、心脏射血分数、心肌活性、瘢痕组织识别等。单电子发射计算机断层成像（SPECT）及正电子发射计算机断层成像（PET/CT）：用于评估心肌缺血和心肌活力。数字减影血管造影（即DSA）：主要用于心内结构异常的显示及冠状动脉狭窄的评估与治疗，因其操作具有创性，目前主要作用在于治疗干预。不同的影像学检查方法相互结合可以整合出一个相对合理的心脏病诊断流程，能有效地发挥现代医学影像学对临床治疗的辅助、指导价值。

二、心力衰竭

左心衰竭多继发于冠心病心肌梗死和心肌病。

胸部X线是诊断"左心衰竭、肺水肿"的主要依据。X线片示心影扩大，可伴有肋膈角或叶间胸膜少量积液；但并非所有心力衰竭都有心影扩大。早期肺静脉压增高时，主要表现为蝴蝶状的肺门血管影增强。肺泡性肺水肿时，肺野可见大片融合阴影。

如为肺动脉压增高，如慢性肺源性心脏病、长期左心衰竭引起的右心衰竭等，则可见右下肺动脉增宽（宽径＞1.5cm）。心力衰竭进一步出现间质性肺水肿，可使肺野模糊。Kerley B线见于肺野外带的水平线状阴影，为肺小叶间隔内积液的表现。同时右心室、心房增大，伴有三尖瓣相对关闭不全；上腔静脉及奇静脉扩张，表现为上纵隔影增宽。胸腔积液表现为双侧肋膈角变浅或消失。有时可见右侧膈肌抬高，此为右心衰竭时腹腔积液和肝肿大所致。间质性肺水肿是慢性左心衰竭指征。

MSCT可显示心脏各房室扩大、大动脉扩张、肺水肿、胸腔和心包积液以及冠状动脉钙化，为诊断原发心脏疾病及慢性心力衰竭提供重要依据。

急性左心衰竭不宜行MRI检查。

三、原发性高血压

（1）胸部X线：高血压心脏病可见长期高血压引起左心室或以左心室为主的心脏增大。心影呈主动脉型，表现为主动脉影增宽，迂曲延长，主动脉结凸出，升高，多有钙化；左心室增大，圆钝，左心室段延长，心尖向下外移。

（2）MSCT：可显示左心室经线增大及升主动脉扩张、迂曲伴动脉壁增厚、钙化。

（3）MRI：心肌普遍性肥厚，舒张期心肌厚度达 10mm 以上，心肌收缩期增厚率正常；无左心室流出道狭窄改变。

四、继发性高血压

1. 大动脉炎性高血压

（1）X 线胸片及血管造影：降主动脉中下段或全段普遍内收，内收段常伴有搏动减弱以至消失。降主动脉边缘不规则，明显者呈波纹状。主动脉弓降部扩张，边缘不规则，病变部位钙化。心脏可有不同程度的增大，多为以左心室为主的轻至中度增大。大动脉炎累及肺动脉及分支者，患肺可见一侧或区域性肺缺血征象。

（2）DSA：动脉管腔粗细不均、边缘比较光滑的向心性动脉狭窄和阻塞。动脉扩张和动脉瘤形成。以腹主动脉、胸降主动脉、锁骨下动脉和肾动脉为其好发部位。主动脉分支病变多累及开口部或近心段，局限性狭窄、阻塞多见。侵犯主动脉的狭窄，病变多较广泛。冠状动脉造影明确冠状动脉狭窄的部位、程度。

（3）主动脉 CTA：明确主动脉及各分支受累情况，可见病变血管内膜增厚，管腔狭窄或闭塞，少数病人因炎症破坏动脉壁中层，弹力纤维及平滑肌纤维坏死，而形成的动脉扩张、假性动脉瘤或夹层动脉瘤。结合临床可以做出分型诊断。

2. 肾实质性高血压及肾血管性高血压

（1）腹部平片＋肾分泌造影：两肾大小、两肾肾盂显影时间、显影剂浓度的差异，患肾可有缩小，显影延迟、浅淡。

（2）肾动脉 CTA 及造影：在动脉粥样硬化和多发性腹主动脉炎病例，可见肾动脉呈现斑块样的不规则、狭窄和梗阻，可伴有钙化形成；病变首发部位在肾动脉开口或近心段，有局限性狭窄和阻塞，伴有狭窄后扩张，累及一侧或两侧肾动脉开口，或为狭窄或成闭锁，腹部其他血管可有粥样硬化现象。

（3）在无高血压病人的腹主肾动脉造影中也可有 3‰～32‰ 的病例显示不同程度的肾动脉狭窄，而在高血压病人中则 67‰ 有肾动脉狭窄。

3. 原发性醛固酮增多症

腹部 CT 平扫及增强：经典的 Conn 综合征，即原醛症，主要病因为肾上腺醛固酮腺瘤，为发生在肾上腺皮质球状带并分泌醛固酮的良性肿瘤，临床最多见的类型，以单一腺瘤最多见，左侧多于右侧；双侧或多发性腺瘤仅占 10‰；个别患者可一侧是腺瘤，另一侧增生。表现为肾上腺增粗或结节隆起，瘤体直径 1～2cm，平均 1.8cm。

4. 嗜铬细胞瘤

嗜铬细胞瘤的诊断是建立在血、尿儿茶酚胺及其代谢物测定的基础上的，利用各种影像学检查可协助对嗜铬细胞瘤进行定位。

腹部 CT：是目前首选的定位检查手段。嗜铬细胞瘤在 CT 上多表现为类圆形肿块，密度不均匀，出血区或钙化灶呈高密度，增强扫描时肿瘤实质明显强化，而坏死区无或略有强化。CT 诊断肾上腺内嗜铬细胞瘤的敏感性达到 93‰～100‰，对于肾上腺外嗜铬细胞瘤，要注意在腹膜后及腹腔内寻找。

MRI：在 MRI 的 T1 加权像实性肿瘤强度类似肝实质，T2 加权像信号较高。坏死、囊变区在 T1 像呈低信号，在 T2 像为高信号。MRI 诊断嗜铬细胞瘤的敏感性及特异性与 CT 相似，其优势是多平面成像，有利于观察肿瘤与周围器官及血管的解剖关系。

5. 库欣综合征

（1）X 线检查：如为垂体病变引起的库欣症，如发现头颅蝶鞍增大，有助于垂体瘤的诊断。

（2）CT 检查：对于直径＞10mm 的垂体腺瘤，CT 的分辨率良好，可见垂体两侧不对称、隆起、垂体柄偏移等征象。对直径＜10mm 的垂体微腺瘤，CT 有可能遗漏。CT 未发现垂体瘤者，不能排除微腺瘤的可能。对肾上腺增生与腺瘤的检查，CT 的作用大，分辨率好，因为肾上腺腺瘤的直径往往＞2cm。注意，CT增强检查，要注射造影剂，为了防止变态反应，有可能使用地塞米松，所以CT检查要安排在大剂量的地塞米松抑制试验以后，否则要间隔7天以上再做大剂量的地塞米松抑制试验。

（3）磁共振（MRI）：对垂体病变检查，MRI是首选方法，与CT相比可较好地分辨下丘脑垂体及鞍旁结构（海绵窦、垂体柄和视交叉），动态增强检查有助于微腺瘤的检出。

6. 高血压危象

（1）X线检查：胸片可见胸主动脉改变、急性左心衰竭及肺水肿征象。

（2）CT检查：合并高血压伴颅内出血时，头颅CT见脑内高密度占位，周边伴低密度水肿带；主动脉夹层增强CT见移位的内膜呈低密度充盈缺损；嗜铬细胞瘤可见肾上腺或腹膜后占位，有特征影像学表现。

五、冠状动脉粥样硬化性心脏病

（1）冠状动脉CTA：MSCT为无创检查冠状动脉首选检查手段。容积重建可从整体上观察冠状动脉主干及各分支斑块的分布、管腔狭窄部位及长度。冠状动脉血管分析可具体显示各支冠状动脉全段斑块所致充盈缺损、管腔狭窄征象，狭窄程度可依据血管横截面狭窄率25%、50%、75%为界分成Ⅰ～Ⅳ级。斑块性质依据测得CT值分为软、硬斑块或混合斑块。

（2）心脏冠脉造影（CAG）：目前冠心病诊断的"金标准"，可以直观显示冠状动脉狭窄及狭窄的部位、程度、范围等，狭窄率同CTA分级；TIMI试验提出的评价冠状动脉狭窄程度分级指标如下。

① 0级：无血流灌注，闭塞血管远端无血流。

② Ⅰ级：部分造影剂通过，冠状动脉狭窄的远端不能完全充盈。

③ Ⅱ级：冠状动脉狭窄的远端可以完全充盈，但显影慢，造

影剂消除慢。

④ Ⅲ级：冠状动脉远端完全而且迅速充盈与消除，与正常冠状动脉相同。

（3）MRI：心脏功能成像可评估心肌收缩及舒张功能，冠心病表现为受累心肌节段性或大范围的运动异常，EF 值减低；冠状动脉严重狭窄时采用心肌灌注与心肌活性成像可明确受累心肌范围及评估心肌坏死程度，表现为低灌注及心肌的延迟强化。冠状动脉 MRA 可显示冠状动脉近中段狭窄，对冠状动脉远端狭窄的评估有一定限度。

六、心瓣膜病

心脏瓣膜病变主要依靠心脏超声检查。CT 主要显示瓣膜的增厚、钙化，及瓣膜病变继发的心脏房室形态改变；MR 功能成像显示瓣膜的异常关、闭，显示反流血流低信号及瓣膜病变继发的心脏房室形态改变。

1. 二尖瓣狭窄

胸部 X 线：轻度者无异常表现。重度者食管吞钡侧位或左前斜位可看到左心房增大。严重狭窄伴有肺动脉高压者右心室右心房增大。心脏三位片可见左心房、右心室大，肺动脉膨隆及肺淤血。右前斜位时增大的左心房压迫食管下段后移；后前位时显示左心缘变直、右心缘有双心房影；左前斜位可见左心房使左主支气管上抬。

2. 二尖瓣关闭不全

胸部 X 线：轻者可正常，重者可见心影扩大。左心房显著增大是慢性二尖瓣关闭不全的特征 X 线表现。心脏后前位时可见左心室向左下扩大，主动脉结小，肺动脉段凸出，左心房双房征。反复心力衰竭者胸片上可见肺淤血表现。右前斜位可见食管被扩大的左心房压迫至右后方。左前斜位则显示心脏、食管及膈肌三角区缩小或消失，这是左心室扩大的表现。

3. 主动脉瓣狭窄

胸部 X 线：急性主动脉瓣关闭不全的轻型患者心影大致正常。除了原发疾病的 X 线改变之外，无主动脉扩张。重症者由于出现急性左心衰竭故 X 线上可表现出肺淤血征象。慢性主动脉关闭不全的 X 线表现为左心室明显增大，升主动脉和主动脉结扩张，呈主动脉型。左心房也可增大。重度主动脉瓣狭窄时常见升主动脉狭窄后扩张和主动脉瓣钙化。主动脉根部瘤样扩张则多数提示马方综合征。肺动脉高压或右心衰竭时，右心室增大。可见肺静脉增宽以及肺淤血、肺间质水肿征象。

4. 三尖瓣狭窄

胸部 X 线：心影增大，右心缘见右心房和上腔静脉突出，右心房缘距中线的最大距离常＞5cm。

5. 三尖瓣关闭不全

胸部 X 线：可见右心室、右心房增大。右心房压升高者，可见奇静脉扩张和胸腔积液。有腹腔积液者可见横膈上抬。

6. 联合瓣膜病变

胸部 X 线：全心扩大，尤其是左心室扩大。合并全心衰竭时可见肺淤血表现，部分可出现右侧胸腔积液。伴腹腔积液可见横膈上抬。

7. 二尖瓣脱垂

胸部 X 线：多数患者无明显异常表现。严重二尖瓣关闭不全者可有左心房和左心室明显增大。胸部骨骼异常最为常见。左心室造影显示二尖瓣脱垂和反流，右前斜位投照见收缩期二尖瓣后瓣呈唇样突入左心房；左心室收缩对称，心室后基底或中部强烈收缩，呈向内凹陷的"芭蕾足"样改变。

8. 老年退行性心脏瓣膜病

胸部 X 线：病变多发生于主动脉瓣及二尖瓣环，可见瓣膜狭窄或关闭不全相关的心影改变。

胸部 CT：可见心脏病变瓣膜区的钙化。

七、心肌病

1. 扩张型心肌病

（1）X 线平片：心影多呈普遍性增大，早期多向左下扩大，左心缘圆隆，心胸比率＞0.5。中晚期向两侧扩大或呈球形心，心胸比率＞0.6。心力衰竭时扩大明显，心力衰竭控制后心脏扩大减轻，心力衰竭再次加重时，心脏再次扩大，呈"手风琴效应"。晚期常有胸腔、心包积液或肺栓塞，透视下心脏和大血管搏动微弱。

（2）CT 和 MRI：心脏扩大以心室腔扩大为主，心室横径增大较长径明显，但室间隔及心室游离壁不厚甚至变薄。增强 CT 扫描可显示心室增大和体肺静脉扩张等改变，可见附壁血栓。心室壁心肌的信号无明显异常改变。GRE 序列电影 MRI 可见心室扩大显著，房室瓣环扩大而出现二、三尖瓣关闭不全时，显示房室间反流的部位和程度，应用心功能分析软件，可见受累心室收缩功能明显受损，心室容积扩大，射血分数等分析指标显著下降。

2. 肥厚型心肌病

（1）胸部 X 线：心脏大小正常或增大。心脏大小与心脏及左心室流出道之间的压力阶差成正比，压力阶差越大，心脏亦越大。心脏肥厚以左心室为主，主动脉不增宽，肺动脉段多无明显突出，肺淤血较轻，常可见二尖瓣钙化。

（2）CT 与 MRI：主要诊断依据为肥厚处室壁与左心室后壁比值大于或等于 1.5。CT 增强扫描可准确测量心肌壁的厚度、室间隔和游离壁的比例，并可显示粗大的乳头肌及左心室流出道狭窄的情况，并可通过 CT 心脏重建整体观察心脏形态及大小的改变。MRI 能充分显示心肌壁异常肥厚的部位、分布、范围和程度，SE 序列心室壁在 T1WI 上多呈均匀中等信号，T2WI 上则于中等信号中有点状高信号，增强扫描于肥厚室壁内见局灶性异常增强区；左心室舒张功能受限致心室腔缩小或变形，运动幅度则有增强；左心室流出道狭窄时，GRE 序列电影 MRI 可见左心室流出道内收缩期有低信号的喷射血流。MRI 能全面显示本病的异常改变，为本病的最佳影像学手段。

3. 限制型心肌病

（1）胸部 X 线：心脏扩大，右心房或左心房扩大明显，伴有心包积液时，心影明显增大。

（2）胸部 CT：可见心内膜的钙化。

4. 致心律失常性右心室心肌病

胸部 X 线：心脏正常或增大，轮廓呈球形，肺动脉流出道扩张，左侧缘膨隆，多数患者心胸比率≥0.5。

5. 酒精性心肌病

胸部 X 线：心脏普遍增大，心胸比率＞0.55，在疾病早期随着治疗和戒酒，增大的心影可以在短期内明显缩小。合并心力衰竭时可有肺淤血、肺水肿改变，晚期可见心脏明显增大、肺淤血、肺动脉高压，部分患者还可出现右侧胸腔积液。

6. 围生期心肌病

胸部 X 线：心影增大，肺静脉淤血伴肺间质水肿或者肺泡水肿征，少数可见右侧胸腔积液。

7. 心动过速性心肌病

心脏 X 线：心影增大，心胸比率＞0.5。

8. 放射性心肌病

胸部 X 线：心影增大，心胸比率＞0.5。部分患者可伴右侧胸腔积液。

9. 病毒性心肌炎

胸部 X 线：病情轻者可正常；病情重者可有心影增大。

超声心动图：病情轻者可正常；病情重者可有左心室增大、室壁运动减低、心脏收缩功能异常、心室充盈异常等。

放射性核素心肌显像：可显示心肌细胞坏死区的部位和范围，敏感性高，特异性低。

八、心包疾病

1. 急性心包炎

（1）胸部 X 线：250mL 以下的少量心包积液，X 线可无阳性所见或仅见心影轻度增大。中等量以上心包积液，X 线征象典型，可见心影向两侧增大，呈"普大型"（球形或"烧瓶状"），心腰及心缘各弓的分界消失。透视可见心缘搏动普遍减弱以至消失，主动脉搏动多为正常，两者形成鲜明对比。巨大心影与清晰的肺血管纹理不对称。

（2）超声心电图：对心包积液的"定性"和"定量"诊断有重要意义。在目前是心包疾病的首选方法。表现为心包腔内液性暗区。

（3）CT 和 MRI：诊断心包积液准确可靠，还能显示心腔、心室壁情况，也能同时了解纵隔、肺野病。依据检测心包积液的 CT 值，对判断心包内液体性质有参考价值。MRI 在鉴别心包积液是否为血性或判断出血时间有一定作用。

2. 心脏压塞

胸部 X 线：心影可偏小、正常、增大，心包增厚，广泛钙化或心包腔内积液。心影呈三角形，因上腔静脉扩张，心力衰竭时血管影增大，常见合并胸膜腔积液，但肺野清晰。

九、感染性心内膜炎

（1）胸部 X 线：仅对并发症如心力衰竭、肺梗死的诊断有帮助，当置换人造瓣膜患者发现瓣膜有异常摇动或移位时，提示可能合并感染性心内膜炎。

（2）MSCT：有较大的主动脉瓣周脓肿时有一定的诊断作用。人造瓣膜的假影及心脏的搏动影响了其对瓣膜形态的估价，且依赖于造影剂和有限的横断面使其临床应用受限。

（3）MRI：因不受人造瓣膜伪影的影响，当二维超声心动图不能除外主动脉根部脓肿时，可起辅助作用。

678

十、先天性心脏病

1. 房间隔缺损

(1) 胸部 X 线：X 线表现取决于分流量。婴儿期或年龄大分流量小者可表现正常。达一定分流量时，右心房右心室因容量过负荷而增大，肺血增多，而左心房大致正常，左心室相对发育较差，主动脉正常或缩小。这种肺多血为充血，肺纹理边缘清晰。在无肺动脉高压前，增粗的中央动脉和外周动脉的比例正常，右心室增大心脏顺时针方向旋转使心脏左移，虽然右心房增大，正位片可不见突出的右心缘。后前位片示心脏左移，右上纵隔与右心缘影不明显，主动脉结缩小，肺动脉段突出，心尖上翘，肺血增多。左右前斜位：示肺动脉段隆起，心前间隙缩小，左心房不大，右心房段延长或隆起。侧位示心前缘与胸骨接触面增加，心后三角存在。

(2) CT 和 MRI：CT 心脏增强扫描对于较大缺损显示良好，并可显示心脏形态大小的改变，而对于较小的缺损，由于受到心脏搏动及容积效应的影响，显示欠佳。MRI 采用横轴位和心室长轴位成像，辅以心室短轴位和冠状位，扫描层面需较薄，以 5mm 为宜。SE 序列可直接显示房间隔的不连续，对于较小的缺损显示亦良好。常见的继发孔型房缺，诊断时需要在同一方位两个以上层面或不同方位切层均显示房间隔有中断。这是由于此型房缺位于卵圆孔，正常时该处菲薄而呈低信号或无信号，易致假阳性诊断。快速成像序列 MRI 电影能在 SE 序列拟诊缺损的层面清楚显示有无左向右分流，用于鉴别真性房缺和卵圆孔未闭，如有分流即可见有自房间隔缺损处的低信号血流束。此外，还可显示房间隔缺损产生的继发性改变如右心房和右心室的增大，肺动脉扩张等。

2. 室间隔缺损

(1) 胸部 X 线：小孔室缺无明显异常，中孔室缺可见肺多血，肺动脉段隆起，从肺门动脉到肺野最外侧的血管纹理均增粗，且成比例，肺纹理清楚。心影以左心室增大为主，左心房及右心室也有所增大。大孔室缺时右心室增大比左心室明显，心脏也随之顺时针旋转。由于高灌注性肺水肿加之左心衰竭所致肺静脉高压，所以常伴有肺间质水肿及肺泡性水肿的 X 线征象，但仍以肺充血现象为主。正位片可见早期左心室增大为主，后发展为右心室增大为主或双心增大。肺血增多，肺动脉段及肺动脉干均呈比例增粗，搏动增强，有"肺门舞蹈征"。左心房增大，右心房一般不增大。

（2）MSCT：直接征象是室间隔中断，薄层扫描可显示缺损的部位以确定类型。分流量大者可见左右心室增大，肺血管纹理增多增粗，如有肺动脉高压，主肺动脉及左右肺动脉可有不同程度的增粗，动脉分支扭曲，右心室增大显著。

（3）MRI：以横轴位及左心室长轴四腔心切层显示较佳。可显示缺损的形态大小，测量其面积和径线。SE 脉冲序列可直接显示缺损的部位及左右心室扩大和心室壁增厚。对于肌部较小的缺损，在收缩期显示较清楚，对合并有肺动脉高压者显示肺动脉扩张，右心室壁增厚。GRE 序列 MR 电影可显示左右心室间的分流，表现为亮白血池中的低信号血流束。

3. 动脉导管未闭

（1）X 线检查：在分流量较大的病人，可见肺充血、肺动脉影增粗和搏动强、肺动脉总干弧凸起、主动脉弓影明显、左心室增大。近半数病人可见主动脉在动脉导管附着处呈局部漏斗状凸起，称为漏斗征，其表现在正位片中为主动脉结阴影下方并不内收，而继续向左外膨隆，随后再向内呈斜波状移行于降主动脉阴影。在左前斜位片中见在降主动脉开始处主动脉骤然向内收缩。偶尔在左侧位片中可见在主动脉弓的下端附近有未闭的动脉导管小片钙化阴影。

（2）MSCT（CTA）：容积重建及 MIP（最大密度投影）可见主动脉弓可有漏斗状改变，主动脉弓降部至肺动脉间未闭的动脉导管显示；可合并其他心脏畸形。

4. 法洛四联症

（1）胸部 X 线：心脏可无明显增大，心尖圆钝上翘，肺动脉段凹陷，左右心房无明显改变，心影呈"靴型心"。肺门血管影缩小，肺血稀少，肺野透亮度增加，主动脉增宽。约25％的病人伴有右位主动脉弓，故右上纵隔处有突出之主动脉结。严重者心脏可增大，以右心室为主。

（2）CT和MRI：CT可显示动脉转位、心脏房室的大小，可测量肺动脉及主动脉的直径及主动脉骑跨的情况。MRI以横轴位和左前斜位垂直于室间隔的心室短轴位显示最佳，辅以矢状位观察。SE序列横轴位及斜冠状位可清楚显示右心室流出道狭窄，可显示右心室壁的明显增厚，甚至达到或超过左心室的厚度，升主动脉扩张和前移并骑跨于室间隔之上，矢状位扫描可显示增大前移的主动脉。

5. 艾森曼格综合征

（1）胸部X线：心影大小不一，早期可正常，而病变晚期通常心影扩大，右心房、室明显增大。肺动脉主干膨出，肺门血管影增粗，而周围血管影却迅速变细。

（2）CAG：心导管检查示收缩期时体循环和肺循环压力相仿。除非存在左心结构异常或左心衰竭引起的肺动脉高压，肺毛细血管楔压常正常。由于右向左的分流量大，动脉血氧饱和度常下降。选择性心血管造影可明确原发畸形。若疑肺静脉梗阻，因存在毛细血管楔压高而左心室舒张末期压力低，行选择性的肺动脉造影十分必要。

十一、右位心

（1）胸部X线：心脏位于胸腔之右侧，心尖指向右侧，如合并其他心脏畸形，则心脏各腔室形态异于正常。由于房室位置异常，较难根据X线平片判断房室准确位置及大小。观察X线片时应注意胃泡及肝脏影，以此判断有无内脏反位。

（2）心脏CTA：明确右位心的分型。

① 真正右位心：心脏在胸腔的右侧，其心房、心室和大血管的位置宛如正常心脏的镜中像，亦称为镜像右位心。常伴有内脏转位，但亦可不伴有内脏转位。

② 右旋心（dextroversion of the heart）：心脏位于右胸，但心尖虽指向右侧而各心腔间的关系未形成镜像倒转，为心脏移位并旋转所致，亦称为假性右位心。常合并有纠正型大血管转位、肺动脉瓣狭窄和心室或心房间隔缺损。

③ 心脏右移：由于肺、胸膜或膈的病变而使心脏移位于右胸。

十二、冠状动脉窦瘤

（1）心脏 X 线：瘤体压迫右心室流出道并发展至右心衰竭，可见肺充血、左心室和右心室增大。特别是在右心缘偶尔可发现心脏轮廓发生异常改变或伴有动脉瘤壁钙化可以怀疑本病。

（2）CT/MRI：主动脉冠状动脉窦或无冠状动脉窦局部瘤样扩大，壁薄，突入心腔。

十三、肺栓塞

（1）胸部 X 线：胸片不能用来诊断或排除肺栓塞，可以用来排除其他危重疾病，如张力性气胸可见栓塞部分肺血减少、患侧膈肌抬高及胸膜腔积液。

（2）肺动脉造影：诊断肺动脉栓塞金标准。

（3）CT/MRI：CTA 可以清楚显示肺动脉内血栓形成的充盈缺损征象，观察血栓部位、形态与管壁关系及内腔狭窄情况。MRI 对主肺动脉和右肺动脉主干的栓塞有诊断价值。

（4）下肢深静脉检查：肺栓塞的栓子 70% ～ 90% 来自下肢深静脉，有下肢深静脉血栓形成（DVT）患者半数可能发生肺栓塞，因此，DVT 被认为是肺栓塞的标志。

十四、肺动脉高压

（1）胸部 X 线：右下肺动脉横径 ≥ 15mm，肺动脉段突出 ≥ 3mm，中央肺动脉扩张、外周肺血管丢失形成"残根征"，右心房、右心室扩大，心胸比增大。

（2）CT/MRI：肺部 CT 能提供更详细的肺实质和肺血管影像

学信息。MRI能直接评估右心室形态、大小和功能，也能无创评估部分右心血流动力学特征。

十五、主动脉夹层

（1）胸部X线：可以提供诊断的线索，对于急性胸背部撕裂样疼痛，伴有高血压的患者，如果发现胸片中上纵隔影增宽，或主动脉影增宽，一定要进行进一步CTA等检查，明确诊断。

（2）CTA：目前最常用的术前影像学评估方法，其敏感性达90％以上，其特异性接近100％。CTA断层扫描可观察到夹层隔膜将主动脉分割为真假两腔，重建图像可提供主动脉全程的二维和三维图像，分型准确。其主要缺点是要注射造影剂，可能会出现相应的并发症。

（3）MRA：对主动脉夹层患者的诊断敏感性和特异性与CTA接近，可清晰显示真假腔及内膜片，主动脉分支血管血供情况；MRA缺点是扫描时间较长，不适用于循环状态不稳定的急诊患者，而且也不适用于体内有磁性金属植入物的病人。

（4）数字减影血管造影（DSA）：尽管主动脉血管造影仍然保留着诊断主动脉夹层"黄金标准"的地位，但诊断上基本为CTA取代，目前多只在腔内修复术中应用而不作为术前诊断手段。

十六、主动脉瘤

（1）胸、腹部X线：如有主动脉硬化，可以看到动脉瘤的钙化轮廓，但25％病人没有钙化，X线平片看不到。

（2）CTA和MRA：主动脉局限性膨大，可确定瘤体大小和部位，其与主动脉内脏、肾脏血管的解剖关系，成为诊断的金标准。MRA可以替代主动脉造影作为主动脉瘤术前评价。

（3）动脉造影：为外科手术或腔内治疗术前评价动脉瘤的手段，但有带来并发症的危险，如出血、过敏和动脉栓塞，并且由于附壁血栓的存在，可能低估动脉瘤的实际大小。

十七、深静脉血栓

（1）下肢静脉造影。下肢静脉造影仍是诊断下肢静脉病变的金标准，可提供完整的下肢静脉系统影像，为明确诊断及选择合适的治疗方案提供可靠依据。

（2）MSCT 静脉成像：准确性高，可以清楚显示血栓部位、形态与范围及内腔狭窄情况。可同时检查腹部、盆腔和下肢深静脉情况。

（3）MRI 静脉成像：能准确显示髂、股、腘静脉血栓，但不能满意地显示小腿静脉血栓。

十八、肺源性心脏病

（1）胸部 X 线：肺气肿征象有桶状胸，肺野透过度增高，肺纹理主干增粗、外周稀疏，肺动脉段隆起；右心室、右心房增大征象。

（2）胸部 CT：可以明确肺部病变，如慢支肺气肿、间质性肺炎、肺大泡等，可见肺血管支气管束显示紊乱，肺动脉主干增粗，肺实质多发囊状透亮影。心脏增大，以右心室、右心房大为主，左心房、左心室可无明显改变。可观察腔静脉增粗。

十九、甲状腺功能亢进性心脏病

胸部 X 线：可见心脏扩大、心力衰竭的心影及肺野改变。

二十、糖尿病性心脏病

（1）胸部 X 线：提示心脏扩大，晚期可见心力衰竭、肺水肿等。

（2）心脏 CT 检查：心脏各腔扩大程度，心功能评估，冠状动脉 CTA 可以确定有无冠心病的存在。

（3）MRI：影像表现无特异性，糖尿病累及心脏大血管时，可显示病变血管狭窄和明确心肌梗死部位。

二十一、肥胖与心脏病

CT 或 MRI：观察计算皮下脂肪厚度或内脏脂肪量，可见皮下脂肪层增厚，脂肪肝改变，评估体内脂肪积聚的重要临床指标，不作为常规检查。

二十二、马方综合征

（1）X 线检查：指骨细长；掌骨指数测定，即右手第 2～5 掌骨长宽之比。正常为 5.5～8.0；8.1～8.3 提示（可能）诊断，≥8.4 确诊本病；指骨指数测定，即右手环指近端指骨长宽之比，女＞4.6、男＞5.6，可以诊断本病。主动脉根部宽度明显扩张，主动脉逆行造影示升主动脉呈花瓶样扩张、左心室增大。

（2）心脏 CTA：明确有无主动脉瘤及动脉夹层，测量范围；可见合并先天性心脏病，如 ASD、VSD、TOF、PDA 等。

二十三、小心脏综合征

心脏 X 线显示心脏阴影较正常人为小，心胸比小于 0.4，患者的右下肺动脉干直径及两侧肺门距中线距离之和均明显变小。